S. M. Taylor
VetBASICS Arbeitstechniken für die Kleintierpraxis

To the countless beloved pets
that have allowed me to practice and perfect
these techniques on their bodies.

To the veterinary students, interns, residents, and technicians
who have taught me to be precise and clear in my teaching.

Susan M. Taylor

VetBASICS
Arbeitstechniken für die Kleintierpraxis

Übersetzung aus dem Englischen:
Dr. med. vet. Mag. phil. Gertrude Edtstadtler-Pietsch

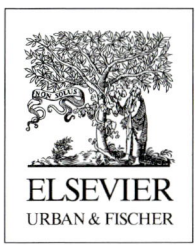

URBAN & FISCHER München

Zuschriften und Kritik bitte an:
Elsevier GmbH, Urban & Fischer Verlag, Hackerbrücke 6, 80335 München

Titel der Originalausgabe
Susan M. Taylor: Small Animal Clinical Techniques, Saunders/Elsevier, ISBN 978-1-4160-5288-3
© 2010 Saunders, an Imprint of Elsevier, Inc.

Wichtiger Hinweis für den Benutzer
Die Erkenntnisse in der Tiermedizin unterliegen laufendem Wandel durch Forschung und klinische Erfahrungen. Die Autorin dieses Werkes hat große Sorgfalt darauf verwendet, dass die in diesem Werk gemachten therapeutischen Angaben (insbesondere hinsichtlich Indikation, Kontraindikation, Dosierung, Applikation und unerwünschter Wirkungen) dem derzeitigen Wissensstand entsprechen. Das entbindet den Nutzer dieses Werkes aber nicht von der Verpflichtung, anhand der Beipackzettel der Präparate und Fachinformationen der Hersteller zu überprüfen, ob die dort gemachten Angaben von denen in diesem Buch abweichen, und seine Verordnungen und Entscheidungen in eigener Verantwortung zu treffen. Auch hat der Nutzer zu überprüfen, ob die in diesem Werk empfohlenen Medikamente im deutschsprachigen Raum für die zu behandelnde Tierart zugelassen sind. In Zweifelsfällen ist ein Spezialist zu konsultieren. **Für die Vollständigkeit und Auswahl der aufgeführten Medikamente übernimmt der Verlag keine Gewähr.** Vor der Anwendung bei lebensmittelliefernden Tieren sind die verschiedenen Anwendungsbeschränkungen und Zulassungen der einzelnen deutschsprachigen Länder zu beachten.

Bibliografische Information der Deutschen Nationalbibliothek
Die Deutsche Nationalbibliothek verzeichnet diese Publikation in der Deutschen Nationalbibliografie; detaillierte bibliografische Daten sind im Internet unter http://dnb.d-nb.de abrufbar.

Alle Rechte vorbehalten
1. Auflage 2011
© Elsevier GmbH, München
Der Urban & Fischer Verlag ist ein Imprint der Elsevier GmbH.

11 12 13 14 15   5 4 3 2 1

Für Copyright in Bezug auf das verwendete Bildmaterial siehe die Quellenangaben in den Abbildungslegenden. Alle nicht gekennzeichneten Abbildungen: Saunders/Elsevier
Das Werk einschließlich aller seiner Teile ist urheberrechtlich geschützt. Jede Verwertung außerhalb der engen Grenzen des Urheberrechtsgesetzes ist ohne Zustimmung des Verlages unzulässig und strafbar. Das gilt insbesondere für Vervielfältigungen, Übersetzungen, Mikroverfilmungen und die Einspeicherung und Verarbeitung in elektronischen Systemen.

Planung: Dr. med. vet. Konstanze Knies
Lektorat: Petra Eichholz
Redaktion und Register: Dr. Nikola Schmidt, Berlin
Herstellung: Andrea Mogwitz, Elisabeth Märtz
Zeichnungen: Juliane Deubner, University of Saskatchewan; Don O'Connor, St. Louis
Fotos: Stewart Auchterlonie, University of Saskatchewan
Satz: Kösel, Krugzell
Druck und Bindung: Printer Trento, Italien
Umschlaggestaltung: SpieszDesign, Neu-Ulm
Titelfotografie: © DigitalVision/GettyImages, München
Gedruckt auf 100 g Presto

Printed in Italy
ISBN 978-3-437-58213-4

Aktuelle Informationen finden Sie im Internet unter **www.elsevier.de** und **www.elsevier.com**

Abkürzungsverzeichnis

A.	Arteria	L	Lendenwirbel
Aa.	Arteriae		
Abb.	Abbildung	Lig.	Ligamentum
BAL	bronchoalveoläre Lavage	M.	Musculus
BGA	Blutgasanalyse	mg	Milligramm
bzw.	beziehungsweise	Mm.	Musculi
		min	Minuten
cm	Zentimeter	ml	Milliliter
CT	Computertomografie	mm	Millimeter
EKG	Elektrokardiogramm	N.	Nervus
etc.	et cetera	Nn.	Nervi
evtl.	eventuell		
		s	Sekunden
d. h.	das heißt	SLE	systemischer Lupus erythematodes
dl	Deziliter	s. S.	siehe Seite
F	French	Tab.	Tabelle
G	Gauge	u. a.	unter anderem
g	Gramm	u. U.	unter Umständen
h	Stunde (n)	V.	Vena
HPF	High Power Field	Vv.	Venae
		vgl.	vergleiche
i. d. R.	in der Regel		
I.E.	internationale Einheiten	z. B.	zum Beispiel
KFZ	Kapillarfüllungszeit	µl	Mikroliter
kg	Kilogramm		

Inhalt

A Untersuchungstechniken 2–187

Venöse Blutabnahme 2–13
- Punktion der V. jugularis I 2
- Punktion der V. jugularis II 4
- Punktion der V. jugularis: umgekehrte Einstichrichtung 6
- Punktion der V. cephalica 8
- Punktion der V. saphena lateralis 10
- Punktion der V. saphena medialis 12

Arterielle Blutabnahme 14–17
- Punktion der A. femoralis 14
- Punktion der A. dorsalis pedis 16

Injektionstechniken 18–25
- Intravenöse Injektion 18
- Intramuskuläre Injektion I 20
- Intramuskuläre Injektion II 22
- Subkutane Injektion 24

Dermatologische Techniken 26–43
- Hautgeschabsel I 26
- Hautgeschabsel II 28
- Klebestreifenabklatsch 30
- Staubsaugen 32
- Bakterienkultur von Pusteln 34
- Hautbiopsie I 36
- Hautbiopsie II 38
- Hautbiopsie III 40
- Wood-Lampe 42

Ohruntersuchung 44–45
- Untersuchung des Ohrs 44

Augenuntersuchung 46–55
- Schirmer-Tränen-Test 46
- Konjunktivalkultur 48
- Fluorescein-Färbung 49
- Spülen des Tränen-Nasen-Kanals 52
- Applikation von Augentropfen und Augensalbe .. 54
- Konjunktivalgeschabsel 55

Untersuchung der Atemwege 56–103
- Untersuchung der Atemwege: Allgemeines 56
- Respiratorischer Untersuchungsgang I 58
- Respiratorischer Untersuchungsgang II 60
- Respiratorischer Untersuchungsgang III 62
- Respiratorischer Untersuchungsgang IV 64
- Untersuchung der Nasenhöhle I 66
- Untersuchung der Nasenhöhle II 68
- Untersuchung der Nasenhöhle III 70
- Untersuchung des Pharynx I 72
- Untersuchung des Pharynx II 74
- Untersuchung des Larynx 76
- Transtrachealspülung: kleine und große Hunde .. 78
- Transtrachealspülung: kleine Hunde I 80
- Transtrachealspülung: kleine Hunde II 82
- Transtrachealspülung: kleine Hunde III 84
- Transtrachealspülung: große Hunde I 86
- Transtrachealspülung: große Hunde II 88
- Transtrachealspülung: große Hunde III 90
- Endotrachealspülung 92
- Bronchoalveoläre Lavage (BAL) 94
- Transthorakale Lungenaspiration I 96
- Transthorakale Lungenaspiration II 98
- Thorakozentese I 100
- Thorakozentese II 102

Perikardiozentese 104–107
- Perikardiozentese I 104
- Perikardiozentese II 106

Untersuchung des Gastrointestinaltrakts 108–131
- Untersuchung der Maulhöhle I 108
- Untersuchung der Maulhöhle II 110
- Untersuchung der Maulhöhle bei der Katze ... 112
- Legen einer Magensonde 114
- Legen einer Nasen-Schlund-Sonde 117
- Untersuchung und Ausdrücken der Analdrüsen .. 120
- Perkutane Leberbiopsie I 122
- Perkutane Leberbiopsie II 124
- Feinnadelaspiration der Leber 126
- Abdominozentese 128
- Diagnostische Peritoneallavage 131

Untersuchung des Harntrakts 132–145
- Zystozentese 132
- Legen eines Harnkatheters beim Kater 135
- Legen eines Harnkatheters beim Rüden 138
- Legen eines Harnkatheters bei der Hündin ... 140
- Spülung der Prostata 143

Vaginalabstrich 146–149
- Entnahme von Probenmaterial aus der Vagina I . 146
- Entnahme von Probenmaterial aus der Vagina II 148

Untersuchung des Knochenmarks ... 150–169
- Aspirationsbiopsie an der Fossa trochanterica des Femurs I 150
- Aspirationsbiopsie an der Fossa trochanterica des Femurs II 152
- Aspirationsbiopsie: lateraler Zugang am proximalen Femur 154

Inhalt

- Aspirationsbiopsie: lateraler Zugang am proximalen Humerus ... 156
- Aspirationsbiopsie: gewinkelter Zugang am proximalen Humerus ... 158
- Aspirationsbiopsie an der Crista iliaca ... 160
- Untersuchung von Knochenmark ... 162
- Stanzbiopsie von Knochenmark am Os ilium I ... 164
- Stanzbiopsie von Knochenmark am Os ilium II ... 166
- Stanzbiopsie von Knochenmark am Humerus ... 168

Arthrozentese ... 170–179

- Arthrozentese am Karpal- und Sprunggelenk I ... 170
- Arthrozentese am Karpal- und Sprunggelenk II ... 172
- Arthrozentese am Karpal- und Sprunggelenk III ... 174
- Arthrozentese am Ellbogengelenk ... 176
- Arthrozentese am Schulter-, Knie- und Hüftgelenk ... 177

Liquorpunktion ... 180–187

- Zisternale Liquorpunktion I ... 180
- Zisternale Liquorpunktion II ... 182
- Lumbale Liquorpunktion I ... 184
- Lumbale Liquorpunktion II ... 186

B Anhang ... 188–195

- Fixierung der Katze im Untersuchungsbeutel ... 190
- Sauerstoffsupplementierung ... 191
- Beispiel für eine Transtrachealspülung bei kleinen Hunden: American Eskimo (Weißer Spitz) ... 193

C Register ... 194

Venöse Blutabnahme
- 2 Punktion der V. jugularis I
- 4 Punktion der V. jugularis II
- 6 Punktion der V. jugularis: umgekehrte Einstichrichtung
- 8 Punktion der V. cephalica
- 10 Punktion der V. saphena lateralis
- 12 Punktion der V. saphena medialis

Arterielle Blutabnahme
- 14 Punktion der A. femoralis
- 16 Punktion der A. dorsalis pedis

Injektionstechniken
- 18 Intravenöse Injektion
- 20 Intramuskuläre Injektion I
- 22 Intramuskuläre Injektion II
- 24 Subkutane Injektion

Dermatologische Techniken
- 26 Hautgeschabsel I
- 28 Hautgeschabsel II
- 30 Klebestreifenabklatsch
- 32 Staubsaugen
- 34 Bakterienkultur von Pusteln
- 36 Hautbiopsie I
- 38 Hautbiopsie II
- 40 Hautbiopsie III
- 42 Wood-Lampe

Ohruntersuchung
- 44 Untersuchung des Ohrs

Augenuntersuchung
- 46 Schirmer-Tränen-Test
- 48 Konjunktivalkultur
- 49 Fluorescein-Färbung
- 52 Spülen des Tränen-Nasen-Kanals
- 54 Applikation von Augentropfen und Augensalbe
- 55 Konjunktivalgeschabsel

Untersuchung der Atemwege
- 56 Untersuchung der Atemwege: Allgemeines
- 58 Respiratorischer Untersuchungsgang I
- 60 Respiratorischer Untersuchungsgang II
- 62 Respiratorischer Untersuchungsgang III
- 64 Respiratorischer Untersuchungsgang IV
- 66 Untersuchung der Nasenhöhle I
- 68 Untersuchung der Nasenhöhle II
- 70 Untersuchung der Nasenhöhle III
- 72 Untersuchung des Pharynx I
- 74 Untersuchung des Pharynx II
- 76 Untersuchung des Larynx
- 78 Transtrachealspülung: kleine und große Hunde
- 80 Transtrachealspülung: kleine Hunde I
- 82 Transtrachealspülung: kleine Hunde II
- 84 Transtrachealspülung: kleine Hunde III
- 86 Transtrachealspülung: große Hunde I
- 88 Transtrachealspülung: große Hunde II
- 90 Transtrachealspülung: große Hunde III
- 92 Endotrachealspülung
- 94 Bronchoalveoläre Lavage (BAL)
- 96 Transthorakale Lungenaspiration I
- 98 Transthorakale Lungenaspiration II
- 100 Thorakozentese I
- 102 Thorakozentese II

Perikardiozentese
- 104 Perikardiozentese I
- 106 Perikardiozentese II

Untersuchung des Gastrointestinaltrakts
- 108 Untersuchung der Maulhöhle I
- 110 Untersuchung der Maulhöhle II
- 112 Untersuchung der Maulhöhle bei der Katze
- 114 Legen einer Magensonde
- 117 Legen einer Nasen-Schlund-Sonde
- 118 Legen einer Magensonde
- 120 Untersuchung und Ausdrücken der Analdrüsen
- 122 Perkutane Leberbiopsie I
- 124 Perkutane Leberbiopsie II
- 126 Feinnadelaspiration der Leber
- 128 Abdominozentese
- 131 Diagnostische Peritoneallavage

Untersuchung des Harntrakts
- 132 Zystozentese
- 135 Legen eines Harnkatheters beim Kater
- 138 Legen eines Harnkatheters beim Rüden
- 140 Legen eines Harnkatheters bei der Hündin
- 143 Spülung der Prostata

Vaginalabstrich
- 146 Entnahme von Probenmaterial aus der Vagina I
- 148 Entnahme von Probenmaterial aus der Vagina II

Untersuchung des Knochenmarks
- 150 Aspirationsbiopsie an der Fossa trochanterica des Femurs I
- 152 Aspirationsbiopsie an der Fossa trochanterica des Femurs II
- 154 Aspirationsbiopsie: lateraler Zugang am proximalen Femur
- 156 Aspirationsbiopsie: lateraler Zugang am proximalen Humerus
- 158 Aspirationsbiopsie: gewinkelter Zugang am proximalen Humerus
- 160 Aspirationsbiopsie an der Crista iliaca
- 162 Untersuchung von Knochenmark
- 164 Stanzbiopsie von Knochenmark am Os ilium I
- 166 Stanzbiopsie von Knochenmark am Os ilium II
- 168 Stanzbiopsie von Knochenmark am Humerus

Arthrozentese
- 170 Arthrozentese am Karpal- und Sprunggelenk I
- 172 Arthrozentese am Karpal- und Sprunggelenk II
- 174 Arthrozentese am Karpal- und Sprunggelenk III
- 176 Arthrozentese am Ellbogengelenk
- 177 Arthrozentese am Schulter-, Knie- und Hüftgelenk

Liquorpunktion
- 180 Zisternale Liquorpunktion I
- 182 Zisternale Liquorpunktion II
- 184 Lumbale Liquorpunktion I
- 186 Lumbale Liquorpunktion II

A Untersuchungstechniken

Punktion der V. jugularis I

Ziel
Gewinnung einer venösen Blutprobe für hämatologische Untersuchungen.

Kontraindikationen und besondere Hinweise
▶ Eine Punktion der V. jugularis sollte bei Patienten mit hochgradiger Koagulopathie nicht durchgeführt werden.
▶ Eine korrekte und sichere Fixierung des Tiers ist wichtig, um eine übermäßige Traumatisierung der Vene mit nachfolgender Hämatombildung zu vermeiden.

Komplikationen
▶ Blutung
▶ subkutane Hämatombildung

Anatomie
V. jugularis (▌Abb. 1): Linke und rechte V. jugularis externa sind große, oberflächliche Venen und liegen jeweils in der Drosselrinne, die zu beiden Seiten des Halses dorsolateral der Trachea verläuft.

Material
▶ Venenpunktionskanüle (0,7–0,9 mm Durchmesser, ca. 25 mm Länge)
▶ Spritze
▶ 70-prozentiger Alkohol (▌Abb. 2)

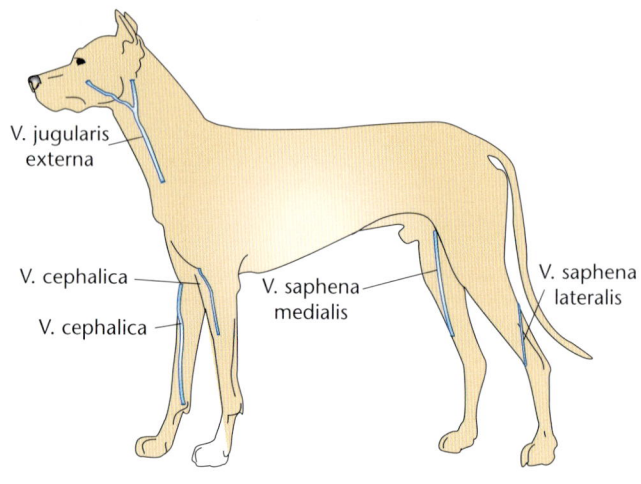

▌Abb. 1: Für die Abnahme von venösem Blut geeignete Venen bei Hund und Katze.

Fixierung
▶ Kleine Hunde und Katzen werden auf dem Untersuchungstisch in Brustlage gebracht. Danach werden die Vordergliedmaßen unmittelbar proximal der Karpalgelenke erfasst und über den Rand des Tisches nach vorne gezogen. Der Hals des Tiers wird nun nach dorsal so überstreckt, dass die Nase zur Decke des Raums zeigt (▌Abb. 3).

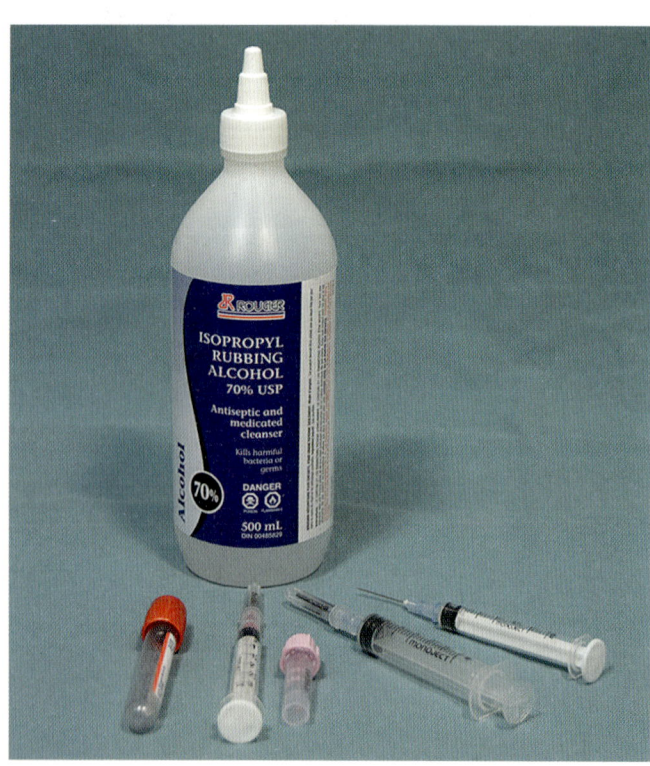

▌Abb. 2: Material für eine Venenpunktion bei Hund und Katze.

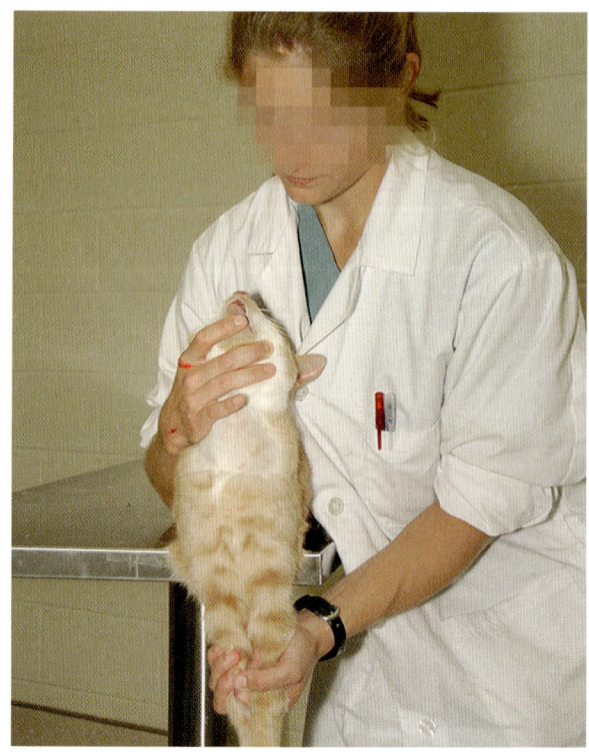

▌Abb. 3: Fixierung einer Katze für die Punktion der V. jugularis.

Venöse Blutabnahme

▶ Mittelgroße Hunde können in Brustlage oder in sitzender Position auf dem Untersuchungstisch fixiert werden. Dabei umfasst ein Assistent mit einem Arm eng den Körper des Hundes und drückt ihn an sich, während die zweite Hand den Kopf durch Griff um die Schnauze fixiert und in Richtung Raumdecke streckt (Abb. 4).

▶ Große Hunde sitzen bei der Punktion der V. jugularis am Boden und werden von einem Assistenten in dieser Position mit den Beinen fixiert. Der Kopf wird durch Umfassen der Schnauze festgehalten und nach oben überstreckt (Abb. 5).

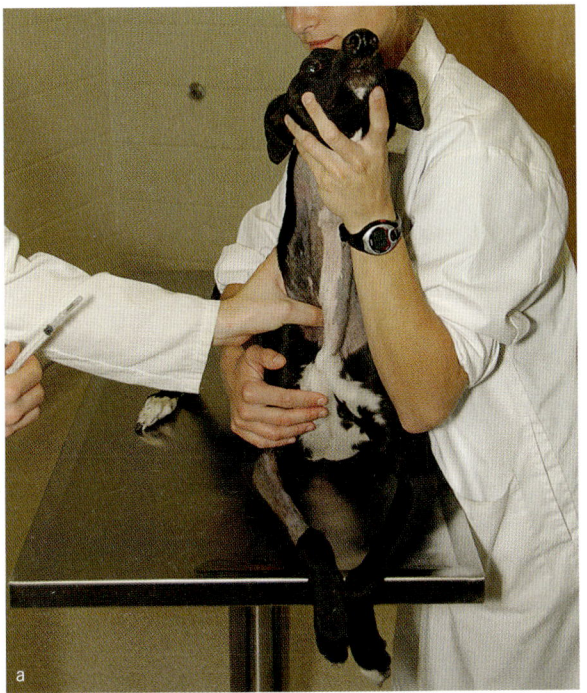

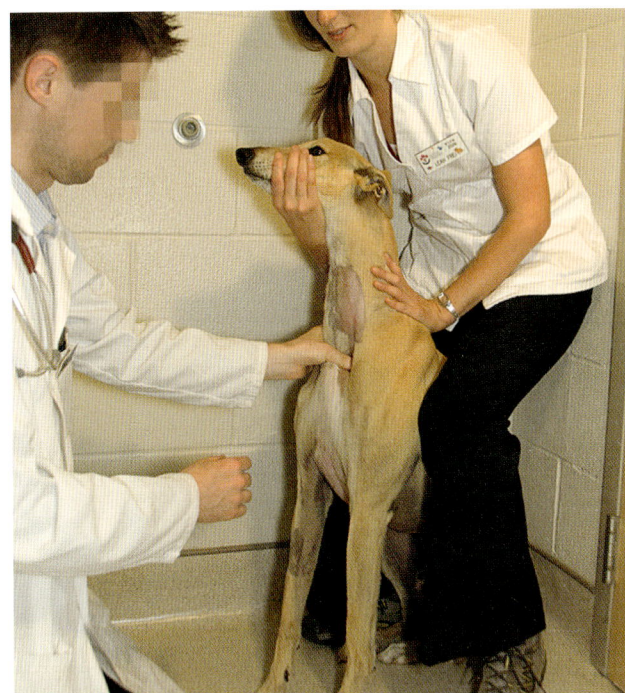

Abb. 5: Fixierung eines großen Hundes zur Punktion der V. jugularis.

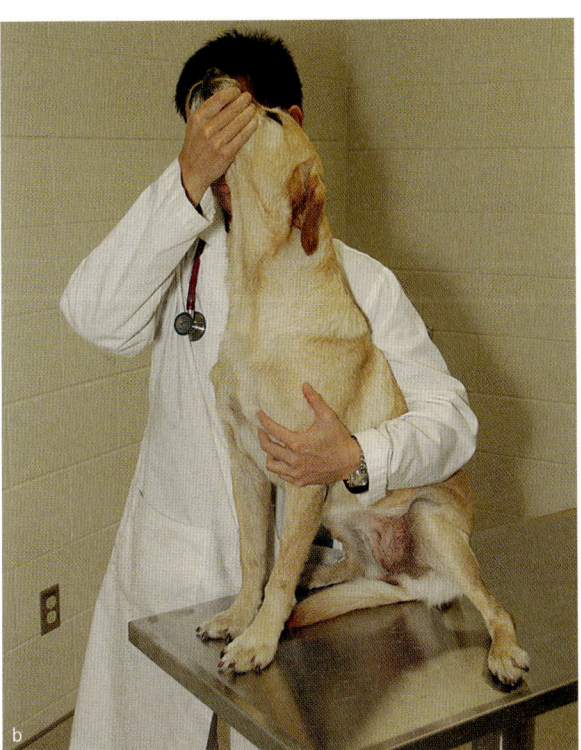

Abb. 4: Fixierung eines mittelgroßen Hundes für die Punktion der V. jugularis.

Punktion der V. jugularis II

Technik
1) Anatomie (▮ Abb. 6).

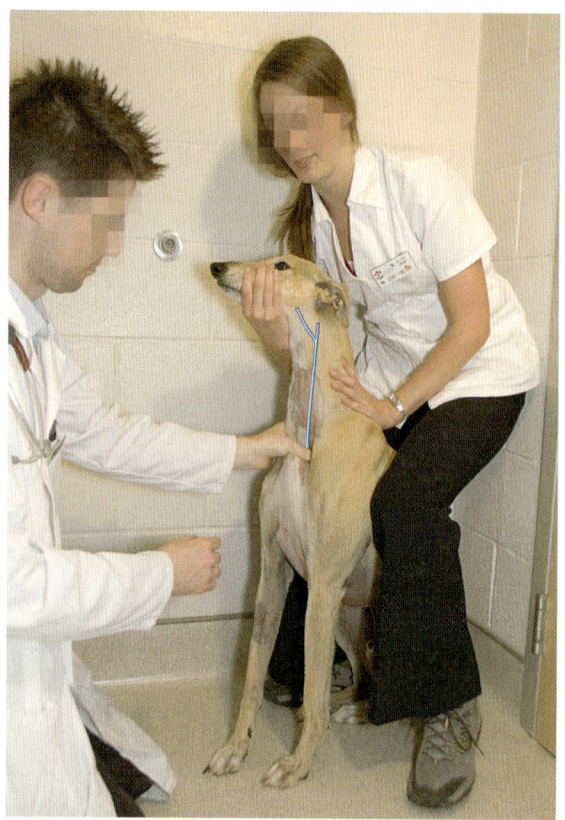

▮ Abb. 6: Die V. jugularis externa liegt in der Drosselrinne, die dorsolateral der Trachea seitlich am Hals verläuft.

2) Die Vene wird gestaut, indem man am Brusteingang Druck ausübt, und zwar über dem am weitesten ventral gelegenen Abschnitt der Drosselrinne, lateral der Trachea (▮ Abb. 7).

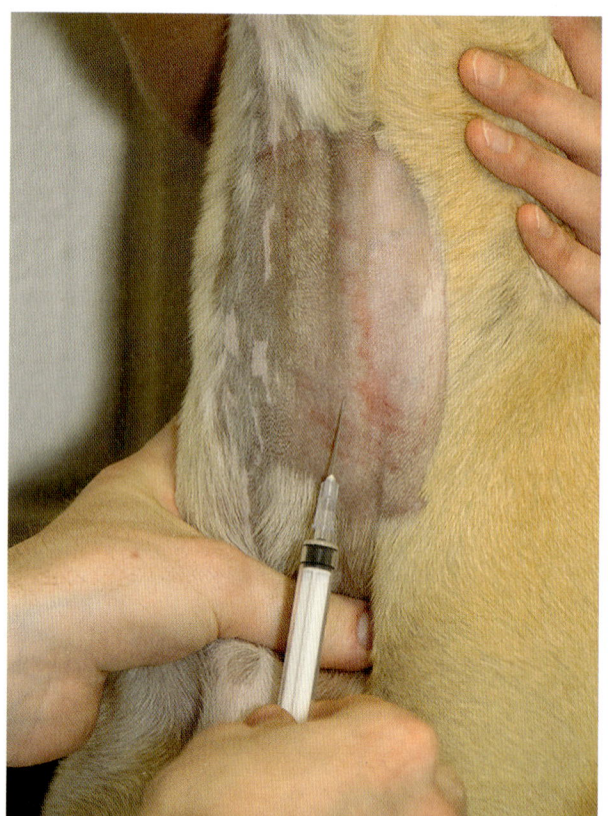

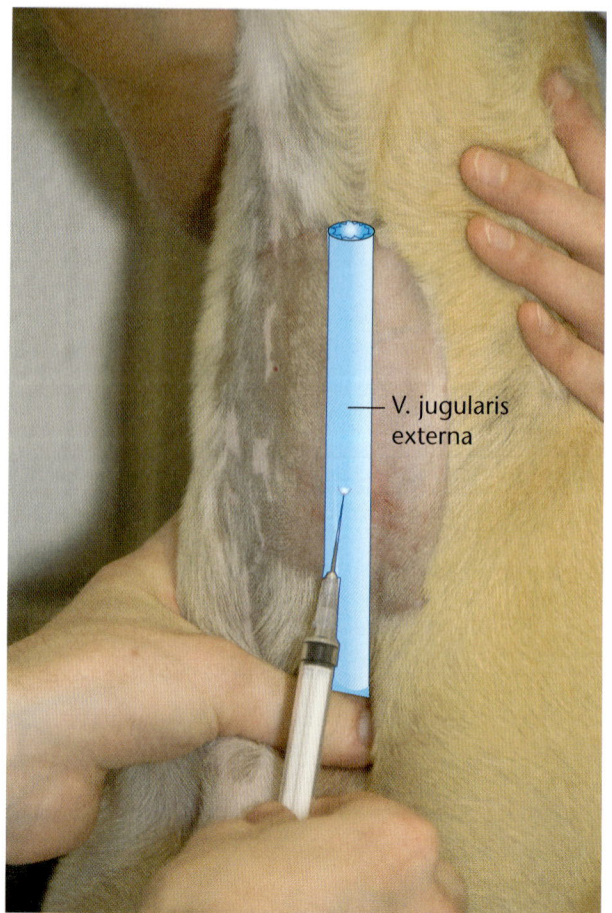

▮ Abb. 7: Anstauen der V. jugularis.

3) Die gestaute Vene wird palpiert. Ist die Vene nicht zu sehen und auch nicht zu palpieren, wird das Fell über einem kleinen Bereich der Drosselrinne geschoren.
4) Das rasierte Areal wird mit Alkohol kurz desinfiziert. Dann palpiert man die gestaute Vene in ihrem Verlauf vom Kieferwinkel bis zum Brusteingang.
5) Nun wird die Kanüle mit dem Schliff nach oben in einem Winkel von 20–30° in die Vene eingeführt. Sobald sich die Kanüle in der Vene befindet, wird die Blutprobe durch Zurückziehen des Spritzenstempels angesaugt. Kommt kein Blut mehr, versucht man durch geringfügiges Zurückziehen der Kanüle den Blutfluss wiederherzustellen (Abb. 8).
6) Sobald man ausreichend Blut gewonnen hat, wird die Stauung gelöst und kein Sog mehr mit dem Spritzenstempel ausgeübt. Abschließend zieht man die Kanüle vorsichtig aus der Vene heraus. Die Punktionsstelle wird etwa 60 s lang abgedrückt.

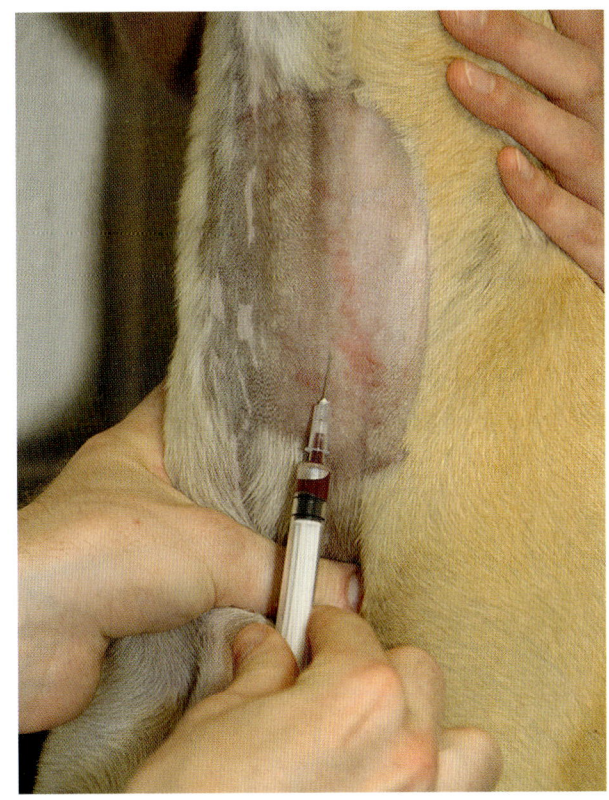

Abb. 8: Die Blutprobe wird angesaugt.

Punktion der V. jugularis: umgekehrte Einstichrichtung

Ziel
Gewinnung einer venösen Blutprobe für hämatologische Untersuchungen.

Kontraindikationen und besondere Hinweise
▶ Eine Punktion der V. jugularis sollte bei Patienten mit hochgradiger Koagulopathie nicht durchgeführt werden.
▶ Eine korrekte und sichere Fixierung des Tiers ist wichtig, um eine übermäßige Traumatisierung der Vene mit nachfolgender Hämatombildung zu vermeiden.

Komplikationen
▶ Blutung
▶ subkutane Hämatombildung

Anatomie
V. jugularis: Linke und rechte V. jugularis externa sind große, oberflächliche Venen und liegen jeweils in der Drosselrinne, die zu beiden Seiten des Halses dorsolateral der Trachea verläuft (Abb. 1).

Material
▶ Venenpunktionskanüle (0,7–0,9 mm Durchmesser, ca. 25 mm Länge)
▶ Spritze
▶ 70-prozentiger Alkohol (Abb. 2)

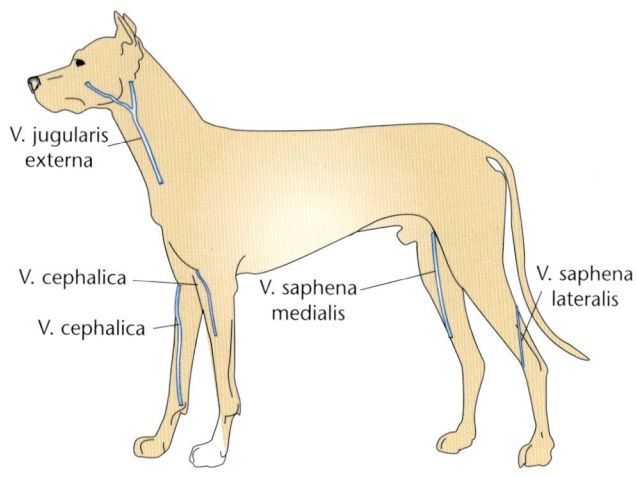

Abb. 1: Für die Abnahme von venösem Blut geeignete Venen bei Hund und Katze.

Fixierung
▶ Manche Katzen wehren sich heftig gegen die vorher beschriebenen Zwangsmaßnahmen zur Blutabnahme aus der V. jugularis. Bei solchen Katzen, aber auch bei temperamentvollen Katzen- und Hundewelpen erweist sich die umgekehrte Einstichrichtung oft als überlegen.
▶ Fixieren Sie die Katze in einem speziell dafür entwickelten Untersuchungsbeutel (Fixierungssack) oder wickeln Sie sie fest in ein Handtuch ein, sodass nur Kopf und Hals herausschauen (s. S. 190 und Abb. 3).

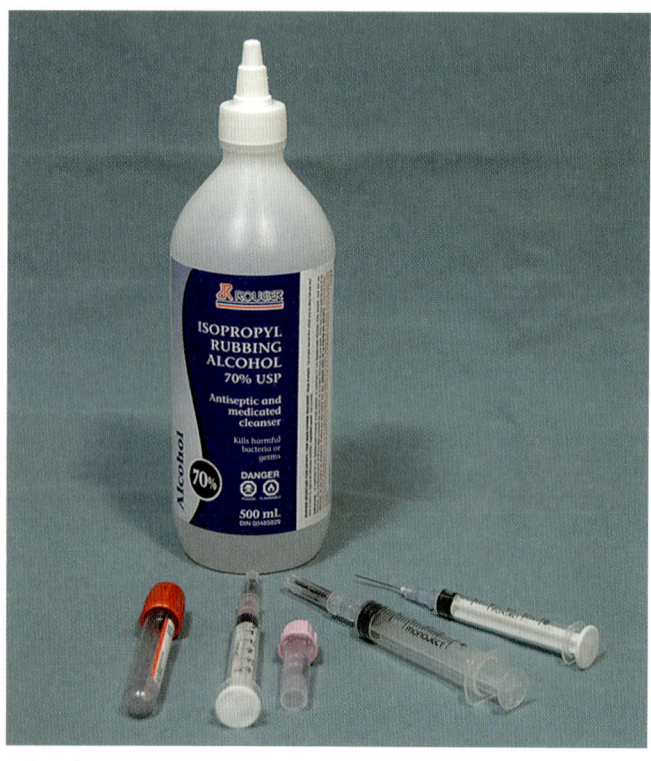

Abb. 2: Material für eine Venenpunktion bei Hund und Katze.

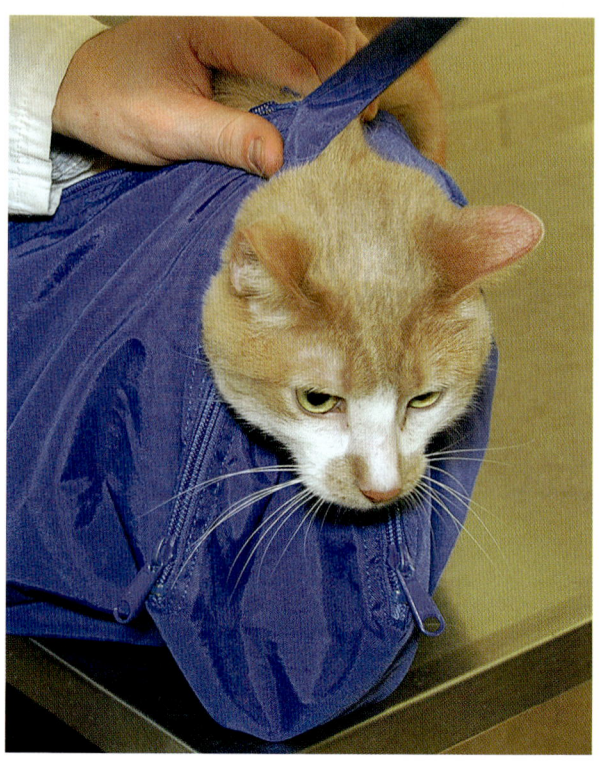

Abb. 3: Fixierung der Katze im Untersuchungsbeutel.

Venöse Blutabnahme

Technik
1) Die Katze wird auf dem Untersuchungstisch in Rückenlage gebracht, und ein Assistent fixiert sie, indem er einen Arm fest an den Körper des Tiers anlegt. Dann drückt der Assistent an der Brustapertur in der Drosselrinne lateral der Trachea mit dem Daumen auf die Vene. Durch die Stauung wird die V. jugularis dilatiert.
2) Die Person, welche die Blutabnahme durchführt, umfasst den Kopf des Tiers mit einer Hand und bringt ihn in die richtige Position, damit die gestaute Vene sichtbar oder palpierbar wird. Wenn nötig, wird über einem kleinen Bereich der Drosselrinne das Fell geschoren. Danach wird dieses Areal kurz mit Alkohol desinfiziert (Abb. 4).

3) Nun wird die Kanüle mit dem Anschliff nach oben in einem Winkel von 20–30° in die Vene eingeführt. Wenn sich die Katze zu heftig wehrt, kann die blutabnehmende Person mit den Bewegungen des Tiers „mitgehen", da sie zugleich den Kopf festhält. Sobald sich die Kanüle in der Vene befindet, wird die Blutprobe durch Zurückziehen des Spritzenstempels angesaugt (Abb. 5).

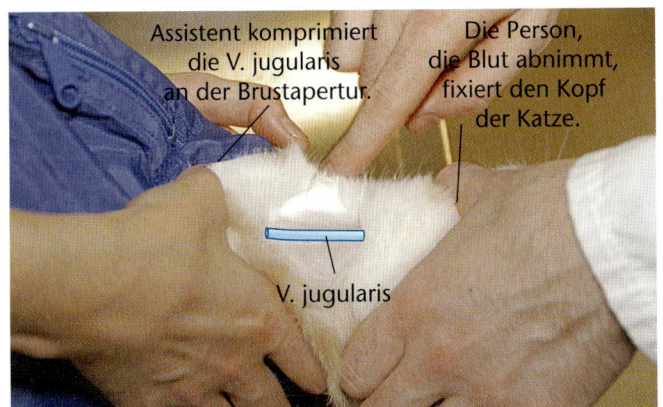
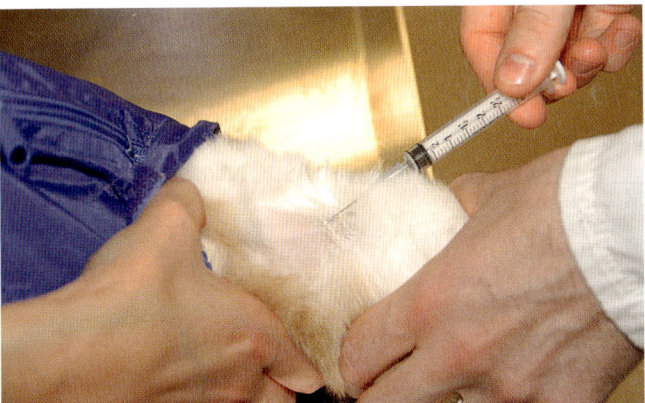
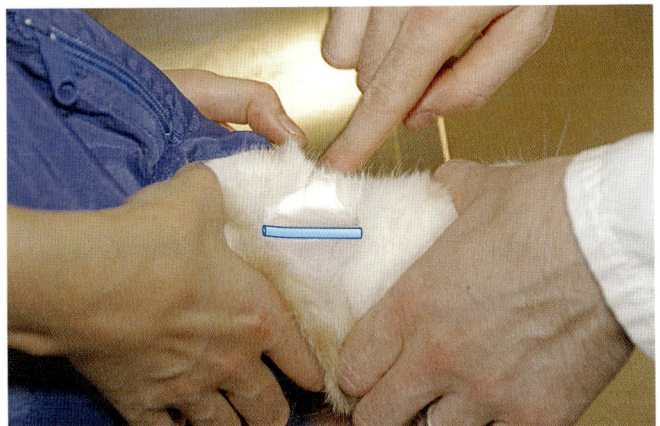
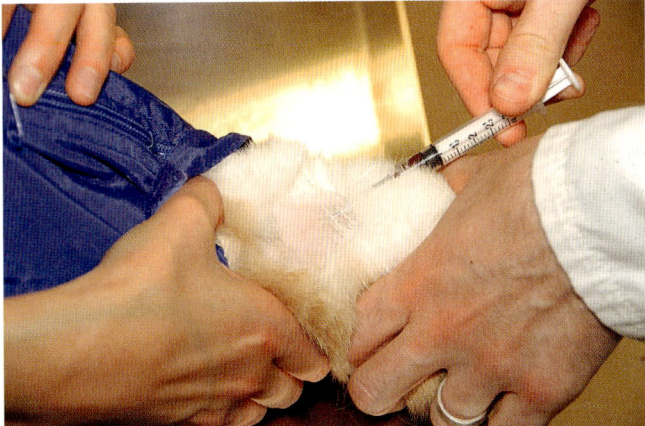

Abb. 4: Fixierung einer Katze für die Punktion der V. jugularis in umgekehrter Einstichrichtung.

Abb. 5: Die Kanüle wird in die Vene eingeführt, und die Blutprobe wird durch Zurückziehen des Spritzenstempels angesaugt.

4) Sobald ausreichend Blut gewonnen wurde, wird die Stauung der Vene gelöst. Man übt mit der Spritze keinen Sog mehr aus, und die Kanüle wird vorsichtig aus der Vene herausgezogen. Auf die Stelle der Venenpunktion wird etwa 60 s lang Druck ausgeübt.

Punktion der V. cephalica

Ziel
Gewinnung einer venösen Blutprobe für hämatologische Untersuchungen.

Kontraindikationen und besondere Hinweise
Eine korrekte und sichere Fixierung des Tiers ist wichtig, um eine übermäßige Traumatisierung der Vene mit nachfolgender Hämatombildung zu vermeiden.

Komplikationen
▶ Blutung
▶ subkutane Hämatombildung

Anatomie
V. cephalica antebrachii: Rechte und linke V. cephalica antebrachii sind oberflächliche Venen und verlaufen jeweils an der Dorsalfläche des Unterarms. Dadurch sind sie für eine Blutabnahme besonders gut zugänglich (Abb. 1).

Material
▶ Venenpunktionskanüle (0,7 – 0,9 mm Durchmesser, ca. 25 mm Länge)
▶ Spritze
▶ 70-prozentiger Alkohol (Abb. 2)

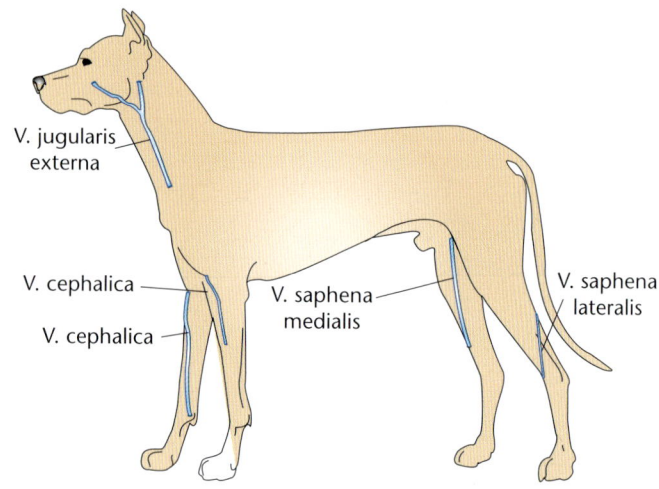

Abb. 1: Für die Abnahme von venösem Blut geeignete Venen bei Hund und Katze.

Fixierung
▶ Das Tier befindet sich auf dem Untersuchungstisch entweder in Sitzposition oder in Brustlage. Größere Hunde bleiben am Boden sitzen oder liegen.
▶ Ein Assistent steht auf jener Seite des Tiers, deren Vordergliedmaße nicht zur Venenpunktion herangezogen werden. Ein Arm umfasst den Hals des Tiers so, dass die Schnauze von der zur Venenpunktion vorgesehenen Gliedmaße weggedreht wird. Der andere Arm der Halteperson streckt die Gliedmaße, indem das Ellbogengelenk erfasst und das Bein nach vorne vorgezogen wird (Abb. 3).

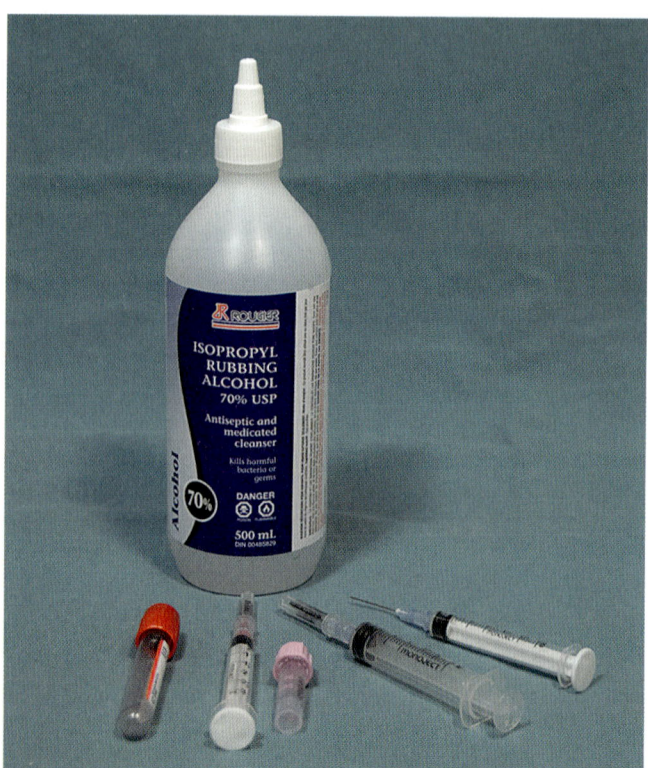

Abb. 2: Material für eine Venenpunktion bei Hund und Katze.

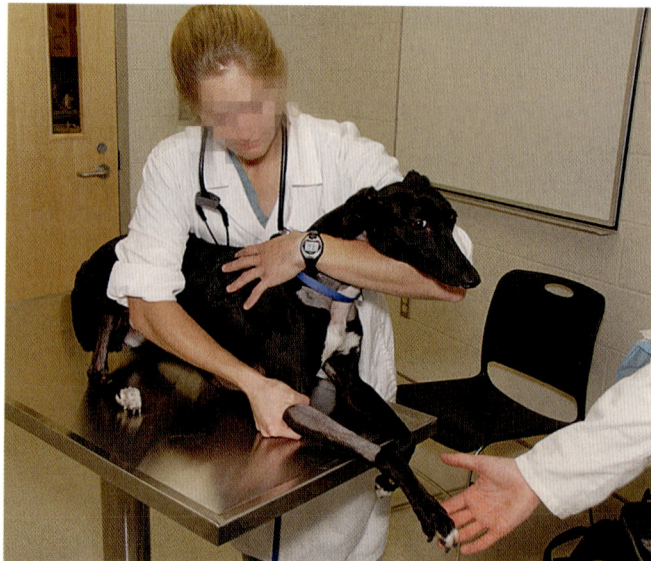

Abb. 3: Fixierung für die Punktion der V. cephalica antebrachii.

Technik

1) Die Vene wird etwas nach lateral gerollt und danach gestaut (▮Abb. 4).

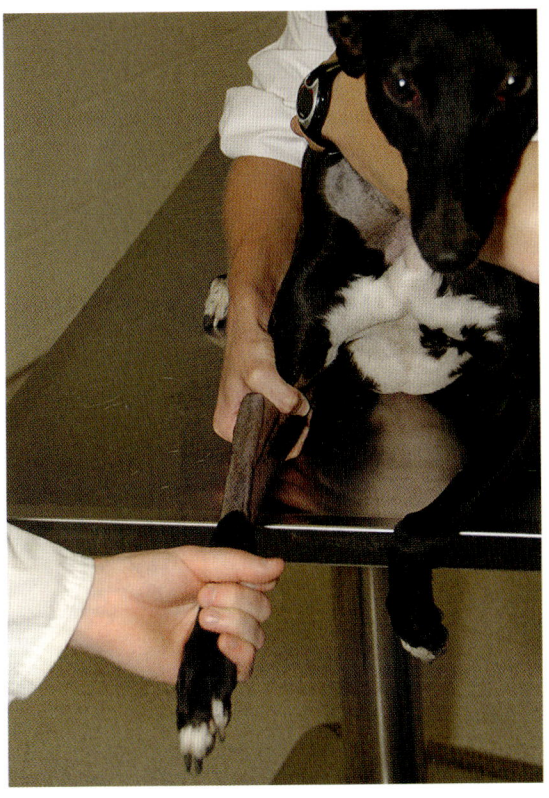
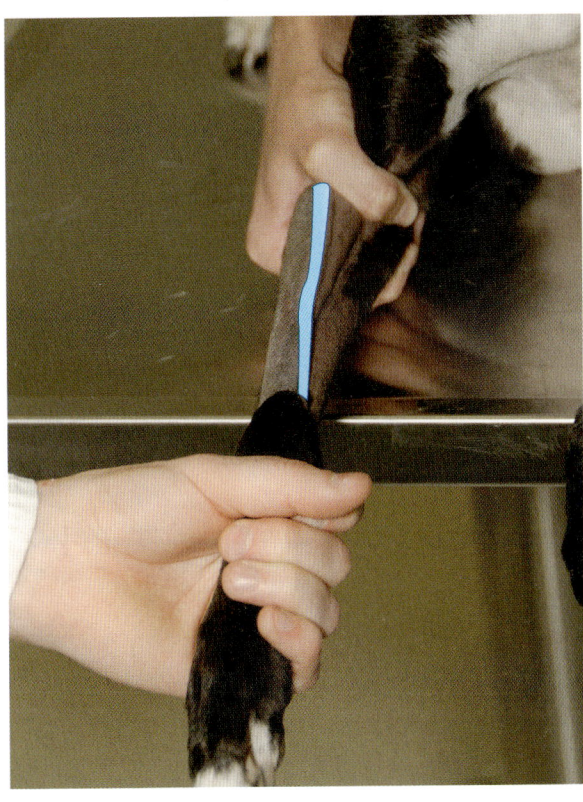

▮ Abb. 4: Der Daumen der Hand, die das Bein festhält, rollt die V. cephalica antebrachii etwas nach lateral und staut sie durch Druck auf das Gefäß an.

2) Ist die Vene nicht zu sehen und auch nicht zu palpieren, wird das Fell über einem kleinen Bereich der dorsalen Oberfläche des Unterarms geschoren.
3) Die Person, welche die Blutabnahme durchführt, sollte mit einer Hand die Pfote erfassen, um das Bein in Streckung zu halten. Nach Identifizierung der gestauten V. cephalica antebrachii legt man den Daumen seitlich an die Vene an, um sie so während der Blutabnahme zu stabilisieren (▮Abb. 5).
4) Nun wird die Kanüle mit dem Anschliff nach oben in einem Winkel von 20–30° in die Vene eingeführt. Sobald sie sich in der Vene befindet, wird die Blutprobe durch Zurückziehen des Spritzenstempels angesaugt.
5) Hat man ausreichend Blut gewonnen, wird die Stauung der Vene gelöst. Man übt mit der Spritze keinen Sog mehr aus, und die Kanüle wird vorsichtig aus der Vene herausgezogen. Auf die Punktionsstelle wird etwa 60 s lang Druck ausgeübt.

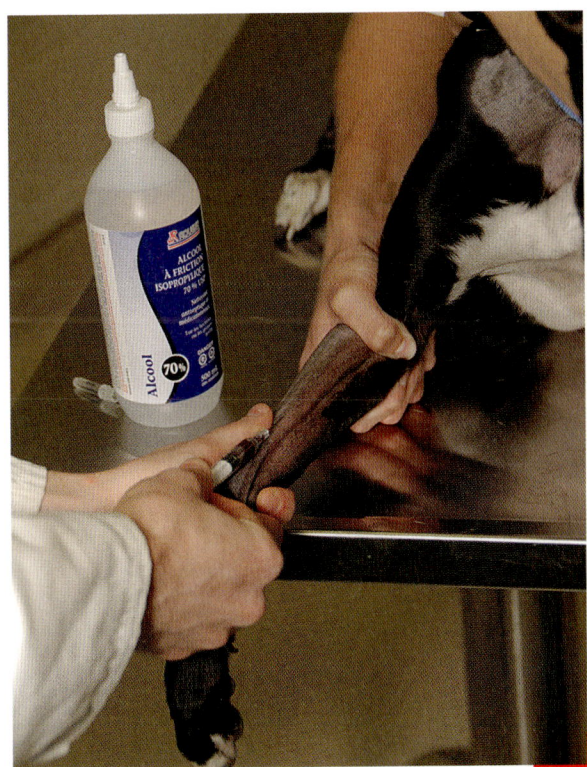

▮ Abb. 5: Stabilisierung der V. cephalica antebrachii.

Punktion der V. saphena lateralis

Ziel
Gewinnung einer venösen Blutprobe für hämatologische Untersuchungen.

Kontraindikationen und besondere Hinweise
Eine korrekte und sichere Fixierung des Tiers ist wichtig, um eine übermäßige Traumatisierung der Vene mit nachfolgender Hämatombildung zu vermeiden.

Komplikationen
- Blutung
- subkutane Hämatombildung

Anatomie
V. saphena lateralis: Rechte und linke V. saphena lateralis sind kleine oberflächliche Venen, die jeweils diagonal über die Lateralfläche des distalen Abschnitts der Tibia verlaufen (Abb. 1).

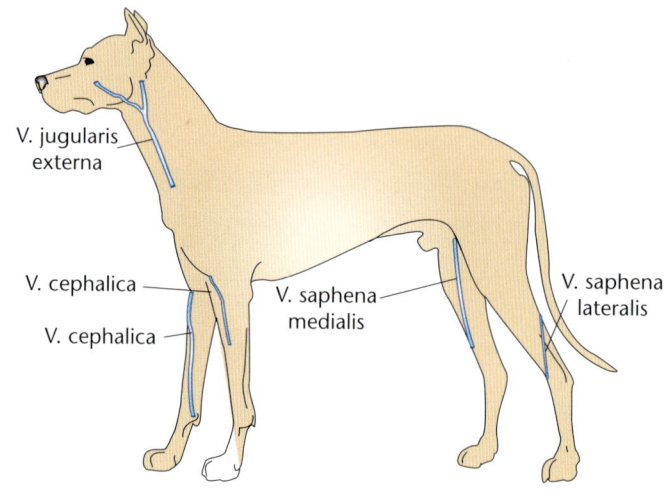

Abb. 1: Für die Abnahme von venösem Blut geeignete Venen bei Hund und Katze.

Material
- Venenpunktionskanüle (0,7 – 0,9 mm Durchmesser, ca. 25 mm Länge)
- Spritze
- 70-prozentiger Alkohol (Abb. 2)

Fixierung
- Das Tier wird in Seitenlage so fixiert, dass die Gliedmaßen in Richtung der Person zeigen, welche die Blutabnahme durchführt, und der Rücken des Tiers einem Assistenten zugewandt ist.
- Der Assistent fixiert das Tier, indem er mit einer Hand die Vordergliedmaßen erfasst und diese etwas vom Untersuchungstisch abhebt, während er gleichzeitig mit dem Unterarm derselben Seite den Hals des Tiers nach unten drückt. Mit der anderen Hand wird die oben liegende Hintergliedmaße erfasst (Abb. 3).

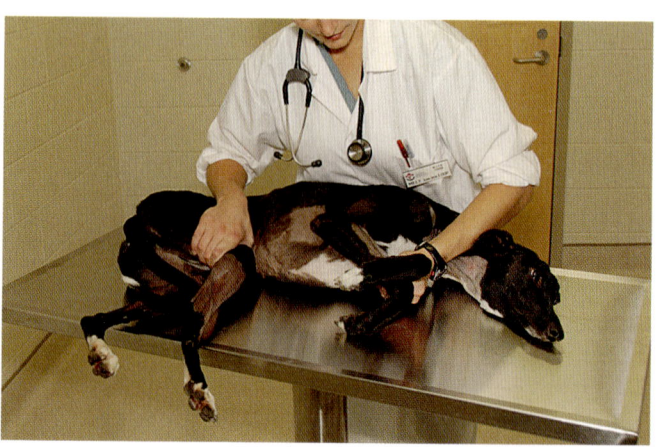

Abb. 3: Fixierung für die Punktion der V. saphena lateralis.

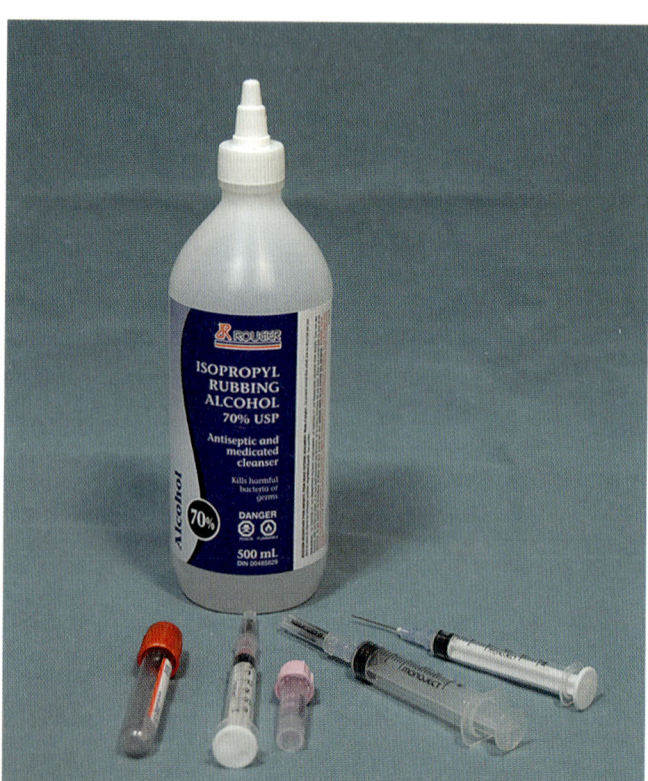

Abb. 2: Material für eine Venenpunktion bei Hund und Katze.

Technik

1) Die assistierende Person umfasst mit der Hand von kaudal den obersten Abschnitt der Hintergliedmaße und übt proximal des Kniegelenks so festen Druck aus, dass die V. saphena lateralis komprimiert und durch die Blutstauung dilatiert wird (Abb. 4).

2) Die Person, welche die Blutabnahme durchführt, erfasst die Hintergliedmaße und palpiert die gestaute Vene. Ist diese nicht zu sehen oder zu palpieren, wird das Fell in einem kleinen Bereich über der Vene geschoren und die Haut kurz mit Alkohol desinfiziert. Dabei ist darauf zu achten, dass der Assistent das Gefäß mit gleichbleibendem Druck staut.

3) Nach Identifizierung der gestauten V. saphena lateralis legt man den Daumen seitlich an die Vene an, um sie zu stabilisieren und ihr Wegrollen während der Blutabnahme zu verhindern. Nun wird die Kanüle mit dem Anschliff nach oben in einem Winkel von 20–30° in die Vene eingeführt. Sobald sich die Kanüle in der Vene befindet, wird die Blutprobe durch Zurückziehen des Spritzenstempels angesaugt (Abb. 5).

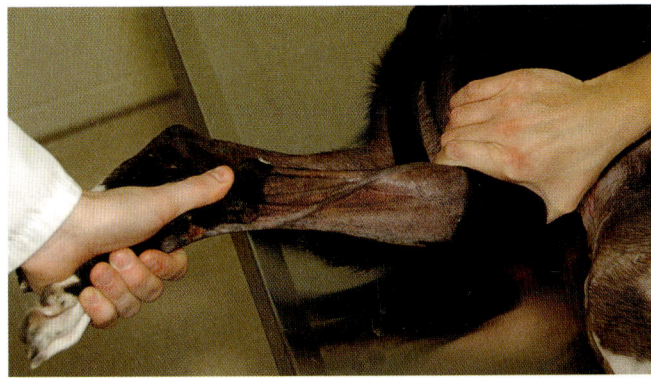

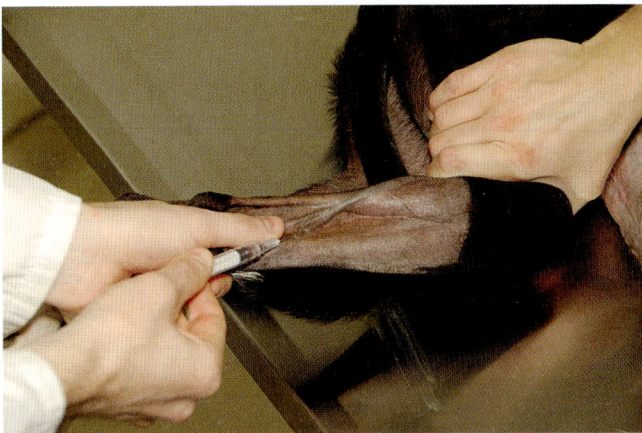

Abb. 5: Stabilisierung der V. saphena lateralis durch Anlegen des Daumens an die Vene während der Blutabnahme.

4) Sobald ausreichend Blut gewonnen wurde, wird die Stauung der Vene gelöst. Man übt mit der Spritze keinen Sog mehr aus, und die Kanüle wird vorsichtig aus der Vene herausgezogen. Die Stelle der Venenpunktion wird etwa 60 s abgedrückt.

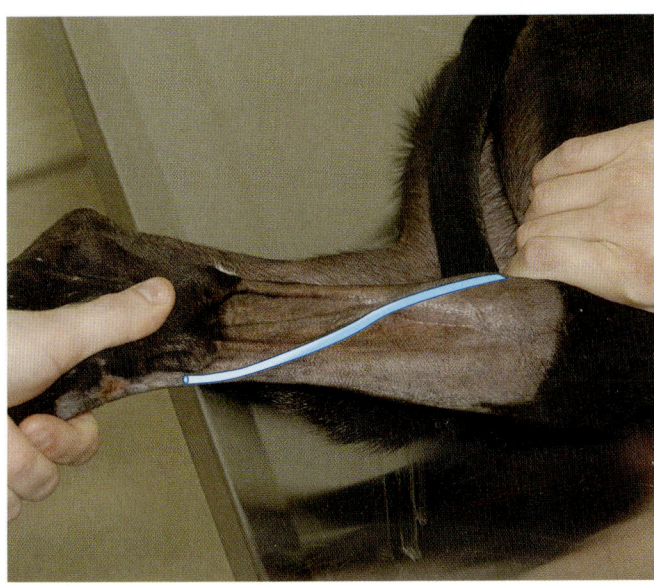

Abb. 4: Anstauen der V. saphena lateralis.

Punktion der V. saphena medialis

Ziel
Gewinnung einer venösen Blutprobe für hämatologische Untersuchungen.

Kontraindikationen und besondere Hinweise
Eine korrekte und sichere Fixierung des Tiers ist wichtig, um eine übermäßige Traumatisierung der Vene mit nachfolgender Hämatombildung zu vermeiden.

Komplikationen
▶ Blutung
▶ subkutane Hämatombildung

Anatomie
V. saphena medialis: Rechte und linke V. saphena medialis sind sehr oberflächlich liegende Venen mit geradem Verlauf an der Medialfläche der jeweiligen Hintergliedmaße. Dadurch werden sie bevorzugt für die Venenpunktion bei Katzen verwendet (▮ Abb. 1).

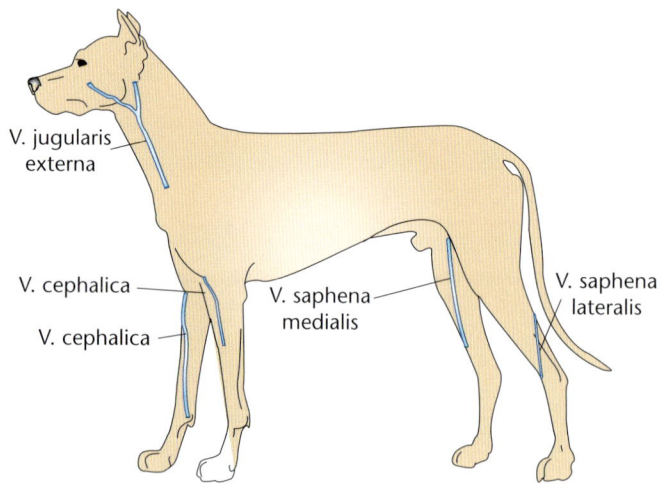

▮ Abb. 1: Für die Abnahme von venösem Blut geeignete Venen bei Hund und Katze.

Material
▶ Venenpunktionskanüle (0,7–0,9 mm Durchmesser, ca. 25 mm Länge)
▶ Spritze
▶ 70-prozentiger Alkohol (▮ Abb. 2)

Fixierung
▶ Die V. saphena medialis eignet sich besonders bei Katzen gut für die Blutabnahme. Die Katze wird in Seitenlage so fixiert, dass die Gliedmaßen in Richtung der Person zeigen, welche die Blutabnahme durchführt, und der Rücken des Tiers einem Assistenten zugewandt ist.
▶ Während der Assistent mit einer Hand die Katze mittels Nackengriff fixiert und streckt, drückt er mit der anderen Hand die oben liegende gebeugte Hintergliedmaße an den Körper des Tiers an (▮ Abb. 3).

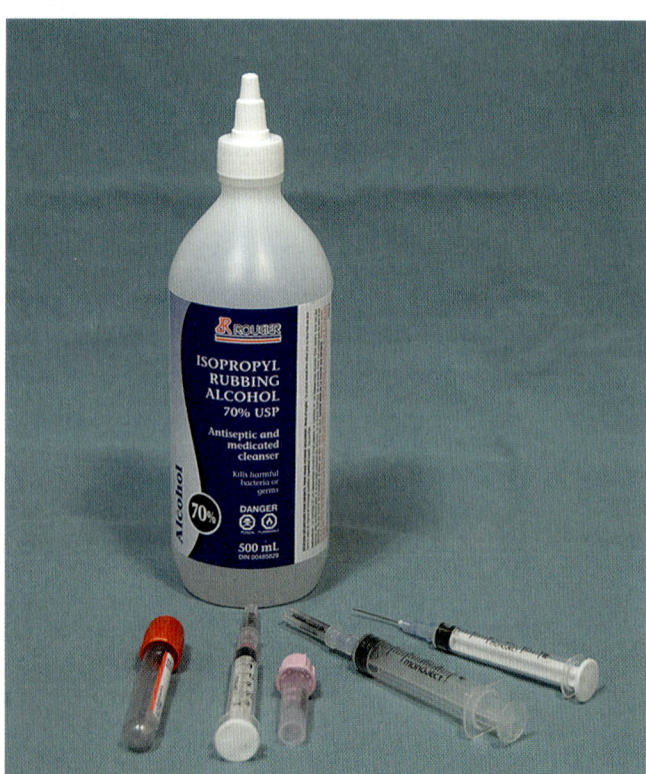

▮ Abb. 2: Material für eine Venenpunktion bei Hund und Katze.

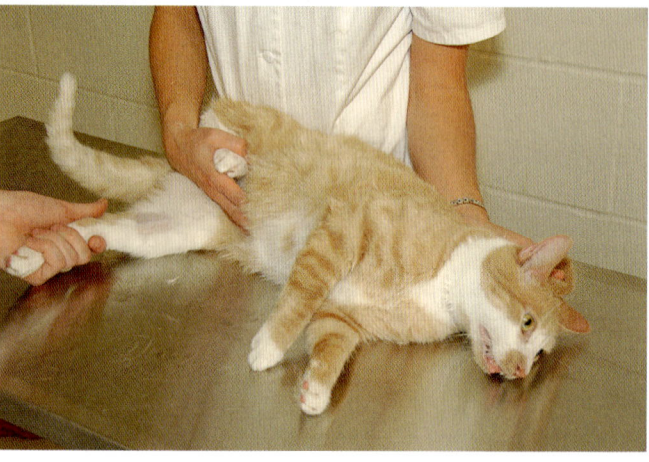

▮ Abb. 3: Fixierung einer Katze für die Punktion der V. saphena medialis.

▶ Die Person, welche die Blutabnahme durchführt, erfasst die unten liegende Hintergliedmaße im Bereich des Metatarsus und bringt das Bein in Streckung.

Technik
1) Durch Druck auf die Inguinalregion staut ein Assistent die V. saphena medialis an (▌Abb. 4).

2) Die Person, welche die Blutabnahme durchführt, identifiziert die Vene optisch und palpiert sie. Ist die Vene nicht zu sehen und auch nicht zu palpieren, oder ist die Behaarung an der Medialfläche der Hintergliedmaße sehr stark, wird ein kleiner Bereich über der Vene freigeschoren und mit Alkohol kurz desinfiziert. Dabei ist darauf zu achten, dass ein Assistent das Gefäß mit gleichbleibend starkem Druck staut.
3) Nach Identifizierung der gestauten V. saphena medialis legt man den Daumen seitlich an die Vene an, um sie zu stabilisieren und ihr Wegrollen während der Blutabnahme zu verhindern.
4) Idealerweise sollte man mit der Venenpunktion möglichst distal an der Gliedmaße beginnen, um evtl. weitere Versuche in proximaler Richtung an der Vene vornehmen zu können.
5) Während man das Bein festhält und die Vene mit dem Daumen gegen Wegrollen sichert, wird die Kanüle mit dem Anschliff nach oben in die Vene eingeführt. Sobald sie sich in der Vene befindet, wird das Blut mit äußerst geringem Sog entnommen. Ein zu starker Sog könnte das Gefäß zum Kollabieren bringen, da diese Vene einen besonders kleinen Durchmesser hat (▌Abb. 5).

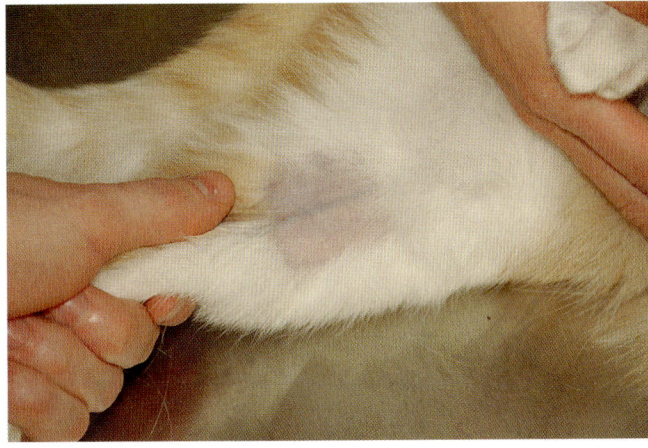

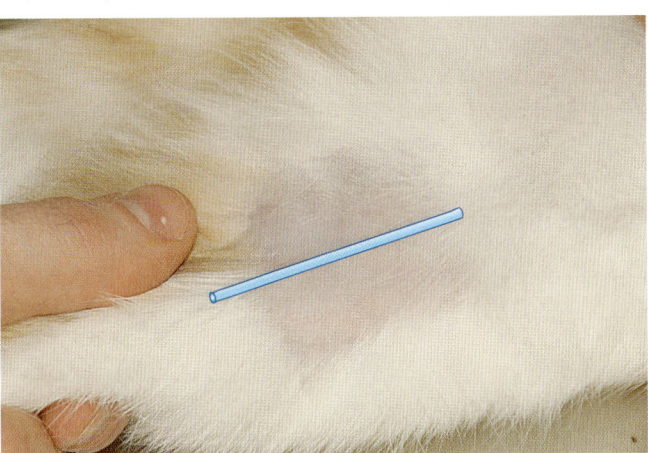

▌Abb. 4: Anstauen der V. saphena medialis.

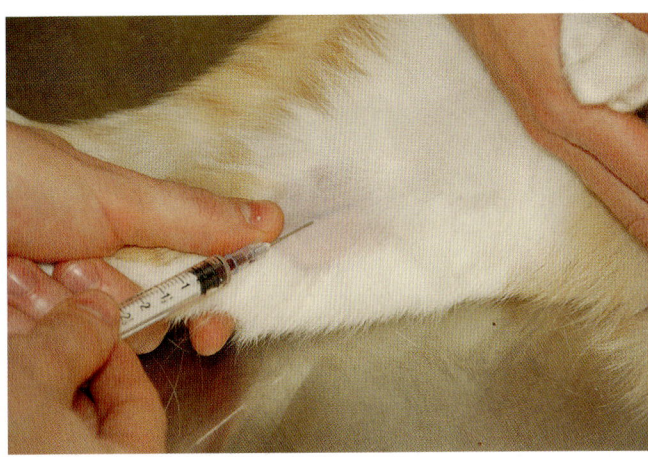

▌Abb. 5: Einführen der Kanüle mit dem Anschliff nach oben in die V. saphena medialis.

6) Sobald ausreichend Blut gewonnen wurde, wird die Stauung der Vene gelöst. Man übt mit der Spritze keinen Sog mehr aus, und die Kanüle wird vorsichtig aus der Vene herausgezogen. Auf die Stelle der Venenpunktion wird etwa 60 s lang Druck ausgeübt.

Punktion der A. femoralis

Ziel
Gewinnung einer arteriellen Blutprobe für hämatologische Untersuchungen (Blutgasanalyse).

Indikationen
- Überwachung der Atemfunktion
- Ermittlung des Säure-Basen-Status bei schwer kranken Tieren
- Bestimmung der Oxygenierung zur diagnostischen Beurteilung der Polyzythämie

Kontraindikationen und besondere Hinweise
- Eine arterielle Punktion sollte bei Tieren mit ausgeprägter Koagulopathie oder Thrombozytopenie vermieden werden.
- Die arterielle Blutabnahme ist bei Tieren mit Hypotonie und mangelhafter Perfusion schwierig, da der arterielle Puls schlecht zu palpieren ist.

Komplikationen
- Eine Hämatombildung ist häufig, wenn nach der Blutabnahme nicht ein entsprechender Druck auf die Punktionsstelle der Arterie ausgeübt wird.
- Werden Luftbläschen nicht aus der Probe entfernt, oder wird das Probenröhrchen nicht verschlossen, kann dies die Blutgaswerte verfälschen, da es zwischen Probe und Umgebungsluft zu einer Angleichung der Gasgehalte kommt.
- Eine übermäßige Heparinisierung der Probe reduziert den gemessenen Kohlendioxidgehalt (pCO_2).
- Die Lagerung der Blutproben für mehr als 2–4 h, auch gekühlt, kann zu verfälschten Ergebnissen führen.

Anatomie
Die A. femoralis kann nahe der Mittellinie des proximomedialen Bereichs des Oberschenkels, unmittelbar kranial des gut zu tastenden M. pectineus palpiert werden. Sie verläuft gemeinsam mit der V. femoralis – und zwar unmittelbar kranial vor dieser – von proximal nach distal (Abb. 1).

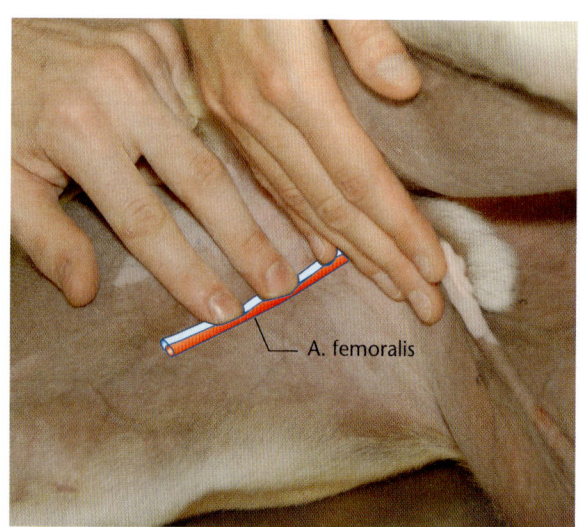

Abb. 1: Die A. femoralis kann nahe der Mittellinie des proximomedialen Bereichs des Oberschenkels palpiert werden.

Material
- 3-ml-Spritze
- 25-G- oder 22-G-Kanüle (0,5 oder 0,7 mm Durchmesser)
- Heparin-Natrium 1000 I. E./ml oder
- spezielle Blutgasanalyse-(BGA-)Spritze oder heparinisierte Spritze (Abb. 2)

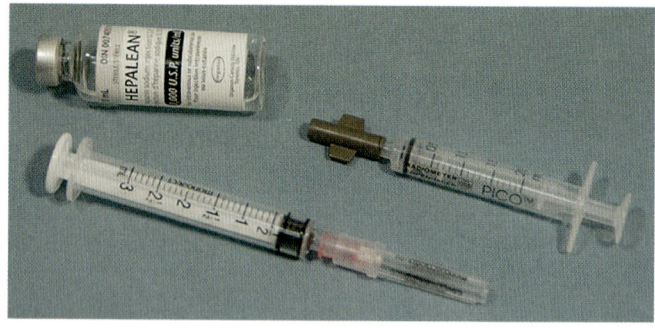

Abb. 2: Material für eine arterielle Blutabnahme.

Vorbereitung
- Wenn das Blutgasanalysegerät eine Temperaturkorrektur durchführt, muss vor der Blutabnahme die Körpertemperatur gemessen und notiert werden.
- Zur Abnahme von arteriellem Blut für die Blutgasanalyse (BGA) sollte, wenn möglich, eine spezielle BGA-Spritze bzw. eine trocken-heparinisierte Spritze verwendet werden. (Abb. 3). Ist eine solche nicht verfügbar, zieht man in einer 3-ml-Spritze mit einer 25-G-Kanüle Heparin (1000 Einheiten/ml) auf, um die Innenseite der Spritze zu benetzen. Danach wird das Heparin wieder ausgespritzt.

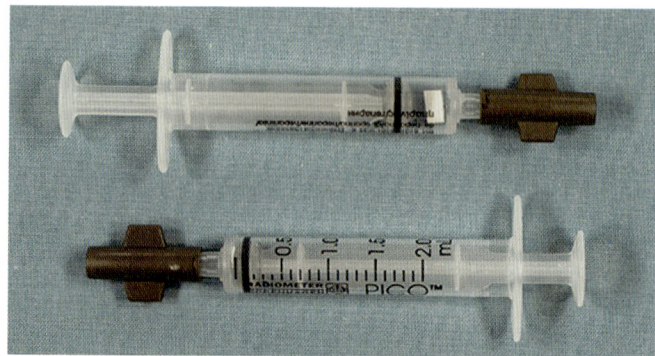

Abb. 3: Spezielle BGA-Spritze mit lyophilisierter Heparin-Tablette.

Technik
1) Der Patient wird in Seitenlage fixiert, und die oben liegende Gliedmaße wird abduziert und gebeugt, um besseren Zugang zur Medialfläche der unten liegenden Gliedmaße zu erhalten. Diese wird unter leichtem Zug gestreckt. Hautfalten bzw. die kaudalen Milchdrüsen oder das Präputium müssen evtl. durch einen Assistenten abgehalten werden, um Zugang zur Inguinalregion zu haben (Abb. 4).

Arterielle Blutabnahme

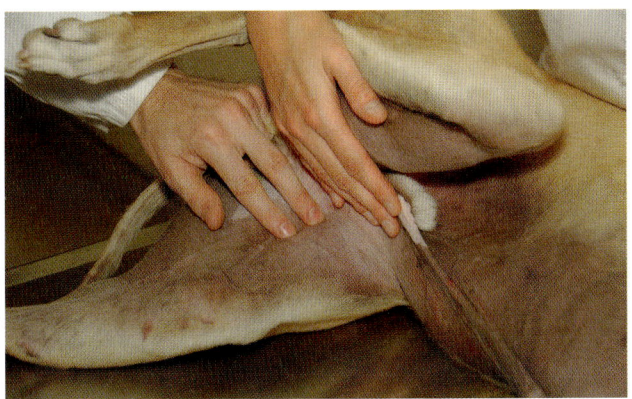

Abb. 4: Fixierung für die Punktion der A. femoralis.

2) Falls notwendig, wird das Fell über der Punktionsstelle der Arterie geschoren. Danach wird der Bereich mit Alkohol desinfiziert.
3) Palpieren Sie nun mit Zeige- und Mittelfinger der nicht dominanten Hand die A. femoralis möglichst weit proximal. Lassen Sie die Fingerspitzen über der Arterie liegen, sodass Sie mit beiden Fingern den Puls spüren können (Abb. 5).

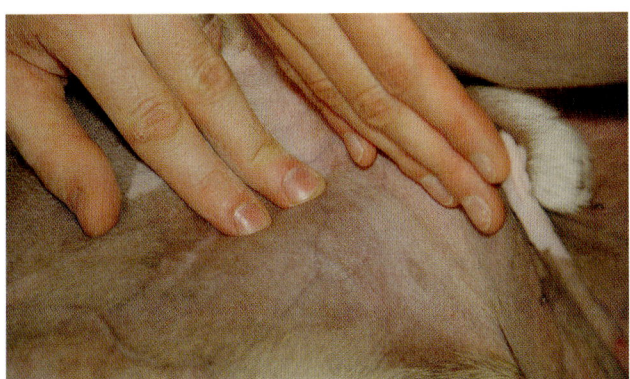

Abb. 5: Palpation des Pulses an der A. femoralis mit Zeige- und Mittelfinger der nicht dominanten Hand.

4) Stechen Sie mit der Kanüle der heparinisierten Spritze zwischen den beiden Fingern in die pulsierende Arterie ein (Abb. 6).

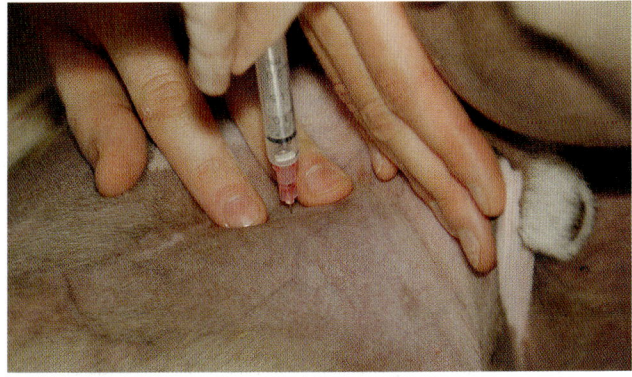

Abb. 6: Punktion der pulsierenden A. femoralis.

5) Sobald die Arterienwand durchstoßen wurde, ist das pulsierend einströmende Blut im Spritzenzylinder zu sehen (Abb. 7).

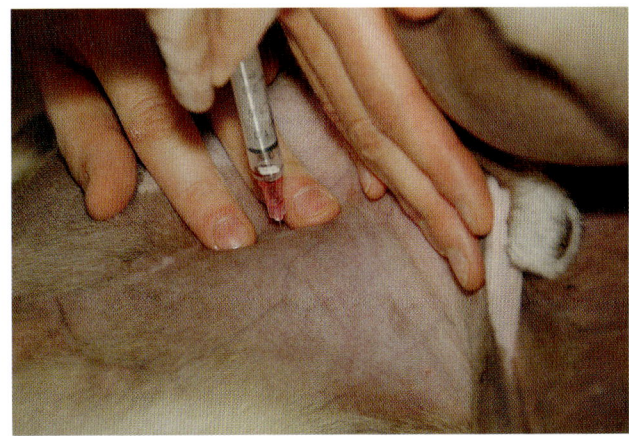

Abb. 7: Einströmendes Blut im Spritzenzylinder.

6) Die Kanüle wird in dieser Position gehalten und die Blutprobe wird aspiriert.
7) Sobald die Blutprobe gewonnen wurde, wird die Kanüle zurückgezogen und sofort mit einem Tupfer auf die Punktionsstelle gedrückt. Um eine Hämatombildung zu vermeiden, sollte das Abdrücken 3 min lang konsequent gehalten werden.
8) Alle Luftbläschen müssen aus Kanüle und Spritze entfernt werden, bevor die Blutgasspritze mit der dazugehörigen Verschlusskappe luftdicht verschlossen wird (Abb. 8). Die Probe sollte so bald wie möglich analysiert werden. Ist dies nicht machbar, sollte die Probe eisgekühlt gelagert werden.

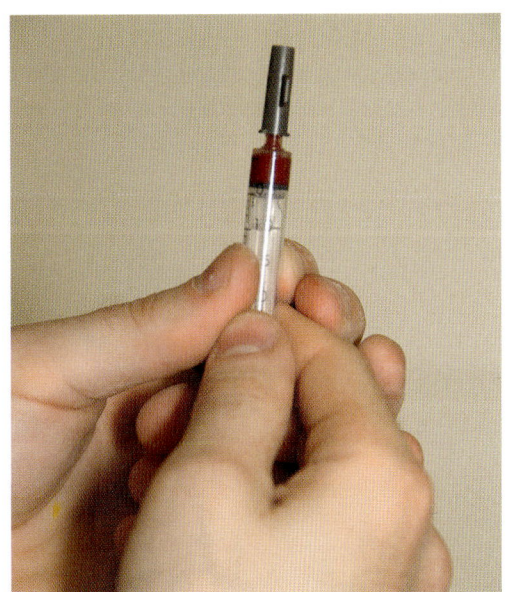

Abb. 8: Alle Luftbläschen müssen aus der Spritze entfernt werden, bevor die Blutgasspritze mit der dazugehörigen Verschlusskappe luftdicht verschlossen wird.

Punktion der A. dorsalis pedis

Ziel
Gewinnung einer arteriellen Blutprobe für hämatologische Untersuchungen (Blutgasanalyse).

Indikationen
- Überwachung der Atemfunktion
- Ermittlung des Säure-Basen-Status bei schwer kranken Tieren
- Bestimmung der Oxygenierung zur diagnostischen Beurteilung der Polyzythämie

Kontraindikationen und besondere Hinweise
- Eine arterielle Punktion sollte bei Patienten mit ausgeprägter Koagulopathie oder Thrombozytopenie vermieden werden.
- Die arterielle Blutabnahme ist bei Patienten mit Hypotonie und mangelhafter Perfusion schwierig, da der arterielle Puls schlecht zu palpieren ist.

Komplikationen
- Eine Hämatombildung ist häufig, wenn nach der Blutabnahme nicht ein entsprechender Druck auf die Punktionsstelle der Arterie ausgeübt wird.
- Werden Luftbläschen nicht aus der Probe entfernt, oder wird das Probenröhrchen nicht verschlossen, kann dies die Blutgaswerte verfälschen, da es zwischen Probe und Umgebungsluft zu einer Angleichung der Gasgehalte kommt.
- Eine übermäßige Heparinisierung der Probe reduziert den gemessenen Kohlendioxidgehalt (pCO_2).
- Die Lagerung der Blutproben für mehr als 2–4 h, auch gekühlt, kann zu verfälschten Ergebnissen führen.

Anatomie
Die A. dorsalis pedis verläuft an der Kranialfläche der Hintergliedmaße, leicht medial der Mittellinie. Sie setzt die A. tibialis cranialis nach deren Übertritt in die Tarsalbeuge fort und endet dorsomedial am Metatarsus. Sie verläuft parallel und unmittelbar medial des zwischen zweitem und drittem Metakarpalknochen verlaufenden Schenkels des distalen Abschnitts der Sehne des M. extensor digitalis longus (Abb. 1).

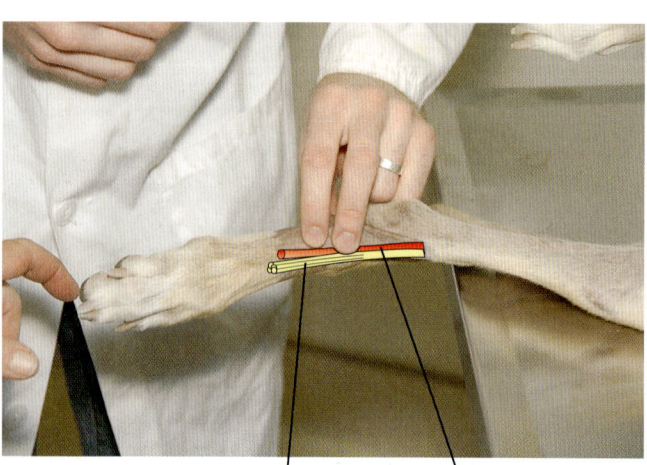

Sehne des M. extensor digitalis longus   A. dorsalis pedis

Material
- 3-ml-Spritze
- 25-G- oder 22-G-Kanüle (0,5 oder 0,7 mm)
- Heparin-Natrium 1000 I. E./ml oder
- spezielle BGA-Spritze oder heparinisierte Spritze (Abb. 2)

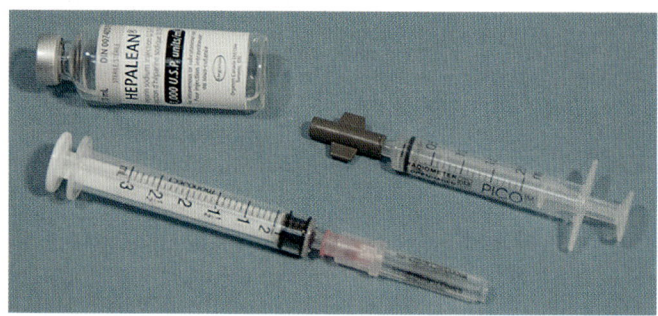

Abb. 2: Material für eine arterielle Blutabnahme.

Vorbereitung
- Wenn das Blutgasanalysegerät eine Temperaturkorrektur durchführt, muss vor der Blutabnahme die Körpertemperatur gemessen und notiert werden.
- Zur Abnahme von arteriellem Blut für die Blutgasanalyse sollte, wenn möglich, eine spezielle BGA-Spritze oder eine trocken-heparinisierte Spritze verwendet werden (Abb. 3). Ist eine solche nicht verfügbar, zieht man in einer 3-ml-Spritze mit einer 25-G-Kanüle Heparin (1000 Einheiten/ml) auf, um die Innenseite der Spritze zu benetzen. Danach wird das Heparin wieder ausgespritzt.

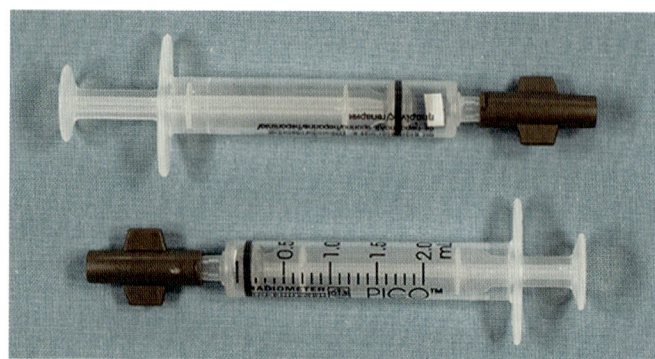

Abb. 3: Spezielle BGA-Spritze mit lyophilisierter Heparin-Tablette.

Abb. 1: Die A. dorsalis pedis liegt leicht medial der Mittellinie direkt unterhalb des Tarsus auf der dorsalen Fläche des Metatarsus.

Arterielle Blutabnahme

Technik

1) Der Patient wird in bequemer Position fixiert. Dies kann die Seiten- oder Rückenlage sein, oder aber der Hund liegt in entsprechender Position auf dem Schoß eines Assistenten.
2) Falls notwendig, wird das Fell über der kranialen Metatarsal- bzw. der Tarsalregion geschoren und danach der Bereich mit Alkohol desinfiziert.
3) Identifizieren Sie nun den Puls durch Palpation der A. dorsalis pedis unmittelbar medial des distalen Verlaufs der Sehne des M. extensor digitalis longus auf der Dorsalfläche der Metatarsalregion (Abb. 4).

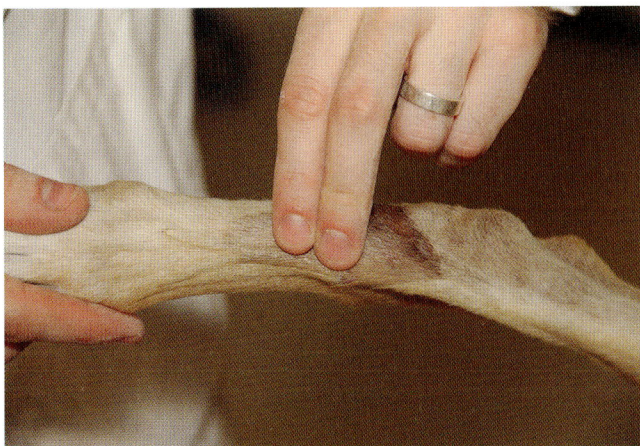

Abb. 4: Palpation der A. dorsalis pedis unmittelbar medial des distalen Verlaufs der Sehne des M. extensor digitalis longus auf der Dorsalfläche der Metatarsalregion.

4) Die Arterie wird nun mit Zeige- und Mittelfinger der nicht dominanten Hand palpiert, und die Fingerspitzen bleiben so über der Arterie liegen, dass der Puls mit beiden Fingern gespürt werden kann (Abb. 5).

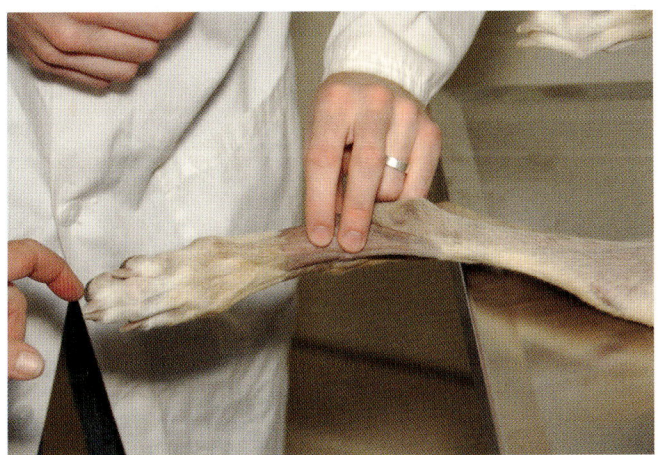

Abb. 5: Palpation des Pulses an der A. dorsalis pedis mit Zeige- und Mittelfinger der nicht dominanten Hand.

5) Stechen Sie mit der Kanüle der heparinisierten Spritze zwischen den beiden Fingern in die pulsierende Arterie ein (Abb. 6).

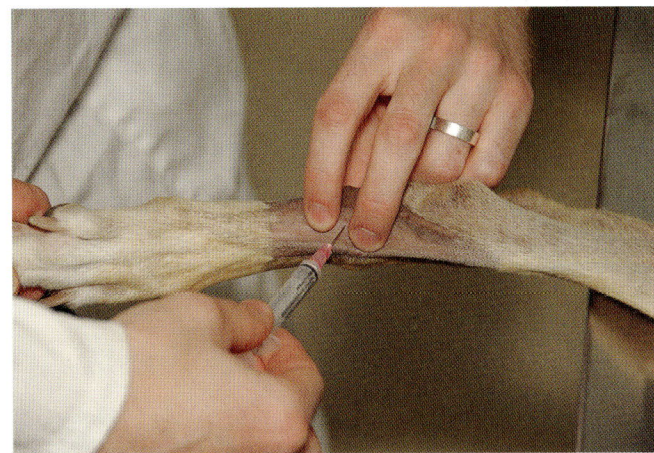

Abb. 6: Punktion der pulsierenden A. dorsalis pedis.

6) Sobald die Arterienwand durchstoßen wurde, ist das einströmende Blut im Spritzenzylinder zu sehen (Abb. 7).

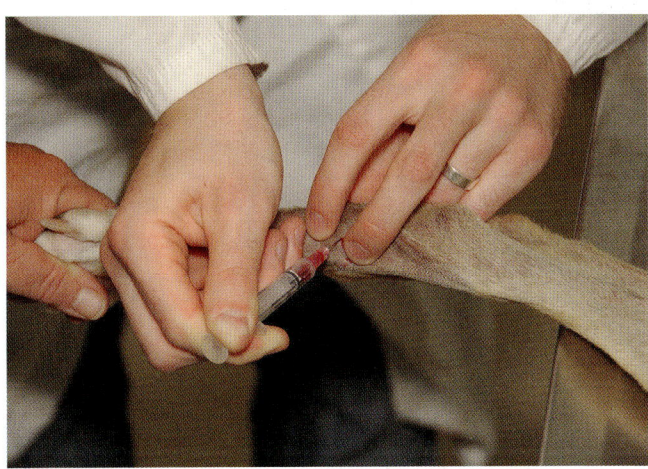

Abb. 7: Einströmendes Blut im Spritzenzylinder.

7) Die Kanüle wird in dieser Position gehalten und die Blutprobe wird aspiriert.
8) Sobald die Blutprobe gewonnen wurde, wird die Kanüle zurückgezogen und sofort mit einem Tupfer auf die Punktionsstelle gedrückt. Um eine Hämatombildung zu vermeiden, sollte 3 min lang konsequent auf die Punktionsstelle gedrückt werden.
9) Alle Luftbläschen müssen aus Kanüle und Spritze entfernt sein, bevor die Blutgasspritze mit der dazugehörigen Verschlusskappe luftdicht verschlossen wird. Die Probe sollte so bald wie möglich analysiert werden. Ist dies nicht machbar, sollte man die Probe eisgekühlt lagern.

Intravenöse Injektion

Ziel
Parenterale Gabe von flüssigen Arzneimitteln, biologischen Zubereitungen sowie diagnostischen Substanzen per Injektion.

Kontraindikationen und besondere Hinweise
▶ Bei Patienten mit hochgradiger Koagulopathie sollten intravenöse und intramuskuläre Injektionen vermieden werden.
▶ Zur Vermeidung potenziell schwerwiegender lokaler oder systemischer Reaktionen sollten alle injizierbaren Substanzen ausschließlich auf dem vom Hersteller angegebenen Verabreichungsweg gegeben werden.

Anatomie
Intravenöse Injektionen werden i. d. R. in die V. cephalica oder die V. saphena lateralis bzw. V. saphena medialis verabreicht.

Material
▶ Venenpunktionskanüle (20 G – 25 G/0,7 – 0,9 mm Durchmesser, ca. 25 mm Länge)
▶ Spritze
▶ 70-prozentiger Alkohol (▌Abb. 1)

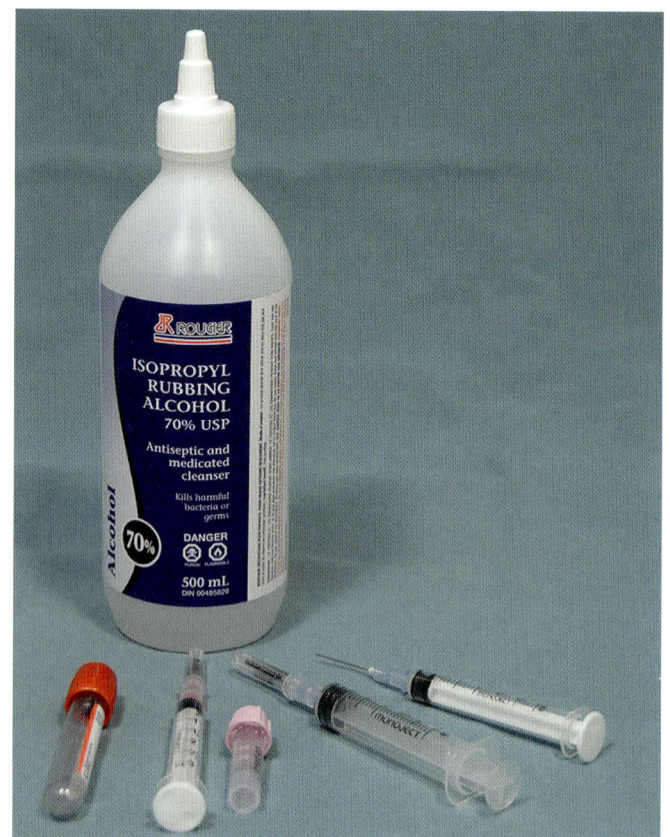

▌Abb. 1: Material für Injektionen.

Injektionstechniken

Technik

1) Ziehen Sie die zu verabreichende flüssige Substanz mit der Spritze auf.
2) Bringen Sie das Tier in eine geeignete Position, um den Zugang zur V. cephalica, V. saphena lateralis oder V. saphena medialis zu erhalten, und fixieren Sie den Patienten wie bereits bei der Venenpunktion beschrieben.
3) Führen Sie die einzelnen im Abschnitt „Venöse Blutabnahme" detaillierten Schritte durch, und suchen Sie die gestaute Vene auf.
4) Sobald die Kanüle in die Vene eingeführt wurde, saugt man durch Zurückziehen des Kolbens etwas Blut an, um sich der korrekten intravenösen Lage der Kanüle zu vergewissern (Abb. 2).
5) Nachdem man sich vergewissert hat, dass die Kanüle richtig liegt, wird der Stau gelöst und die Injektion in die Vene verabreicht (Abb. 3).

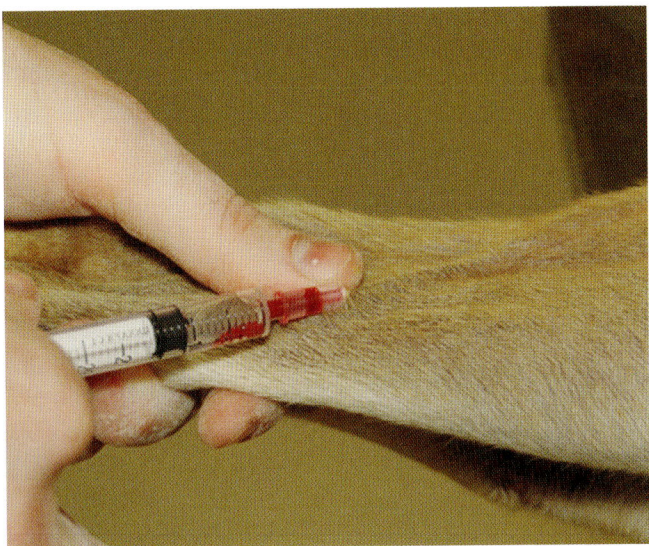

Abb. 3: Lösen des Staus und Injektion in die Vene.

6) Nachdem der gesamte Spritzeninhalt injiziert wurde, zieht man die Kanüle aus der Vene zurück und drückt sofort mit einem Tupfer auf die Punktionsstelle. Das Abdrücken sollte mindestens 60 s lang dauern.
7) Um eine Blutung zu vermeiden, muss evtl. über der Punktionsstelle ein leichter Kompressionsverband angelegt werden.

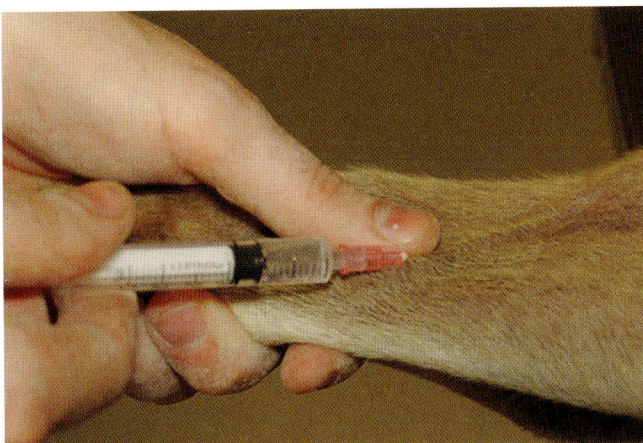

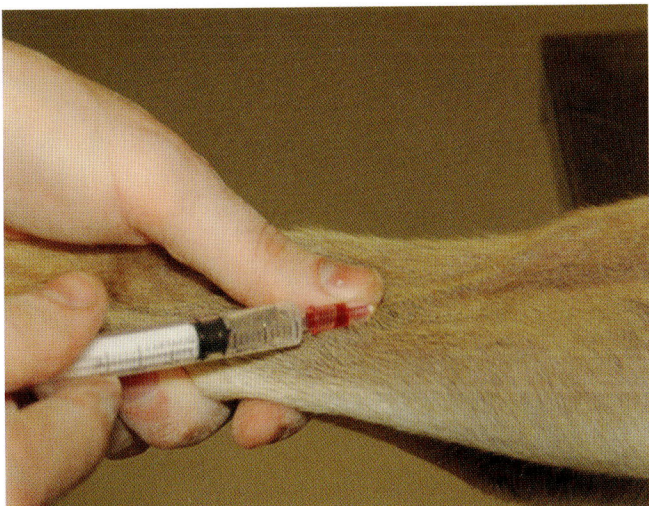

Abb. 2: Durch Ansaugen einer kleinen Menge Blut lässt sich die korrekte intravenöse Lage der Kanüle bestätigen.

Intramuskuläre Injektion I

Ziel
Parenterale Gabe von flüssigen Arzneimitteln, biologischen Zubereitungen sowie diagnostischen Substanzen per Injektion.

Kontraindikationen und besondere Hinweise
▶ Bei Patienten mit hochgradiger Koagulopathie sollten intravenöse und intramuskuläre Injektionen vermieden werden.
▶ Zur Vermeidung potenziell schwerwiegender lokaler oder systemischer Reaktionen sollten alle injizierbaren Substanzen ausschließlich auf dem vom Hersteller angegebenen Verabreichungsweg gegeben werden.

Anatomie
Intramuskuläre Injektionen können entweder in den vierköpfigen M. quadriceps femoris an der Vorderseite des Oberschenkels, in die aus M. semimembranosus und M. semitendinosus bestehende Muskulatur der Hinterbacke (Hamstring-Muskulatur), in den dreiköpfigen M. triceps brachii im kaudoproximalen Bereich der Vordergliedmaße oder in die lumbodorsale Muskulatur zu beiden Seiten der Lendenwirbelsäule verabreicht werden. Bei Injektionen in die Oberschenkelmuskulatur muss ganz besonders darauf geachtet werden, nicht den N. ischiadicus, der kaudal des Femurs verläuft, zu verletzen.

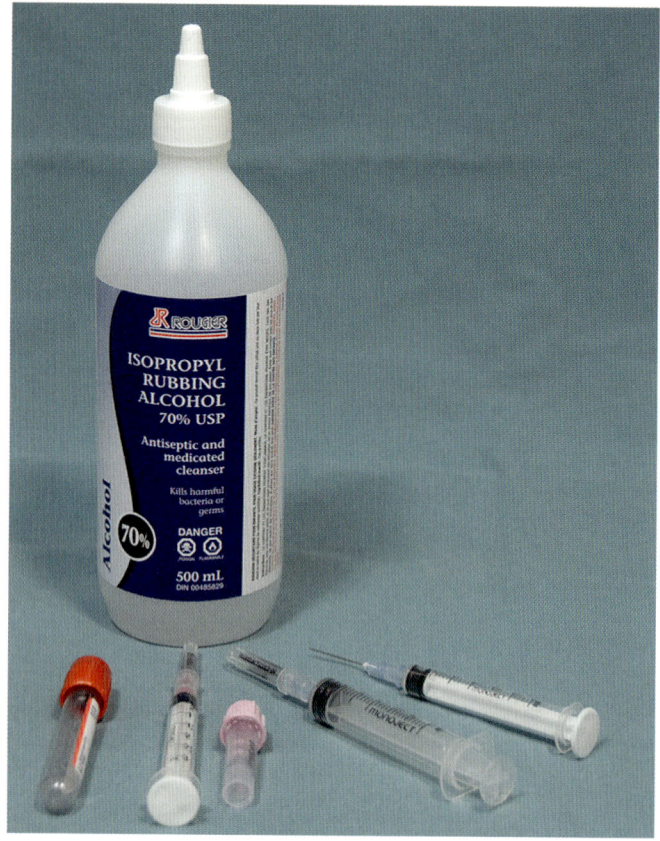

■ Abb. 1: Material für Injektionen.

Material
▶ Kanüle (20 G – 25 G/0,7 – 0,9 mm Durchmesser; ca. 25 mm Länge)
▶ Spritze
▶ 70-prozentiger Alkohol (■ Abb. 1)

Technik
1) Ziehen Sie die zu verabreichende flüssige Substanz mit der Spritze auf. Das maximale Volumen für intramuskuläre Injektionen sollte bei der Katze 2 ml und beim Hund 3–5 ml nicht überschreiten.
2) Das Tier wird in stehender oder sitzender Position bzw. in Seitenlage fixiert. Da intramuskuläre Injektionen für den Patienten oft unangenehm sind, ist es wichtig, Kopf und Nacken des Hundes während der Dauer der Injektion gut zu fixieren. Katzen werden mittels Nackengriff fixiert und ihr Körper wird, wie bei der Punktion der V. saphena medialis beschrieben, in gestreckter Position gehalten (■ Abb. 2).

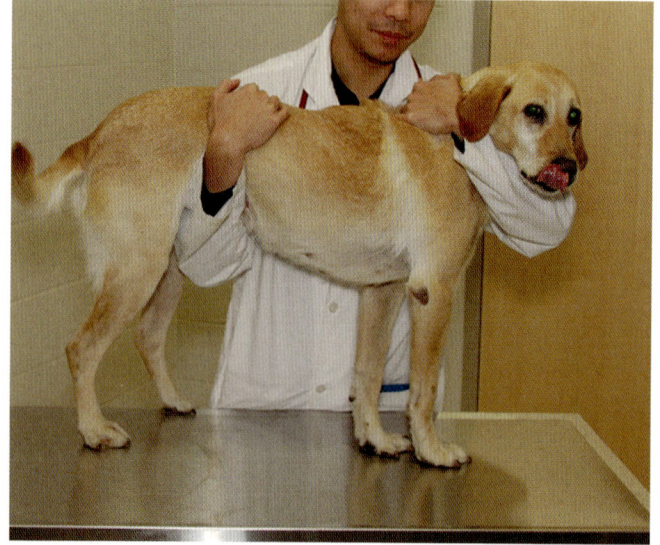

■ Abb. 2: Fixierung für die intramuskuläre Injektion.

3) Über der geplanten Einstichstelle wird die Haut mit 70-prozentigem Alkohol gereinigt.
4) Wird die Injektion in die Hamstring-Muskulatur (M. semimembranosus, M. semitendinosus) verabreicht, legt man den Daumen der nicht dominanten Hand in die unmittelbar kaudal des Femurs verlaufende, palpierbare Vertiefung, und die Nadel wird kaudal des Femurs so eingestochen, dass die Spitze der Kanüle nach kaudal zeigt. So kann das Risiko einer Verletzung des N. ischiadicus ausgeschaltet werden, auch wenn sich der Patient plötzlich bewegt (Abb. 3).

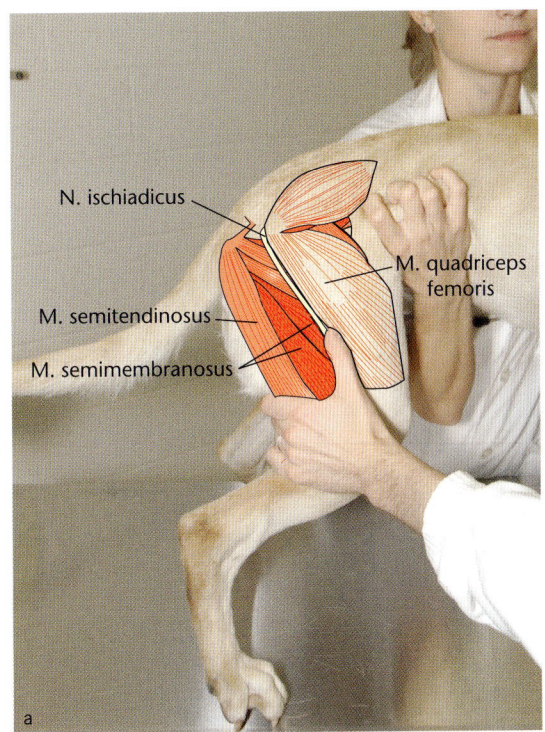
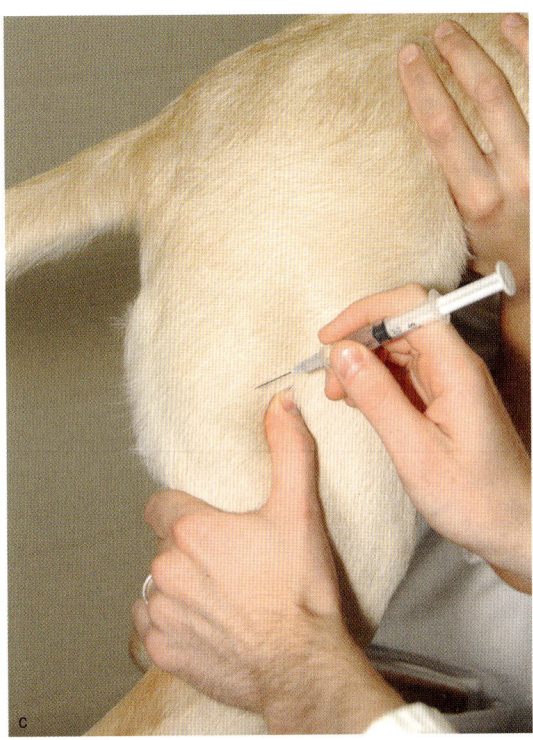
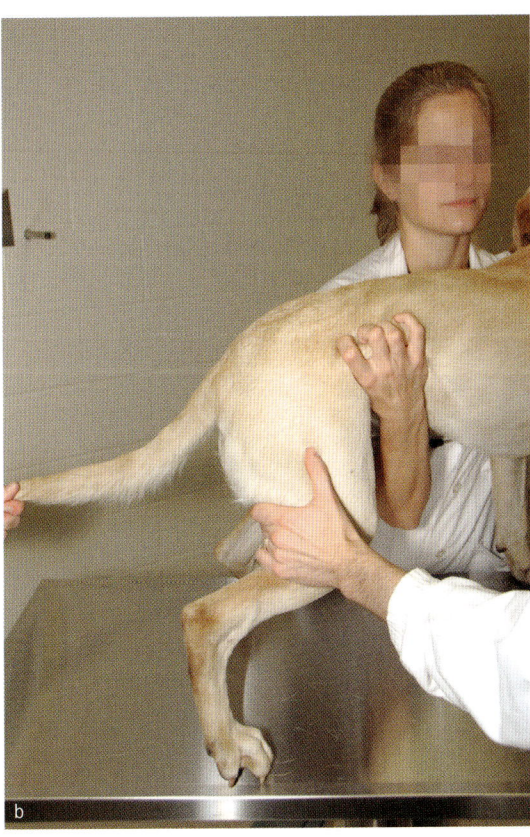
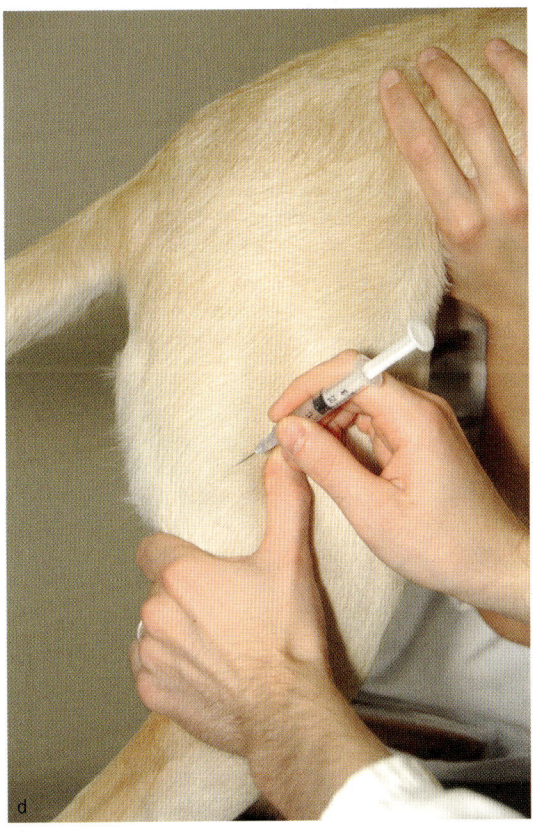

Abb. 3: Technik der intramuskulären Injektion in die Hamstring-Muskulatur des Hundes.

Intramuskuläre Injektion II

Technik (Fortsetzung)
5) Wird die Injektion in die Quadrizeps-Muskulatur verabreicht, legt man den Daumen der nicht dominanten Hand lateral auf das Femur und sticht dann mit der Kanüle kranial des Femurs so ein, dass die Nadelspitze nach kranial zeigt (Abb. 4).

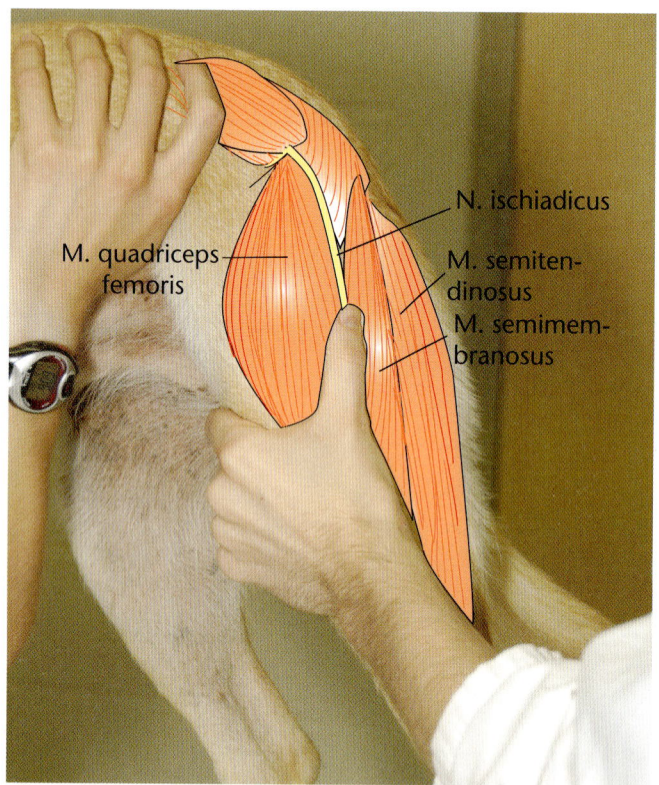
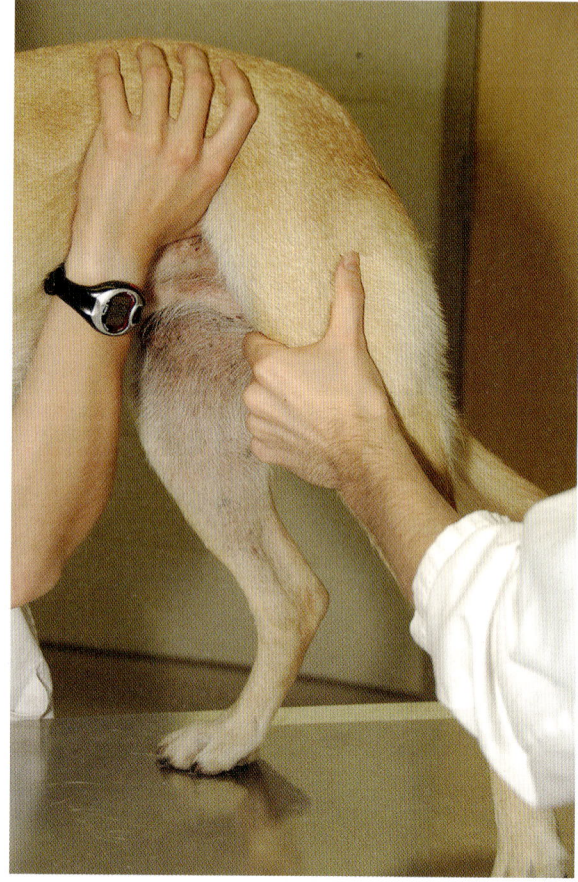
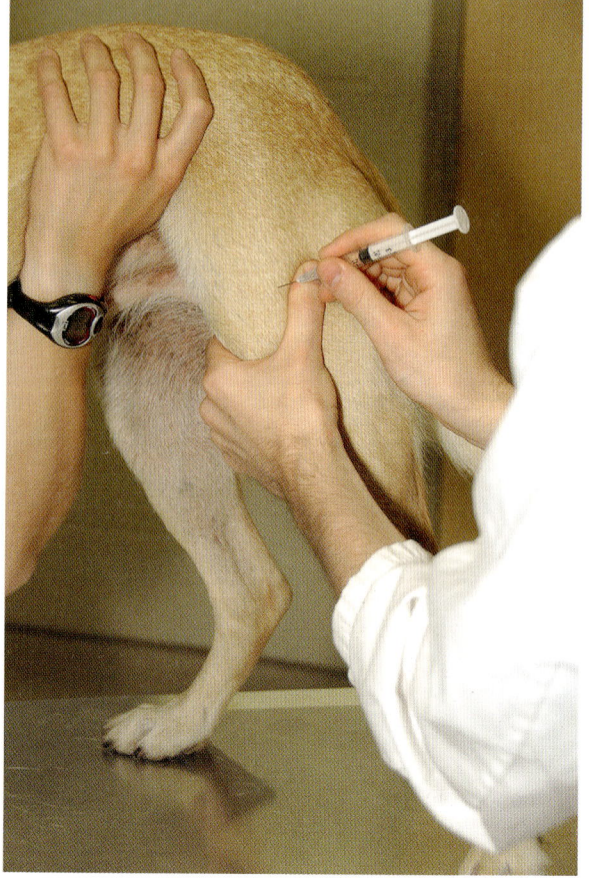

Abb. 4: Technik der intramuskulären Injektion in die Quadrizeps-Muskulatur des Hundes.

6) Für die intramuskuläre Injektion in die Trizeps-Muskulatur der Schultergliedmaße ergreift man den Muskelbauch mit der nicht dominanten Hand, wobei der Daumen auf dem Humerus liegt, während man mit der Kanüle kaudal des Humerus in kaudale Richtung einsticht (Abb. 5).

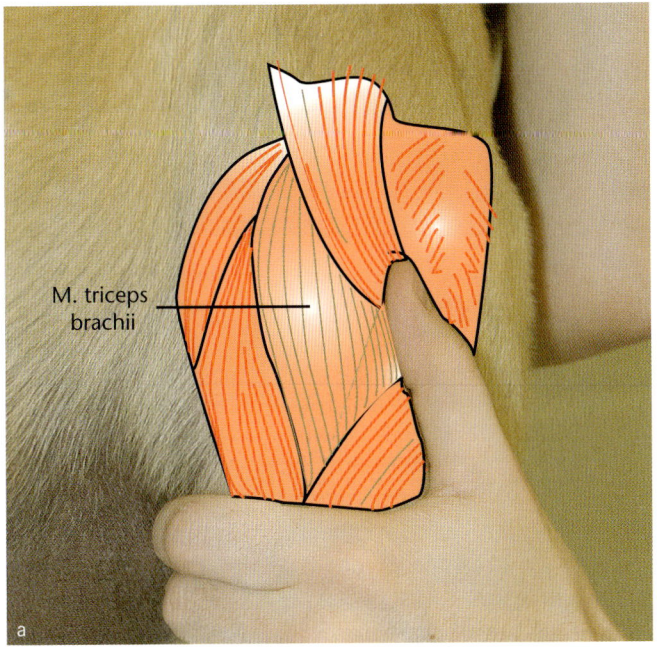
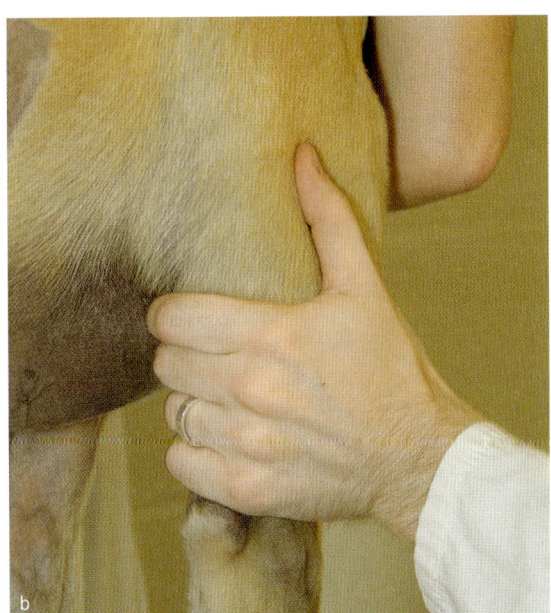
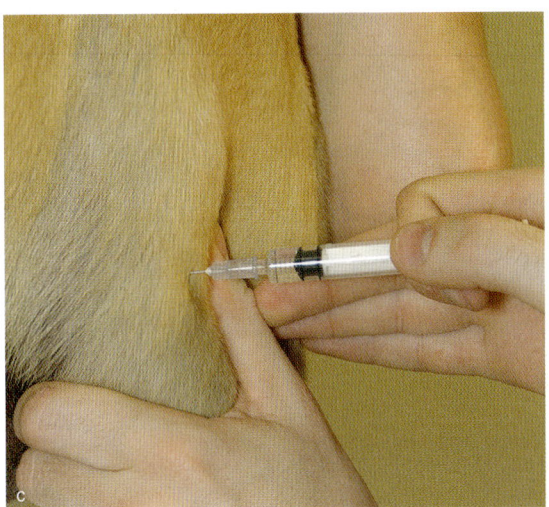

Abb. 5: Technik der intramuskulären Injektion in die Trizeps-Muskulatur des Hundes.

7) Zur Injektion in die Lumbalmuskulatur wählt man eine Stelle zwischen 13. Rippe und Crista iliaca. Man palpiert die Dornfortsätze der Wirbelsäule und sticht mit der Kanüle 2–3 cm seitlich der Mittellinie direkt in die Lumbalmuskulatur ein, wobei in diesem Fall die Nadel senkrecht zur Hautoberfläche gehalten wird (Abb. 6).
8) Sobald die Kanüle eingestochen wurde, zieht man den Spritzenkolben leicht zurück, um einen Unterdruck zu erzeugen. Wird Blut aspiriert, muss die Kanüle samt Spritze herausgezogen werden. Nach Austausch der Nadel gegen eine neue versucht man, an einer anderen Stelle zu injizieren.
9) Zeigt sich kein Blut, wurde kein Gefäßlumen getroffen und die intramuskuläre Injektion kann verabreicht werden.
10) Nachdem die gesamte Menge des zu injizierenden Mittels verabreicht wurde, zieht man die Kanüle behutsam aus dem Muskel heraus und massiert die Injektionsstelle kurz.

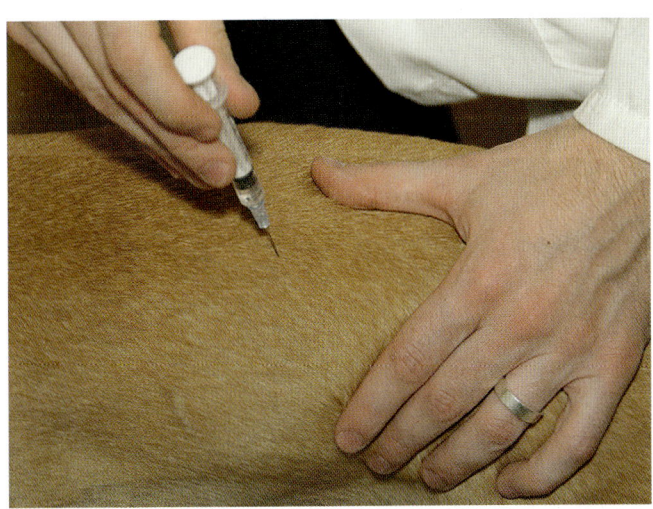

Abb. 6: Intramuskuläre Injektion in die Lumbalmuskulatur des Hundes.

Subkutane Injektion

Ziel
Parenterale Gabe von flüssigen Arzneimitteln, biologischen Zubereitungen sowie diagnostischen Substanzen per Injektion.

Kontraindikationen und besondere Hinweise
Um potenziell schwerwiegende lokale oder systemische Reaktionen zu vermeiden, sollten alle injizierbaren Substanzen ausschließlich auf dem vom Hersteller angegebenen Verabreichungsweg gegeben werden.

Anatomie
Am häufigsten werden subkutane Injektionen unter die lose Haut entlang des Dorsalbereichs von Nacken und Rücken verabreicht.

Material
▶ Kanüle (20 G – 25 G / 0,7 – 0,9 mm Durchmesser; ca. 25 mm Länge)
▶ Spritze
▶ 70-prozentiger Alkohol (❙ Abb. 1)

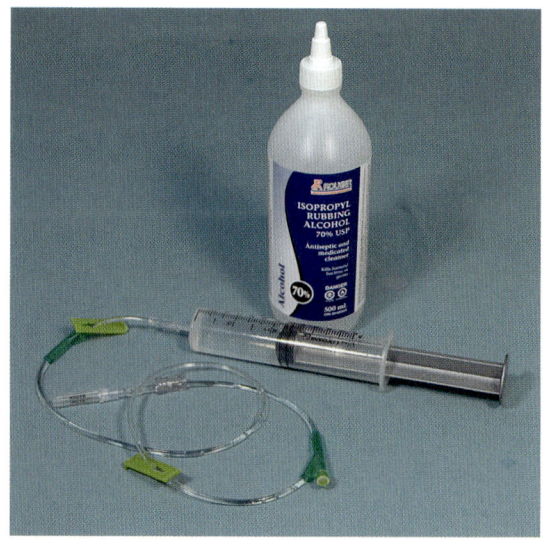

❙ Abb. 2: Flexible Infusionssysteme sind optimal für die subkutane Injektion großer Volumina.

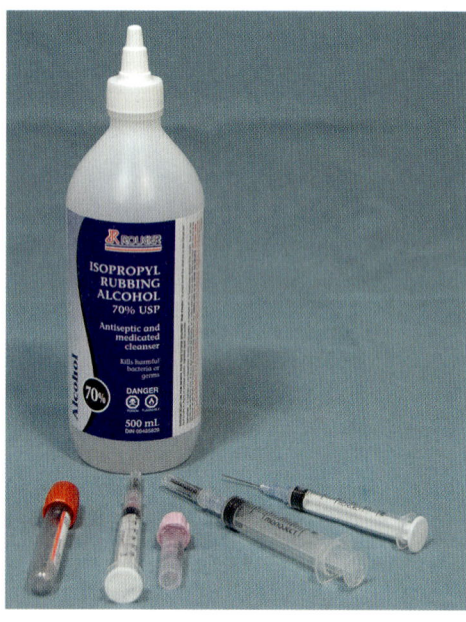

❙ Abb. 1: Material für Injektionen.

Technik
1) Ziehen Sie die zu verabreichende flüssige Substanz mit der Spritze auf. Der subkutane Raum von Hunden und Katzen ist relativ groß, sodass auch große Volumina an einer einzigen Stelle injiziert werden können (30 – 60 ml). Für größere Volumina sollte ein flexibles Infusionsbesteck oder eine Verlängerungsleitung zur Verbindung von Kanüle und Spritze verwendet werden. Dies macht die subkutane Injektion für die Patienten weniger unangenehm, da auf diese Weise Bewegungen des Infusionssystems in Relation zum Tierkörper bzw. vice versa abgefangen werden (❙ Abb. 2).

2) Das Tier wird in stehender oder sitzender Position bzw. in Brustlage ohne viel Kraftaufwand fixiert. Die meisten Hunde und Katzen tolerieren subkutane Injektionen gut, sodass keine Zwangsfixierung erforderlich ist.

3) Über dem Nacken oder Rücken des Tiers wird eine Hautfalte angehoben und die Kanüle senkrecht zu dieser in das subkutane Gewebe eingestochen. Dabei sollte sich die Nadel leicht einführen lassen. Sollte ein Widerstand spürbar sein, muss die Kanülenspitze neu ausgerichtet werden, da sie höchstwahrscheinlich intradermal oder intramuskulär liegt (❙ Abb. 3).

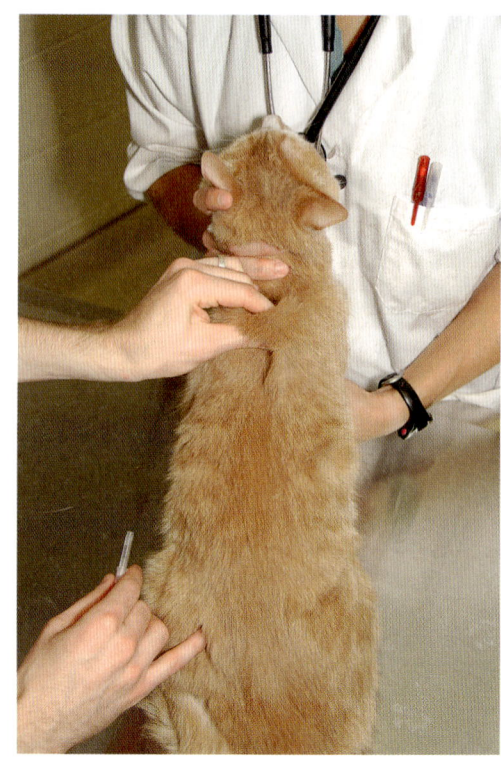

❙ Abb. 3: Richtige Technik der subkutanen Injektion bei einer Katze.

Injektionstechniken

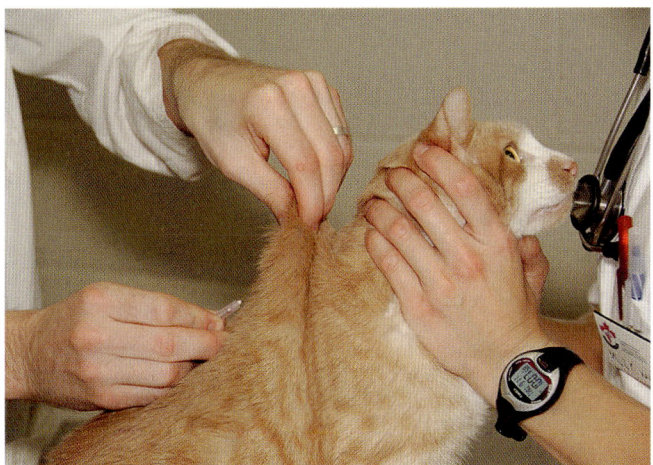

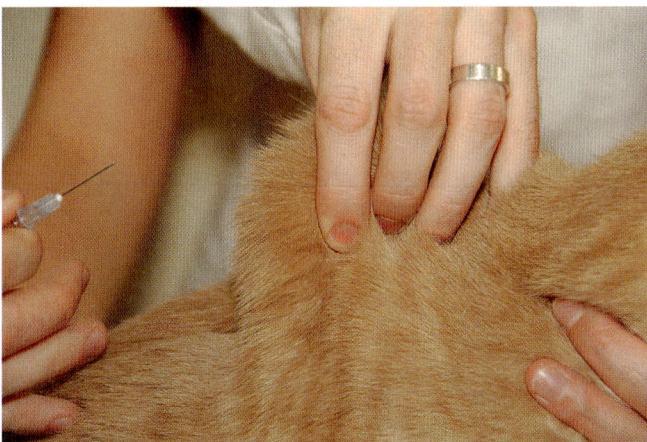

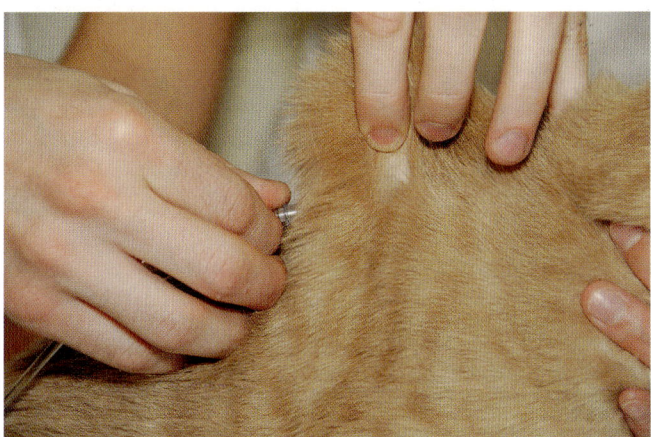

Abb. 3: (Fortsetzung) Richtige Technik der subkutanen Injektion bei einer Katze.

4) Nach dem Einstechen der Kanüle wird die Hautfalte losgelassen. So wird sichergestellt, dass die Nadel nicht beide Seiten der Hautfalte durchstößt (Abb. 4).

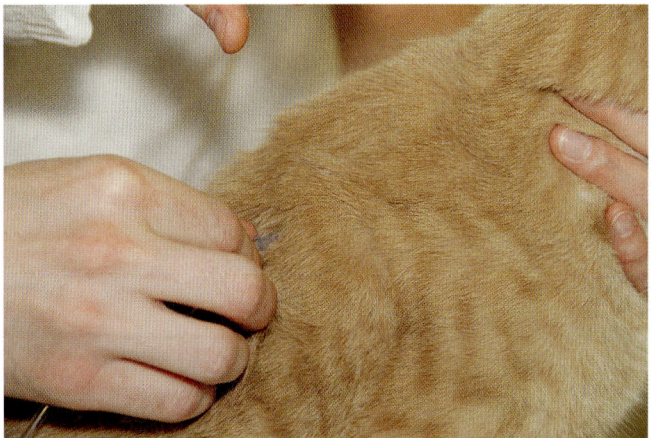

Abb. 4: Das Loslassen der Hautfalte nach dem Einstechen der Kanüle stellt sicher, dass die Injektion tatsächlich subkutan erfolgt.

5) Nachdem die Kanüle eingestochen wurde, zieht man den Spritzenkolben leicht zurück, um einen Unterdruck zu erzeugen. Wird Blut aspiriert, muss die Kanüle samt Spritze herausgezogen werden. Nach Austausch der Nadel versucht man, an einer anderen Stelle zu injizieren.
6) Zeigt sich kein Blut, wurde kein Gefäßlumen getroffen und es kann mit der subkutanen Injektion fortgefahren werden (Abb. 5).

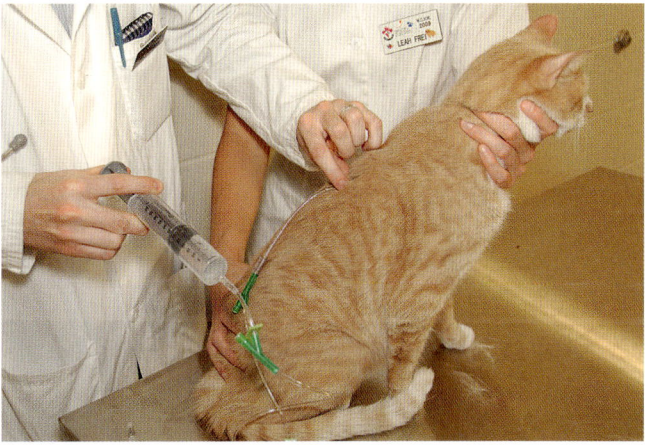

Abb. 5: Subkutane Flüssigkeitsverabreichung bei einer Katze.

7) Sobald die gesamte Menge des zu injizierenden Mittels verabreicht ist, zieht man die Kanüle vorsichtig heraus und massiert die Injektionsstelle behutsam, um die Flüssigkeit zu verteilen.

Hautgeschabsel I

Ziel
Auffinden von Milben auf und in der Haut.

Indikationen
Alopezie, Schuppen oder Pruritus bei Hunden oder Katzen.

Kontraindikationen und besondere Hinweise
▶ keine Kontraindikationen
▶ Dieses dermatologische Untersuchungsverfahren eignet sich besonders zur Diagnose eines Befalls mit Demodex-Milben, ist jedoch weniger sensitiv für andere Milbenspezies. Wichtig ist vor allem, Proben von mehreren verschiedenen Stellen zu entnehmen und zu untersuchen.

Fixierung
Der Patient muss entsprechend fixiert werden, um Bewegungen während der Durchführung des Hautgeschabsels zu verhindern.

Anatomie
▶ Die Wahl der optimalen Stellen für die Probennahme mittels Hautgeschabsel richtet sich nach der gesuchten Milbenspezies.
▶ Sarcoptes-Milben lassen sich am ehesten an Druckstellen, wie Sprunggelenk oder Ellbogen, sowie an den Ohrrändern finden. Die meisten der betroffenen Hunde leiden unter extremem Juckreiz (Abb. 1 und 2).

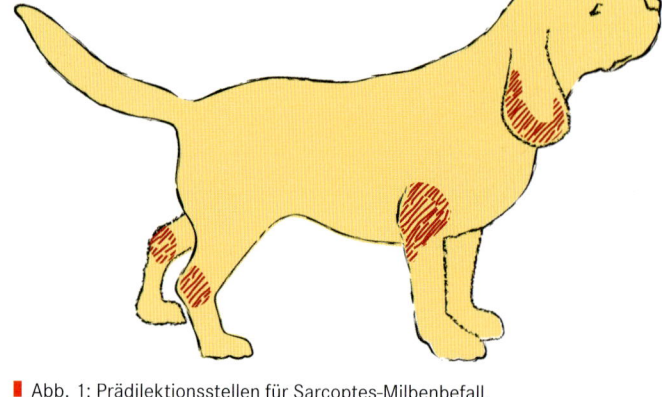
Abb. 1: Prädilektionsstellen für Sarcoptes-Milbenbefall.

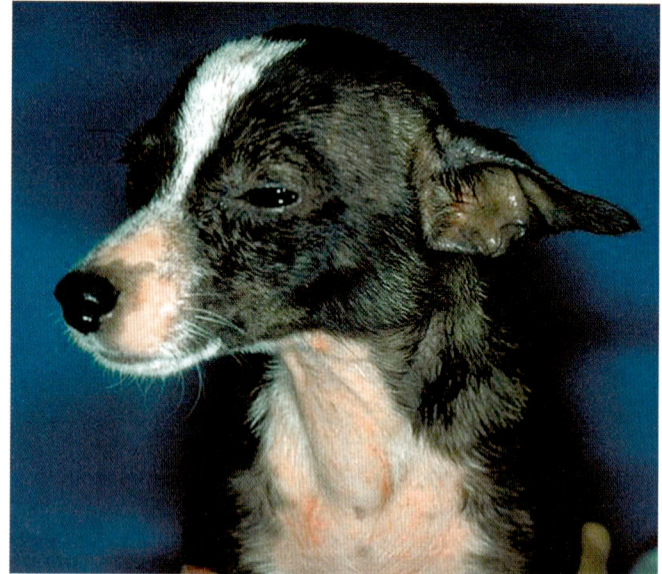
Abb. 2: Alopezie, Erythem und Exkoriationen bei einem Hund mit Sarkoptesräude. (Mit freundlicher Genehmigung von Dr. Catherine Outerbridge, University of California–Davis)

▶ Demodex-Milben lassen sich bei Vorliegen einer lokalisierten Demodikose am wahrscheinlichsten in Hautläsionen im Gesicht und an den Pfoten finden, während bei der generalisierten Demodikose der ganze Körper von der Infestation betroffen ist (Abb. 3–6). Da Demodex-Milben tief in den Haarfollikeln parasitieren, sollte der entsprechende Hautbereich vor der Geschabselentnahme fest mit den Fingern zusammengedrückt werden.

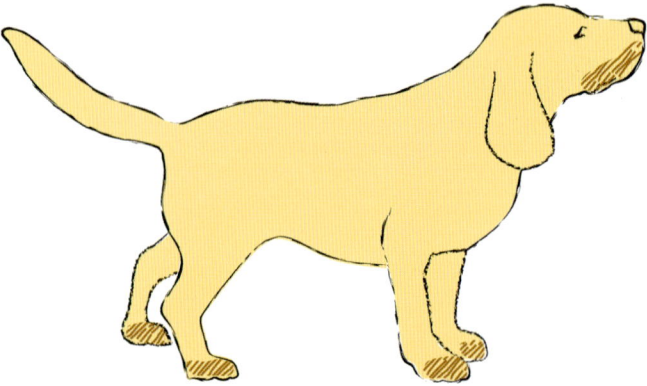
Abb. 3: Prädilektionsstellen für Demodex-Milbenbefall.

Dermatologische Techniken

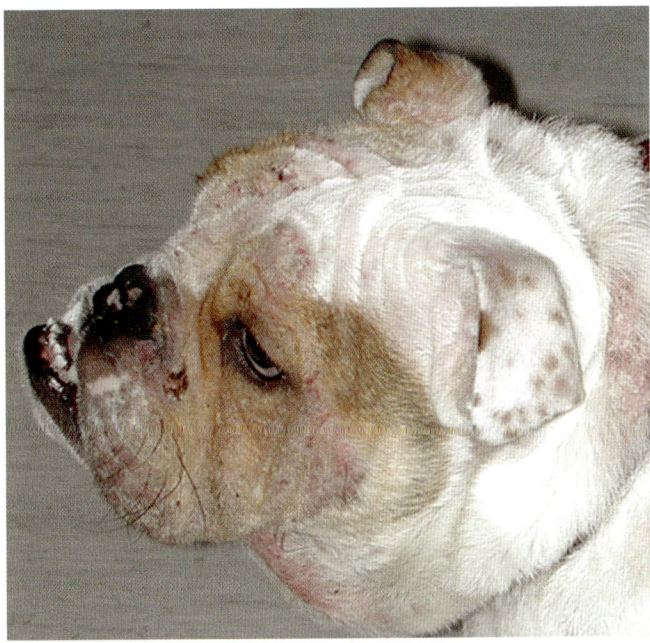

Abb. 4: Erythem, Schuppen- und Krustenbildung im Gesicht einer jungen Bulldogge mit Demodikose. (Mit freundlicher Genehmigung von Dr. Catherine Outerbridge, University of California–Davis)

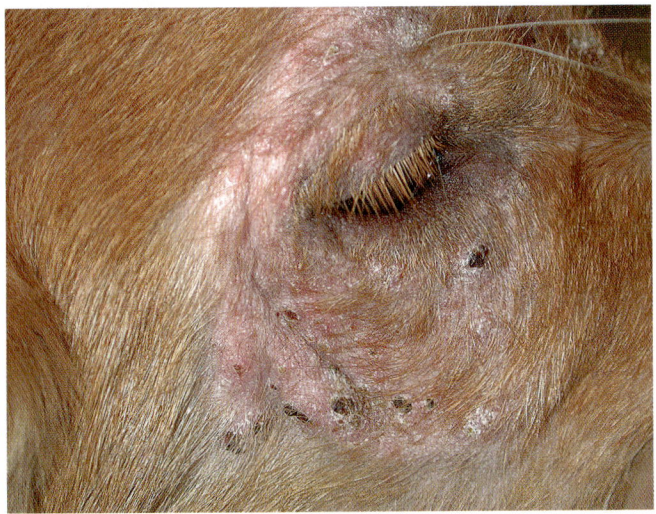

Abb. 5: Periokuläre Alopezie, Erythem und Schuppenbildung bei einem Golden Retriever mit Demodikose. (Mit freundlicher Genehmigung von Dr. Catherine Outerbridge, University of California–Davis)

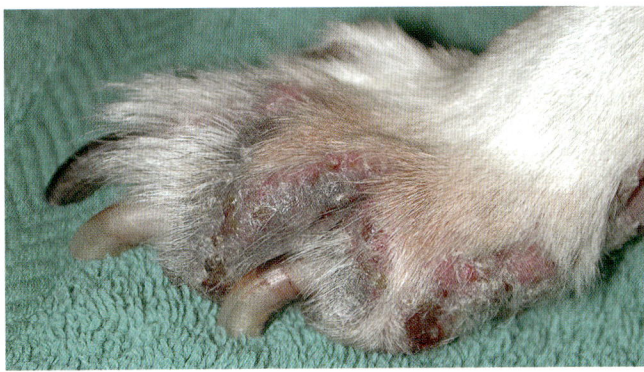

Abb. 6: Demodex-Pododermatitis bei einem Hund. (Mit freundlicher Genehmigung von Dr. Catherine Outerbridge, University of California–Davis)

Material
▶ Objektträger
▶ Deckgläschen
▶ Paraffinöl oder Glyzerin
▶ Skalpellklinge (stumpfe Seite verwenden oder scharfe Seite etwas stumpf machen)
▶ Mikroskop: Objektiv mit 40-facher Vergrößerung
▶ Schere (zum eventuellen Kürzen der Haare im Bereich des Geschabsels) (❙ Abb. 7)

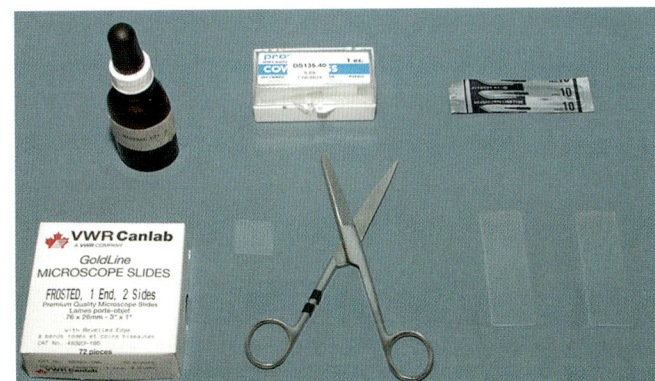

Abb. 7: Material für ein Hautgeschabsel.

Hautgeschabsel II

Technik
1) Lange Haare im für das Geschabsel vorgesehenen Hautareal werden mit der Schere gekürzt.
2) Die stumpfe oder stumpf gemachte Seite der Skalpellklinge in Paraffinöl tauchen (Abb. 8).

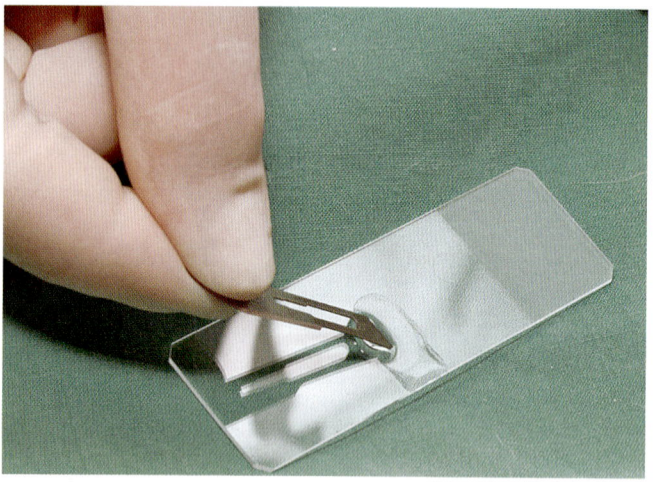

Abb. 8: Benetzen der stumpfen oder stumpf gemachten Seite der Skalpellklinge mit Paraffinöl.

3) Bei Verdacht auf Demodikose wird die Haut mit den Fingern fest zusammengedrückt, bevor und während das Hautgeschabsel gewonnen wird (Abb. 9).

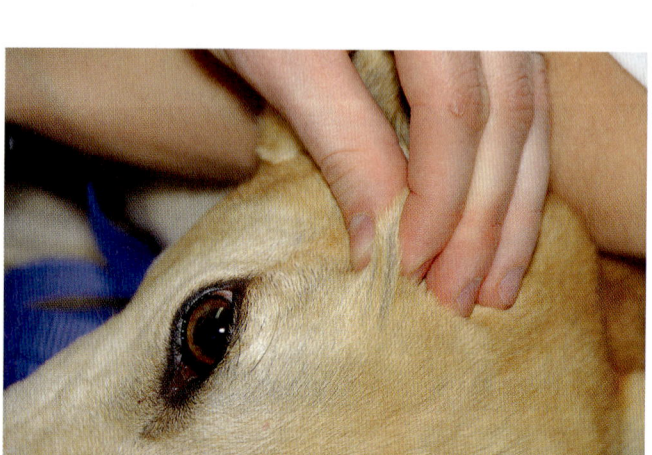

Abb. 9: Zusammendrücken einer Hautfalte vor Durchführung des Hautgeschabsels.

4) Die Skalpellklinge wird unter vorsichtigem, mäßigem Druck über die Haut geführt. Das Schaben wird so lange fortgesetzt, bis Serum aus der Haut austritt und eine kapillare Blutung zu erkennen ist (Abb. 10).

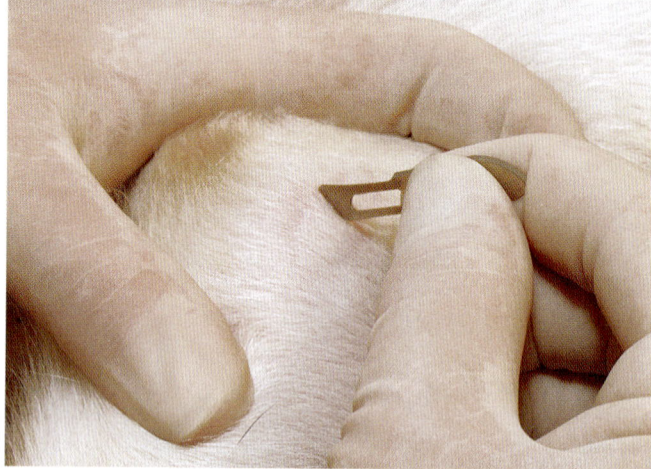

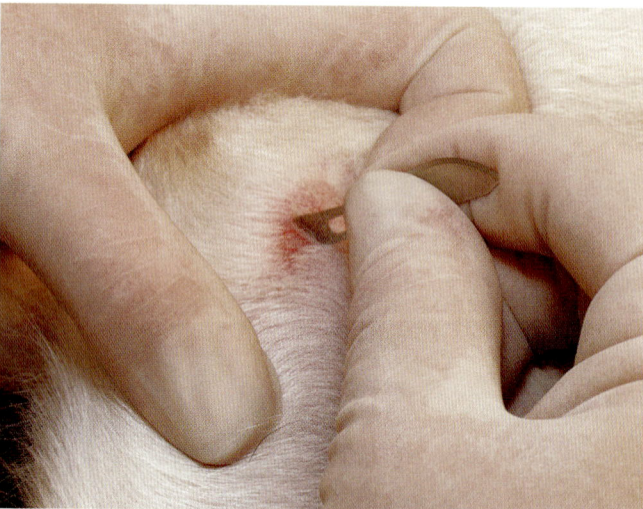

Abb. 10: Das Schaben wird so lange fortgesetzt, bis Serum aus der Haut austritt und eine kapillare Blutung zu erkennen ist.

Dermatologische Techniken

5) Das Geschabsel wird auf den Objektträger aufgebracht und mit dem dort bereits zuvor aufgetragenen Tropfen Paraffinöl vermischt. Nach Abdecken mit einem Deckgläschen wird das Geschabsel im Mikroskop untersucht (Abb. 11).

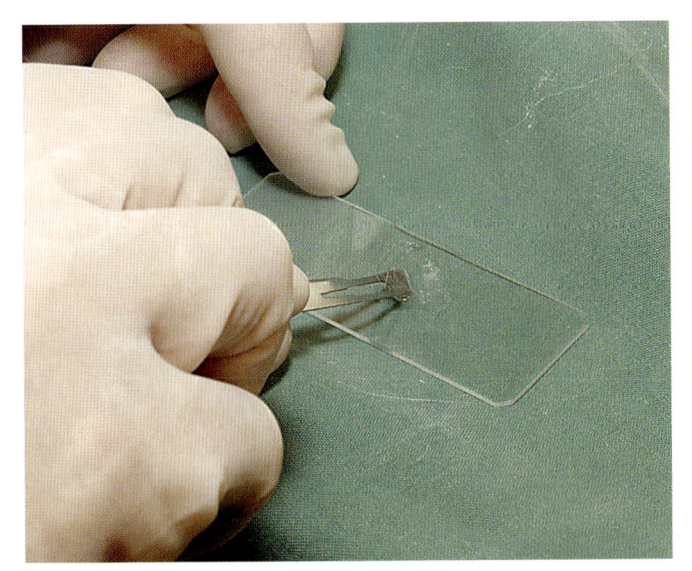

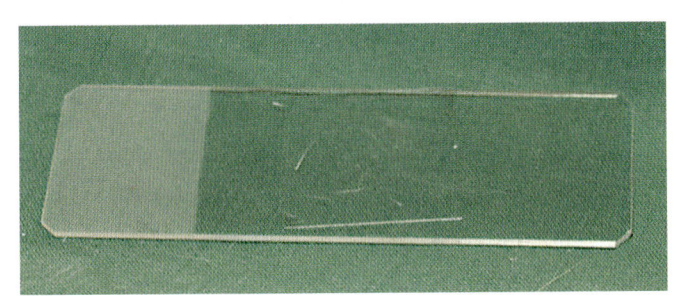

Abb. 11: Das Geschabsel wird auf einen Objektträger, der zuvor mit 1 Tropfen Paraffinöl versehen wurde, aufgetragen und mit einem Deckgläschen abgedeckt.

Untersuchungsergebnis

▶ Da Sarkoptes-Milben schwer aufzufinden sind, sollten am besten mindestens zehn Hautgeschabsel von verschiedenen Hautstellen gewonnen werden. Weitere Methoden für den Nachweis einer Milbeninfestation sind Absaugen des Fells sowie in bestimmten Fällen die Hautbiopsie (Abb. 12).

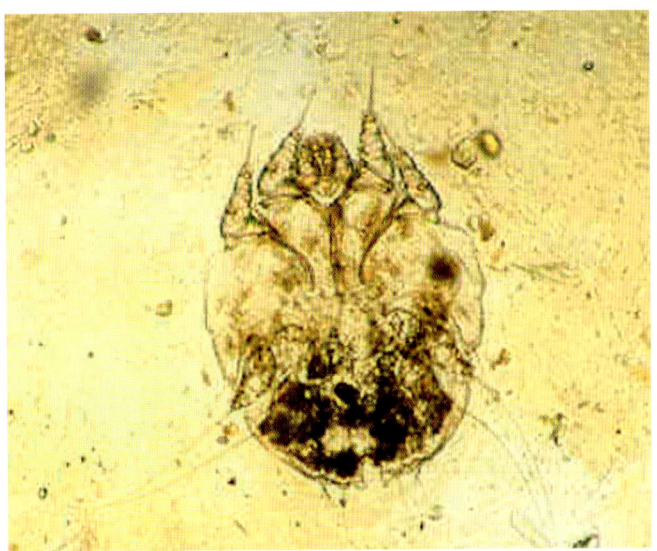

Abb. 12: Mikroskopische Darstellung der Sarkoptes-Milbe *(Sarcoptes scabiei)*. (Mit freundlicher Genehmigung von Dr. Klaas Post, University of Saskatchewan)

▶ Demodex-Milben sind relativ leicht zu finden, sodass i. d. R. fünf oder sechs Hautgeschabsel für eine Diagnose ausreichen. Vergessen Sie nicht, vorher die Haut an der gewählten Stelle fest zusammenzudrücken. Die Milben finden sich gelegentlich auch auf gesunden Hunden, und erst bei massivem Befall bzw. dem Nachweis sämtlicher Entwicklungsstadien des Parasiten (Larven, Nymphen, adulte Milben) spricht man von klinischer Demodikose (Abb. 13).

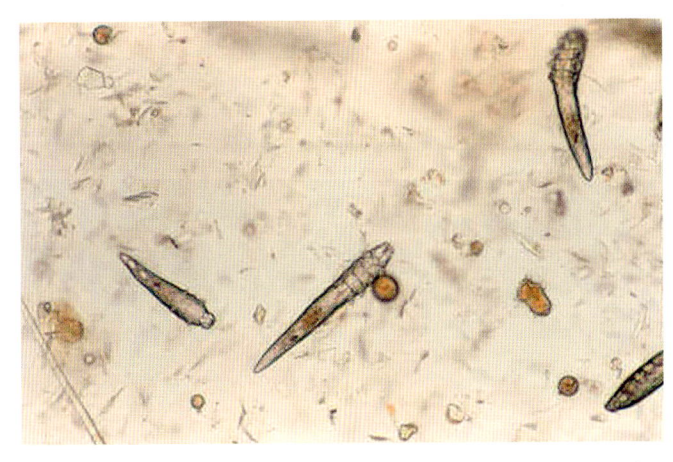

Abb. 13: Mikroskopische Darstellung der Demodex-Milbe *(Demodex canis)*. (Mit freundlicher Genehmigung von Dr. Klaas Post, University of Saskatchewan)

Klebestreifenabklatsch

Ziel
Gewinnung von Detritusmaterial von Haaren und Hautoberfläche zum Nachweis von Parasiten oder Bakterien durch mikroskopische Untersuchung der Proben.

Indikationen
- generalisierter Pruritus bei allen Tieren, insbesondere bei sichtbarem Detritus auf der Hautoberfläche bzw. im Fell
- Nachweis von Cheyletiella-Milben, Flohlarven und Läusen
- Nachweis einer Malassezien-Dermatitis (Hefepilz Malassezia), wenn der Tesastreifen mit dem Abklatschpräparat vor der mikroskopischen Untersuchung mit Diff-Quick gefärbt wird

Kontraindikationen und besondere Hinweise
Keine.

Fixierung
Der Patient muss entsprechend fixiert werden, um Bewegungen des Tiers während der Probeentnahme zu verhindern.

Material
- Objektträger
- Paraffinöl
- transparentes Klebeband (z. B. Tesafilm)
- Mikroskop (Abb. 1)

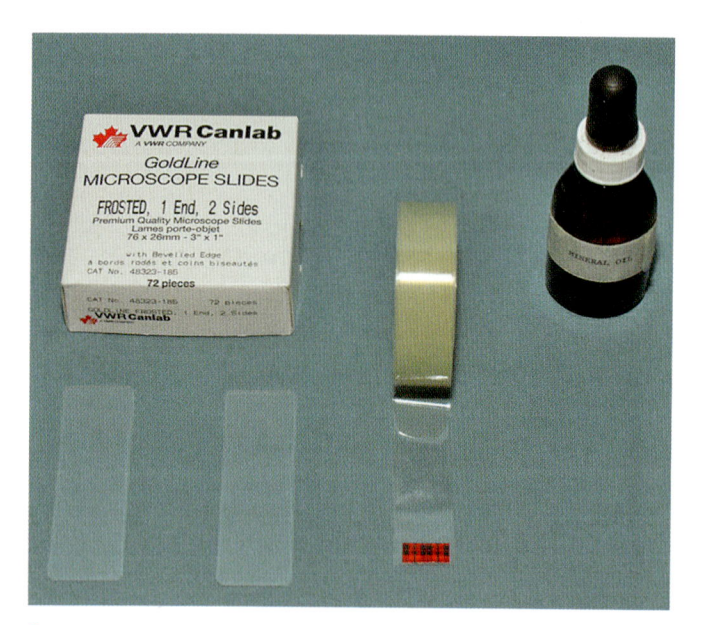

Technik
1) Reißen Sie ein etwa 3–6 cm langes Stück Klebeband von der Rolle ab.
2) Scheiteln Sie das Fell, und drücken Sie das Klebeband mit der klebrigen Seite fest auf Haare und Haut, um Hautschuppen, Detritus etc. aufzunehmen (Abb. 2).

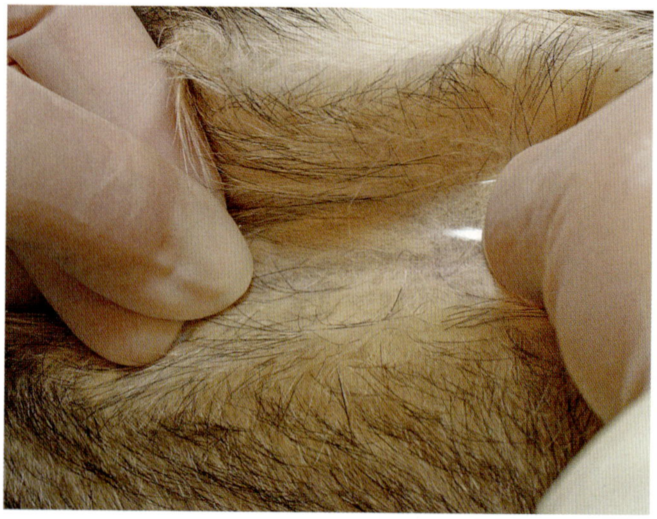

Abb. 2: Aufdrücken des Klebebands auf Haut und Fell, um Probenmaterial zu gewinnen.

Abb. 1: Material für einen Klebestreifenabklatsch.

Dermatologische Techniken

3) Der Klebestreifen mit der so gewonnenen Probe kann direkt mit der klebrigen Seite auf einem Objektträger fixiert werden. Gibt man vorher 1 Tropfen Paraffinöl auf den Objektträger, lassen sich lebende Cheyletiella-Milben noch besser nachweisen (▌Abb. 3).

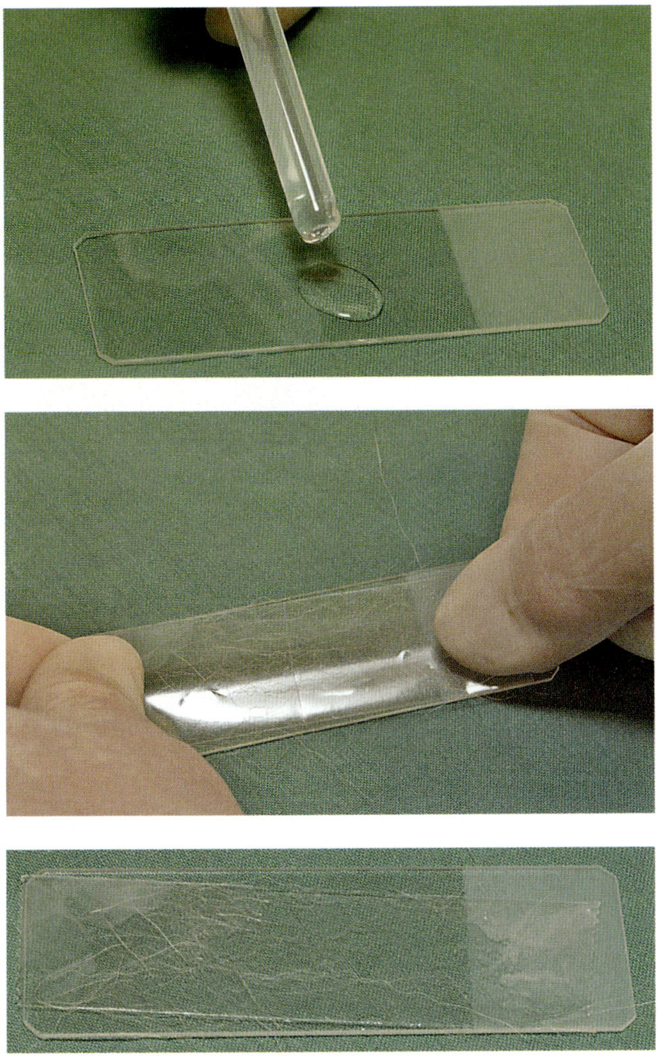

4) Soll ein Hefepilz nachgewiesen werden, gibt man zunächst 1 Tropfen der basophilen Färbelösung der Diff-Quick-Färbung (Färbelösung 3) auf den Objektträger und klebt dann den Tesafilm samt Probe darauf.

5) Das so hergestellte Präparat wird unter dem Mikroskop untersucht.

Untersuchungsergebnis

Vergleiche hierzu ▌Abbildungen 4 und 5.

▌Abb. 3: Aufkleben des Klebestreifens mit der Probe auf einen Objektträger, auf den vorher 1 Tropfen Paraffinöl aufgebracht wurde.

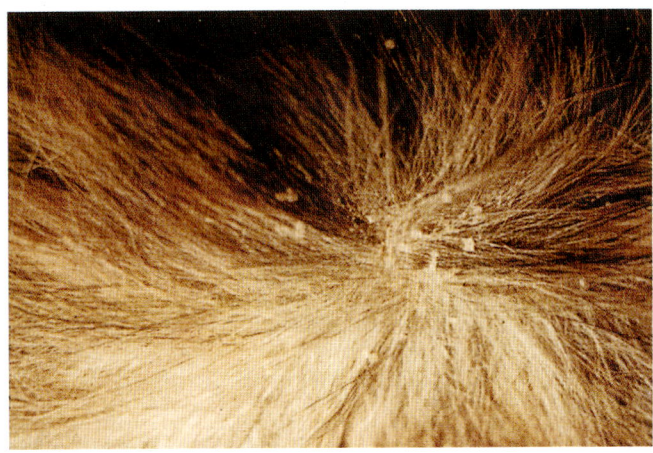

▌Abb. 4: Schuppen und Juckreiz bei einem jungen Hund mit Cheyletiellose. Bei den „Schuppen", die sich bewegen, handelt es sich um Cheyletiella-Milben („Walking Dandruff"). (Mit freundlicher Genehmigung von Dr. Klaas Post, University of Saskatchewan)

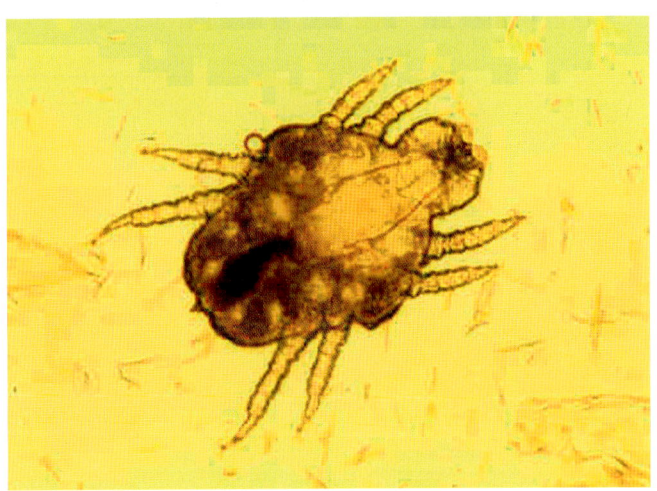

▌Abb. 5: Mikroskopische Darstellung einer *Cheyletiella-yasguri*-Milbe (mittels Tesafilm-Abklatsch gewonnene Probe). (Mit freundlicher Genehmigung von Dr. Klaas Post, University of Saskatchewan)

Staubsaugen

Ziel
Gewinnung von Detritusmaterial von Haaren und Hautoberfläche zum Nachweis von Parasiten oder Bakterien durch mikroskopische Untersuchung der Proben.

Indikationen
▶ generalisierter Pruritus bei allen Tieren, insbesondere bei sichtbarem Detritus auf der Hautoberfläche bzw. im Fell
▶ Nachweis von Cheyletiella- und Sarcoptes-Milben, Flöhen und Läusen

Kontraindikationen und besondere Hinweise
Keine.

Fixierung
Der Patient muss entsprechend fixiert werden, um das Tier stillzuhalten. Viele Tiere werden durch das Geräusch eines Staubsaugers irritiert, sodass eine gute Fixierung besonders wichtig ist.

Material
▶ Staubsauger
▶ spezieller Aufsatz
▶ Papierfilter (Abb. 1)

Technik
1) Setzen Sie das Filterpapier in den speziellen Aufsatz ein (Abb. 2).

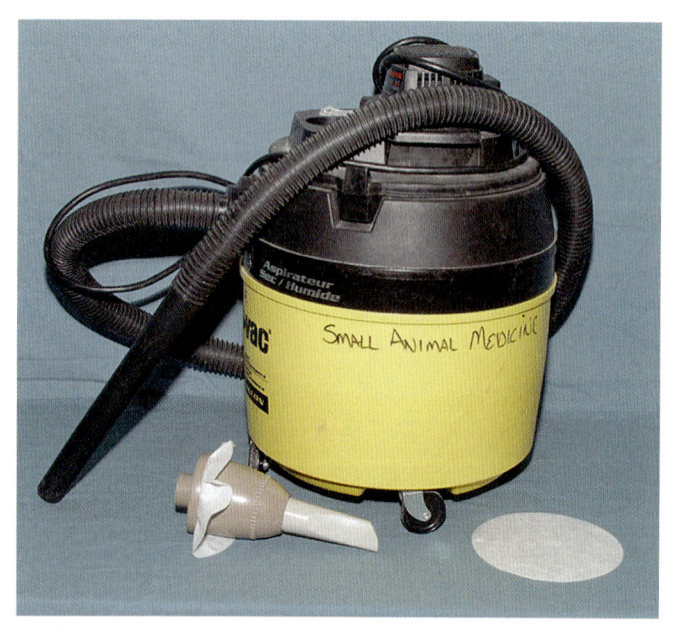

Abb. 1: Material zur Probenentnahme von der Hautoberfläche bzw. aus dem Fell durch Absaugen.

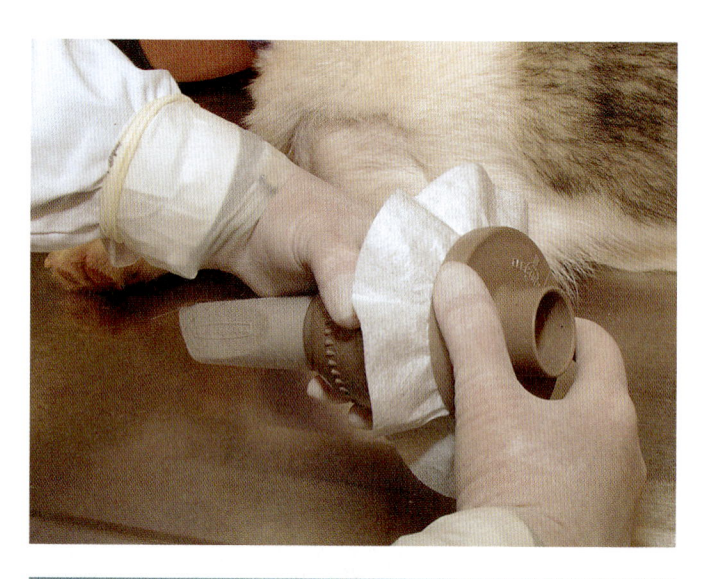

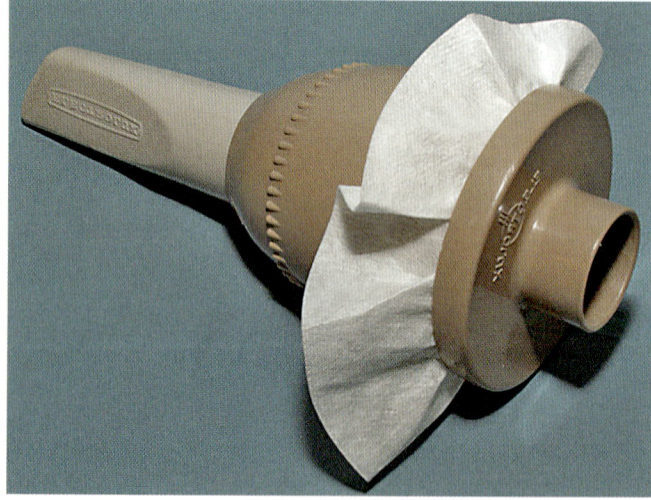

Abb. 2: Einsetzen des Filterpapiers in den speziellen Aufsatz.

Dermatologische Techniken

2) Der Patient wird gut fixiert.
3) Staubsauger anschalten.
4) Saugen Sie das Fell des Tiers ab, insbesondere die Bereiche, wo sichtbarer Detritus, Schuppen oder Ähnliches zu sehen sind (Abb. 3).

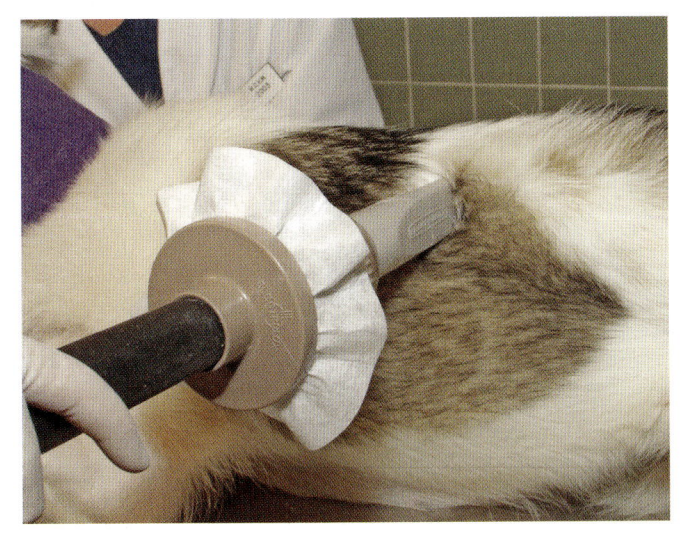

■ Abb. 3: Absaugen des gesamten Fells des Patienten.

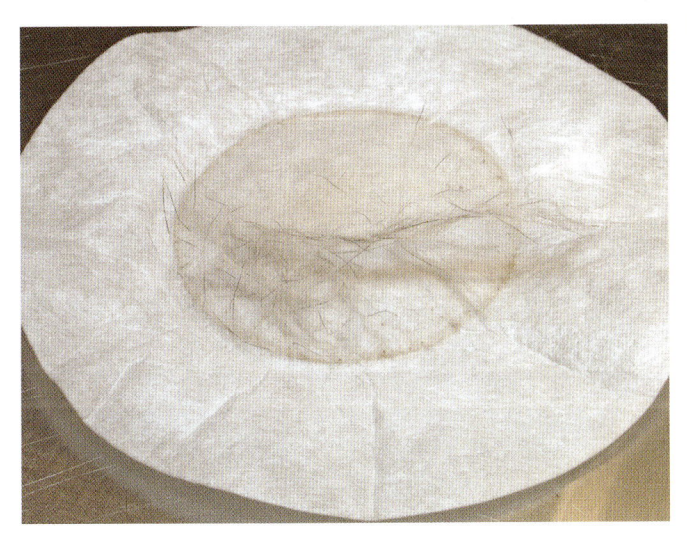

5) Entnehmen Sie dann den Filter aus dem Aufsatz des Staubsaugers (Abb. 4).

■ Abb. 4: Filterpapier mit der durch Absaugen gewonnenen Probe.

Untersuchungsergebnis
Vergleiche hierzu ■ Abbildungen 5–7.

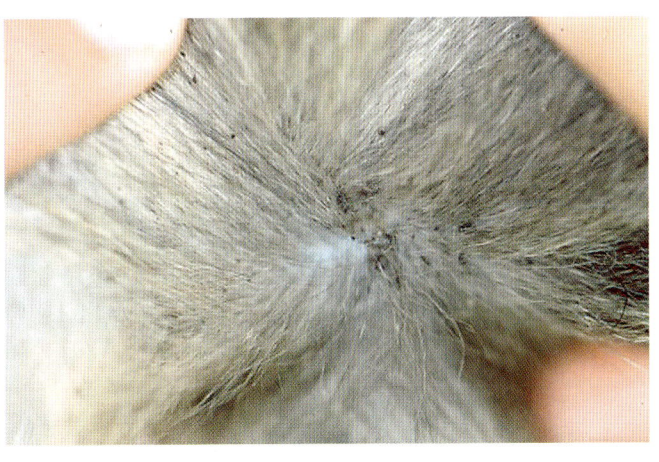

■ Abb. 5: Bei dem schwarzen, schuppenartigen Material im Fell einer Katze handelt es sich höchstwahrscheinlich um Flohkot.

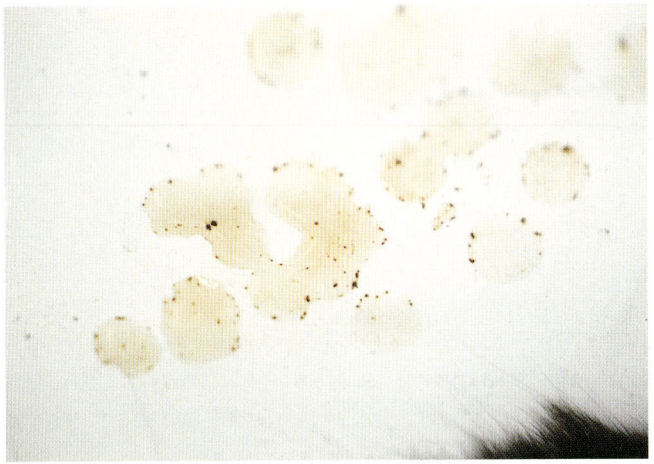

■ Abb. 6: Vermischen des angesaugten Materials mit ein paar Tropfen Wasser auf einer weißen Papier- oder Kartonunterlage. Da Flohkot vorwiegend aus Blut besteht, bildet sich um die schwarzen „Schuppen" ein rötlichbrauner Rand.

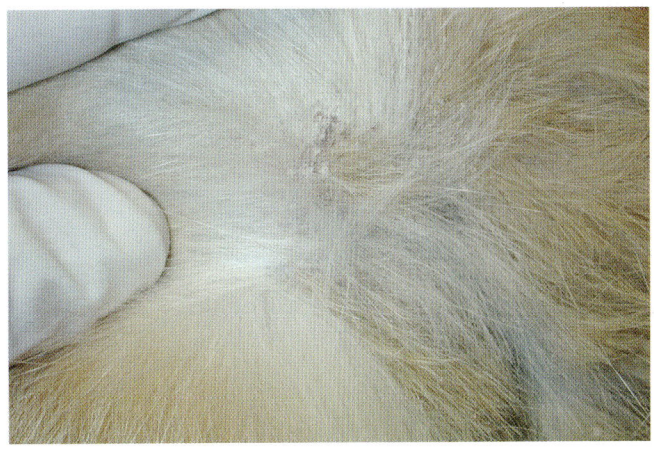

■ Abb. 7: Cheyletiellose bei einem Kaninchen: Bei der mikroskopischen Untersuchung des durch Absaugen gewonnenen Materials lässt sich bei dieser Spezies *Cheyletiella parasitovorax* meist gut nachweisen. (Mit freundlicher Genehmigung von Dr. Catherine Outerbridge, University of California–Davis)

Bakterienkultur von Pusteln

Ziel
Zytologische Untersuchung und Ansetzen einer Kultur mit dem gewonnenen Pustelinhalt zur Identifizierung bakterieller Infektionserreger.

Indikationen
▶ Diagnostik bei Tieren mit bakterieller, trotz Antibiotikatherapie rezidivierender oder persistierender Pyodermie
▶ Pusteln am Kinn eines Welpen (Abb. 1)

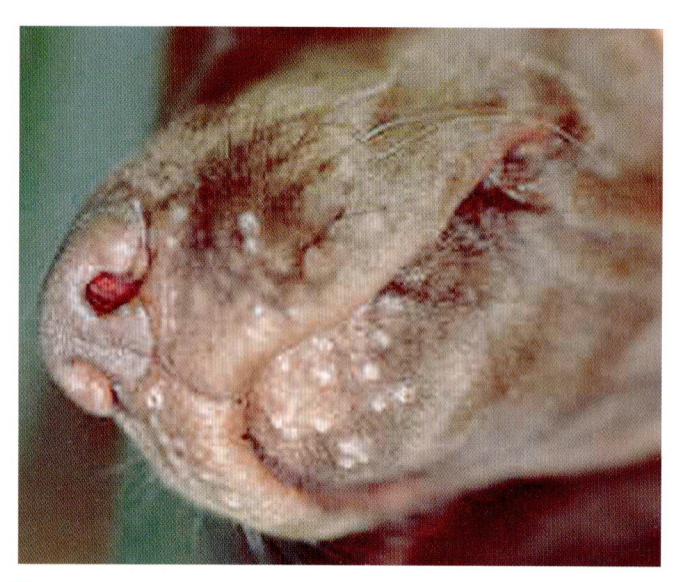

Abb. 1: Zahlreiche Pusteln am Kinn eines schokoladenbraunen Labrador-Retriever-Welpen mit juveniler Zellulitis.

Kontraindikationen und besondere Hinweise
▶ Intakte Pusteln sind bei Hunden und Katzen sehr fragil und platzen leicht, sodass man bei der Probenabnahme sehr vorsichtig vorgehen muss.
▶ Damit die Kultur aussagekräftig ist, sollten Antibiotika 48 h vor der Untersuchung abgesetzt werden.

Fixierung
Der Patient muss entsprechend fixiert werden, um Bewegungen des Tiers während der Probennahme zu verhindern.

Material
▶ Schermaschine oder Schere
▶ Alkohol
▶ 22-G-Kanüle
▶ sterile Tupfer mit Transportmedium (Abb. 2)

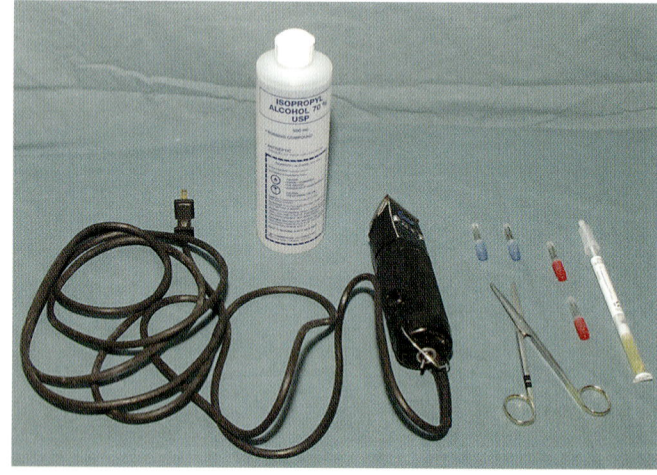

Abb. 2: Material zum Anlegen einer Bakterienkultur von Pustelinhalten.

Dermatologische Techniken

Technik
1) Aufsuchen einer geeigneten Hautpustel (Abb. 3).

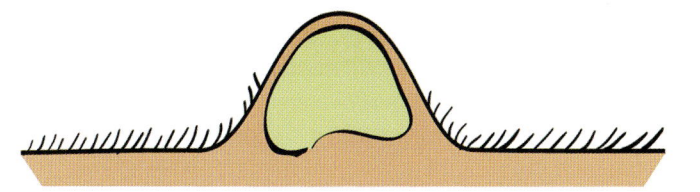

Abb. 3: Aufsuchen einer geeigneten Hautpustel.

2) Lange Haare um die Pustel werden vorsichtig geschoren. Dabei sollte darauf geachtet werden, die Pustel weder zu berühren noch zum Rupturieren zu bringen (Abb. 4).

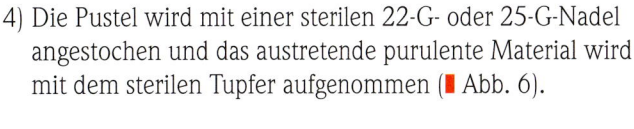

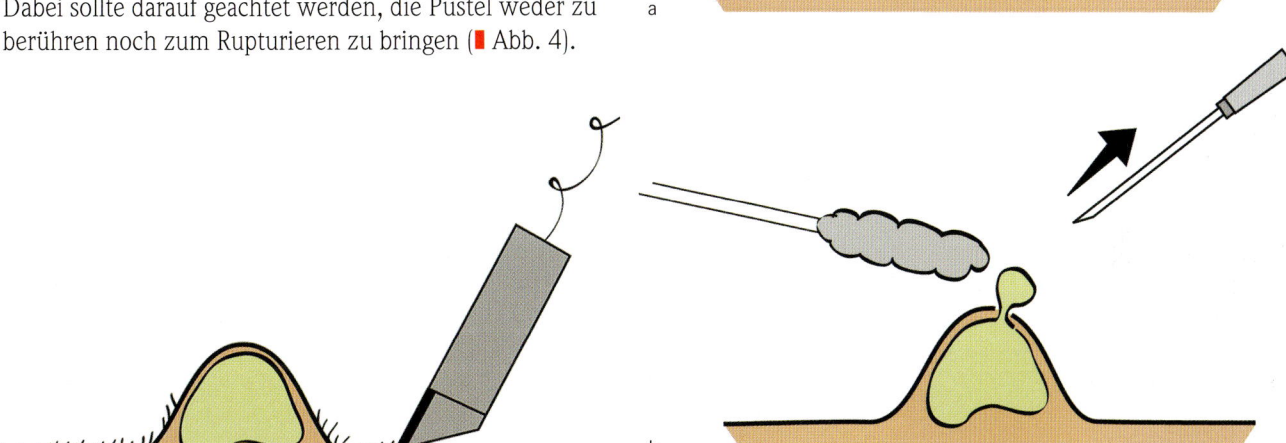

Abb. 4: Lange Haare um die Pustel herum werden vorsichtig geschoren.

3) Der geschorene Bereich und die Oberfläche der Pustel werden zur Desinfektion mit 70-prozentigem Alkohol gereinigt. Den Bereich lufttrocknen lassen, damit kein Alkohol in die Probe gelangt, da dies das Bakterienwachstum hemmen würde (Abb. 5).

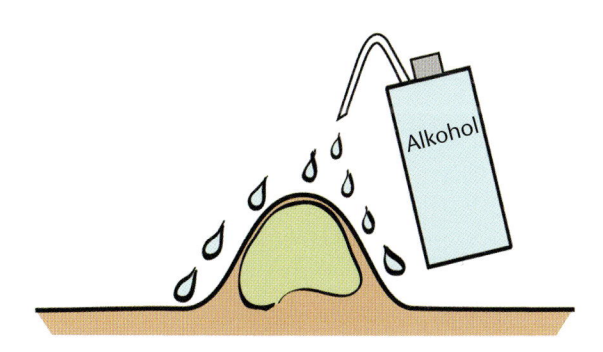

Abb. 5: Reinigung der Oberfläche der Pustel.

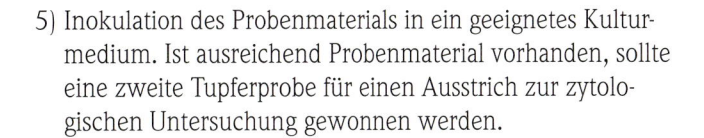

4) Die Pustel wird mit einer sterilen 22-G- oder 25-G-Nadel angestochen und das austretende purulente Material wird mit dem sterilen Tupfer aufgenommen (Abb. 6).

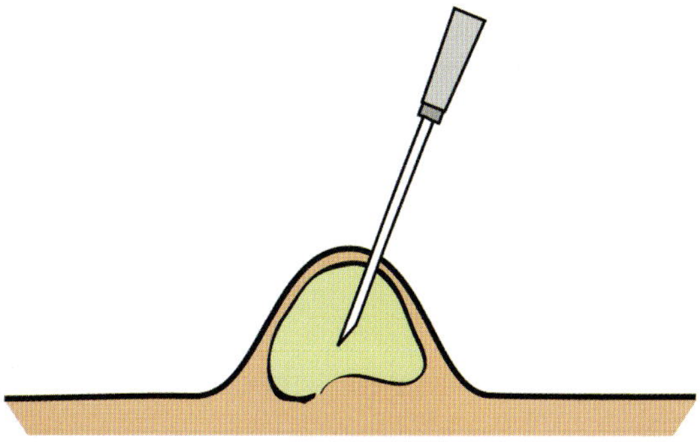

Abb. 6: Eröffnen der Pustel und Aufnahme des austretenden Eiters mit einem sterilen Tupfer.

5) Inokulation des Probenmaterials in ein geeignetes Kulturmedium. Ist ausreichend Probenmaterial vorhanden, sollte eine zweite Tupferprobe für einen Ausstrich zur zytologischen Untersuchung gewonnen werden.

Hautbiopsie I

Ziel
Gewinnung einer Hautprobe für die histopathologische Untersuchung.

Indikationen
▶ Verdacht auf Hauttumor. Kleine Neoplasien werden zur Gänze entfernt. Bei größeren Umfangsvermehrungen oder Tumoren, bei denen wahrscheinlich eine spezielle chirurgische oder unterstützende Behandlung erforderlich sein wird, führt man eine Exzisionsbiopsie durch.
▶ Hauterkrankungen, die sich unter Therapie nicht bessern, sodass die Diagnose hinterfragt werden muss (z. B. bei bakterieller Pyodermie)
▶ Hauterkrankungen, die möglicherweise immunmediierten Ursprungs sind
▶ dermatologische Krankheitsbilder, die nur mithilfe einer histopathologischen Untersuchung sicher diagnostiziert werden können (z. B. Follikeldysplasie, Sebadenitis)
▶ Nach Ausschluss parasitärer Ursachen einer Hauterkrankung kann durch eine Hautbiopsie evtl. erkannt werden, ob ein Pruritus auf inhalierte Umweltallergene (unspezifische Veränderungen) oder auf eine Futtermittelallergie (eosinophile Veränderungen) zurückzuführen ist (▮ Abb. 1 und 2).

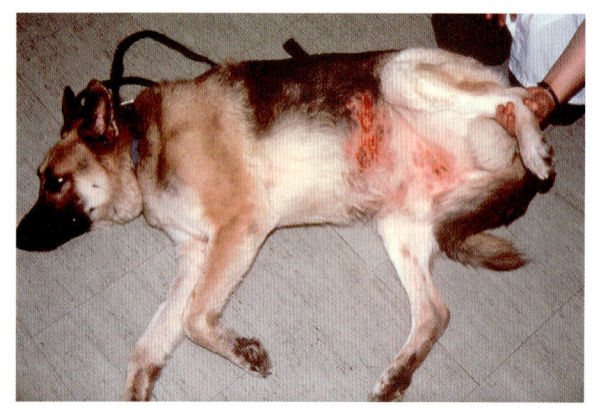

▮ Abb. 1: Dieser fünfjährige Schäferhundmischling weist zahlreiche schmerzhafte ulzerierte Läsionen am ventralen Abdomen auf. Aufgrund der Hautbiopsie wurde ein systemischer Lupus erythematodes (SLE) diagnostiziert.

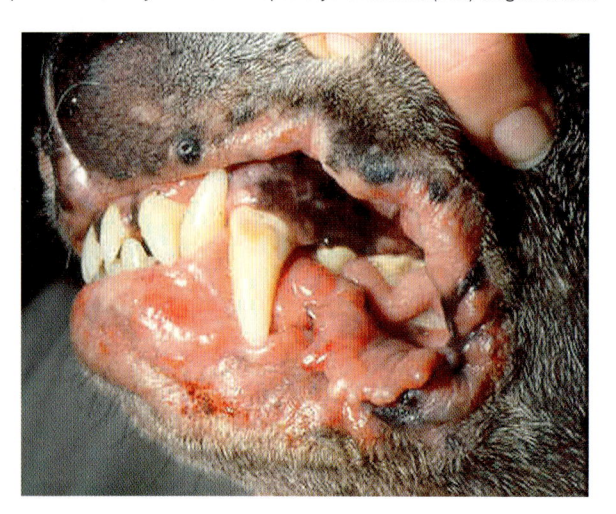

▮ Abb. 2: Gerötete, haarlose Hautwucherungen am mukokutanen Übergang des Mauls eines Hundes. Der Biopsiebefund ergab ein kutanes Lymphom.

Kontraindikationen und besondere Hinweise
▶ Bei runden Stanzbiopsien ist es wichtig, dass die entnommene Probe zur Gänze aus dem veränderten Gewebe und nicht versehentlich zur Hälfte aus der angrenzenden gesunden Haut besteht. In einem solchen Fall könnte nämlich der pathologisch veränderte Gewebeanteil bei der weiteren Bearbeitung der Probe verloren gehen oder übersehen werden.
▶ Wann immer möglich, sollten mehrere Biopsieproben von der veränderten Haut entnommen werden. Dabei sollten sowohl von neuen, aktiven Läsionen als auch von bereits älteren Hautveränderungen Proben gewonnen werden. Zusätzlich sollte man eine Biopsieprobe gesunder Haut zur Untersuchung einschicken, wobei diese für den Pathologen deutlich als solche gekennzeichnet sein muss.

Fixierung
▶ Der Patient muss entsprechend fixiert werden, um Bewegungen des Tiers während der Probenahme zu verhindern.
▶ Bei entsprechender Lokalanästhesie ist die Hautbiopsie kein schmerzhaftes Verfahren. Für eine adäquate Analgesie wird eine Lidocain-Lösung (Lidocain 2% im Verhältnis 9:1 mit 8,4-prozentigem Natriumbikarbonat gemischt) in das subkutane Gewebe im Bereich um die Entnahmestelle injiziert. Die Zugabe des Bikarbonats vermindert den Injektionsschmerz und beschleunigt die analgetische Wirkung des Lidocains.

Anatomie
▶ Man wählt die geeignete(n) Stelle(n) für die Biopsie. Die histopathologische Untersuchung von Proben sämtlicher Stadien der vorliegenden Läsionen ist von stärkerer Aussagekraft als die Untersuchung von Biopsaten aus einem einzigen Stadium der Hautveränderung.
▶ Vermeiden Sie bei Stanzbiopsien, zu viel gesunde Haut am Rand der Läsion mitzuerfassen, da dies dazu führen könnte, dass die Läsion vom Pathologen übersehen wird. Zentrieren Sie die Stanze genau über der sichtbaren Läsion (▮ Abb. 3).

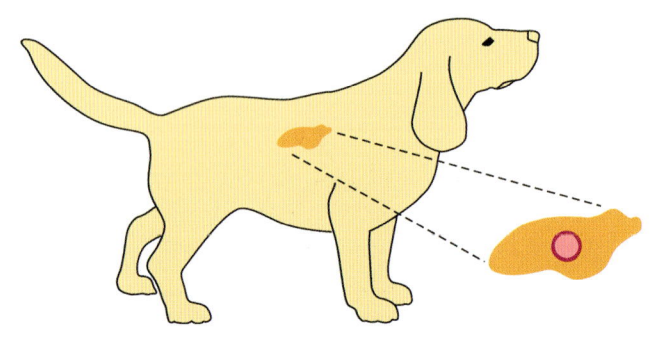

▮ Abb. 3: Zentrieren der Stanze genau über der veränderten Hautstelle, um zu vermeiden, dass zu viel gesunde Haut vom Rand der Läsion in das Biopsat miteinbezogen wird.

Dermatologische Techniken

▶ Es kann auch hilfreich sein, eine separate Biopsieprobe der gesunden Haut einzusenden. Diese muss als solche deutlich gekennzeichnet sein.
▶ Stanzbiopsien (4–6 mm Durchmesser) eignen sich für viele verschiedene Hautveränderungen. Der Durchmesser der Biopsiestanze sollte so gewählt werden, dass die Probe ohne einen Rand aus gesundem Gewebe gewonnen werden kann.
▶ Exzisionsbiopsien werden mithilfe eines Skalpells durchgeführt und sind zur Entfernung großer Hautveränderungen bzw. Umfangsvermehrungen sowie zur Entnahme von Gewebeproben tiefreichender Hautläsionen (die bis ins subkutane Gewebe reichen) angezeigt. Auch Biopsate von Bläschen, Blasen und Pusteln, die durch die Rotationsbewegung der Hautstanze verletzt werden würden, werden mit dieser Technik gewonnen (Abb. 4).

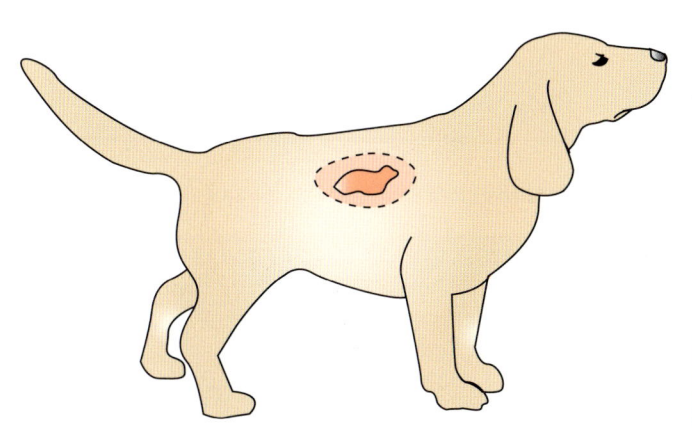

Abb. 4: Exzisionsbiopsie.

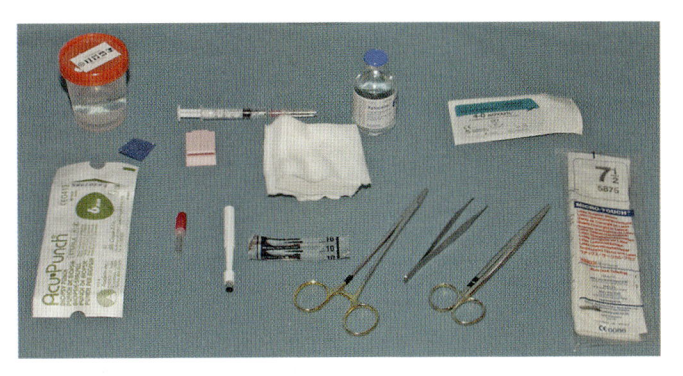

Abb. 5: Material für eine Stanzbiopsie.

Technik
1) Man wählt die geeignete(n) Stelle(n) für die Biopsie. Läsionen, die durch Sekundärtraumata entstanden sind, sollten nicht biopsiert werden.
2) Es ist wichtig, mindestens vier Stanzbiopsate von der veränderten Haut und eines der gesund erscheinenden Haut zu gewinnen (Beschriftung!).
3) Langes Fell im Bereich der Entnahmestelle wird vorsichtig mit der Schere gekürzt, damit die zu biopsierende Region nicht verletzt wird (Abb. 6).

Material
▶ Schere (für langhaarige Patienten)
▶ Lokalanästhesie: 3-ml-Spritze, 25-G-Kanüle, Lidocain-Lösung (Lidocain 2% im Verhältnis 9:1 mit 8,4-prozentigem Natriumbikarbonat gemischt)
▶ Handschuhe
▶ Biopsiestanze mit 4–6 cm Durchmesser
▶ Skalpellklinge
▶ Gazetupfer
▶ chirurgische Pinzette
▶ 25-G-Kanüle
▶ Gefäß mit 10-prozentigem Formalin
▶ Nadelhalter
▶ nichtresorbierbares Nahtmaterial (Abb. 5)

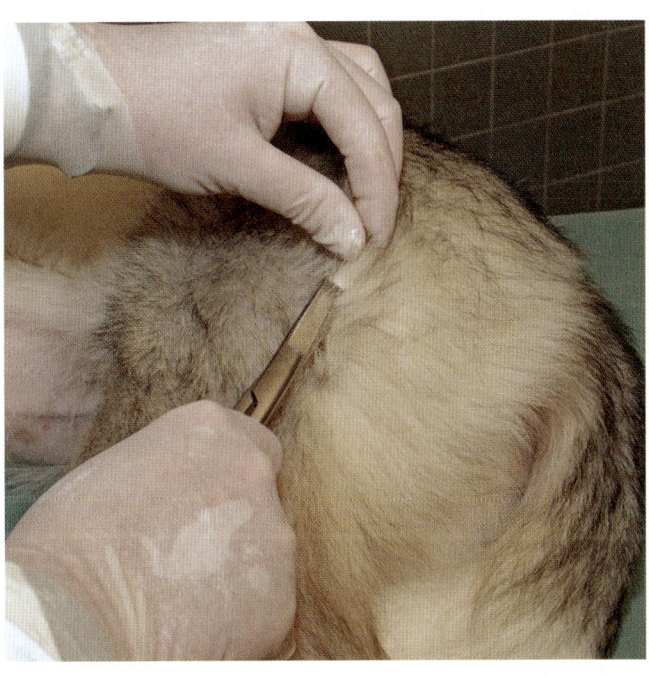

Abb. 6: Kürzen des Fells rund um die Biopsiestelle mithilfe einer Schere.

Hautbiopsie II

Technik (Fortsetzung)

4) Die Lokalanästhesie durch Infiltrieren des Gewebes um die Entnahmestelle des Biopsats erfolgt auf die nachstehend beschriebene Art und Weise. Dabei ist darauf zu achten, dass das Lidocain nicht direkt unter die zu biopsierende Hautstelle injiziert wird, da dies histopathologische Veränderungen hervorrufen kann, die einem subkutanen Ödem ähneln können.

▶ Schritt 1: Man führt die Kanüle ein und injiziert die Lidocain-Lösung, während man die Nadel langsam zurückzieht. Auf diese Weise wird entlang des Pfads der Kanüle eine linienförmige Blockade gesetzt (Abb. 7).

▶ Schritt 2: Für die nächste Linienblockade wird die Kanüle durch die zuvor blockierte Hautregion und in zur ersten Linie senkrecht stehender Richtung eingeführt. Die Lidocain-Lösung wird während des Zurückziehens der Nadel langsam injiziert (Abb. 8).

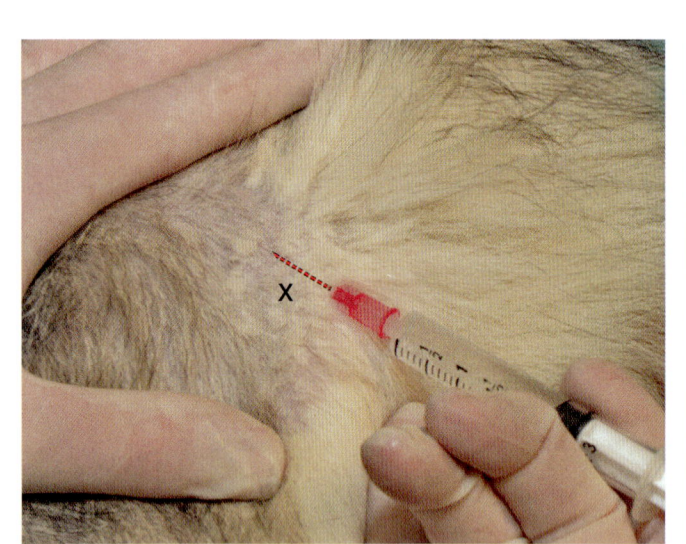

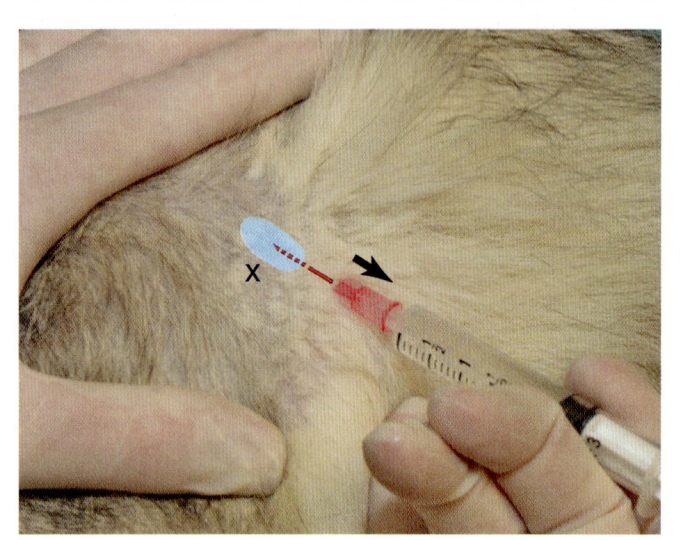

Abb. 7: Einstechen der Kanüle und Injizieren der Lidocain-Lösung während des langsamen Zurückziehens der Nadel.

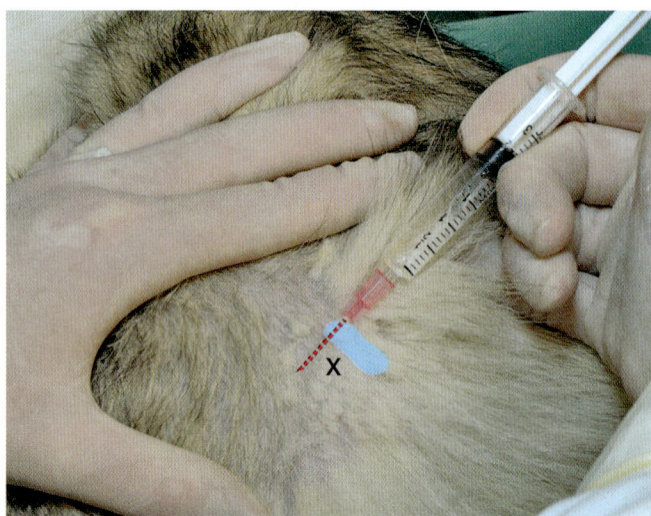

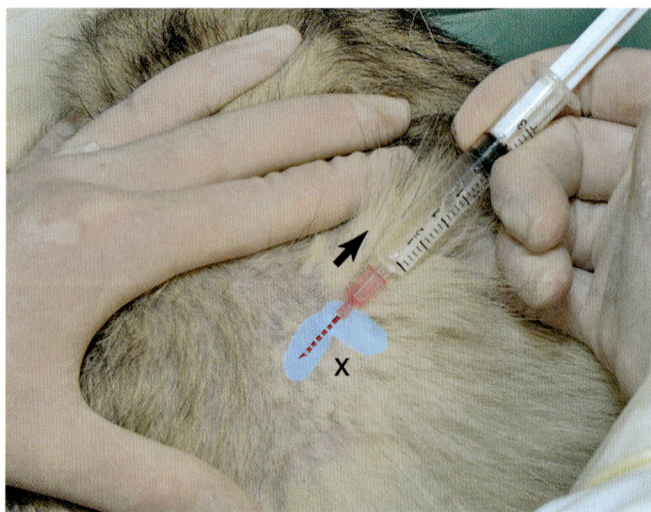

Abb. 8: Einstechen der Kanüle durch die zuvor blockierte Hautregion hindurch.

Dermatologische Techniken

▶ Schritt 3: Der Vorgang wird nun für alle weiteren Seiten des Gebiets um die Entnahmestelle wiederholt, bis der Ringblock vollständig ist (▌Abb. 9).

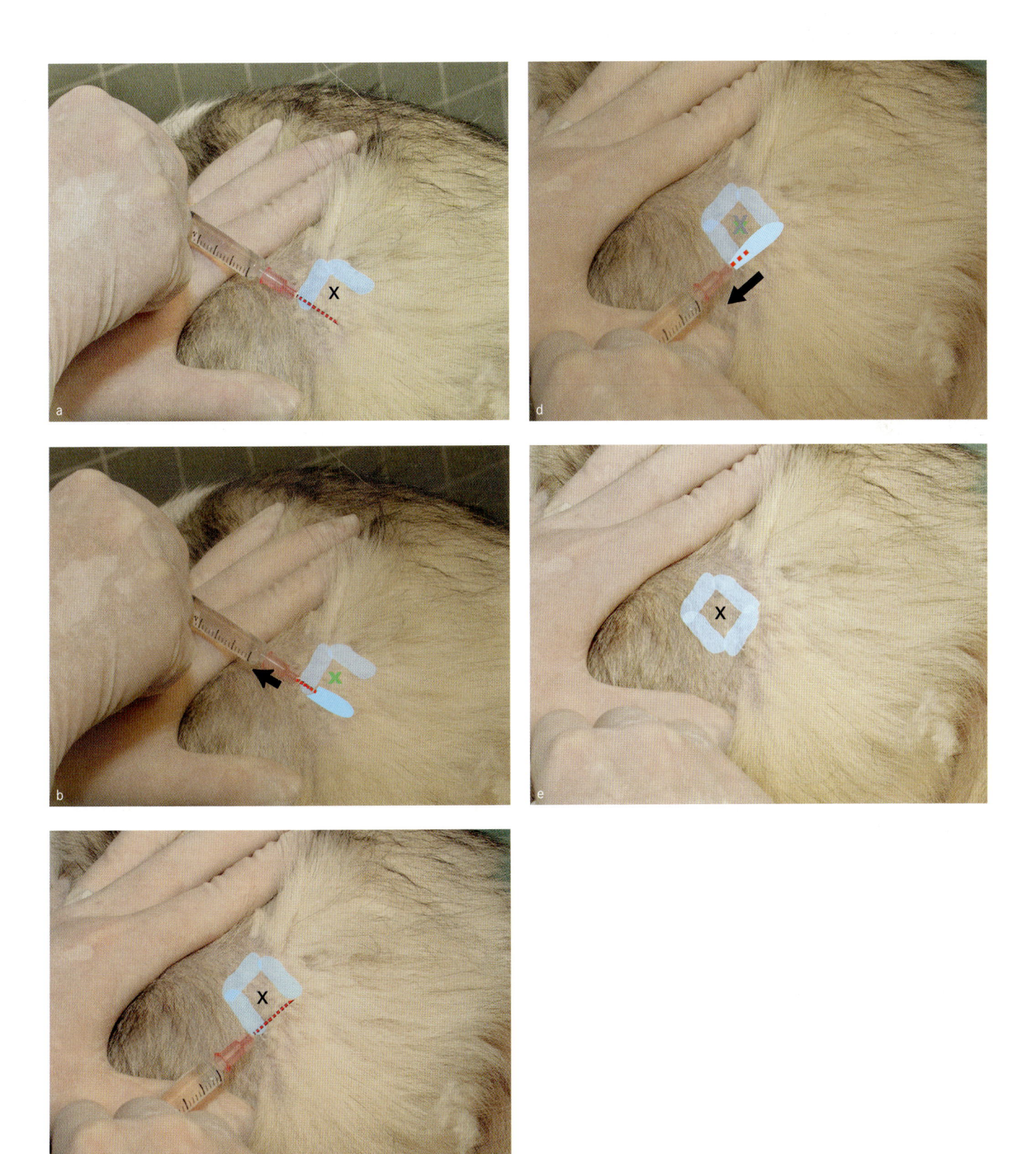

▌ Abb. 9: Wiederholen von Schritt 1 und 2, bis der Ringblock vollständig ist.

Hautbiopsie III

Technik (Fortsetzung)

> Cave: Wird ein Hautbiopsat zum Ansetzen einer Bakterienkultur gewonnen (z. B. bei Vorliegen einer refraktären bakteriellen Pyodermie), sollten die Antibiotika mindestens 48 h vor der Biopsie abgesetzt werden, und die Entnahmestelle sollte geschoren und routinemäßig wie für eine Operation vorbereitet sowie abschließend mit Wasser oder Kochsalzlösung abgespült werden. Die Hautbiopsie erfolgt unter Einhaltung steriler Kautelen. Zum Versand an das Labor wird das Biopsat in ein steriles Gefäß gegeben.

5) Tragen Sie bei der Hautbiopsie Handschuhe und bearbeiten Sie die Hautoberfläche nicht, wenn die Biopsate für eine histopathologische Untersuchung bestimmt sind.
6) Platzieren Sie die Stanze genau über der Läsion und drehen Sie sie unter mäßigem Druck in eine Richtung, bis die Haut in ihrer vollen Dicke durchstoßen ist (Abb. 10).

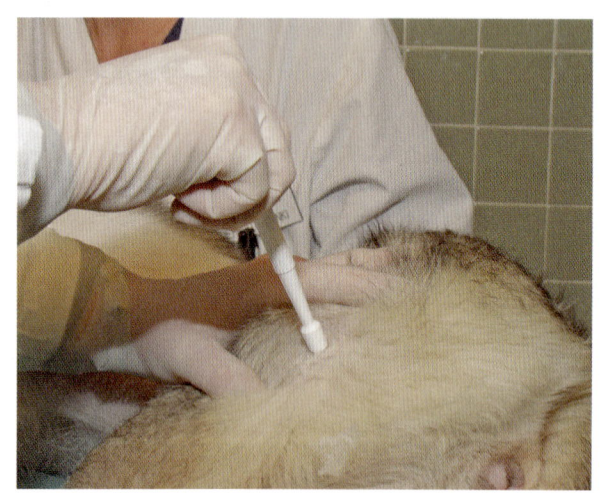

Abb. 10: Platzieren der Stanze über der Läsion und Drehen eine Richtung.

7) Der Stanzzylinder wird vorsichtig mit einer Pinzette an der Unterhaut erfasst, und das evtl. noch haftende subkutane Gewebe wird mit einer Skalpellklinge abgetrennt (Abb. 11).

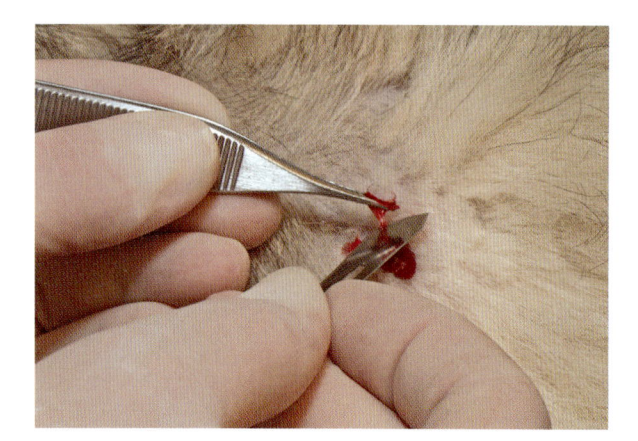

Abb. 11: Erfassen des Stanzzylinders an der Unterhaut und Durchtrennen noch haftender subkutaner Gewebefäden.

8) Das Biopsat wird auf eine feste Unterlage (Kassette, Spatel, Pappkarton) platziert, damit die Ausrichtung der einzelnen Gewebeschichten unverändert bleibt (subkutanes Gewebe nach unten). Danach wird der gestanzte Hautzylinder in Formalin eingelegt (Abb. 12).

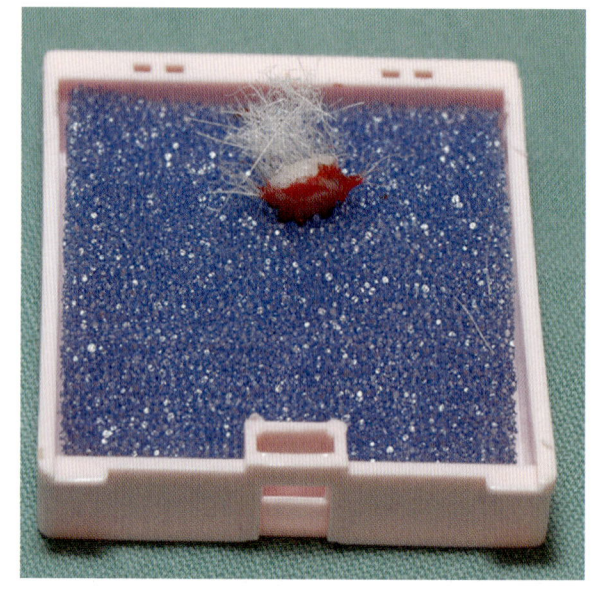

Abb. 12: Das Biopsat wird zur Aufrechterhaltung der Ausrichtung der einzelnen Hautschichten auf eine feste Unterlage platziert und danach in Formalin eingelegt.

9) Zur Minimierung der Blutung drückt man mit Gazetupfern fest auf die Entnahmestelle.
10) Die Wundränder des ausgestanzten Hautbezirks werden mit ein oder zwei Nähten (Kreuzheft) mit nichtresorbierbarem Nahtmaterial adaptiert (Abb. 13–18).

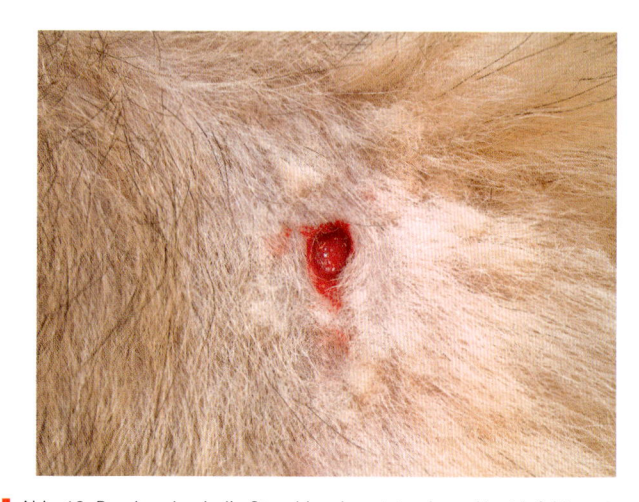

Abb. 13: Runder, durch die Stanzbiopsie entstandener Hautdefekt.

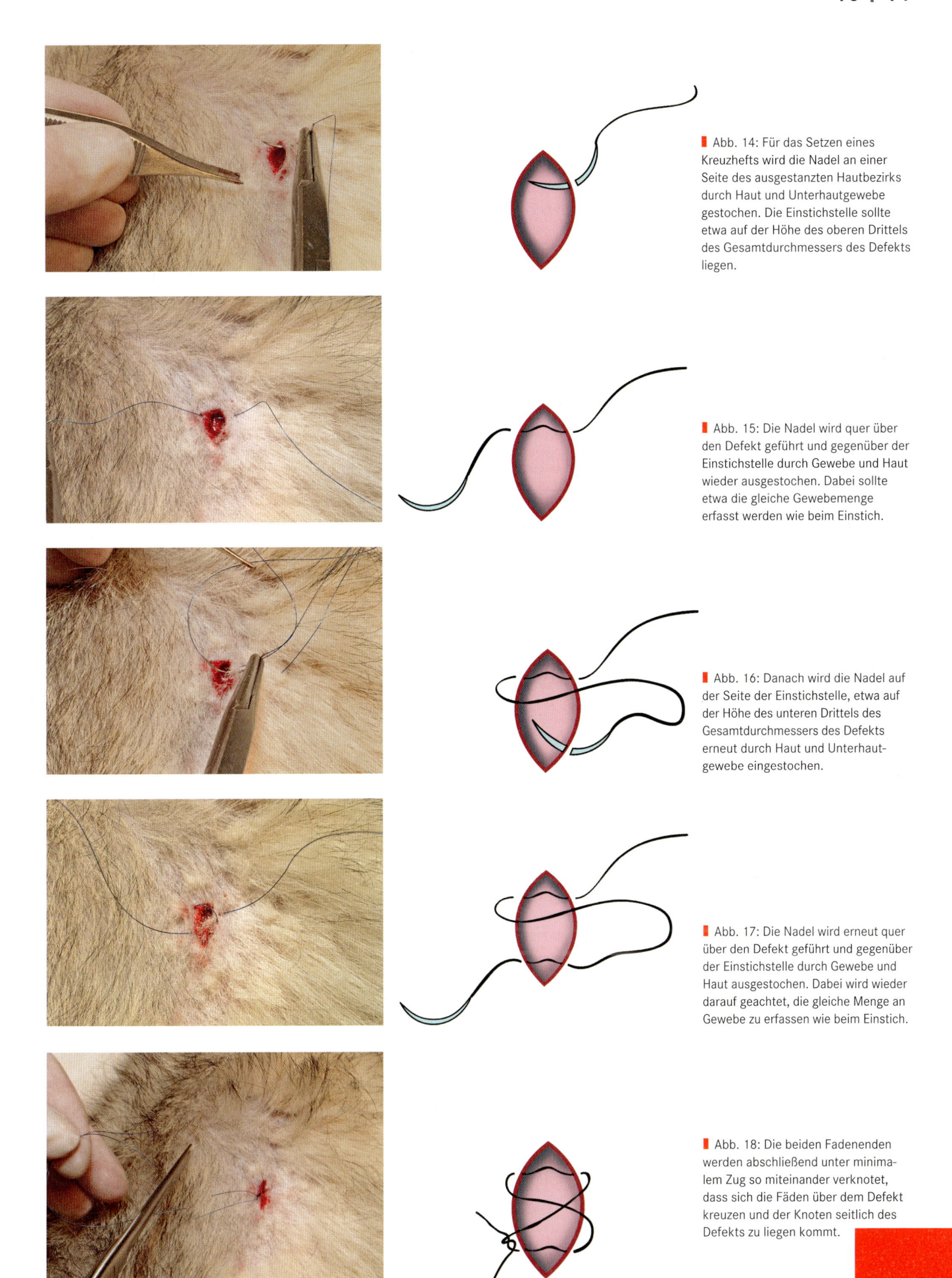

Dermatologische Techniken

Abb. 14: Für das Setzen eines Kreuzhefts wird die Nadel an einer Seite des ausgestanzten Hautbezirks durch Haut und Unterhautgewebe gestochen. Die Einstichstelle sollte etwa auf der Höhe des oberen Drittels des Gesamtdurchmessers des Defekts liegen.

Abb. 15: Die Nadel wird quer über den Defekt geführt und gegenüber der Einstichstelle durch Gewebe und Haut wieder ausgestochen. Dabei sollte etwa die gleiche Gewebemenge erfasst werden wie beim Einstich.

Abb. 16: Danach wird die Nadel auf der Seite der Einstichstelle, etwa auf der Höhe des unteren Drittels des Gesamtdurchmessers des Defekts erneut durch Haut und Unterhautgewebe eingestochen.

Abb. 17: Die Nadel wird erneut quer über den Defekt geführt und gegenüber der Einstichstelle durch Gewebe und Haut ausgestochen. Dabei wird wieder darauf geachtet, die gleiche Menge an Gewebe zu erfassen wie beim Einstich.

Abb. 18: Die beiden Fadenenden werden abschließend unter minimalem Zug so miteinander verknotet, dass sich die Fäden über dem Defekt kreuzen und der Knoten seitlich des Defekts zu liegen kommt.

Wood-Lampe

Ziel
Nachweis einer Dermatophyteninfektion.

Indikationen
Dermatologische Veränderungen bei Hund und Katze, die durch Dermatophyten verursacht sein könnten. Typisch sind kreisrunde, gut abgegrenzte Areale mit Krustenbildung und Juckreiz. Eine Dermatophyteninfektion kann sich jedoch in vielfältiger Art und Weise manifestieren, sodass die Untersuchung mit der Wood-Lampe bei allen Tieren durchgeführt werden sollte, die mit regionaler oder fleckiger Alopezie, Schuppen- und Krustenbildung, Seborrhö, Pruritus oder regionaler Follikulitis vorgestellt werden (Abb. 1 und 2).

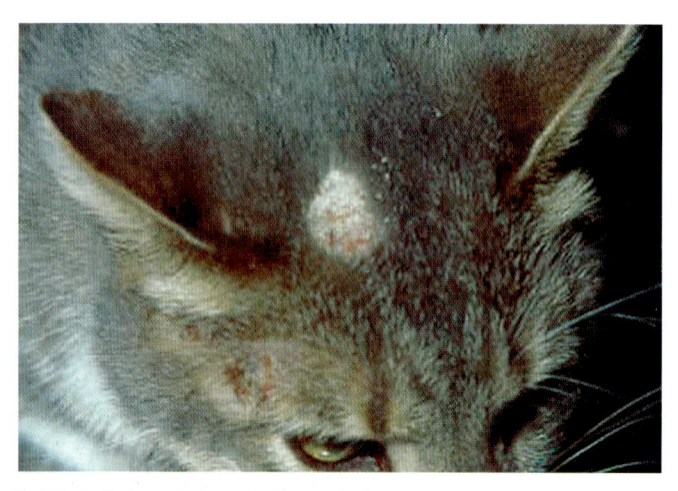

Abb. 1: Kreisrunde, krustige Hautveränderung am Kopf einer Katze mit Dermatophyteninfektion. (Mit freundlicher Genehmigung von Dr. Klaas Post, University of Saskatchewan)

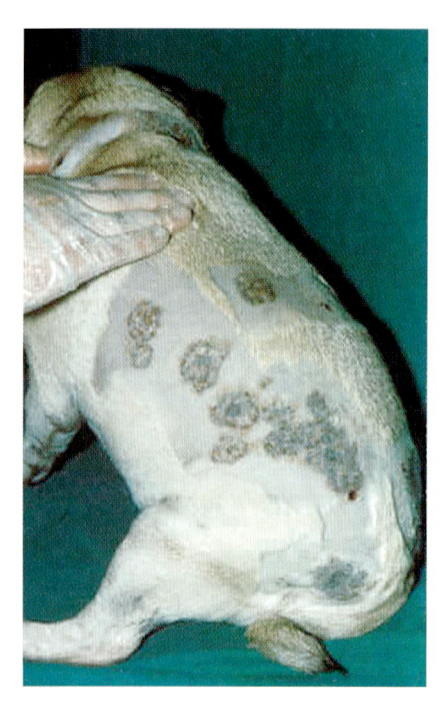

Abb. 2: Zahlreiche runde, krustige Flecken am Rumpf einer Bulldogge mit *Microsporum-canis*-Infektion. (Mit freundlicher Genehmigung von Dr. Klaas Post, University of Saskatchewan)

Kontraindikationen und besondere Hinweise
▶ Tragen Sie zur Untersuchung unbedingt Handschuhe, da die Dermatophyten von Hund und Katze auch auf Menschen übertragbar sind.
▶ Die Wood-Lampe muss etwa 5–10 min vor Verwendung eingeschaltet werden, da die Stabilität der Wellenlänge und die Intensität des Lichts temperaturabhängig sind.
▶ Auch Krusten und Schuppen können eine unspezifische Fluoreszenz erzeugen: Sie leuchten unter dem Wood-Licht i. d. R. diffus (nicht auf den Haarschaft begrenzt) in olivgrünen bis gelblich-grünen Farbtönen. Im Gegensatz dazu erzeugt *Microsporum canis* jedoch eine auf die einzelnen, oft auch abgebrochenen Haare beschränkte Fluoreszenz von typischer apfelgrüner Farbe (ein sehr leuchtendes Grün).
▶ Diese durch *Microsporum canis* hervorgerufene Fluoreszenz ist auch noch nach erfolgreicher Behandlung des Pilzbefalls zu sehen. Im Laufe der Zeit ist allerdings zu erkennen, dass der Pilz mit zunehmendem Fellwachstum in Richtung Haarspitzen „weiterwandert" und nicht mehr, wie bei der aktiven Infektion, an der Haarwurzel zu sehen ist.

Fixierung
Der Patient muss entsprechend fixiert werden, um ihn während der Untersuchung ruhig zu halten.

Material
Die Wood-Lampe strahlt ultraviolettes Licht aus, dessen Lichtwellen durch einen Kobalt- oder Nickelfilter gefiltert werden. Zur grünen Fluoreszenz kommt es bei manchen Dermatophyten aufgrund des vom Pilz produzierten Tryptophans (Abb. 3).

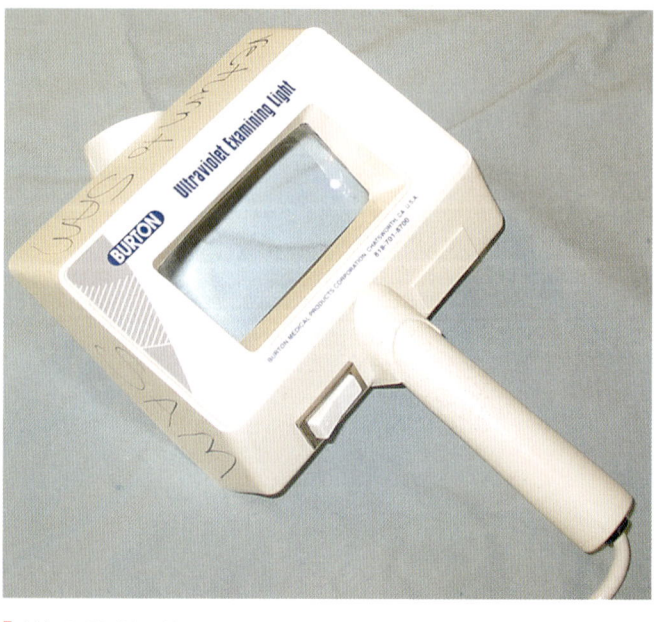

Abb. 3: Die Wood-Lampe enthält einen Kobalt- oder Nickelfilter, der das ausstrahlende ultraviolette Licht filtert.

Dermatologische Techniken

Technik
1) Die Wood-Lampe muss mindestens 5 min vor ihrer Verwendung eingeschaltet werden.
2) Ziehen Sie Einmalhandschuhe an, und untersuchen Sie den Patienten in einem abgedunkelten Raum (Abb. 4).

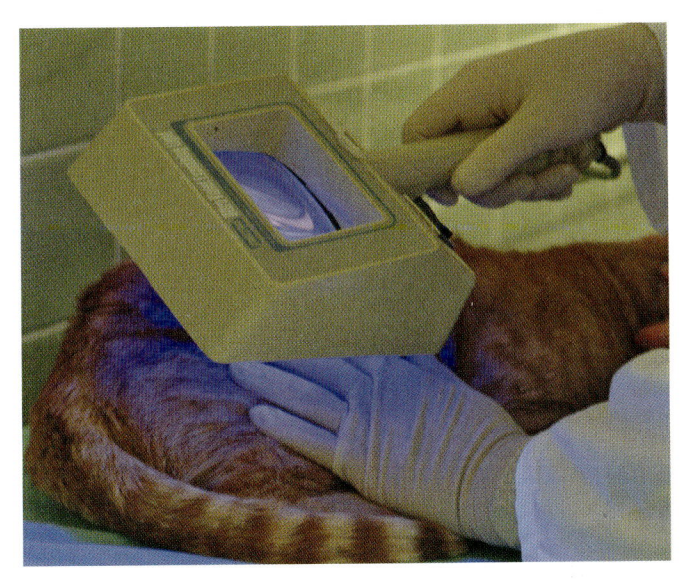

Abb. 4: Die Untersuchung mit der Wood-Lampe erfolgt in einem abgedunkelten Raum.

3) Untersuchen Sie das Fell im Bereich der Hautveränderungen auf Stellen mit leuchtend grüner Fluoreszenz (Abb. 5 und 6).

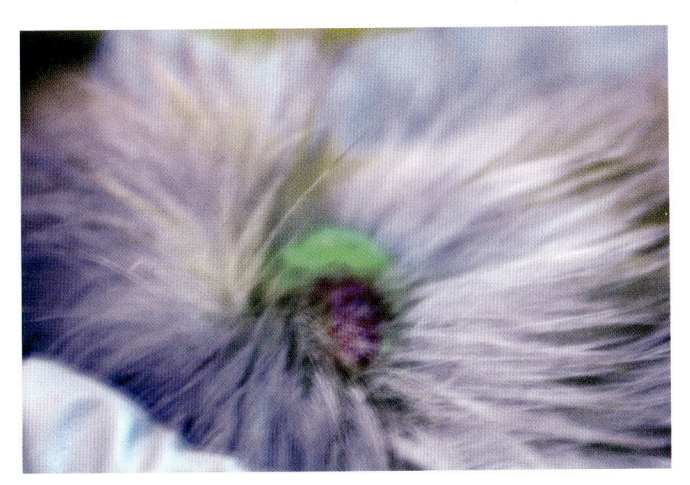

Abb. 5: Grüne Fluoreszenz an den Haaren um eine Hautläsion am Nacken einer Katze, verursacht durch *Microsporum canis*.

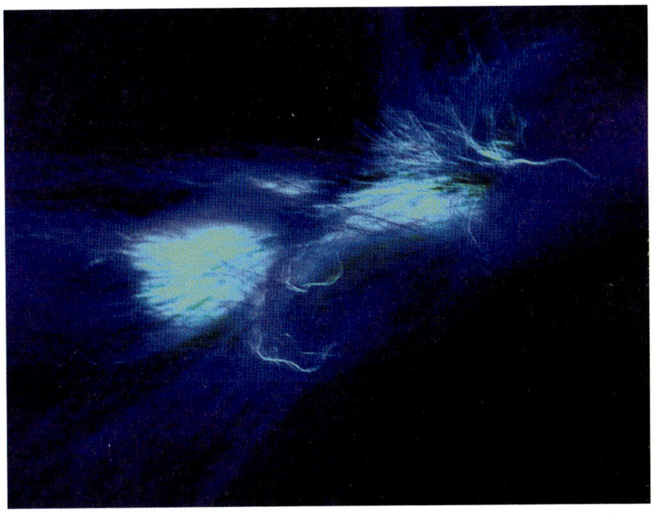

Abb. 6: Positiver Befund einer Untersuchung mit der Wood-Lampe bei einer Katze mit *Microsporum-canis*-Infektion. (Mit freundlicher Genehmigung von Dr. Catherine Outerbridge, University of California–Davis)

Untersuchungsergebnis
Positive Ergebnisse der Untersuchung im Wood-Licht sind generell nur bei Infektionen mit *Microsporum canis* zu erzielen, und auch hier wird nur etwa die Hälfte aller Fälle mit der Wood-Lampe nachgewiesen. Im Verdachtsfall (und bei allen Wood-Licht-positiven Fällen) sollte mit Haaren, Krusten und Tupferproben eine Kultur angelegt werden, um den Dermatophyten *Microsporum canis* verlässlich nachzuweisen. *Microsporum canis* ist für die meisten Dermatophyteninfektionen bei Katzen (> 98%) und Hunden (50–70%) verantwortlich. Zu den selteneren pathogenen Dermatophyten zählen die nicht fluoreszierenden Pilze *Trichophyton mentagrophytes* und *Microsporum gypseum*.

Untersuchung des Ohrs

Ziel
Inspektion und Beurteilung des äußeren Gehörgangs.

Indikationen
▶ Die otoskopische Untersuchung sollte, wann immer möglich, Teil jeder routinemäßigen klinischen Allgemeinuntersuchung sein.
▶ Eine eingehende, vollständige Untersuchung der Ohren ist besonders dann angezeigt, wenn Tiere Symptome zeigen wie Kopfschütteln, Kratzen an den Ohren, unangenehmen Geruch oder Ausfluss aus den Ohren, Haarverlust im Bereich um die Ohren, Taubheit, Kopfschiefhaltung oder Koordinationsstörungen.

Kontraindikationen und besondere Hinweise
▶ Nur selten ist bei Hunden und Katzen mit entzündlichen Erkrankungen des äußeren Gehörgangs eine gründliche Untersuchung der Ohren ohne starke Sedierung oder Vollnarkose möglich.
▶ Wehrt sich ein Patient heftig gegen die otoskopische Untersuchung, kann es leicht zu Verletzungen des Trommelfells kommen.
▶ Wenn übermäßige Zerumenproduktion oder Schuppenbildung den äußeren Gehörgang verlegt haben, muss dieser vor der Untersuchung gereinigt und mit warmer Kochsalzlösung oder einer anderen nicht alkoholischen, detergensfreien Spülflüssigkeit gespült werden. Meist müssen die Patienten sediert oder anästhesiert werden.

Fixierung
1) Das Tier wird in stehender oder sitzender Position bzw. in Brust- oder Seitenlage fixiert.
2) Die Halteperson fixiert das Tier, indem sie mit einer Hand die Schnauze umfasst und mit der anderen den Körper des Patienten festhält.
3) Bei Bedarf wird eine entsprechende Sedierung oder eine Vollnarkose verabreicht.

Anatomie
▶ Die Ohrmuschel (Pinna) ist die knorpelige Erweiterung des äußeren Gehörgangs.
▶ Der äußere Gehörgang besteht aus einem langen vertikalen Ohrkanal, der nach einer Krümmung um etwa 75° in den kürzeren horizontalen Ohrkanal übergeht. Er ist mit einem mehrschichtigen Plattenepithel ausgekleidet, das viele Haarfollikel sowie Talgdrüsen und Ohrenschmalzdrüsen enthält. Letztere produzieren das Ohrenschmalz (Zerumen). Die Begrenzung von horizontalem und vertikalem Gehörgang besteht größtenteils aus Knorpel. Nur der mediale, an das Trommelfell anschließende Anteil des äußeren Gehörgangs wird von Knochen umgeben und unterstützt (▌Abb. 1).

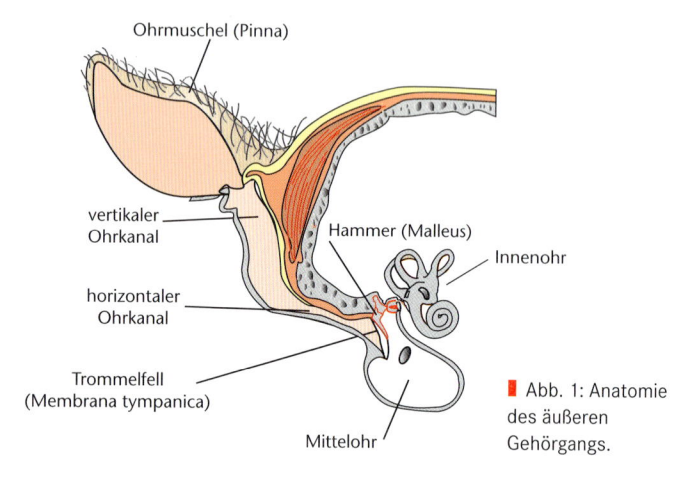

▶ Das Trommelfell (Membrana tympanica) ist eine dünne, semitransparente Membran, die den äußeren Gehörgang vom Mittelohr trennt und die ankommenden Schallwellen auf die Gehörknöchelchen im Mittelohr überträgt.
▶ Das Trommelfell ist vom Paukenring (Anulus tympanicus) umgeben, in den es eingespannt ist. Der größere, als Pars tensa bezeichnete, dünne, semitransparente Anteil des Trommelfells ist gespannt und steht unter erheblichem Zug.
Der kleinere, dreieckige, dorsal bis anterodorsal gelegene Anteil des Trommelfells ist lockerer und besteht aus einer undurchsichtigen rosafarbenen bis weißen Membran, die ein Netzwerk an kleinen Gefäßen enthält. Dieser Teil wird als Pars flaccida bezeichnet. Beim entzündeten Ohr wird dieser gefäßführende Streifen zunehmend ödematös und stellt sich wie eine Zubildung dar. Die in der Pars flaccida enthaltenen Blutgefäße sind wichtig für die Gesunderhaltung und Reparatur des germinalen Epithels des Trommelfells (▌Abb. 2 und 3).

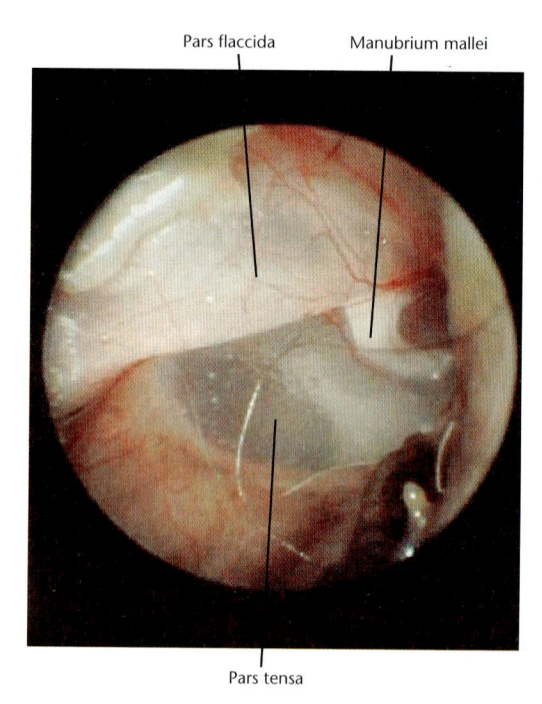

▌Abb. 2: Anatomie des rechten Trommelfells eines Hundes. Die Nase des Hundes zeigt nach rechts. (Mit freundlicher Genehmigung von Dr. Louis Gotthelf, Montgomery, Alabama)

▌Abb. 1: Anatomie des äußeren Gehörgangs.

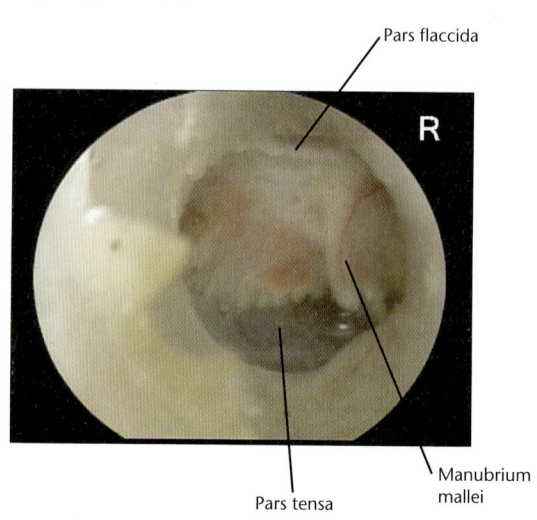

▌Abb. 3: Anatomie des rechten Trommelfells einer Katze. Die Nase der Katze zeigt nach rechts. (Mit freundlicher Genehmigung von Dr. Louis Gotthelf, Montgomery, Alabama)

Ohruntersuchung

▶ Der Hammer (Malleus) ist mit seinem Stiel (Manubrium mallei) in der bindegewebigen Eigenschicht des Trommelfells verankert, zieht dieses nach innen und ist dadurch für dessen leicht konkave Konfiguration verantwortlich. In der Pars tensa kann eine Streifung erkennbar sein, die sich vom Manubrium mallei ausgehend in die Peripherie erstreckt. Der Hammer ist dorsoventral ausgerichtet, und sein freies (ventrales) Ende bildet eine leichte Kurve bzw. einen Haken, wobei die offene Seite des so entstehenden umgekehrten „C" in Richtung der Nase des Tiers zeigt.

Material
▶ Otoskop mit austauschbaren Aufsätzen in verschiedenen Größen
▶ Sehr hilfreich ist ein Video-Otoskop mit Vorrichtungen zum Spülen und Absaugen sowie zur Gewinnung einer Biopsieprobe (Abb. 4).

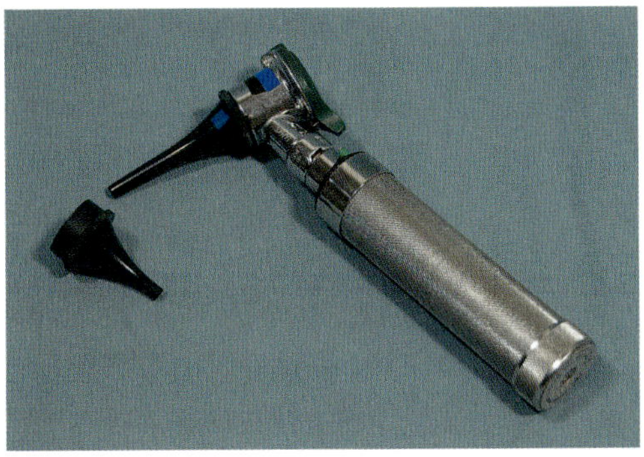

Abb. 4: Material zur Untersuchung des äußeren Gehörgangs.

Technik
1) Noch vor der Untersuchung mit dem Otoskop wird die Ohrmuschel auf Anzeichen einer Entzündung oder von Exsudat untersucht (Abb. 5).

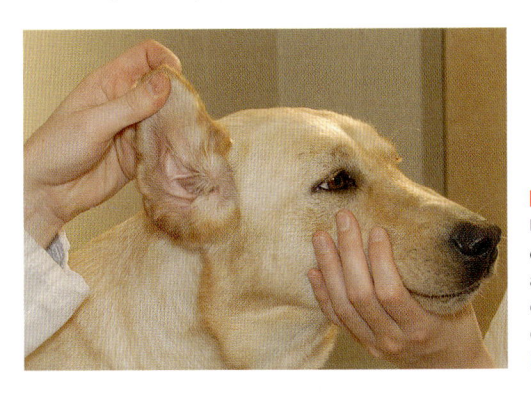

Abb. 5: Untersuchung der Ohrmuschel auf Anzeichen einer Entzündung oder von Exsudat.

2) Der Untersucher führt das Otoskop vorsichtig in den vertikalen Kanal des äußeren Gehörgangs ein, indem er Zug auf die Ohrmuschel ausübt. Dabei steht das Tier (Abb. 6).

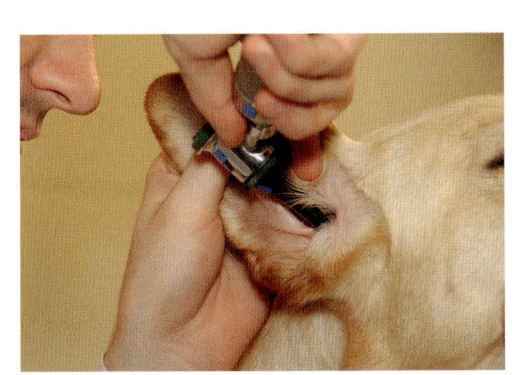

Abb. 6: Otoskopische Untersuchung des horizontalen Ohrkanals und des Trommelfells.

3) Sobald die Spitze des Otoskops den Übergang vom vertikalen zum horizontalen Ohrkanal erreicht hat, richtet man diese horizontal aus, um auch den horizontalen Abschnitt des Gehörgangs sowie das Trommelfell inspizieren zu können. Die Untersuchung ist in dieser Form nur möglich, wenn der Patient kooperativ und schmerzfrei ist (Abb. 7).

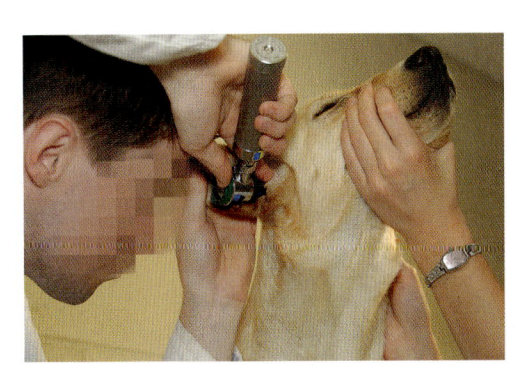

Abb. 7: Das Otoskop wird vorsichtig in den vertikalen Kanal des äußeren Gehörgangs eingeführt, indem man Zug auf die Ohrmuschel ausübt.

4) Unkooperative Tiere oder solche mit schmerzhaften Ohrerkrankungen werden in Seitenlage sediert oder anästhesiert. Man hebt die Ohrmuschel an und zieht sie nach lateral, um den gekrümmten äußeren Gehörgang zu strecken und dadurch das Einführen des Otoskops zu erleichtern.

Untersuchungsergebnis
▶ Der äußere Gehörgang beider Ohren wird auf die Anwesenheit von Stenosen, Wucherungen, Ulzerationen, Exsudat, Fremdkörpern, Parasiten, Tumoren und übermäßigen Ansammlungen von Ohrenschmalz oder Haaren hin untersucht. Verdächtige Veränderungen können sofort biopsiert werden.
▶ Bei Ohrenausfluss sollte eine entsprechende Probe für die zytologische Untersuchung gewonnen werden. Dazu wird die desinfizierte Otoskopspitze in den vertikalen Gehörgang so eingeführt, dass sie nahe des Übergangs zum horizontalen Ohrkanal zu liegen kommt. Zur Probenentnahme führt man ein Wattestäbchen durch den Ohrtrichter des Geräts ein.
Für den Nachweis von Milben rollt man die Tupferprobe auf einem mit 1 Tropfen Paraffinöl versehenen Objektträger ab und deckt sie mit einem Deckglas ab. Die Untersuchung erfolgt unter dem Mikroskop bei 40- bis 100-facher Vergrößerung.
Soll die Probe auf Zelldetritus, Bakterien oder Hefen untersucht werden, wird das gewonnene Material auf einem sauberen, trockenen Objektträger ausgestrichen. Das Präparat wird hitzefixiert und angefärbt und vor der Untersuchung mit einem Deckglas abgedeckt.
Die Probe wird zunächst in der Übersichtsvergrößerung (40- bis 100-fach) auf zellulären Detritus und danach bei stärkerer Vergrößerung (440- bis 1000-fach) auf Bakterien und Hefepilze untersucht.

Schirmer-Tränen-Test

Ziel
Messung der wässerigen Komponente der basalen und reflexinduzierten Tränenproduktion.

Indikationen
- ▶ gerötete Augen
- ▶ muköser oder purulenter Augenausfluss
- ▶ Keratitis pigmentosa
- ▶ Therapiemonitoring bei Patienten mit bekannter Keratoconjunctivitis sicca (KCS)
- ▶ Überwachung einer Medikation, die evtl. die Tränenproduktion verringert (Sulfonamide, Etodolac etc.)

Komplikationen
- ▶ Um genaue Testergebnisse zu erhalten, muss der Schirmer-Tränen-Test (STT) unbedingt als Erstes vor allen anderen Untersuchungen durchgeführt werden.
- ▶ Zu vermeiden ist jede übermäßige Manipulation der Augenlider sowie die Applikation topischer Anästhetika oder systemischer Medikationen vor der Durchführung des STT.

Anatomie
Der präkorneale Tränenfilm ist von entscheidender Bedeutung für die Gesundheit der Hornhaut. Dieser Tränenfilm setzt sich aus drei Schichten zusammen (Tab. 1). Den größten Anteil an der Tränenflüssigkeit hat die mittlere wässerige Schicht, die von den Tränendrüsen und der Drüse des dritten Augenlids gebildet wird. Die Tränenflüssigkeit versorgt die Hornhaut mit Sauerstoff und Nährstoffen, spült Fremdpartikel weg, hält Hornhaut und Konjunktiva feucht und verhindert das Wachstum von Bakterien. Tränen werden kontinuierlich produziert, wobei die Produktion durch jede Irritation der Kornea stimuliert wird (Abb. 1).

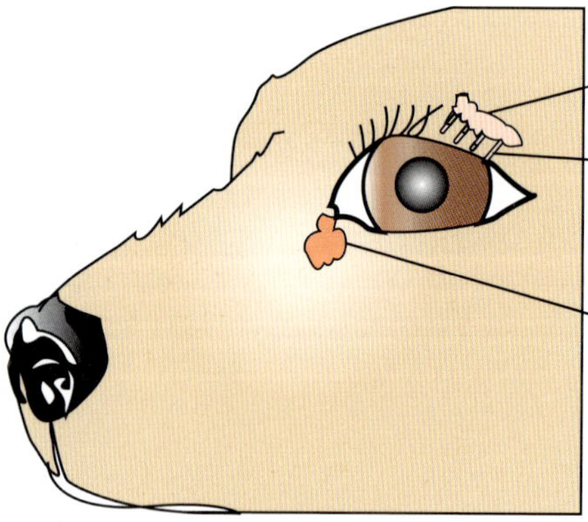

Schicht	Komponente	Ursprung
Innere Schicht	Muzin	Konjunktivale Becherzellen
Mittlere Schicht	Wässrig	Tränendrüse, Membrana nictitans
Äußere Schicht	Lipid	Meibom-Drüsen

Tab. 1: Die drei Schichten des präkornealen Tränenfilms.

Material
Schirmer-Tränen-Teststreifen (Abb. 2).

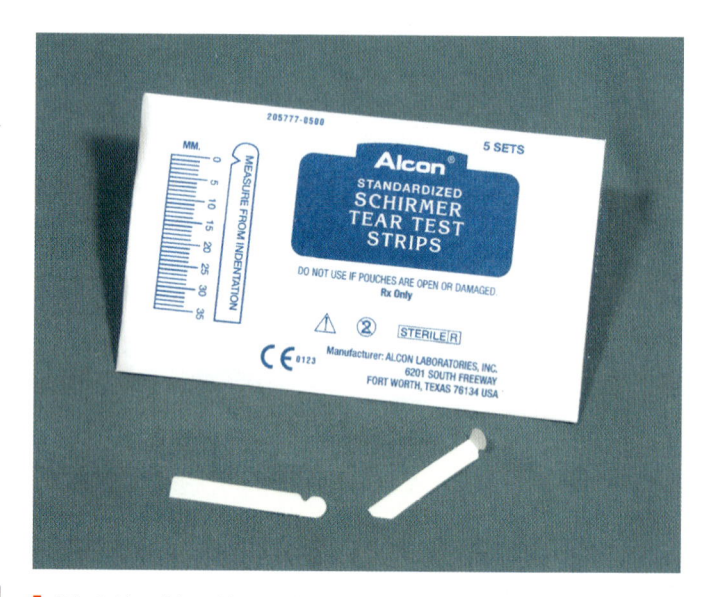

Abb. 2: Material zur Untersuchung der Tränenproduktion.

Abb. 1: Die Tränenflüssigkeit wird von den Tränendrüsen und der Drüse des dritten Augenlids produziert.

Technik

1) Das abgerundete, sterile Ende des Papierstreifens wird noch in der Packung umgeknickt, damit es steril bleibt.
2) Der Teststreifen wird nun aus der Verpackung genommen und das umgeknickte Ende in den ventralen Konjunktivalsack zwischen Kornea und unterem Augenlid, und zwar am Übergang vom mittleren zum lateralen Drittel, eingeführt (Abb. 3).

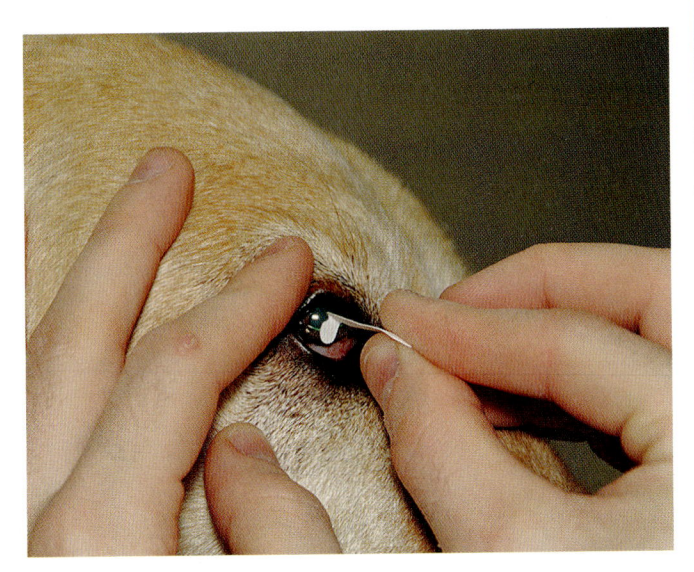

Abb. 3: Einlegen des Teststreifens in den ventralen Konjunktivalsack zwischen Kornea und unterem Augenlid, und zwar am Übergang vom mittleren zum lateralen Drittel.

3) Die Rate der basalen und reflektorischen Tränenproduktion kann nun gemessen werden, da das Auge durch den Kontakt des Streifens mit der Kornea zu tränen beginnt (Abb. 4).

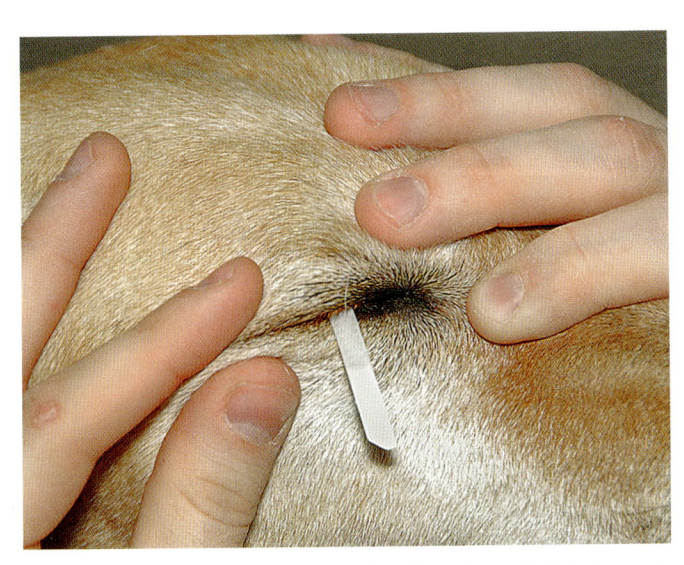

Abb. 4: Anregen der Tränenproduktion durch Kontakt des Teststreifens mit der Kornea.

4) Der Teststreifen sollte genau eine Minute im Konjunktivalsack verbleiben. Dabei kann das Auge geschlossen werden oder offen bleiben (Abb. 5).

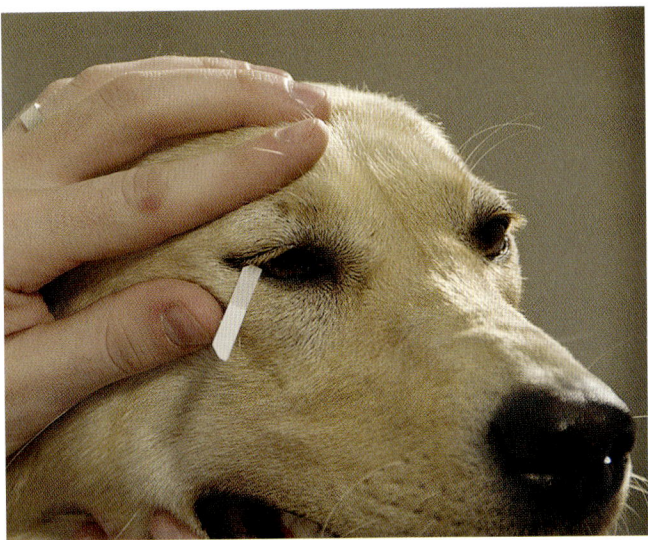

Abb. 5: Richtig eingelegter Schirmer-Tränen-Teststreifen.

5) Der Teststreifen wird entnommen. Die Länge des benetzten Streifens wird durch Anlegen des Streifens an die Millimeterskala auf der Packung gemessen (Abb. 6).

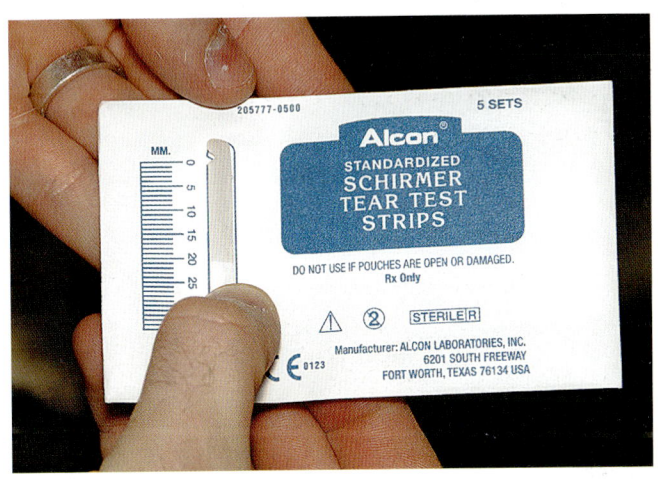

Abb. 6: Messen der Länge des benetzten Teils.

6) Die Referenzwerte für den Hund liegen bei 15 mm oder darüber, während normale Werte bei der Katze niedriger sind (5 mm).
7) Der Test wird danach auch am anderen Auge durchgeführt.

Konjunktivalkultur

Ziel
Nachweis von Infektionserregern durch Anlegen einer Kultur.

Indikationen
Hochgradige chronische Konjunktivitis, die sich unter empirischer Antibiotikatherapie nicht bessert.

Material
▶ sterile Konjunktivaltupfer zum Ansetzen einer Bakterien- und Pilzkultur
▶ Transportmedium (Abb. 1)

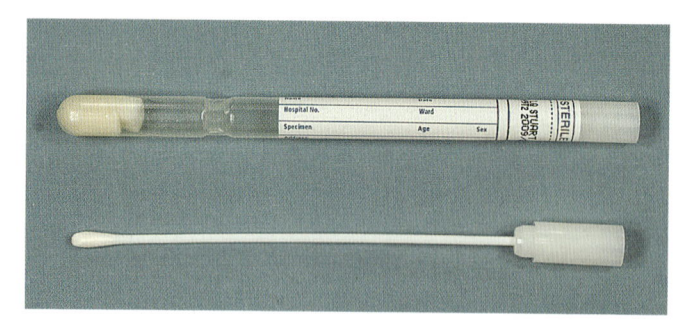

Abb. 1: Material für eine Konjunktivalkultur.

Kontraindikationen und besondere Hinweise
Primäre bakterielle Pathogene sind nur selten die Ursache persistierender Konjunktivitiden bei Hunden und Katzen. Spricht eine bakteriell bedingte Konjunktivitis nicht auf die empirische topische Antibiotikabehandlung an, müssen – bevor auf die falsche Wahl des Antibiotikums geschlossen wird – eine eingehende Untersuchung von Augenlidern, nasolakrimalem System und Kornea sowie eine klinische Allgemeinuntersuchung durchgeführt werden. Im Idealfall sollte jede topische und/oder systemische Antibiotikatherapie fünf Tage vor dem Konjunktiva-Abstrich abgesetzt werden.

Technik
1) Befeuchten Sie das sterile Ende des Tupfers mit steriler Kochsalzlösung (Abb. 2).
2) Schieben Sie mit dem Zeigefinger die Haut unter dem Auge so nach unten, dass das untere Augenlid etwas nach außen gedreht wird.
3) Führen Sie nun den Tupfer behutsam über den Konjunktivalsack, ohne die Lidränder zu berühren (Abb. 3).

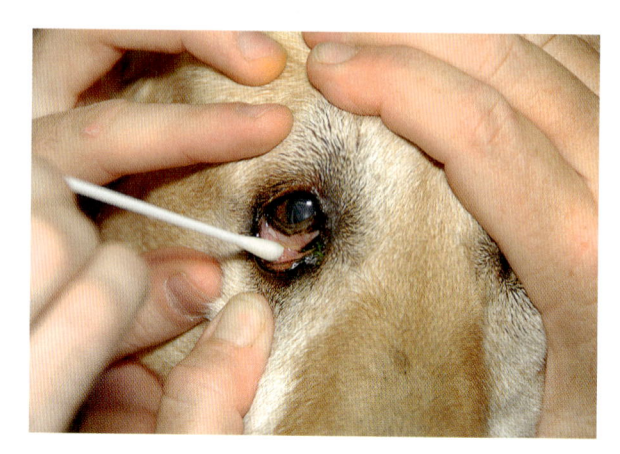

Abb. 3: Der Tupfer wird behutsam über den Konjunktivalsack geführt, ohne die Lidränder zu berühren.

4) Geben Sie den Tupfer sofort in das entsprechende Transportröhrchen oder inokulieren Sie das Kulturmedium unverzüglich mit der Probe.

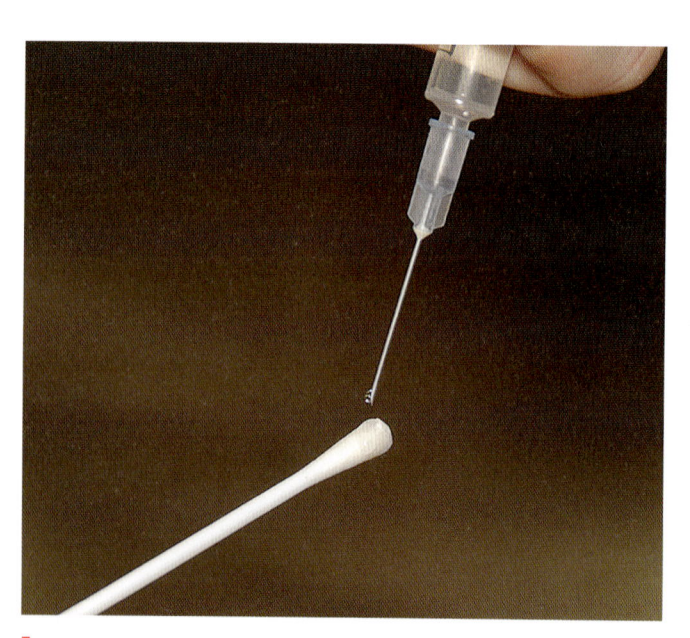

Abb. 2: Das sterile Ende des Tupfers wird mit steriler Kochsalzlösung befeuchtet.

Fluorescein-Färbung

Augenuntersuchung

Ziel
Diagnose von Hornhautdefekten/Hornhautulzera und Überprüfung der Durchgängigkeit des Tränennasengangs.

Indikationen
▶ schmerzhafte oder gerötete Augen
▶ adspektorisch erkennbare Unregelmäßigkeit oder Trübung der Kornea
▶ chronischer, wässeriger Augenausfluss
▶ muköser oder purulenter Augenausfluss

Anatomie
▶ Fluorescein ist wasserlöslich und verteilt sich im präokulären Tränenfilm, sodass das Auge schwach orange-gelblich gefärbt erscheint. Das Hornhautepithel ist lipidselektiv und für die wasserlösliche Farblösung nicht durchlässig. Weist das Korneaepithel einen Defekt auf (Ulkus), diffundiert das Fluorescein rasch in das Hornhautstroma und wird auch nach dem Spülen des Auges dort zurückgehalten. Ein Fluoresceingefärbtes Areal der Hornhaut bedeutet daher, dass an dieser Stelle ein Epitheldefekt, z. B. ein Ulkus oder eine Erosion, vorliegt.
▶ Der Ablauf der Tränenflüssigkeit aus dem Auge erfolgt über den oberen und unteren Tränenpunkt (Punctum lacrimale superior et inferior). Dabei handelt es sich um schlitzförmige Öffnungen in der inneren konjunktivalen Oberfläche von Ober- und Unterlid, nahe des medialen Kanthus. Der Rand der Tränenpunkte ist manchmal pigmentiert. Nach Passieren der Tränenpunkte wird die Tränenflüssigkeit über den Ductus nasolacrimalis abgeleitet. Dieser Tränenkanal zieht durch die Nasenhöhle bis zum Nasenloch, wo er an dessen lateraler Wand ventral der Flügelfalte im Nasenvorhof mündet. Nach Instillation der Fluorescein-Lösung ins Auge sollte die gefärbte Tränenflüssigkeit über die Tränenpunkte in den Tränenkanal abgeleitet werden und erkennbar am Nasenloch derselben Seite austreten. Ist dies nicht der Fall, könnte dies ein Hinweis auf eine Obstruktion des Ductus nasolacrimalis sein. Als Ursache kommen eine Kompression des Tränenkanals durch eine Zubildung oder, was häufiger vorkommt, eine Verstopfung der Tränenpunkte durch Zelldetritus bzw. eine schwellungsbedingte Lumeneinengung infrage (▌ Abb. 1).

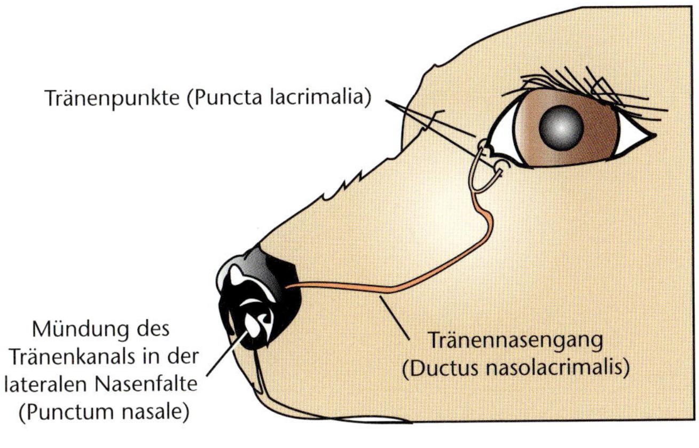

Material
▶ Fluoroscein-Teststreifen
▶ Kollyrium
▶ Gazetupfer
▶ Lichtquelle (▌ Abb. 2 und 3)

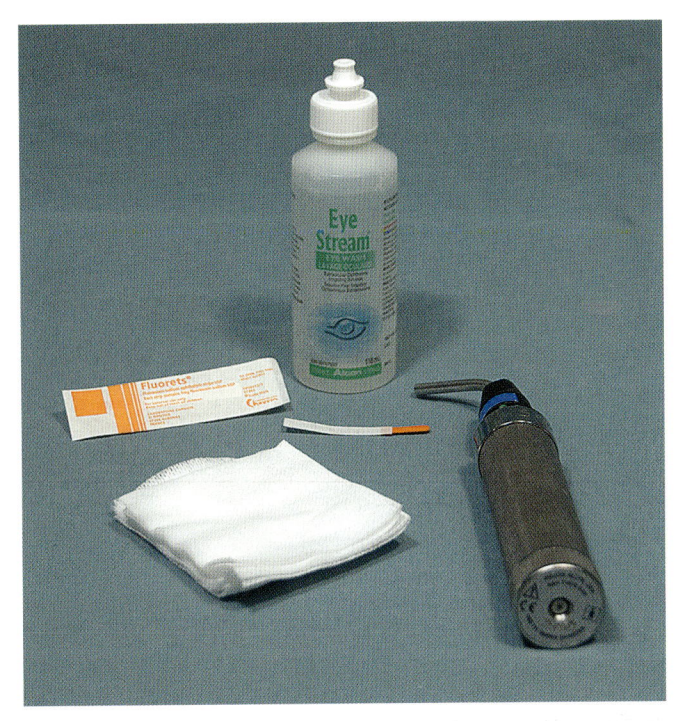

▌ Abb. 2: Material für eine Fluorescein-Färbung.

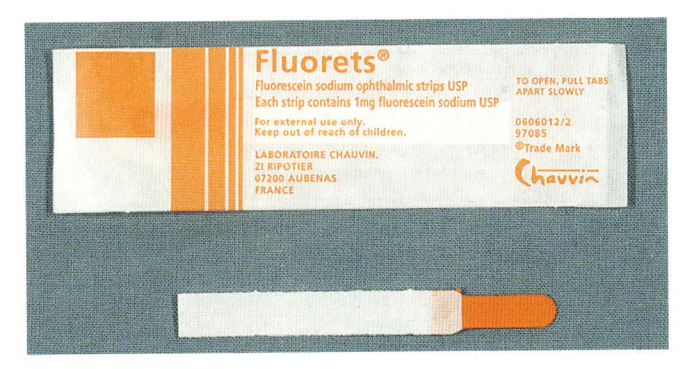

▌ Abb. 3: Fluoroscein-Teststreifen.

▌ Abb. 1: Anatomie des nasolakrimalen Systems.

Augenuntersuchung

Technik
1) Das Ende des Fluorescein-Teststreifens wird mit einigen Tropfen einer sterilen Augenspülung angefeuchtet (Abb. 4).

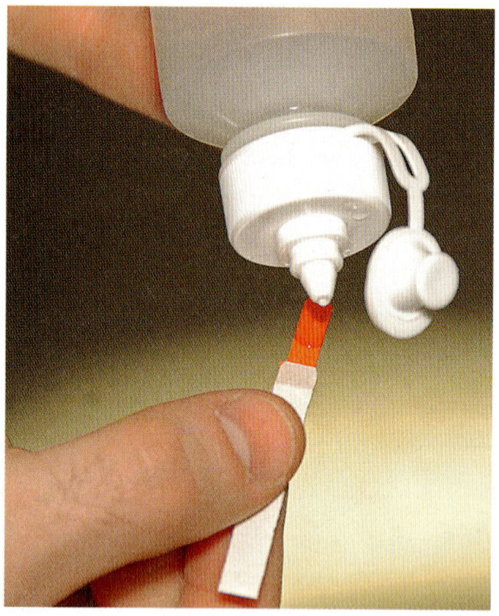

Abb. 4: Anfeuchten des Fluorescein-Teststreifens.

2) Das Oberlid wird mit den Fingern hochgezogen, und das feuchte Ende des Fluorescein-Streifens wird 2 s lang an die bulbäre Konjunktiva gehalten (Abb. 5).

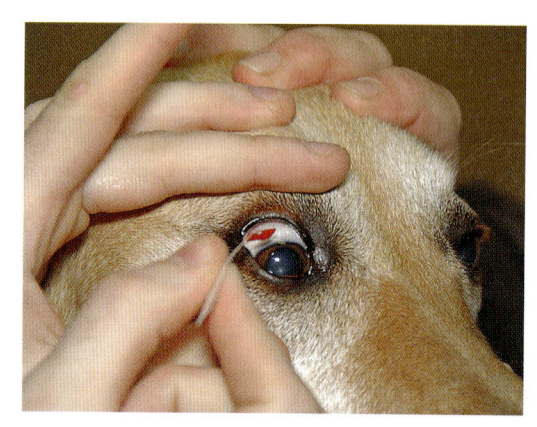

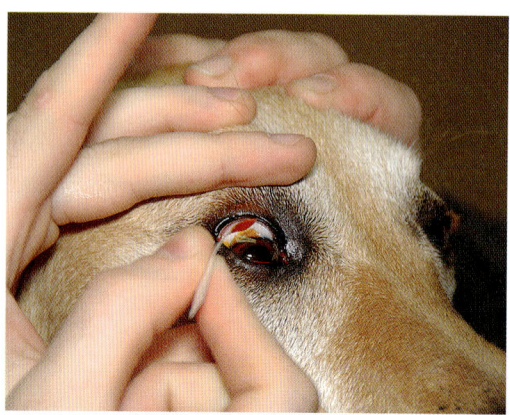

3) Danach entfernt man den Streifen. Wenn der Patient nun zwinkert, verteilt sich das Fluorescein über die gesamte Hornhaut (Abb. 6).

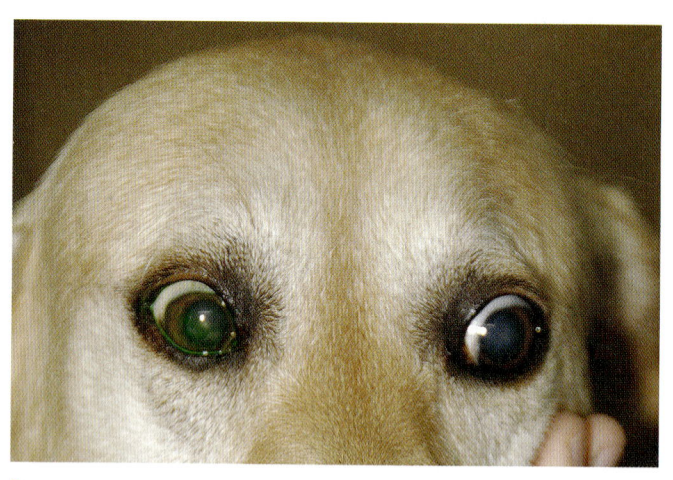

Abb. 6: Durch das Zwinkern des Hundes verteilt sich das Fluorescein über den gesamten präkornealen Tränenfilm.

4) Das Auge wird nun großzügig mit einer ophthalmologischen Spüllösung gespült, sodass überschüssige Färbelösung entfernt wird, und sich ein evtl. vorliegender Hornhautdefekt gut erkennen lässt (Abb. 7).

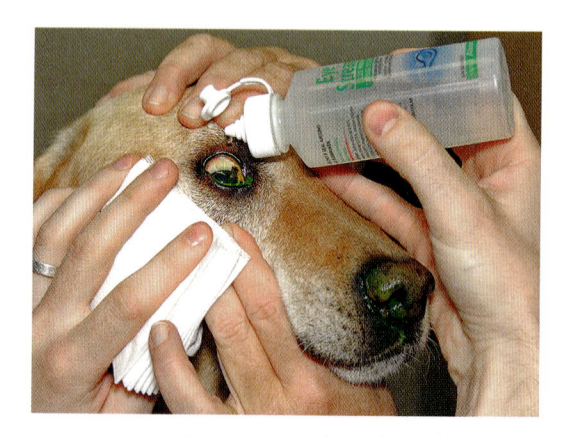

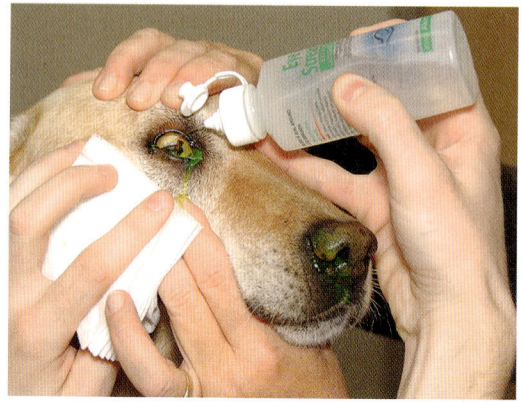

Abb. 5: Das Oberlid wird mit den Fingern hochgezogen, und das feuchte Ende des Fluorescein-Streifens wird 2 s lang an die bulbäre Konjunktiva gehalten.

Abb. 7: Durch Spülen des Auges mit einem Kollyrium wird überschüssiges Färbemittel entfernt.

5) Die Untersuchung der Kornea erfolgt im teilweise abgedunkelten Raum unter weißem, ultraviolettem oder kobaltblauem Licht (durch Aufsetzen eines Kobaltblau-Filters auf das Ophthalmoskop). Durch das Licht werden die Fluorescein-Moleküle angeregt, sodass sie grün leuchten (❙ Abb. 8).

7) Danach achtet man darauf, ob die grüne Färbelösung im Nasenloch derselben Seite zu sehen ist. Ist dies der Fall, so sind sowohl die Tränenpunkte als auch der Tränenkanal durchgängig (❙ Abb. 10).

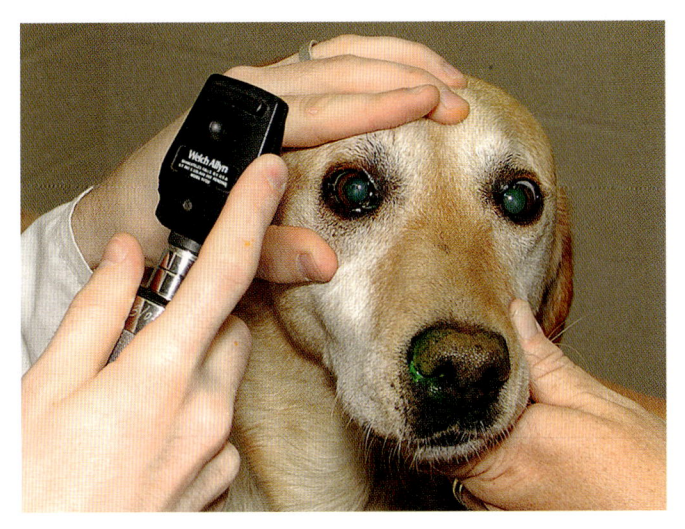

❙ Abb. 8: Untersuchung der Kornea auf Fluorescein-gefärbte Areale.

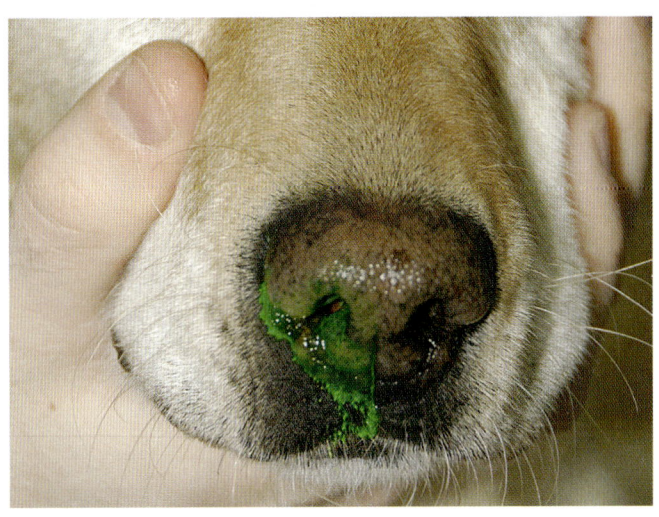

❙ Abb. 10: Das Erscheinen der grünen Färbelösung im Nasenloch bestätigt die Durchgängigkeit von Tränenpunkten und Tränenkanal.

6) Ein grün gefärbter Bereich bedeutet, dass das Hornhautepithel an dieser Stelle unterbrochen ist, was für ein Hornhautulkus oder eine Erosion der Kornea spricht (❙ Abb. 9).

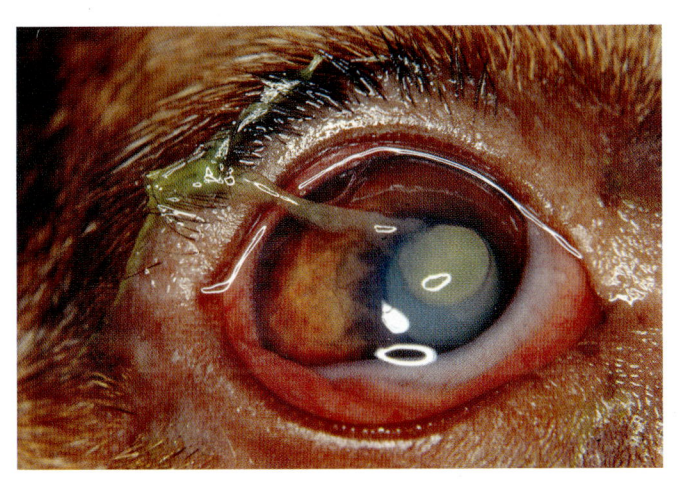

❙ Abb. 9: Ein grün gefärbter Bereich weist auf eine Unterbrechung des Hornhautepithels hin, was für ein Hornhautulkus spricht. (Mit freundlicher Genehmigung von Dr. Bruce Grahn, University of Saskatchewan)

Spülen des Tränen-Nasen-Kanals

Ziel
Entfernen kleinerer Obstruktionen des Ductus nasolacrimalis.

Indikationen
Bei wässerigem oder schleimigem Augenausfluss, wenn sich im Fluorescein-Färbetest eine mangelhafte oder fehlende Durchgängigkeit des Tränennasenkanals gezeigt hat.

Anatomie
Die Ableitung der Tränenflüssigkeit aus dem Auge durch den oberen und unteren Tränenpunkt in den Tränenkanal und danach in die Nase kann durch eine Verstopfung mit Zelldetritus bzw. Mukus oder durch eine Kompression des Kanals in dessen Verlauf durch die Nasenhöhle durch eine Wucherung behindert bzw. verhindert werden. Möglich sind auch eine Vernarbung und Blockierung der Tränenpunkte, insbesondere sekundär nach einer Herpes-Keratokonjunktivitis bei jungen und ausgewachsenen Katzen. Mangelnde Durchgängigkeit der Tränenpunkte und Tränenpunktatresie können angeboren sein (▮ Abb. 1).

Material
▶ Gazetupfer
▶ topische ophthalmologische Lokalanästhetika
▶ sterile 23- bis 27-G-Tränenwegkanüle
▶ 3-ml-Spritze mit steriler Kochsalzlösung oder Augenspüllösung (▮ Abb. 2 und 3)

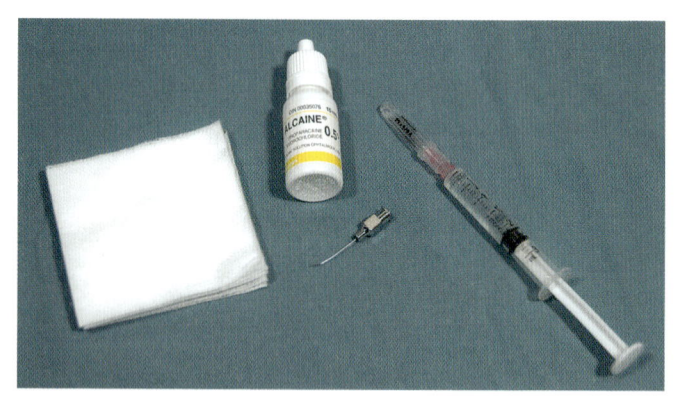

▮ Abb. 2: Material für eine Spülung des Tränen-Nasen-Gangs.

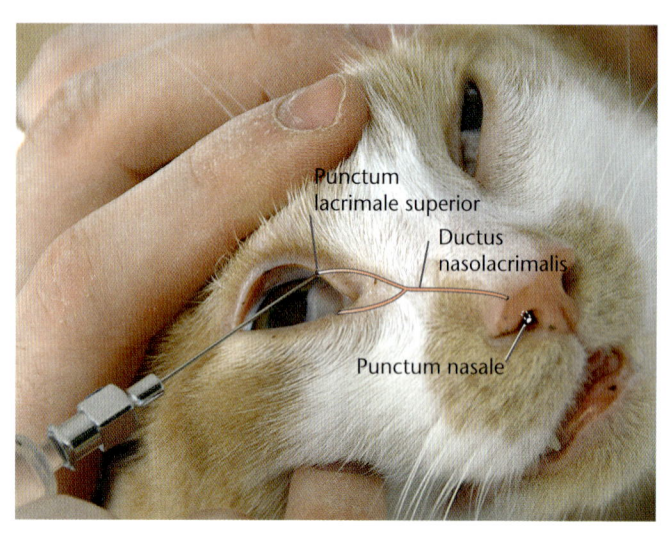

▮ Abb. 1: Anatomie der Tränenableitung durch den Tränen-Nasen-Kanal.

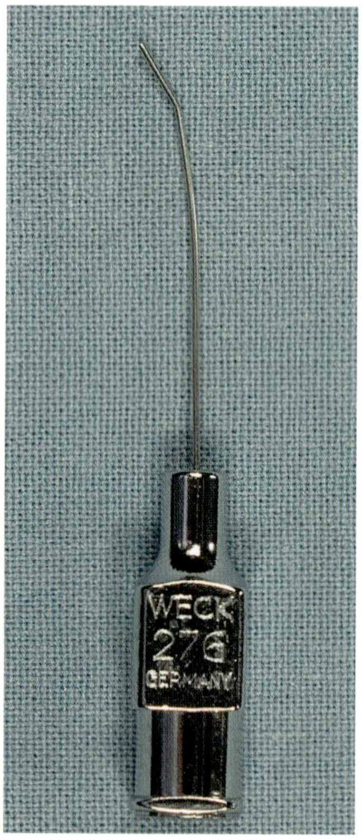

▮ Abb. 3: Tränenwegkanüle.

Augenuntersuchung

Technik

1) Je nach Temperament des Patienten kann eine Sedierung erforderlich sein.
2) Übermäßiger Augenausfluss wird mit einem Tupfer abgewischt.
3) Man instilliert zunächst 2 Tropfen des topischen ophthalmologischen Anästhetikums, wartet dann 30 s und appliziert danach nochmals 2 Tropfen.
4) Der Kopf des Patienten wird gut fixiert, um jede Bewegung des Tiers während der Behandlung zu verhindern. Durch Zug am Oberlid wird dieses leicht nach außen gerollt, sodass der obere Tränenpunkt sichtbar wird.
5) Mit einer handelsüblichen Tränenwegkanüle oder einem kleinlumigen IV-Katheter (ohne Nadel) gleitet man nun mit der Kanülenspitze den inneren Lidrand in Richtung des medialen Kanthus entlang und in die Öffnung des oberen Tränenpunkts hinein (Abb. 4).

6) Sobald die Kanüle richtig liegt, spült man 2–3 ml steriler Kochsalzlösung durch den oberen Tränenpunkt und beobachtet, wie die Flüssigkeit beim unteren Tränenpunkt wieder austritt (Abb. 5).

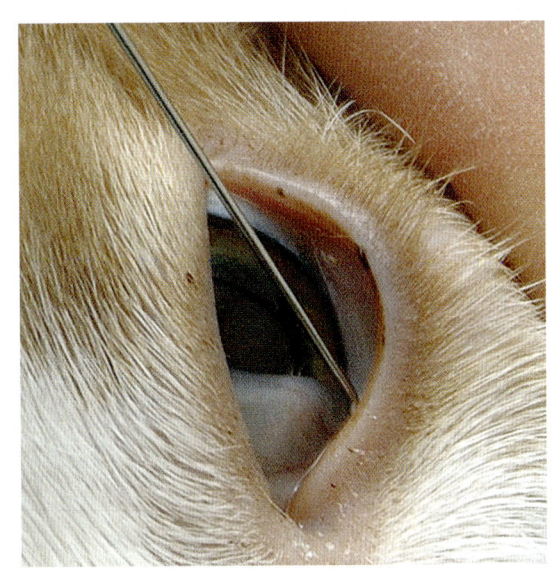

Abb. 5: Spülung mit Kochsalzlösung durch den oberen Tränenpunkt.

7) Fließt keine Kochsalzlösung aus dem unteren Tränenpunkt, wird dieser mit der Sonde bzw. einem Katheter eröffnet und ebenfalls gespült (Abb. 6).

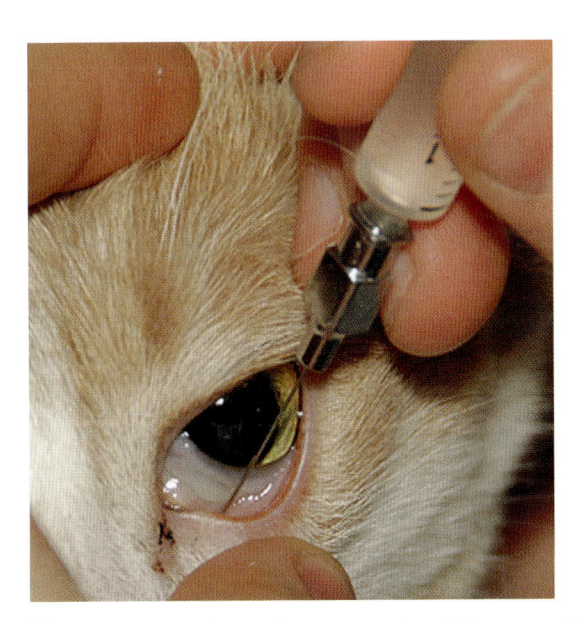

Abb. 6: Auch der Tränenpunkt am unteren Augenlid kann gespült werden.

8) Bei der Spülung des oberen Tränenpunkts sollte es auch möglich sein, den unteren Tränenpunkt zu verschließen und zu beobachten, ob die Flüssigkeit aus dem Nasenloch läuft.

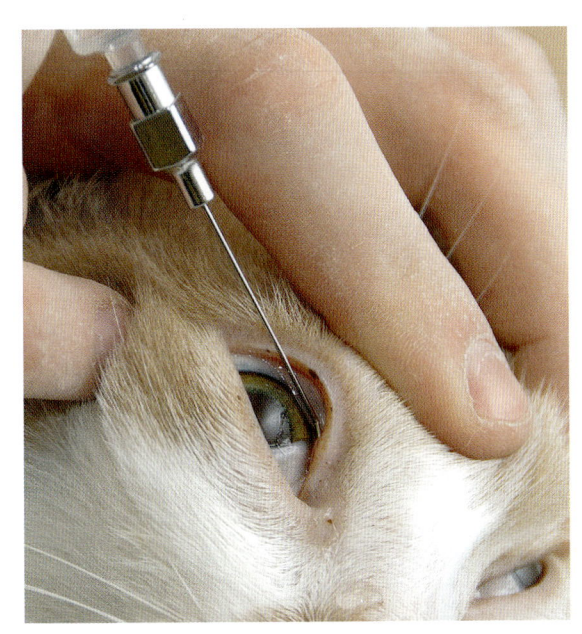

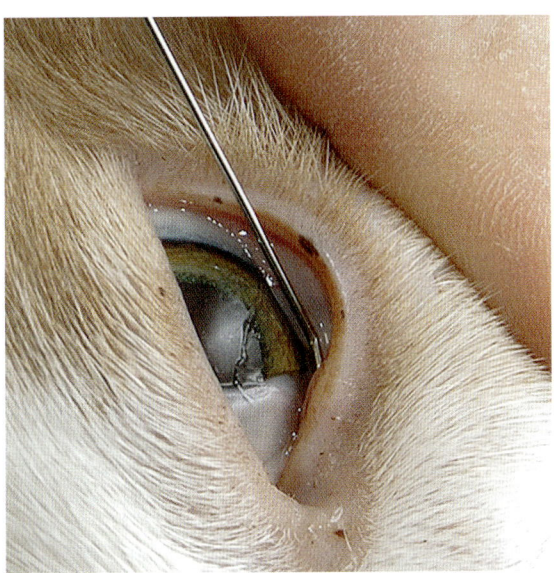

Abb. 4: Entlanggleiten der Kanülenspitze am inneren Lidrand in Richtung des medialen Kanthus entlang bis zur Öffnung des oberen Tränenpunkts.

Applikation von Augentropfen und Augensalbe

Ziel
Verabreichen von Salben oder Tropfen ins Auge.

Indikationen
Zur medikamentösen Behandlung von Augenkrankheiten.

Technik
1) Der Bereich um das Auge wird zunächst mit einem in warmem Wasser getränkten Tupfer gereinigt, um Ausflussmaterial zu entfernen.
2) Bei großen Mengen an frischem oder verklebtem Material spült man die Stelle großzügig mit einer Augenspüllösung und nimmt dann die überschüssige Flüssigkeit durch Auflegen eines saugfähigen Papiertaschentuchs oder Gazetupfers ab.
3) Danach erfasst man den Kopf des Patienten, neigt ihn nach hinten und schiebt mit den Fingern die Haut des Oberlids nach oben.
4) Nun instilliert man 1 oder 2 Tropfen der Arzneimittellösung bzw. trägt man einen dünnen Streifen der Augensalbe (ca. 0,5 cm) auf die Sklera auf, und zwar etwa an der 12-Uhr-Position (▌Abb. 1 und 2).

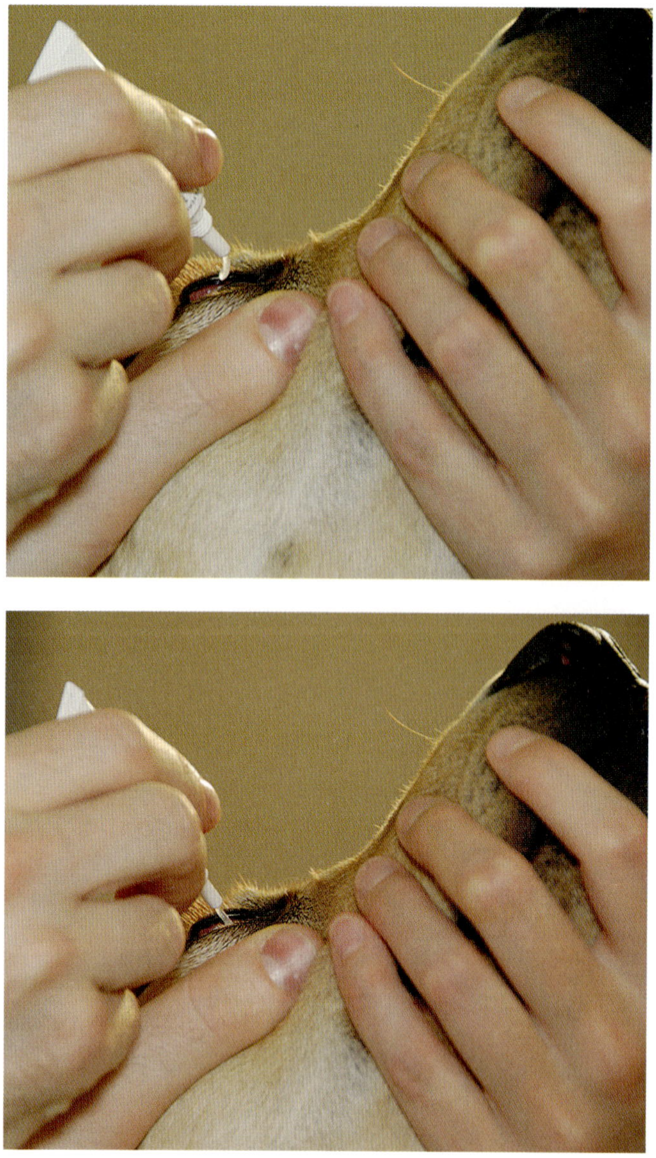

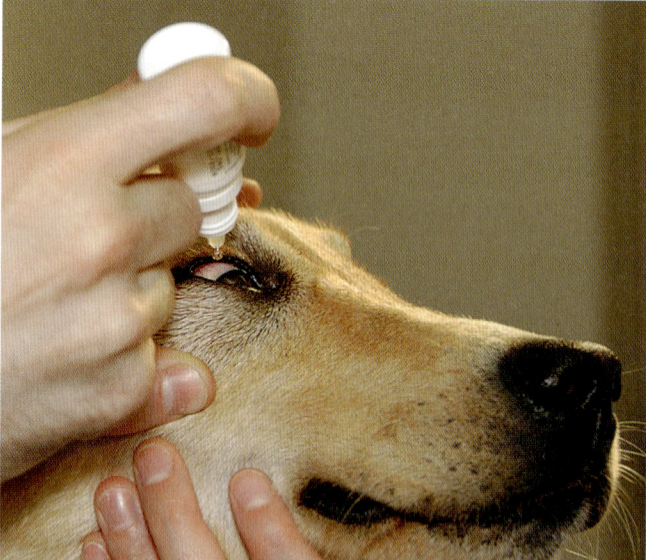

▌Abb. 1: Zum Auftragen einer Augensalbe neigt man den Kopf des Tiers nach hinten und trägt die Salbe ungefähr an der 12-Uhr-Position auf.

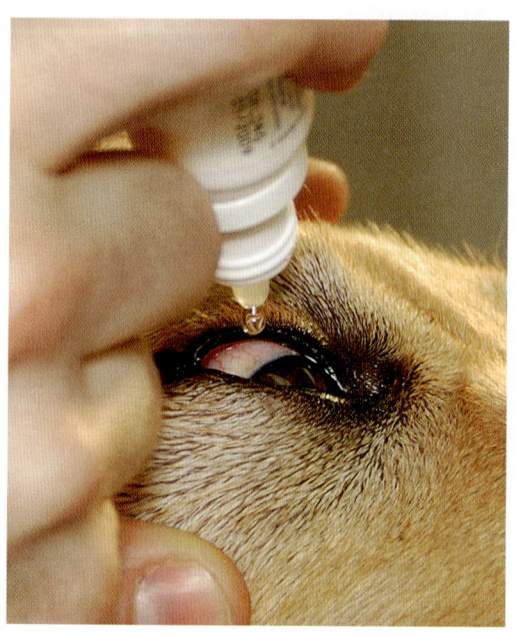

▌Abb. 2: Instillation von Augentropfen. Man appliziert etwa 1–2 Tropfen.

Konjunktivalgeschabsel

Ziel
Gewinnung von Zellen aus der Oberfläche der Konjunktiva für zytologische Untersuchungen.

Indikationen
- chronische Konjunktivitis und Augenausfluss
- Verdacht auf Staupe bei Hunden
- Verdacht auf Chlamydien-Konjunktivitis bei Katzen
- konjunktivale Zubildungen

Material
- topische ophthalmologische Lokalanästhetika
- steriler Metall-Augenspatel oder Skalpellklinge
- Objektträger (Abb. 1)

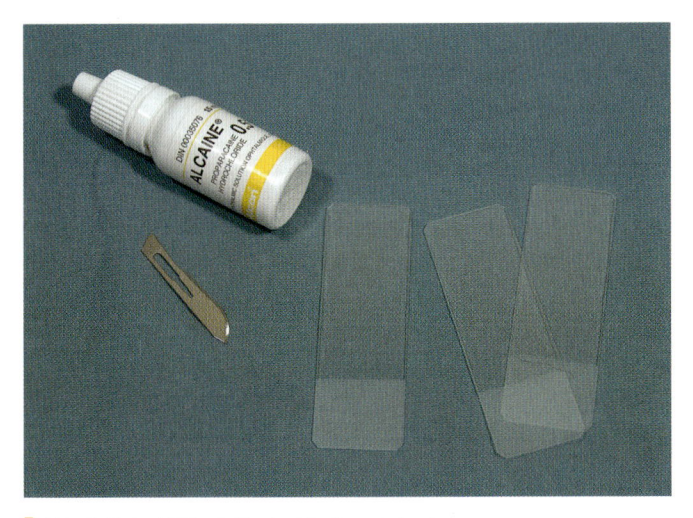

Abb. 1: Material für ein Konjunktivalgeschabsel.

Technik
1) Das Ausflussmaterial wird vom Auge abgewischt.
2) Danach instilliert man zunächst 2 Tropfen des topischen ophthalmologischen Anästhetikums, wartet dann 30 s und appliziert dann nochmals 2 Tropfen (Abb. 2).
3) Verwenden Sie für den Abstrich einen speziellen Augenspatel aus Platin oder die stumpfe Schmalseite einer Skalpellklinge.
4) Provozieren Sie durch Druck auf den Augapfel die Protrusion des dritten Augenlids (Nickhaut, Membrana nictitans) (Abb. 3).

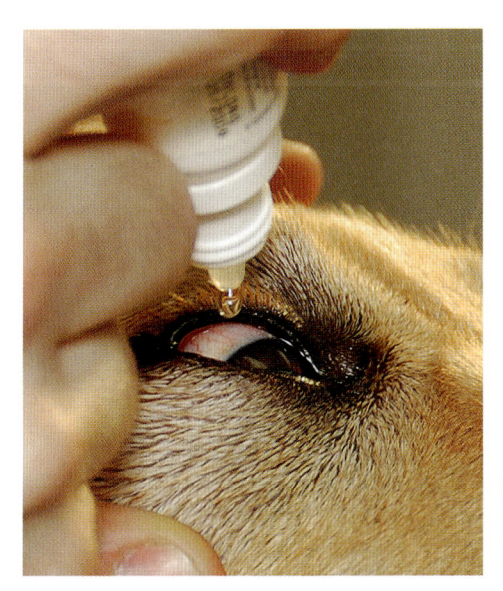

Abb. 2: Applikation des Lokalanästhetikums auf das Auge.

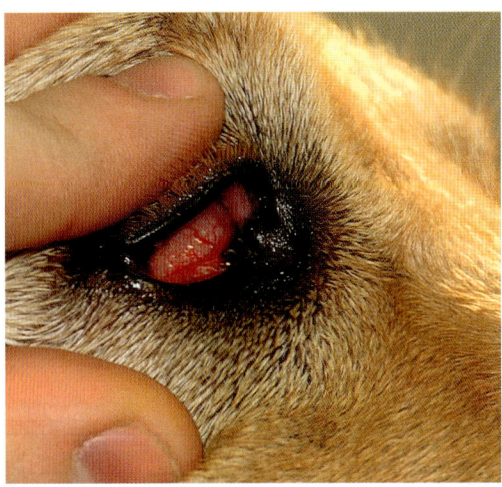

Abb. 3: Provozieren der Protrusion des dritten Augenlids durch Druck auf den Augapfel.

5) Evertieren Sie das Unterlid, indem Sie die Haut unter dem Lidrand mit dem Finger nach unten schieben.
6) Platzieren Sie Spatel oder Klinge senkrecht über der gewünschten Stelle, und schaben Sie unter mäßigen Druck entlang der Oberfläche (Abb. 4).

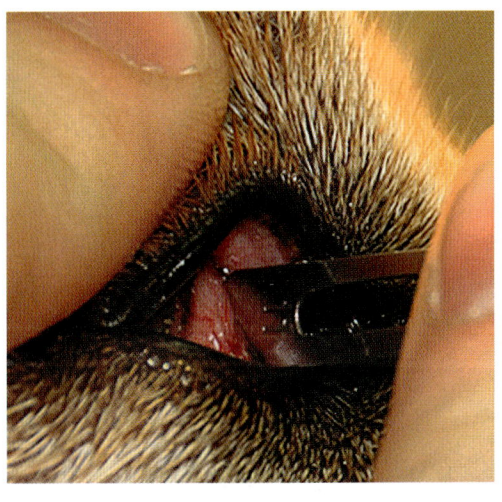

Abb. 4: Zum Abstrich wird der Spatel bzw. die Klinge in rechtem Winkel zur Oberfläche der Konjunktiva gehalten.

7) Streichen Sie das gewonnene Gewebe behutsam auf einem Objektträger aus, und färben Sie die Probe entsprechend für die zytologische Untersuchung.
8) Alternativ kann das gewonnene Probenmaterial auch direkt in ein steriles Probenröhrchen oder in sterile Kochsalzlösung gegeben werden, um es an ein Labor zur Durchführung einer erregerspezifischen Polymerase-Kettenreaktion-(PCR-)Untersuchung einzusenden.

Untersuchung der Atemwege: Allgemeines

Ziel
Untersuchung des Respirationstrakts zur Identifizierung, Lokalisierung und Charakterisierung etwaiger pathologischer Veränderungen.

Indikationen
▶ Eine vollständige Untersuchung der Atemwege sollte bei jedem Tier als Teil der klinischen Allgemeinuntersuchung durchgeführt werden.
▶ Eine besondere Indikation besteht bei Tieren mit Symptomen wie erschwertem Atmen, Husten, Niesen, Atemgeräuschen, Bewegungsintoleranz oder Lethargie.

Kontraindikationen und besondere Hinweise
▶ Bei gestressten Tieren kann sich eine gründliche Untersuchung der Atemwege schwierig gestalten. Oft ermöglicht jedoch bereits die Beobachtung des Atemmusters bei nur minimaler Fixierung eine Lokalisierung des Problems bzw. eine Beurteilung des Schweregrads der Erkrankung.
▶ Dyspnoische Tiere profitieren meist von einer zusätzlichen Sauerstoffzufuhr während der Untersuchung. Eine Anreicherung der Umgebungsluft mit Sauerstoff kann erreicht werden, indem man den Tubus des Sauerstofftanks bzw. des Beatmungsgeräts unmittelbar vor die Nase des Tiers hält oder diesen in den angelegten Halskragen einleitet oder, indem man Sauerstoffhaube, Sauerstoffmaske oder Nasensonde verwendet bzw. den Patienten in eine Sauerstoffbox setzt (s. S. 191/192).

Material
▶ Stethoskop (▌Abb. 1)
▶ ruhiger Raum

Fixierung
Das Tier sollte bei der Untersuchung ruhig auf dem Tisch oder am Boden stehen.

Anatomie
▶ Bei der Auskultation ist es wichtig, alle Lungenregionen zu untersuchen. Die Lungen liegen im kranialen Bereich des Brustkorbs. Ventral entlang des Sternums erstrecken sich die Lungenlappen von unmittelbar kranial der ersten Rippe bis etwa zur siebten Rippe, wobei sich die kaudalen Lungenlappen dorsal ungefähr bis zum neunten oder zehnten Interkostalraum erstrecken.
▶ Die rechte Lunge gliedert sich in Lobus cranialis, Lobus medius, Lobus accessorius und Lobus caudalis. Die Ränder von rechtem Mittel- und Vorderlappen der Lunge bilden an der Ventralfläche auf der Höhe des vierten und fünften Interkostalraums den Herzeinschnitt (Incisura cardiaca), einen kleinen Bereich, in dem sich zwischen Herz und rechter Thoraxwand kein Lungengewebe befindet, sodass der Herzbeutel direkten Kontakt zur Brustwand hat. Die linke Lunge gliedert sich in zwei annähernd gleich große Lappen, den Lobus cranialis und den Lobus caudalis, wobei der Lobus cranialis in eine Pars cranialis und Pars caudalis weiter unterteilt wird (▌Abb. 2–5).

▌ Abb. 1: Ein Stethoskop ist alles, was man zur Untersuchung der Atemwege braucht.

Untersuchung der Atemwege

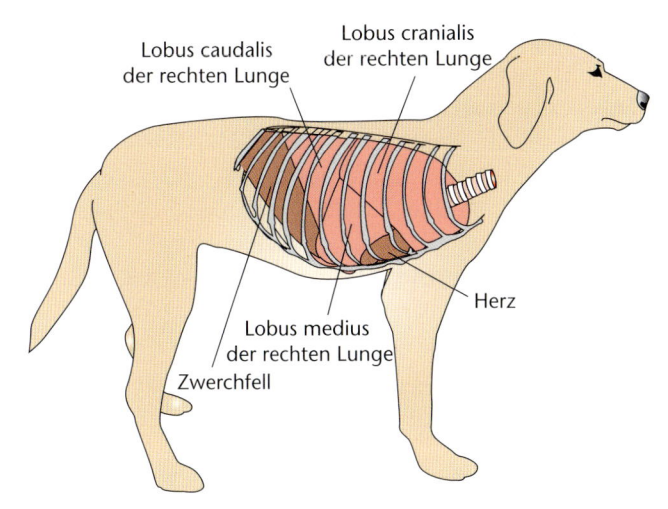

Abb. 2: Anatomie der rechten Lungenlappen.

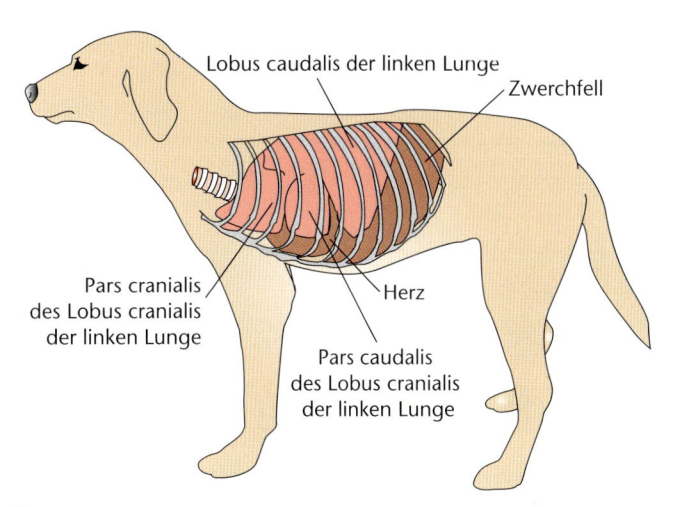

Abb. 3: Anatomie der linken Lungenlappen.

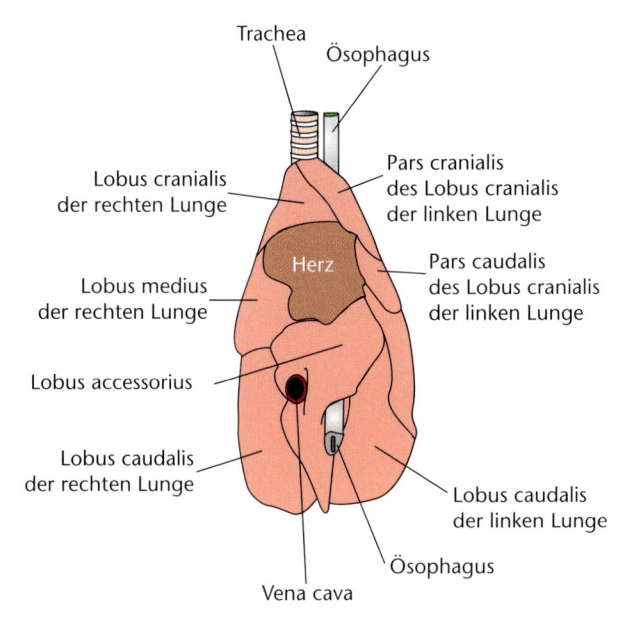

Abb. 4: Anatomie der Lungenlappen, ventrodorsale Ansicht.

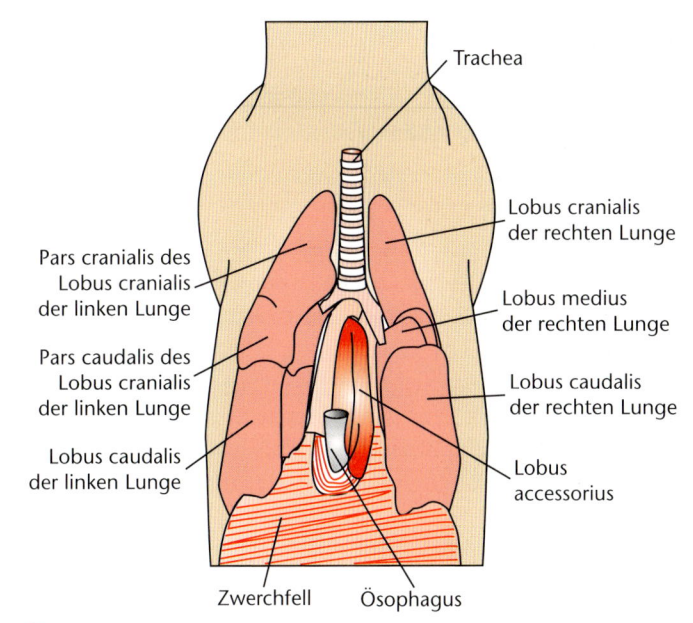

Abb. 5: Anatomie der Lungenlappen, dorsoventrale Ansicht.

Respiratorischer Untersuchungsgang I

Technik
1) Bei der Untersuchung steht der Patient entweder auf dem Untersuchungstisch oder am Boden.
2) Zunächst werden die Nasenlöcher auf **abnormen Ausfluss** hin untersucht (Abb. 1).

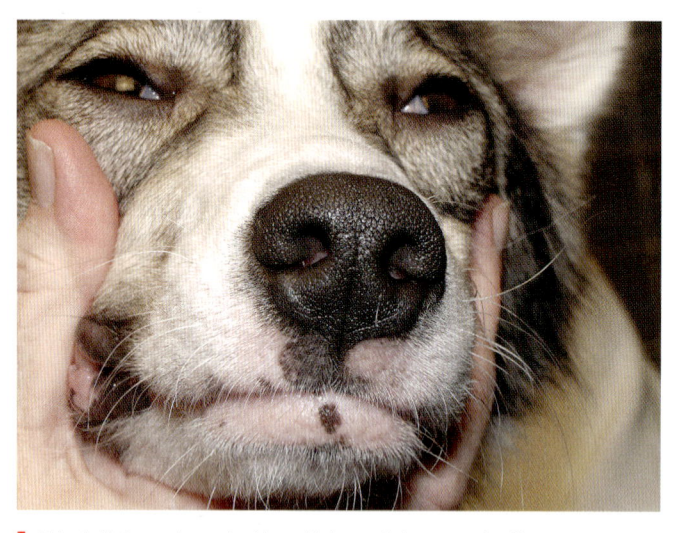

Abb. 1: Untersuchung der Nasenlöcher auf abnormen Ausfluss.

3) Danach ist festzustellen, ob der Ausfluss einseitig oder beidseitig besteht. Absolut lokal begrenzte Erkrankungen, z. B. durch inhalierte Fremdkörper, Zahnabszesse oder oronasale Fisteln, verursachen i. d. R. unilateralen Nasenausfluss. Progredient verlaufende Erkrankungen, wie mykotische Rhinitis oder Neoplasien, können anfangs nur einseitig Nasenausfluss verursachen, der jedoch mit Fortschreiten der Krankheit bilateral wird (Abb. 2). Für systemische oder diffuse Erkrankungen, wie allergische Rhinitis oder lymphoplasmazytäre Rhinitis, ist bilateraler Nasenausfluss typisch.

4) Nun wird die Art des Ausflusses beschrieben (wässerig, mukoid, purulent, blutig):
▶ **Seröser (wässeriger) Nasenausfluss** kann normal sein, aber auch auf eine Virusinfektion, einen Milbenbefall oder eine Allergie hinweisen. Es kann sich auch um die früheste Manifestationsform einer Erkrankung handeln, die in ihrem weiteren Verlauf einen eitrigen Ausfluss verursacht.
▶ **Trüber mukoider Ausfluss** mit zahlreichen Entzündungszellen ist bei Hunden mit allergischer Rhinitis sowie bei Katzen mit chronischer viraler Rhinosinusitis vorhanden. Auch bei Nasentumoren, insbesondere beim Adenokarzinom, zeigen betroffene Hunde und Katzen diese Art von Nasenausfluss.
▶ **Purulenter Nasenausfluss** enthält zahlreiche Entzündungszellen, meist neutrophile Granulozyten. Eitriger Ausfluss ist bei den meisten bakteriellen oder mykotischen Infektionen sowie bei Fremdkörpern, oronasalen Fisteln, Zahnwurzelabszessen und bei lymphoplasmazytärer Rhinitis zu beobachten (Abb. 3).

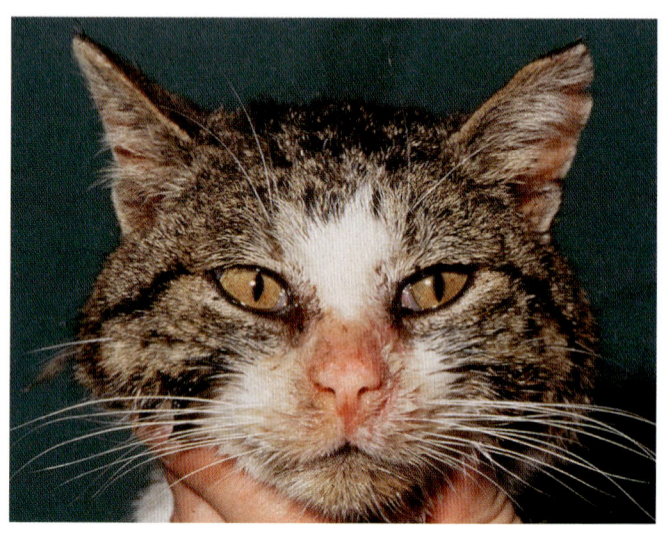

Abb. 3: Purulenter Nasenausfluss bei einer Katze mit chronischer Herpesvirusinfektion und sekundärer bakterieller Rhinosinusitis.

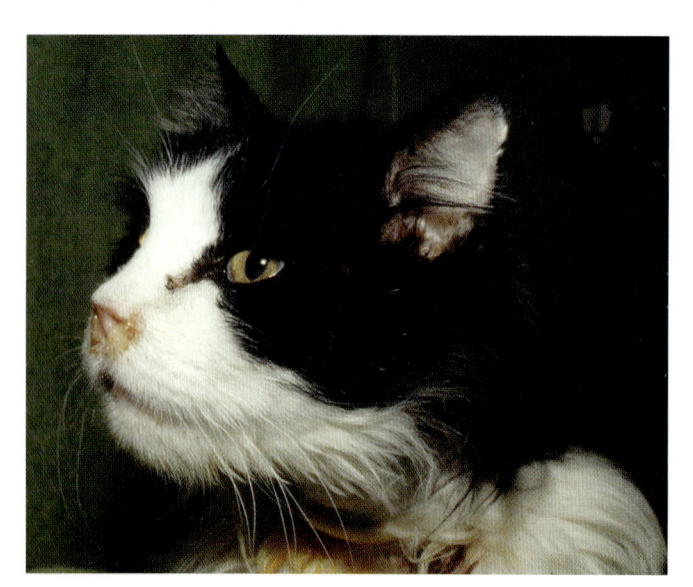

Abb. 2: Bilateraler mukopurulenter Nasenausfluss bei einer alten Katze mit einem Nasentumor.

▶ **Blutiger Nasenausfluss** (Epistaxis) kann folgende Ursachen haben:
- lokale (nasale) Ursachen: externes Trauma, Neoplasie, inhalierter Fremdkörper, mykotische Rhinitis, lymphoplasmazytäre Rhinitis, Zahnwurzelabszess (❙ Abb. 4)
- systemische Ursachen: Thrombozytopenie, Thrombozytopathie (verminderte Thrombozytenfunktion), Willebrand-Krankheit, Aspirinverabreichung, Plasmazellmyelom, Koagulopathie, systemische Hypertonie, Vaskulitis

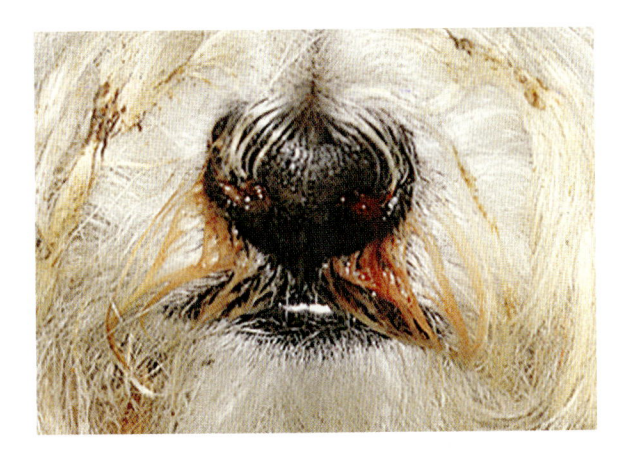

❙ Abb. 4: Epistaxis bei einem Hund mit nasaler Aspergillose.

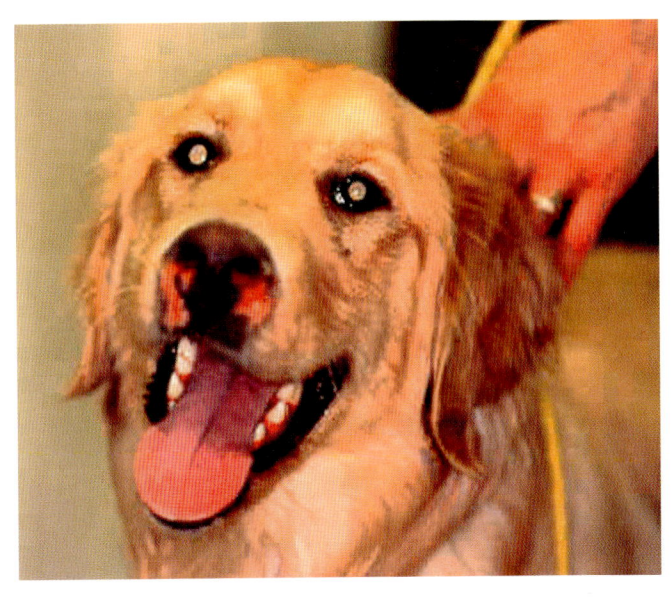

❙ Abb. 6: Erosion und Depigmentation am gesamten Nasenspiegel bei einem Golden Retriever mit nasaler Aspergillose.

▶ Tritt Nasenbluten ohne entsprechende vorherige Krankengeschichte oder ohne erkennbaren Nasenausfluss oder eine Obstruktion der Nasengänge auf, sollte eine systemische diagnostische Aufarbeitung erfolgen. Hochgradige Thrombozytopenie (< 30.000 Thrombozyten/μl) führt i. d. R. zu Epistaxis, ebenso wie eine verringerte Thrombozytenfunktion (Thrombozytopathie), Koagulopathien, Vaskulitis und Hypertonie.

5) Die Nasenlöcher werden auf erosive Veränderungen untersucht. Umgebende erodierte Hautareale zeigen sich am häufigsten bei Krankheiten, die mit chronisch entzündlichem Ausfluss einhergehen, z. B. bei mykotischer Rhinitis (❙ Abb. 5–7).

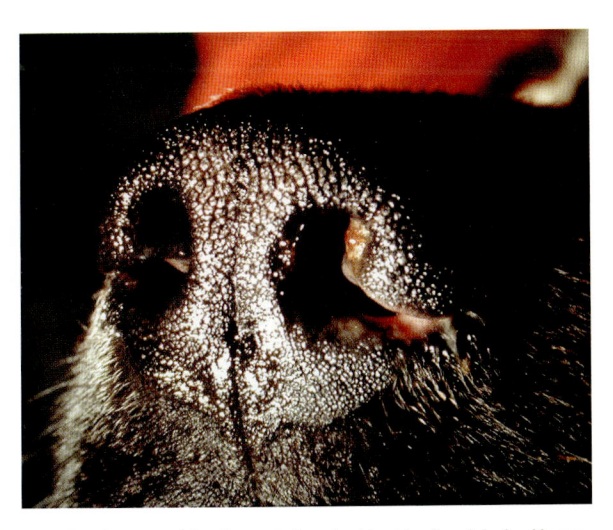

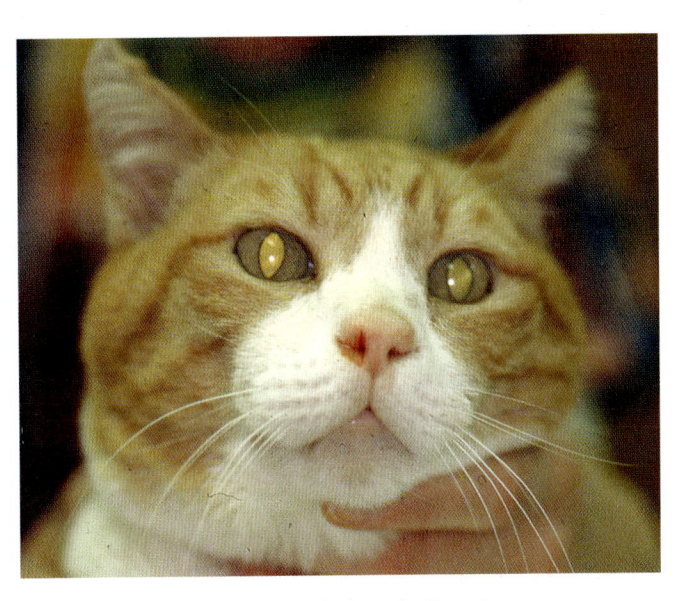

❙ Abb. 7: Erosion des rechten Nasenlochs und unilaterale Epistaxis bei einer Katze mit nasaler Kryptokokken-Infektion.

❙ Abb. 5: Erosionen und Depigmentation der Haut im Bereich der Nasenlöcher bei einem Labrador Retriever mit nasaler Aspergillose.

Respiratorischer Untersuchungsgang II

Technik

1) Nach Untersuchung der Nasenlöcher wird der **Atemfluss** in den Luftwegen bis zur Nasenhöhle überprüft. Dazu hält man ein Nasenloch zu und beurteilt den Luftzug durch das andere, indem man den Finger oder einen Wattebausch davorhält. Außerdem kann man beobachten, ob sich ein gekühlter (tiefgekühlter) Objektträger durch die ausströmende warme Luft beschlägt. Liegt eine komplette Obstruktion vor, handelt es sich höchstwahrscheinlich um einen Tumor (Abb. 1).

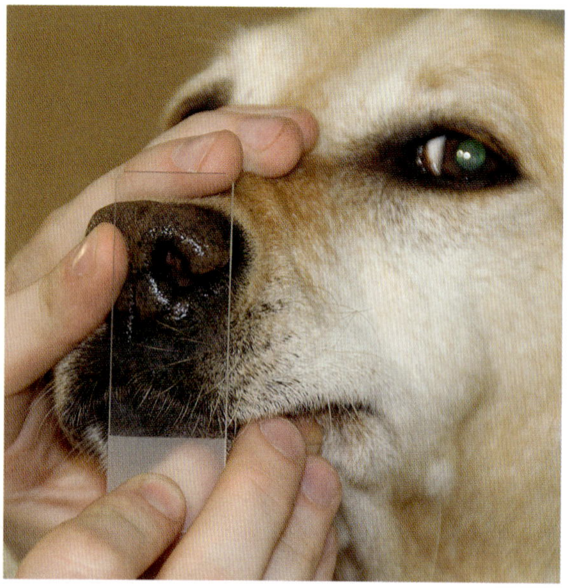

Abb. 1: Beurteilung des nasalen Luftzugs.

2) Danach untersucht man das Tier auf etwaigen **Augenausfluss**. Der Tränennasengang (Ductus nasolacrimalis) verläuft durch die Nasenhöhle, wo er durch eine Umfangsvermehrung komprimiert oder obstruiert werden kann (Abb. 2). Es kann zu **Epiphora** (Überlaufen von Tränen über den Lidrand) kommen. Dadurch können sich mit der Zeit eine feuchte Dermatitis sowie eine Verfärbung des Fells ventral des Auges entwickeln.

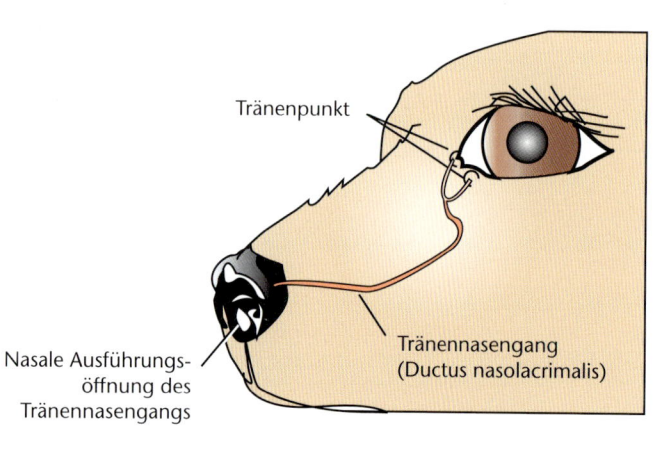

3) Zu überprüfen ist auch die **Symmetrie von Gesicht und Nase**. Bei nasalen Neoplasien von Hund und Katze sowie bei der felinen nasalen Kryptokokken-Infektion kommt es häufig zu einer Deformation des Gesichtsschädels (Abb. 3). Liegt eine solche Deformation vor, ist die strukturelle Integrität des Knochens bereits verlorengegangen, sodass eine zytologische Untersuchung des direkt aus der deformierten Region entnommenen Feinnadelaspirats durchgeführt werden sollte, um zu einer definitiven Diagnose zu gelangen.

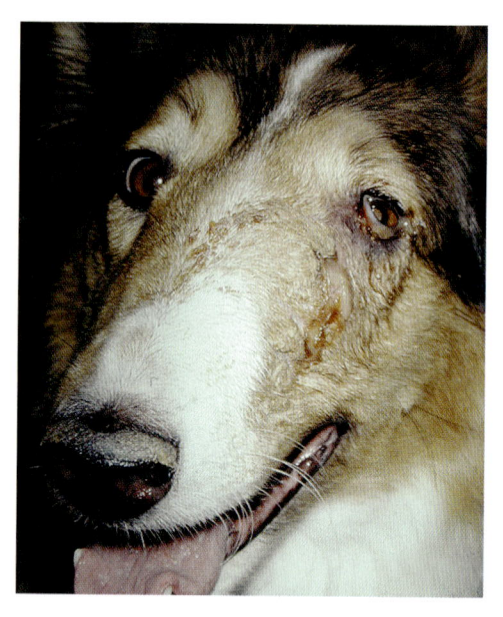

Abb. 3: Bei diesem neunjährigen Collie sind die Nasendeformation und die Zerstörung der knöchernen Strukturen augenfällig. Ursache ist ein nasales Adenokarzinom.

Abb. 2: Anatomie des nasolakrimalen Systems.

Untersuchung der Atemwege

4) Beurteilung der **Farbe der Schleimhäute** (Abb. 4–7): **Blasse Schleimhäute** liegen bei Anämie vor, die zu erhöhter Atemfrequenz (Tachypnoe) und Bewegungsintoleranz führen kann, auch ohne dass eine Atemwegserkrankung besteht. **Zyanose** (Blaufärbung der Schleimhäute) entsteht durch mangelnden Sauerstoff im Blut und somit einen Überschuss an nicht oxygeniertem Hämoglobin im Blut (Konzentration > 5 g/dl). Sie tritt häufig bei schweren Atemwegserkrankungen oder angeborenen Herzfehlern auf.

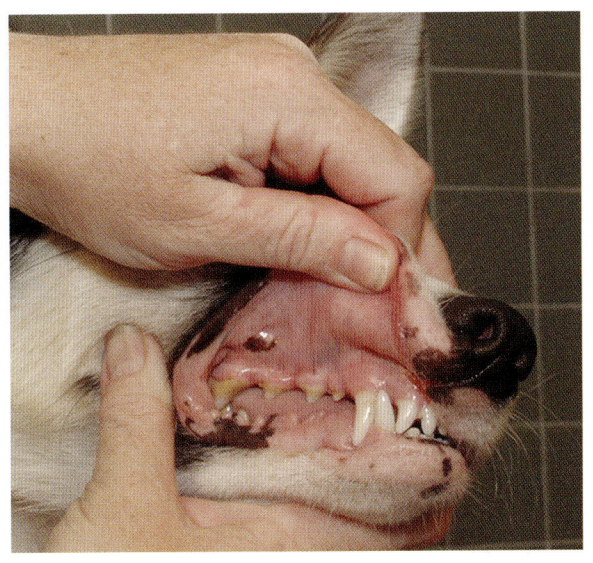

Abb. 4: Gesunde rosa Schleimhäute.

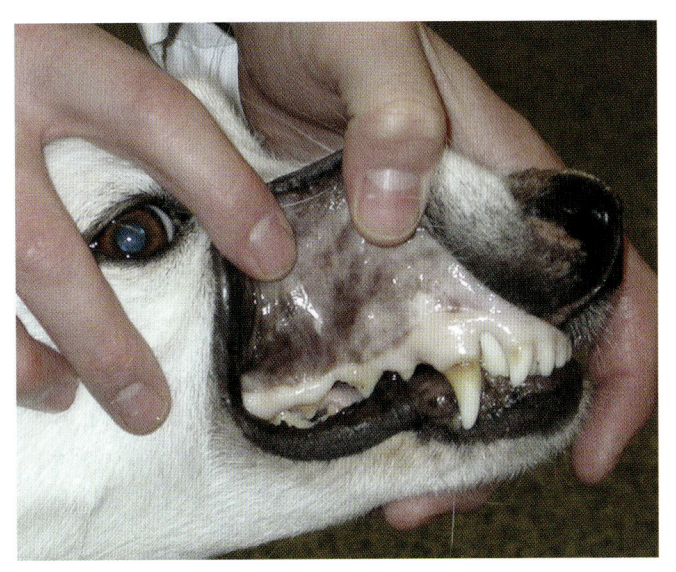

Abb. 5: Blasse Zunge und blasse Mundschleimhaut bei einem weißen Deutschen Schäferhund mit Tachypnoe infolge eines blutenden Darmtumors.

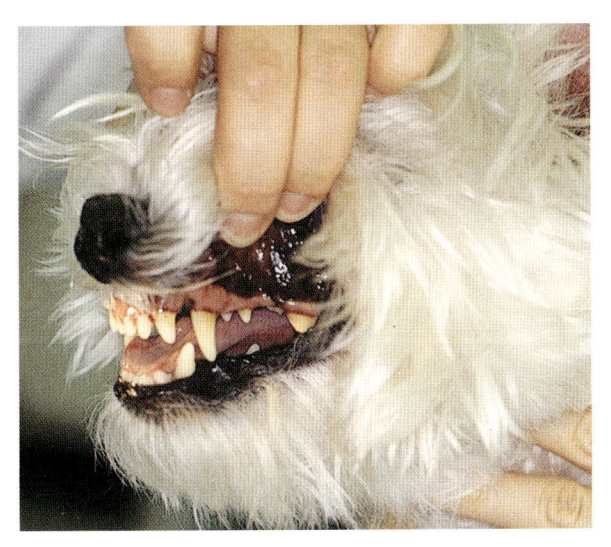

Abb. 6: Zyanotische Schleimhäute bei einem dyspnoischen West Highland White Terrier mit interstitieller Lungenfibrose.

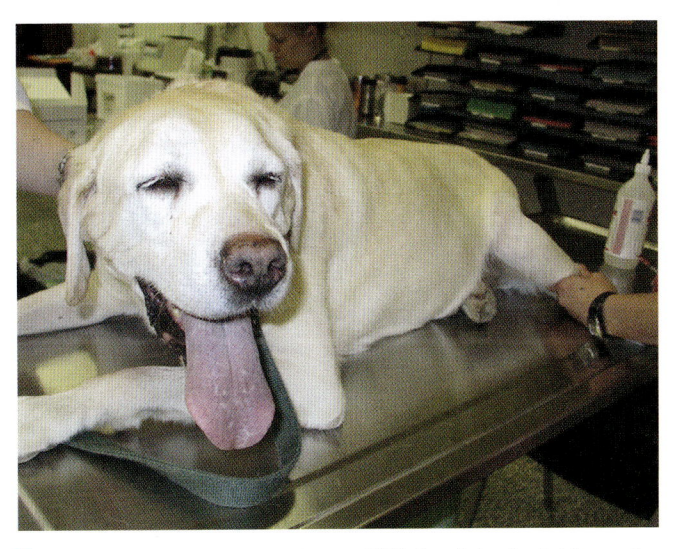

Abb. 7: Zyanotische Zunge bei einem zwölfjährigen Labrador Retriever mit Larynxparalyse.

Respiratorischer Untersuchungsgang III

Technik
1) Beobachtung des **Atemmusters**: Man unterscheidet folgende pathologische Atemmuster:
▶ angestrengte, geräuschvolle und verlängerte Inspiration
- Stridor: inspiratorisch betontes, pfeifendes Atemgeräusch bei jeder Inspiration. Spricht für das Vorliegen einer Larynxobstruktion infolge von Larynxparalyse, granulomatöser Laryngitis oder Neoplasie.
- Stertor: lautes, diskontinuierliches, röchelndes Geräusch bei der Inspiration. Spricht für eine Obstruktion des Pharynx aufgrund eines verlängerten Gaumensegels, eines Pharynxtumors oder von nasopharyngealen Polypen.
- Umgekehrtes Niesen (Reverse Sneezing): anfallsartig auftretendes, kräftiges und geräuschvolles angestrengtes Einatmen, wobei die Inspiration über die Nase und bei gestrecktem Kopf und Hals erfolgt. Kann bei Hunden mancher kleiner Rassen normal sein. Tritt das umgekehrte Niesen jedoch plötzlich als neues Symptom auf, so liegt wahrscheinlich eine Erkrankung innerhalb der Nase vor, bei der der kaudal gerichtete Ausfluss einen nasopharyngealen Spasmus erzeugt.

▶ forcierte und verlängerte Exspiration: pfeifende, keuchende Atmung. Eine forcierte oder verlängerte Exspiration mit abdominal verstärkter Atmung ist typisch für Hunde und Katzen mit Erkrankungen wie chronischer Bronchitis oder Asthma.

▶ schnelle, flache Atmung (Tachypnoe): Ein beschleunigtes, flaches Atmen steht mit mangelnder Dehnbarkeit des Lungengewebes und dadurch insuffizienten Lungen (wie bei der Lungenfibrose) oder aber mit beschränkter Expansionsmöglichkeit der Lungen infolge von Erkrankungen des Brustfells oder der Thoraxwand in Zusammenhang. Dieses pathologische Atemmuster wird häufig bei einem Thoraxerguss, einem Pneumothorax und Zwerchfellhernien beobachtet.

▶ rasche, vertiefte Atmung (Tachypnoe oder Hyperpnoe): Eine angestrengte und vertiefte Atmung ist häufig bei Tieren mit einer Erkrankung des Lungenparenchyms zu sehen und führt zu Hypoxämie. Dieses Atemmuster ist charakteristisch für Hunde und Katzen mit Pneumonie oder Lungenödem.

Zur Untersuchung beobachtet und horcht man auf die Atmung des Hundes und legt beide Hände an den Thorax, um dessen Atembewegungen zu fühlen (Abb. 1). Dabei werden bei jeder Atemphase die relative Anstrengung und die Dauer beurteilt. Ist die Atmung vermehrt geräuschvoll oder angestrengt, muss festgestellt werden, ob sich dies vorwiegend auf das Einatmen oder auf das Ausatmen bezieht.

Hunde und Katzen verwenden normalerweise ihr Zwerchfell und ihre Interkostalmuskulatur, um den Brustkorb bei der Inspiration zu dehnen, doch sind diese Thoraxbewegungen beim gesunden Hund in Ruhe kaum zu sehen. Die Exspiration erfolgt passiv durch Entspannen der Thoraxmuskulatur. Ist bei einem Patienten die Atmung verschärft oder angestrengt, muss festgestellt werden, in welcher Atemphase dies der Fall ist, um den Ort einer möglichen Obstruktion lokalisieren zu können. Geräuschvolles und angestrengtes Einatmen weist auf eine Obstruktion der extrathorakalen Atemwege wie Larynx, Pharynx oder extrathorakalen Abschnitt der Trachea hin. Im Gegensatz dazu liegt bei angestrengtem, geräuschvollem Ausatmen wahrscheinlich ein Kollaps oder eine Obstruktion der intrathorakalen Atemwege vor.

2) **Palpation** von Larynx, zervikaler Trachea und Thoraxkonturen zur Identifizierung von Asymmetrien, Wucherungen oder Schwellungen: Bei jungen Katzen sollte versucht werden, den kranialen Thorax vor dem Herzen vorsichtig zu komprimieren. Diese Region ist bei gesunden jungen Katzen sehr elastisch. Ist dies jedoch nicht der Fall und fühlt sich die Stelle sogar vergrößert an, liegt bei der jungen Katze offenbar ein Lymphom der Nodi mediastinales anteriores vor (Abb. 2–4).

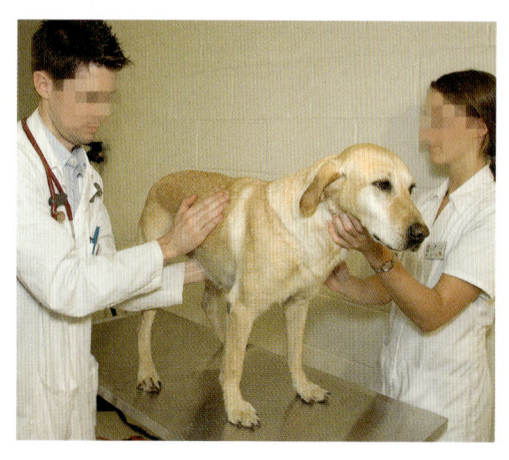

Abb. 1: Man beobachtet und horcht auf die Atmung des Hundes und legt beide Hände an den Thorax, um dessen Atembewegungen zu fühlen.

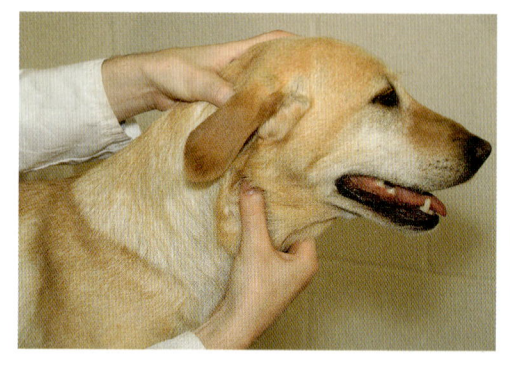

Abb. 2: Palpation von Larynx und zervikalem Abschnitt der Trachea.

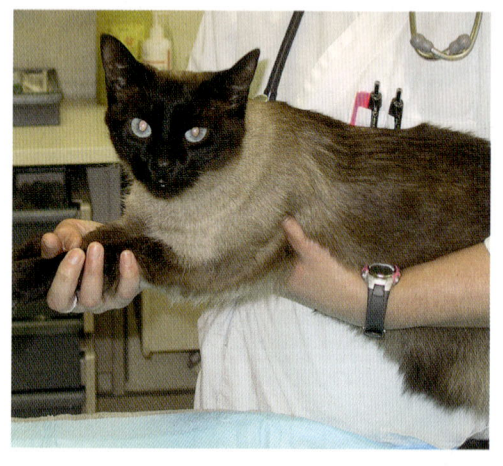

Abb. 3: Palpation des kranialen Mediastinums bei einer Katze.

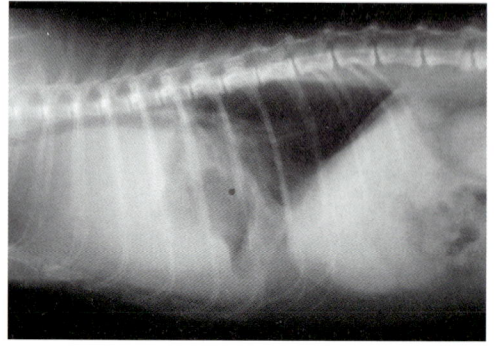

Abb. 4: Das Thoraxröntgenbild zeigt eine Zubildung im kranialen Mediastinum einer dyspnoischen Katze, bei der sich der kraniale Thorax aufgrund des Lymphoms nicht komprimieren ließ.

Untersuchung der Atemwege

3) Zur **Auskultation des Larynx und des extrathorakalen Abschnitts der Trachea** setzt man das Stethoskop mit der Membranseite mehrmals an verschiedenen Stellen über dem Larynx und nach distal bis zum Brusteingang auf, um die oberen Atemwege sowohl während der Inspiration als auch während der Exspiration abzuhorchen. Am lautesten sind Geräusche jeweils direkt über der Stelle des eingeschränkten Luftstroms zu hören (Abb. 5).

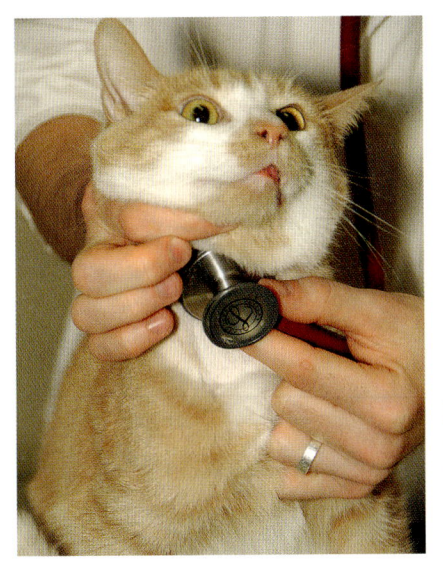

Abb. 5: Durch Auskultation von Larynx und Trachea lässt sich die Stelle einer Obstruktion der oberen Atemwege lokalisieren.

4) Die **Auskultation der Lunge** erfolgt über allen Bereichen des rechten und linken Lungenflügels (Abb. 6). Tiefe, aus den Bronchien stammende Atemgeräusche sind bei Hunden i. d. R. über beiden Lungenfeldern während der Inspiration und während des ersten Drittels der Exspiration zu hören. Bei gesunden Katzen sind diese Atemgeräusche sehr leise und kaum hörbar. Atemgeräusche können lauter als normal sein, wenn Tiere sehr mager sind, wenn die Atmung sehr tief ist, oder wenn in einer Region infolge eines konsolidierten Lungenlappens oder eines Lungentumors die Geräuschübertragung verstärkt ist. Bei Hunden und Katzen mit Pleuraerguss sind die Herztöne und Atemgeräusche ventral gedämpft zu hören, während die Atemgeräusche bei Pneumothorax im dorsalen Bereich gedämpft sind.

5) Beschreibung und Charakterisierung abnormer Lungengeräusche. Unter **pulmonalem Knistern (Crackles)** versteht man ein diskontinuierliches Atemgeräusch, das so klingt, wie wenn man Plastikfolie zerknüllt oder langes Haar zwischen den Fingern reibt. Dieses Geräusch weist auf eine Flüssigkeitsansammlung (Ödem oder Exsudat) in den Lungenalveolen bzw. den Verzweigungen des Bronchialbaums hin, kann aber auch bei Pneumonie, Lungenödem oder interstitieller Lungenfibrose vorhanden sein. Ein **kontinuierliches pfeifendes Atemgeräusch (Wheezing, Giemen)** weist auf eine Verengung der Atemwege hin. Ursache kann eine Konstriktion der Bronchien, eine Verdickung der Bronchialwand, eine externe Kompression der Atemwege oder das Vorhandensein von Exsudat im Bronchiallumen sein. Am häufigsten ist Giemen während des Ausatmens bei Patienten mit Asthma oder Bronchitis zu beobachten. Gelegentlich ist bei Hunden mit hochgradigem intrathorakalem Trachealkollaps am Ende der Exspiration ein **end-exspiratorisches Knacken** zu hören.

6) Als Nächstes sollte versucht werden, **Husten auszulösen** (Abb. 7). Gesunde Tiere husten ein- bis zweimal, wenn man ihre Luftröhre palpiert. Patienten mit bereits gereizter Trachea husten hingegen mehrmals. Ursache für diese erhöhte Empfindlichkeit der Trachea kann eine Erkrankung der Trachea selbst sowie der Bronchien und kleineren Aufzweigungen des Bronchialbaums, aber auch des Lungenparenchyms sein. Jede Irritation der Luftröhre oder jede extratracheale Kompression sowie alle Störungen, die mit einer vermehrten Exsudatbildung in den Atemwegen einhergehen, können zu Husten und erhöhter Empfindlichkeit der Trachea führen. Beobachten Sie bei dieser Untersuchung genau, ob das Tier nach dem Husten abschluckt, da dies für einen produktiven Husten sprechen würde. Produktiver Husten besteht bei Erkrankungen der Atemwege, der Lunge und des Herzens.

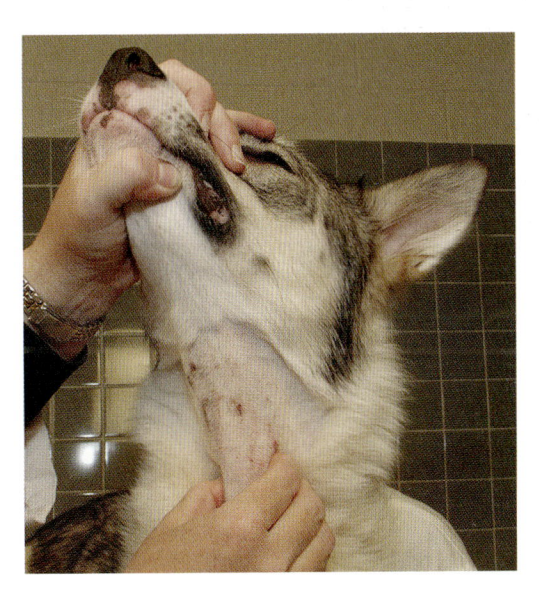

Abb. 7: Drücken Sie behutsam auf die Trachea, um Husten auszulösen.

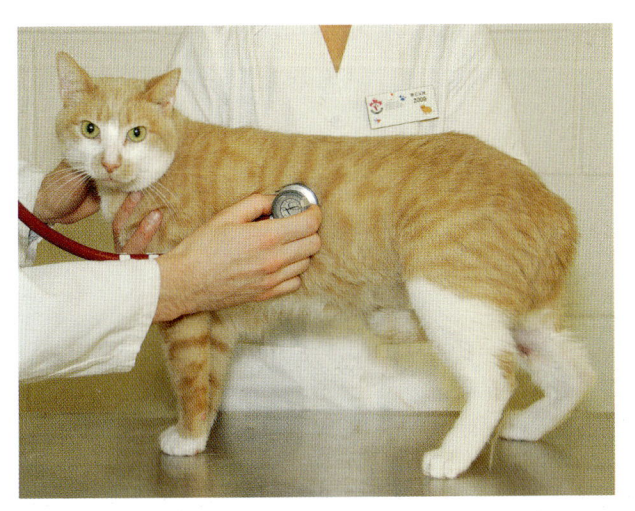

Abb. 6: Um Auffälligkeiten zu entdecken, müssen die Lungenfelder eingehend auskultiert werden.

Respiratorischer Untersuchungsgang IV

Technik (Fortsetzung)

7) Wichtig ist auch die sorgfältige Auskultation des Herzens sowie die Palpation der A. femoralis beider Seiten und die Beurteilung der Kapillarfüllungszeit (❙ Abb. 8–11). Herzinsuffizienz ist eine häufige Ursache von Dyspnoe und Husten, weshalb die kardiologische Auskultation einen wichtigen Bestandteil der Untersuchung des Respirationstrakts darstellt. Das Herz sollte auf beiden Seiten des Thorax auskultiert werden, wobei die normalen Herztöne abzuhören sind und gleichzeitig auf abnorme Herzgeräusche während Systole (Ventrikelkontraktion) und Diastole (Ventrikelrelaxation) zu achten ist. Zur Identifizierung und Charakterisierung evtl. vorhandener Herzgeräusche sollte sich die Auskultation besonders auch auf die Projektion der jeweiligen Herzklappentöne konzentrieren. Die Herzfrequenz ist bei den meisten Patienten mit Atemproblemen infolge Herzversagens erhöht (> 100/min bei großen Hunden; > 160/min bei kleinen Hunden; > 240/min bei Katzen). Der Puls an den Aa. femorales sollte kräftig, gleichmäßig und regelmäßig sein und im Rhythmus des über dem Thorax auskultierten Herzschlags erfolgen. Ein Ausfall oder Aussetzen des Pulses spricht i. d. R. für eine Herzrhythmusstörung, wenn zwar die kardiale Kontraktion auskultiert, jedoch keine entsprechende Pulswelle an der A. femoralis palpiert wurde.

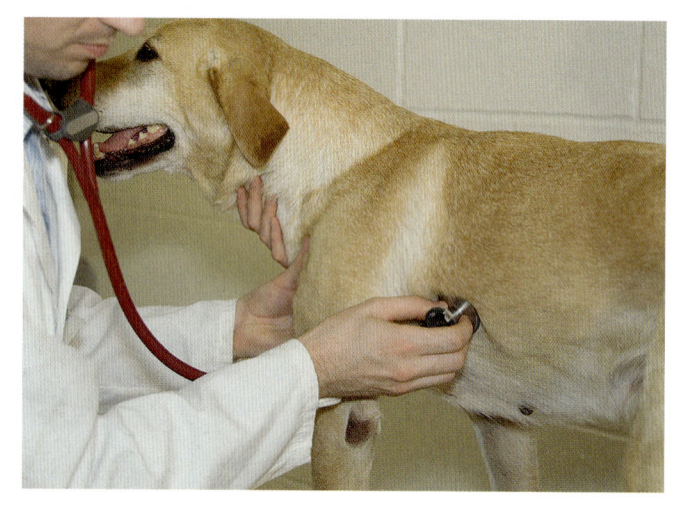

❙ Abb. 8: Das Herz muss auf beiden Seiten des Thorax sorgfältig auskultiert werden.

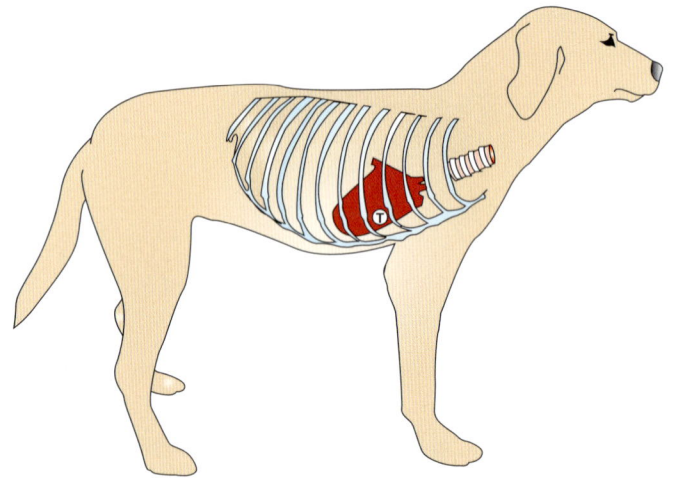

❙ Abb. 10: Auskultationsfeld an der rechten Thoraxseite zur Beurteilung der Trikuspidalklappe (T) des Herzens.

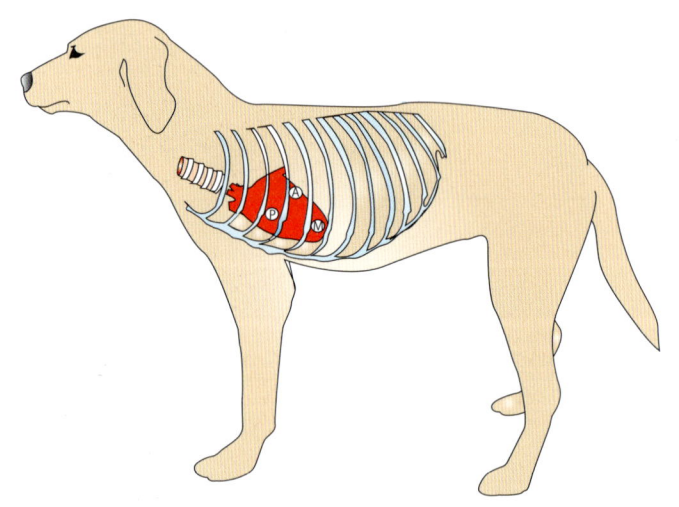

❙ Abb. 9: Auskultationsfelder an der linken Thoraxhälfte zur Beurteilung der Pulmonalklappe (P), Aortenklappe (A) und Mitralklappe (M) des Herzens.

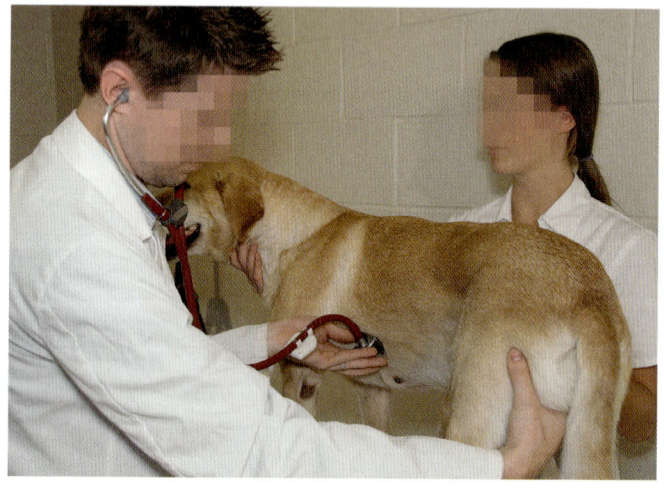

❙ Abb. 11: Durch Auskultation des Herzens und gleichzeitige Palpation des Pulses an der A. femoralis können Arrhythmien und Pulsdefizite entdeckt werden.

Untersuchung der Atemwege

8) Die Kapillarfüllungszeit (KFZ) wird beurteilt, indem man mit dem Finger Druck auf die Mundschleimhaut ausübt und danach beobachtet, wie lange die kapillare Rückfüllung dauert. Eine verlängerte KFZ (> 2 s) kann ein Hinweis auf ein vermindertes Herzminutenvolumen oder auf Dehydratation sein (▌ Abb. 12 und 13).

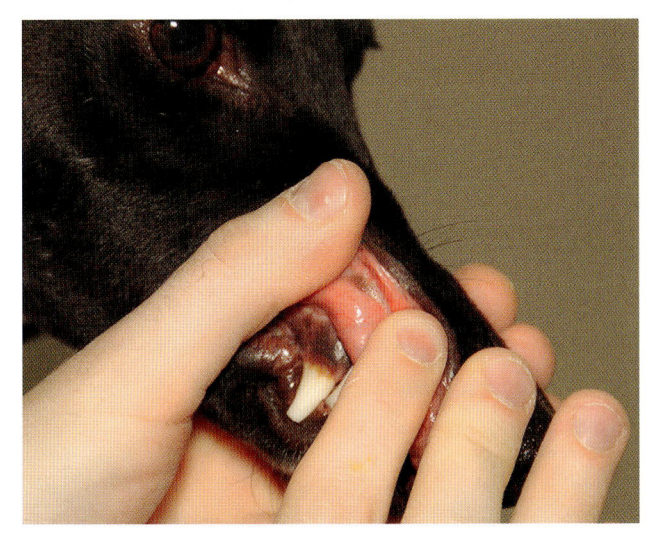

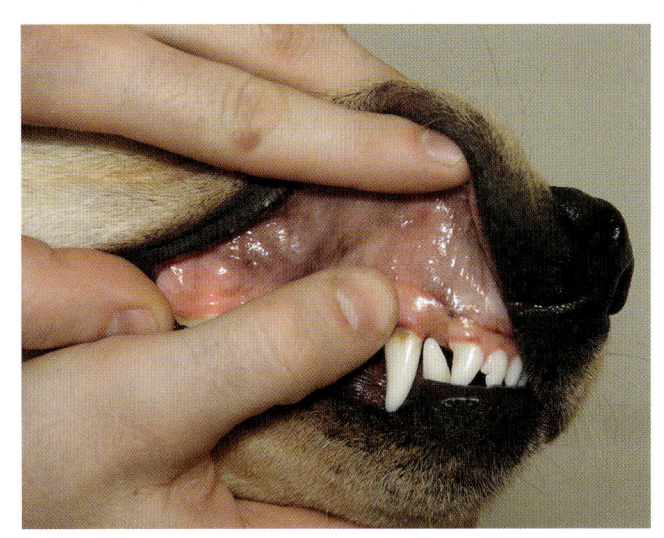

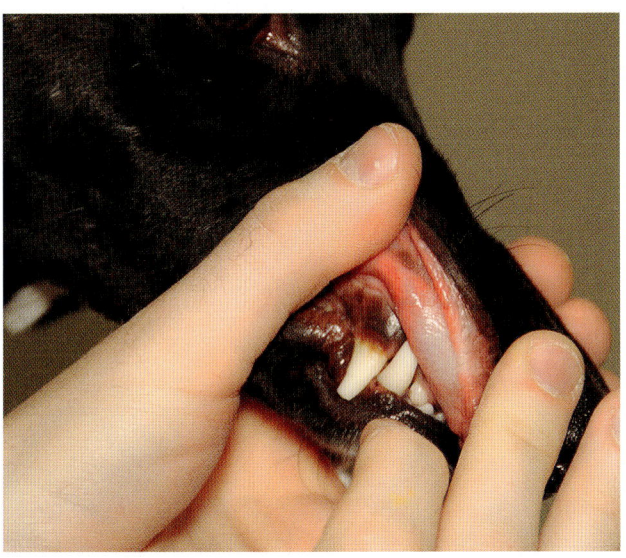

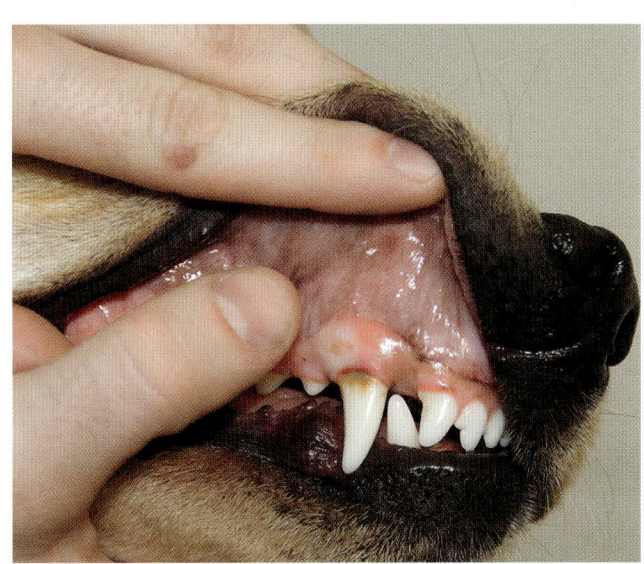

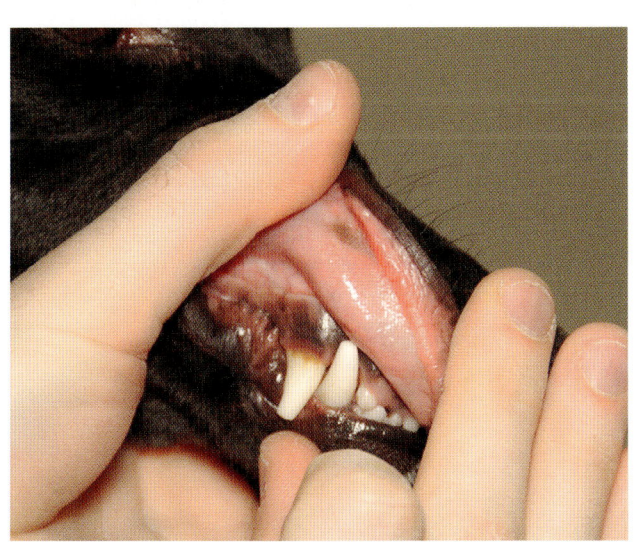

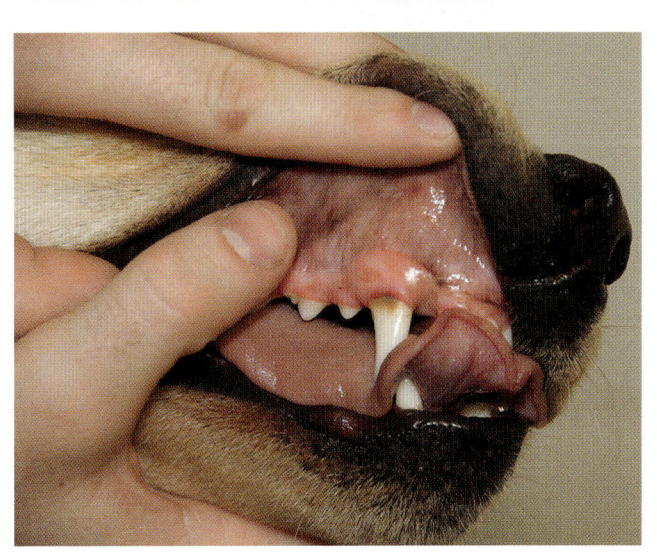

▌ Abb. 12: Zur Beurteilung der Kapillarfüllungszeit drückt man mit dem Finger auf die Mundschleimhaut. Danach misst man die Zeit bis zur vollständigen kapillaren Rückfüllung.

▌ Abb. 13: Beurteilung der Kapillarfüllungszeit.

Untersuchung der Nasenhöhle I

Ziel
Untersuchung der Nasenhöhle zur Ermittlung der Ursache lokalisierter klinischer Symptome.

Indikationen
▶ chronischer Nasenausfluss, nasale Erosionen oder Deformationen, Schniefen oder nasale Obstruktion
▶ Hunde mit akutem Niesen, Schniefen und Reiben der Nase bzw. des Gesichts mit der Pfote, was auf die Inhalation eines Fremdkörpers hindeutet

Kontraindikationen und besondere Hinweise
▶ Die instrumentelle Untersuchung der Nasenhöhle (Rhinoskopie) erfordert die Vollnarkose des Patienten und kann daher bei Tieren, die nicht anästhesiert werden können, nicht durchgeführt werden.
▶ Bei Katzen und Hunden mit chronischem Nasenausfluss wird zunächst mithilfe eines Wattestäbchens eine Tupferprobe des Exsudats genommen und zur zytologischen Untersuchung eingeschickt. Erst danach wird die Allgemeinanästhesie für die Rhinoskopie geplant. Von dem sich direkt in den Nasenlöchern befindlichen Exsudat wird mit einem Wattestäbchen eine Probe genommen, die sofort auf einem Objektträger ausgerollt und mit Methylenblau gefärbt wird, um sie auf Kryptokokken zu untersuchen. Bei fast 60% der Tiere ergibt die zytologische Untersuchung eine Besiedlung der Nase mit *Cryptococcus neoformans* (▌Abb. 1 und 2). Für andere Erkrankungen bzw. Infektionen der Nase von Hund und Katze sind Tupferproben, Zytologie und Kultur nicht von besonderem Nutzen.

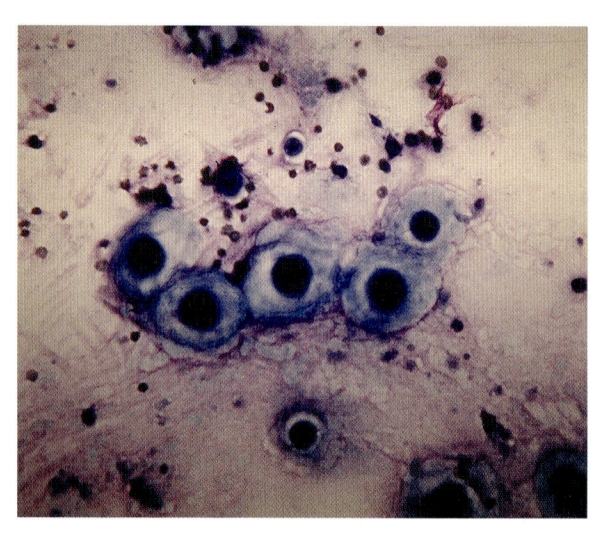

▌ Abb. 2: *Cryptococcus neoformans* in einer Nasentupferprobe einer Katze.

▶ Bei Patienten mit Epistaxis sollten noch vor der rhinoskopischen Untersuchung in Vollnarkose etwaige extranasale Ursachen des Nasenblutens abgeklärt werden (s. S. 58/59).
▶ Röntgenaufnahmen bzw. eine Computertomografie (CT) der Nase sollten bei Tieren mit chronischen Nasenproblemen ebenfalls noch vor der Rhinoskopie angefertigt werden, damit Details der intranasalen Strukturen nicht aufgrund von untersuchungsbedingten Blutungen verschleiert werden.
▶ Die gründliche Untersuchung der Nasenhöhle kann, wie bereits erwähnt, nur am anästhesierten Tier vorgenommen werden. Für den Fall, dass die Rhinoskopie für eine definitive Diagnose alleine nicht ausreicht, sollten auch eine Nasenspülung und eine Biopsie geplant werden.

Material
▶ Ein Otoskop mit einem entsprechenden Aufsatz in adäquater Größe eignet sich zur Untersuchung des vorderen Drittels der Nasenhöhle (▌Abb. 3).
▶ Für die Untersuchung der vorderen zwei Drittel der Nasenhöhle kann bei großen Hunden ein starres Endoskop mit Glasfaseroptik (2–3 mm Durchmesser) oder ein flexibles Endoskop verwendet werden (▌Abb. 4).
▶ Gleitmittel

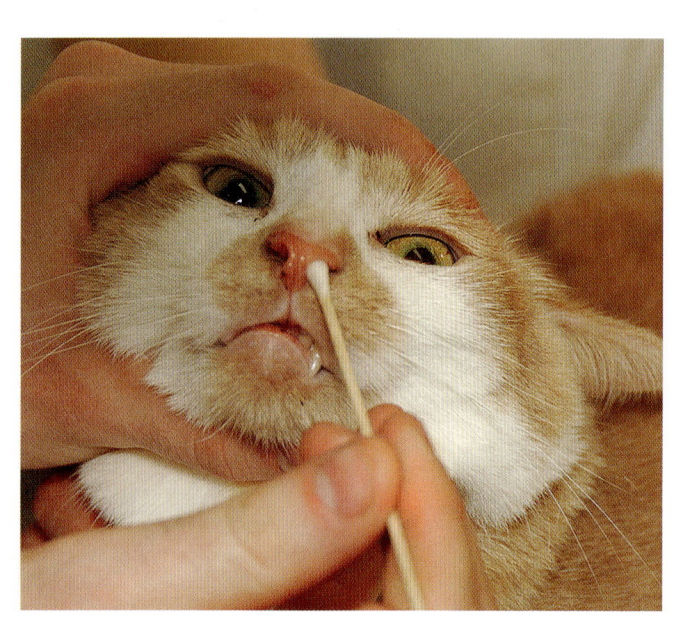

▌ Abb. 1: Abnahme einer Nasentupferprobe für die zytologische Untersuchung.

Untersuchung der Atemwege

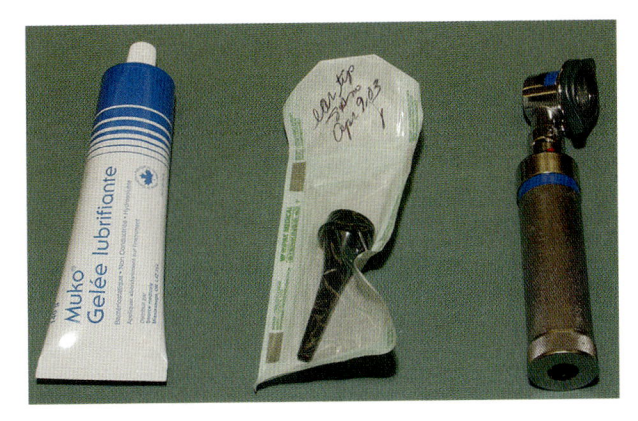

Abb. 3: Ein Otoskop mit entsprechendem Aufsatz kann zur Untersuchung des vorderen Bereichs der Nasenhöhle verwendet werden.

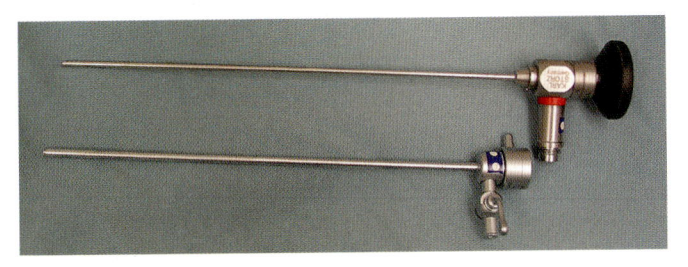

Abb. 4: Bei großen Hunden eignet sich ein Endoskop besser zur Adspektion des mittleren Teils der Nasenhöhle.

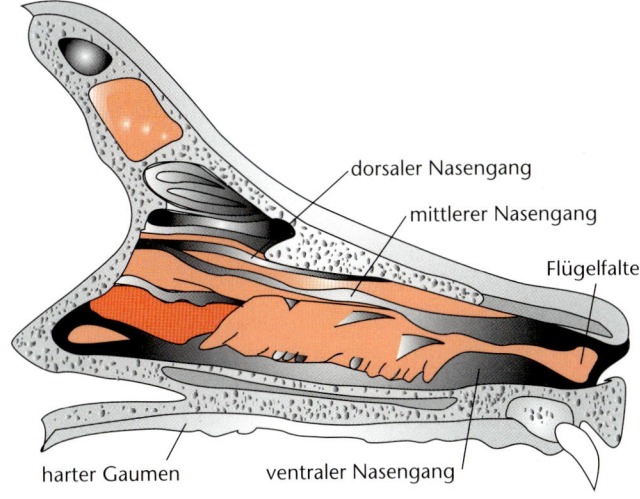

Abb. 5: Anatomie der Nasengänge (Meatus nasi).

Fixierung
Die rhinoskopische Untersuchung wird am anästhesierten Patienten durchgeführt, der sich dafür in Brustlage befindet.

Anatomie
▶ Die Nasenhöhle erstreckt sich von den Nasenlöchern bis zum Nasopharynx und wird durch die Nasenscheidewand (Septum nasale) in eine linke und eine rechte Hälfte unterteilt.
▶ Die dorsalen und ventralen Muschelbeine (Ossa conchae) sind von Schleimhaut überzogene Strukturen, die von der Lateralwand ausgehend in die Nasenhöhle hineinragen. Dadurch wird die Nasenhöhle in drei verschiedene Nasengänge unterteilt: Meatus nasi dorsalis, medius et ventralis.
▶ Der dorsale Nasengang ist eine schmale Passage zwischen Nasendach und dorsaler Nasenmuschel und führt zum kaudalen Teil der Nasenhöhle.
▶ Der mittlere Nasengang liegt zwischen dorsaler und ventraler Nasenmuschel. Er führt ebenfalls in den kaudalen Bereich der Nase, wo er sich nochmals in einen dorsalen und einen ventralen Kanal aufteilt. Auch der Hauptzugang zu den Nasennebenhöhlen liegt im Meatus nasi medius.
▶ Der ventrale Nasengang verläuft zwischen ventralen Conchen und dem Nasenboden und führt direkt zum Nasopharynx. Der Hauptanteil der Atemluft fließt durch diesen Meatus (Abb. 5).

▶ Der kraniale Zugang zur Nasenhöhle mit einem größeren Objekt wie einer Otoskopspitze oder einem Endoskop wird ventral und lateral durch die wulstige Flügelfalte beschränkt (Abb. 6). Richtet man die Spitze des Otoskops oder Endoskops beim Einführen nach mediodorsal, erleichtert dies den Zugang. Die rhinoskopische Adspektion erfolgt primär im Meatus nasi medius, doch kann auch der ventrale Nasengang untersucht werden.

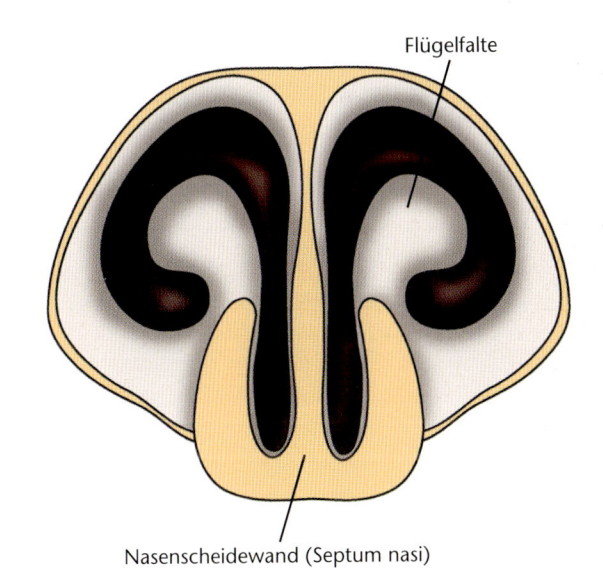

Abb. 6: Anatomie der Flügelfalte.

Untersuchung der Nasenhöhle II

Rhinoskopie

Technik

1) Für die Rhinoskopie muss sich der Patient in Vollnarkose befinden.
2) Vor Durchführung der Rhinoskopie sollte, wenn kein akuter Verdacht auf einen inhalierten Fremdkörper besteht, eine Röntgenaufnahme oder ein CT der Nase angefertigt werden. So können bestehende Anomalien entdeckt werden, die später evtl. durch Blutungen, die durch die Rhinoskopie verursacht werden können, verschleiert werden.
3) Bevor mit der Rhinoskopie begonnen wird, sollte die Maulhöhle gründlich untersucht werden. Harter und weicher Gaumen sind mittels Adspektion und Palpation auf Erosionen, Defekte oder Deformationen zu untersuchen.
4) Wenn möglich, sollte vor der rhinoskopischen Untersuchung des kranialen Anteils der Nasenhöhle auch der kaudale Nasopharynx endoskopisch beurteilt werden (s. S. 74/75), um etwaige vorhandene Polypen, Neoplasien oder Fremdkörper bzw. einen Milbenbefall zu entdecken.
5) Auch bei einseitigen nasalen Symptomen sollten stets beide Nasenhöhlen untersucht werden. Dazu beginnt man die Untersuchung mit der gesunden Seite.
6) Versehen Sie den Ohrtrichter des Otoskops bzw. die Endoskopspitze mit etwas Gleitmittel (◼ Abb. 7).
7) Der Aufsatz des Otoskops bzw. Endoskops wird nun vorsichtig in die Nase eingeführt, wobei der Konus anfangs nach mediodorsal gerichtet ist und mit etwas Druck nach kaudal vorgeschoben wird (◼ Abb. 8).

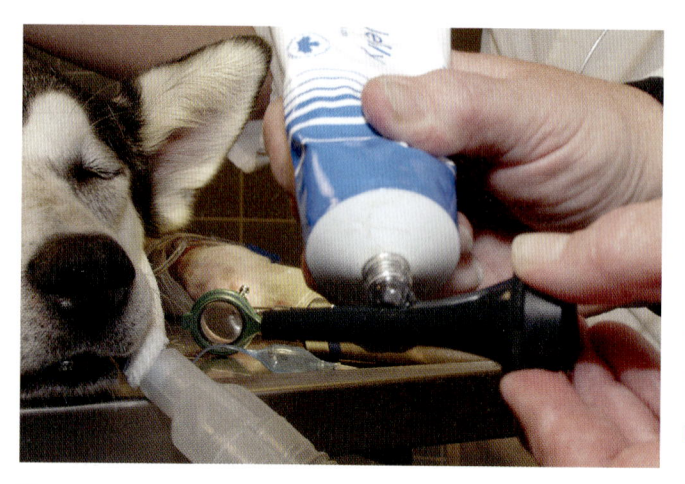

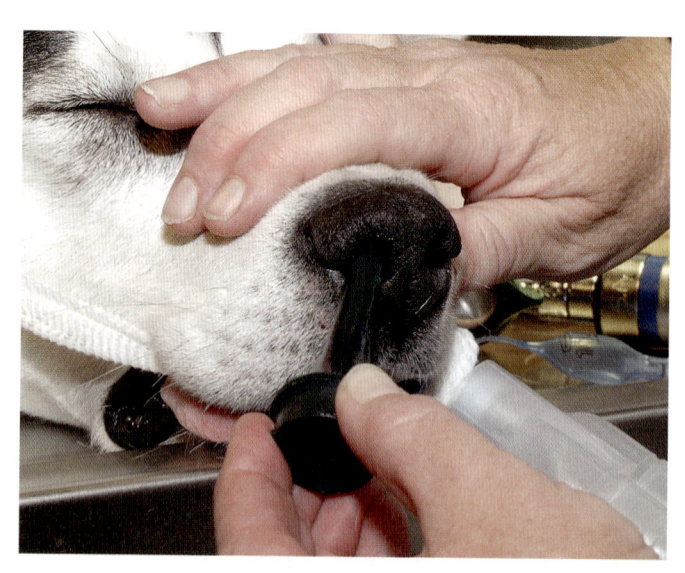

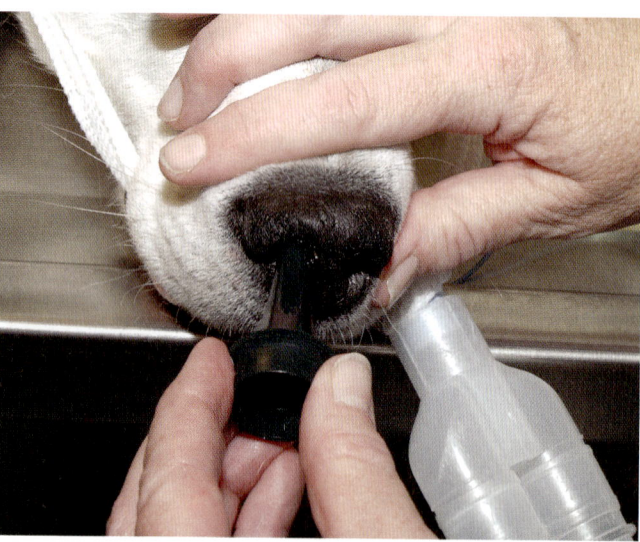

◼ Abb. 7: Auftragen von Gleitmittel auf den Aufsatz des Endoskops.

◼ Abb. 8: Der Aufsatz des Otoskops wird anfangs in mediodorsale Richtung eingeführt und unter vorsichtigem Druck nach kaudal vorgeschoben.

Untersuchung der Atemwege

8) Sobald der Konus richtig liegt, wird der Aufsatz mit dem Otoskop verbunden und das Innere der Nasenhöhle inspiziert. Allerdings lässt sich mit einem Otoskopaufsatz nur das kraniale Drittel bzw. die vordere Hälfte der Nasenhöhle untersuchen (Abb. 9). Bei großen Hunden eignet sich ein starres oder flexibles Endoskop besser zur Adspektion des mittleren Bereichs der Nasenhöhle (Abb. 10).

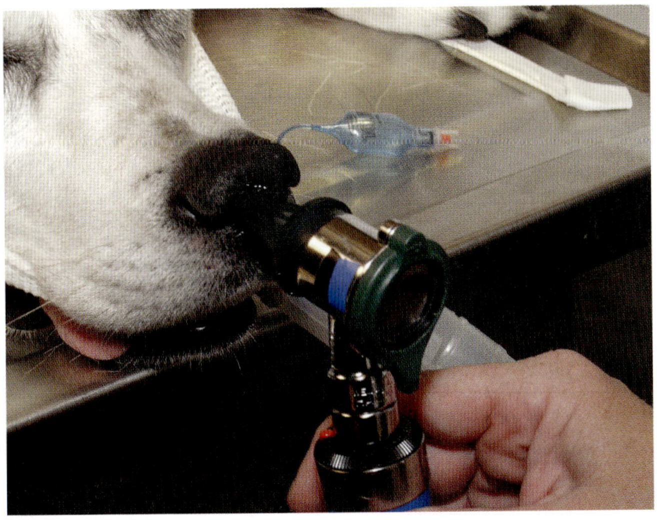

Abb. 9: Das Otoskop wird mit dem korrekt liegenden Aufsatz verbunden und die Nasenhöhle wird inspiziert.

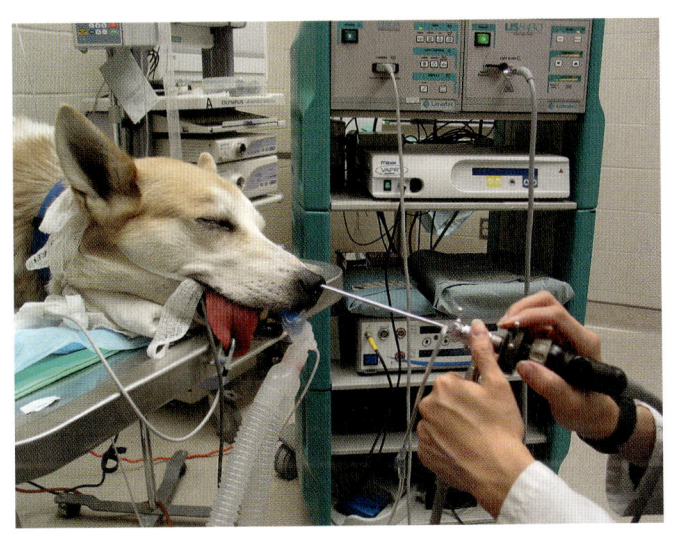

Abb. 10: Bei großen Hunden lässt sich der Großteil der Nasenhöhle gut mithilfe eines starren Endoskops untersuchen.

9) Jeder einzelne Nasengang sollte systematisch inspiziert werden, wobei man ventral beginnt und sich nach dorsal weiterarbeitet.
10) Die gesunde Nasenschleimhaut ist glatt und rosa und von einer geringen Menge seröser Flüssigkeit bedeckt. Mögliche zu beobachtende Veränderungen sind Entzündungen der Nasenschleimhaut, Matten von Pilzhyphen, Wucherungen, Fremdkörper oder Milbenbefall (Abb. 11 und 12).
11) Werden im Zuge der Rhinoskopie Zubildungen oder Pilzmatten entdeckt, sollte man sofort Proben für die zytologische oder histopathologische Untersuchung entnehmen. Finden sich keinerlei Auffälligkeiten, wird die Nase gespült und man führt eine Blindbiopsie durch.

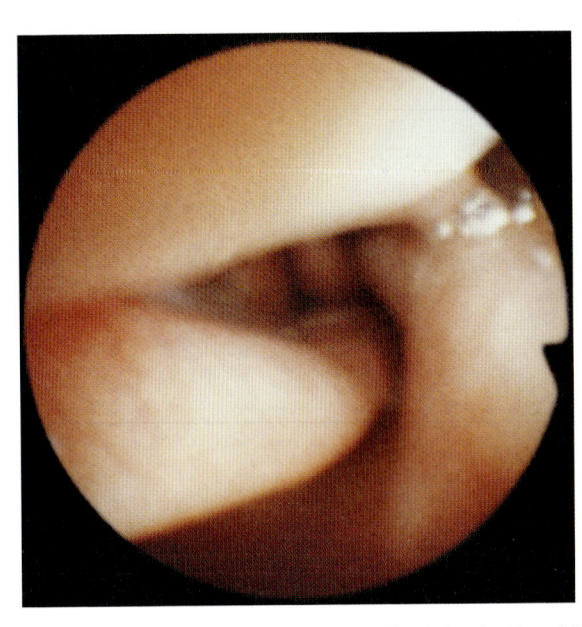

Abb. 11: Endoskopische Ansicht des kranialen Abschnitts der Nasenhöhle eines gesunden Hundes.

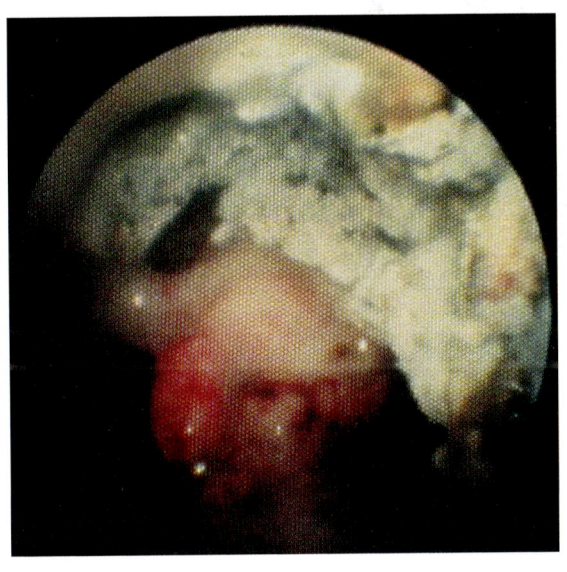

Abb. 12: Endoskopische Ansicht der Nasenhöhle eines Hundes mit nasaler Aspergillose. Man erkennt die zerstörte Turbinalienstruktur, die entzündete Schleimhaut und die flaumigen, grauen Matten der Pilzhyphen. Zur Bestätigung der Diagnose wird mithilfe eines Biopsieinstruments eine Probe von den Pilzmatten gewonnen. Diese wird in Kochsalzlösung eingelegt und zur zytologischen Untersuchung eingeschickt. (Mit freundlicher Genehmigung von Dr. Cindy Shmon, University of Saskatchewan)

Untersuchung der Nasenhöhle III

Nasenspülung

Technik

Eine Nasenspülung sollte immer dann durchgeführt werden, wenn man durch die Rhinoskopie zu keiner abschließenden Diagnose gelangt. Dazu wird der Patient in Vollnarkose gelegt. Bei der Nasenspülung ist besonders darauf zu achten, dass die Manschette (Cuff) des Endotrachealtubus vollständig aufgeblasen ist.

1) Der kaudale Abschnitt des Nasopharynx wird mit Gazeschwämmchen oder Ähnlichem so abgedichtet, dass die zur Spülung verwendete Kochsalzlösung nicht zur Gänze in den Schlund gerät (Abb. 13).

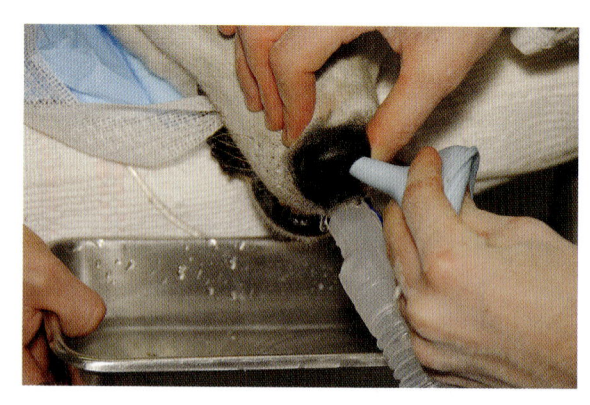

Abb. 14: Nasenspülung bei einem Hund. Die ausfließende Spüllösung wird in einer Schale aufgefangen.

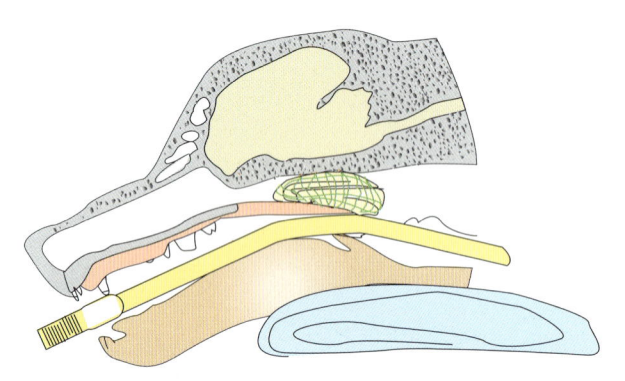

Abb. 13: Vorbereitung für die Nasenspülung: korrekt gelegter Endotrachealtubus und Abdichten des kaudalen Abschnitts des Nasopharynx mit Gazeschwämmchen.

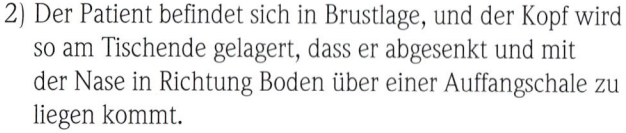

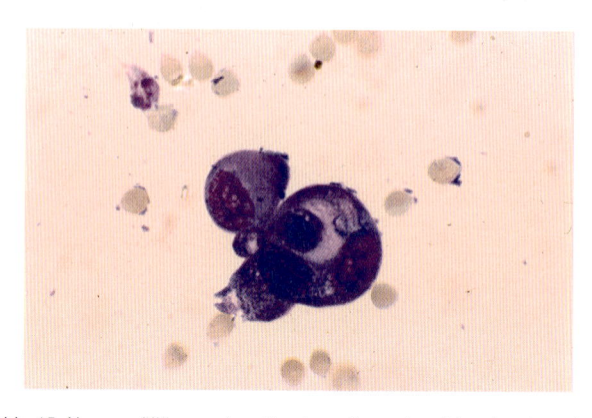

Abb. 15: Nasenspüllösung eines Hundes mit nasalem Adenokarzinom in der mikroskopischen Ansicht.

2) Der Patient befindet sich in Brustlage, und der Kopf wird so am Tischende gelagert, dass er abgesenkt und mit der Nase in Richtung Boden über einer Auffangschale zu liegen kommt.
3) Eine Gummiohrspritze wird mit etwa 30 ml steriler Kochsalzlösung gefüllt und in ein Nasenloch eingeführt. Durch Zusammendrücken des Ballons wird die Spüllösung in die Nase gespritzt. Die aus Nase und Mundhöhle abfließende Flüssigkeit wird in einer Metallschale aufgefangen (Abb. 14 und 15). Zusammen mit Schleim oder Geweberesten, die sich an dem im Nasopharynx eingelegten Gazeschwämmchen angesammelt haben, wird eine Probe der Spülflüssigkeit zur zytologischen Untersuchung an ein Labor gesandt. Oft reicht die erhaltene Probe für eine Diagnose nicht aus, doch können gelegentlich Fremdkörper, Milben oder Pilzhyphen mithilfe dieser Technik entdeckt werden.

Nasale Biopsie

Technik

Biopsieproben aus der Nase sollten für die histologische Untersuchung bei jedem Patienten gewonnen werden, bei dem eine Rhinoskopie durchgeführt wird (es sei denn, diese diente nur der Entfernung eines Fremdkörpers).

1) Wird im Rahmen der rhinoskopischen Untersuchung eine Läsion entdeckt, kann mithilfe einer kleinen, durch den Arbeitskanal des Rhino- oder Endoskops eingeführten Biopsiefasszange sofort eine Gewebeprobe entnommen werden. Diese ist jedoch oftmals zu klein und erlaubt keine endgültige Diagnose (Abb. 16).

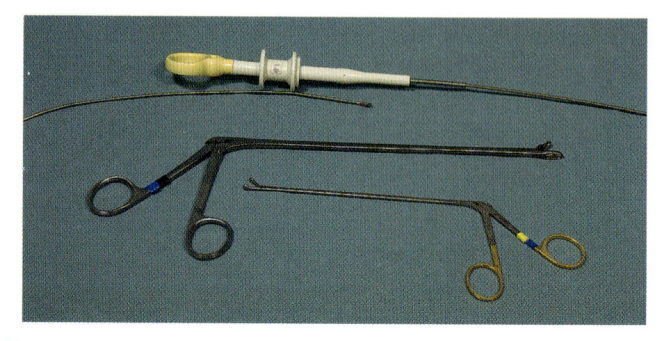

Abb. 16: Biopsiezangen zur Gewinnung nasaler Biopsate von Hund und Katze.

2) Konnte im Zuge der Rhinoskopie keine Veränderung entdeckt werden, und liegt aber laut Röntgen- bzw. CT-Befund eine Läsion vor, sollte man größere Instrumente, z. B. eine Alligator-Fasszange mit schalenförmiger Vertiefung oder eine Löffelzange (mindestens 2 × 3 mm) für die Biopsie verwenden. Dabei orientiert man sich an den Zähnen des Oberkiefers.
3) Wenn weder bei der Rhinoskopie noch bei der röntgenologischen oder computertomografischen Untersuchung eine auffällige Veränderung entdeckt wurde, entnimmt man von beliebigen Stellen in der Nasenhöhle mehrere Biopsate. Mindestens sechs Gewebeproben sollten gewonnen werden. Der Boden der Nasenhöhle wird dabei ausgespart, da hier größere Blutgefäße beschädigt werden könnten.
4) Biopsiezangen sollten niemals weiter als bis auf die Höhe des medialen Augenwinkels eingeführt werden, um eine Penetration der Lamina cribrosa zu vermeiden (Abb. 17).
5) Für die Probenentnahme wird die Biopsiezange geschlossen bis zur interessierenden Region eingeführt, dann geöffnet und gegen die entsprechende Stelle gedrückt, danach geschlossen und zurückgezogen. Zum Überführen des Biopsats von der Fasszange auf eine Biopsie-Kassette zwecks weiterer Verarbeitung der Probe kann man eine großlumige Kanüle verwenden.

Komplikationen
▶ narkosebedingte Komplikationen
▶ starke Blutungen. Blutungen lassen sich i. d. R. durch eine Nasentamponade stillen. Dazu kann man mehrere Wattestäbchen, Gazetampons, Gaze- oder Baumwolltupfer bzw. Gazeschwämmchen verwenden (Abb. 18).

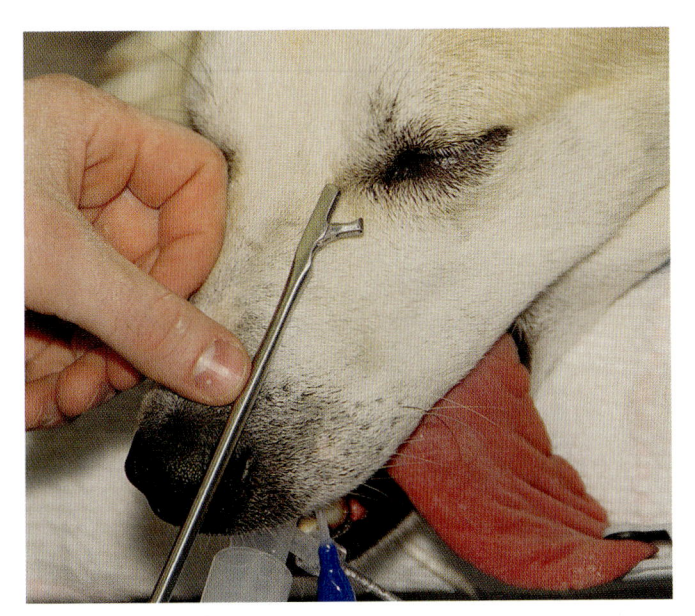

Abb. 17: Messen der Distanz bis zum medialen Kanthus des Auges vor Einführen der Biopsiezange in die Nasenhöhle.

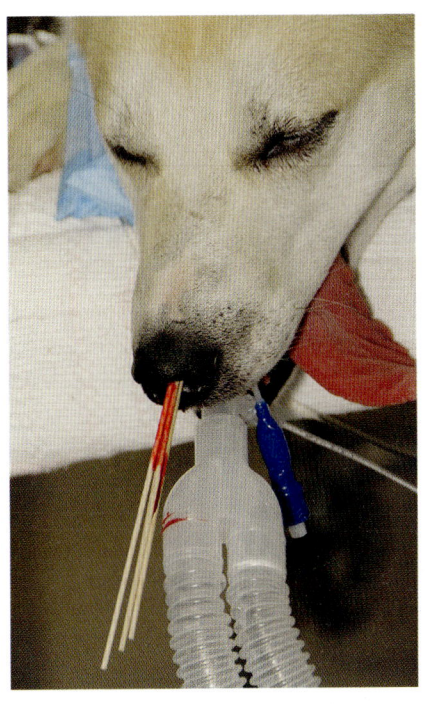

Abb. 18: Zur Blutstillung in der Nasenhöhle kann man mehrere Wattestäbchen einführen bzw. den blutenden Nasopharynx mit Gazeschwämmchen tamponieren.

▶ Katzen mit obstruktiven Erkrankungen der Nase können bei Sedierung oft nicht auf Maulatmung umstellen, sodass sie hyperventilieren oder in der Aufwachsphase sogar sterben können, wenn keine sorgfältige Überwachung in dieser Phase erfolgt.
▶ Traumatische Verletzungen des Gehirns werden vermieden, indem man Instrumente niemals weiter als bis auf die Höhe des medialen Augenwinkels einführt.

Untersuchung des Pharynx I

Ziel
Untersuchung des Oro- und Nasopharynx zur Ermittlung der Ursache lokalisierter klinischer Symptome.

Indikationen
▶ akute schnarchende Atmung, Würgen, rückwärtsgerichtetes Niesen (Reverse Sneezing) und wiederholte Schluckversuche, sodass die Inhalation eines Fremdkörpers vermutet werden muss
▶ chronischer Nasenausfluss, nasale Erosionen oder Deformationen, Schniefen oder nasale Obstruktion
▶ wiederholtes Würgen
▶ bei allen Patienten mit röchelnder Atmung (Stertor). Unter Stertor versteht man ein lautes, diskontinuierliches, röchelndes Geräusch bei der Inspiration. Ursache ist meist eine Obstruktion im Bereich des Pharynx.

Kontraindikationen und besondere Hinweise
▶ Eine umfassende Untersuchung des Pharynx erfordert die Vollnarkose und kann daher bei Tieren, die nicht anästhesiert werden können, nicht durchgeführt werden.
▶ Tiere mit obstruktiven Erkrankungen des Pharynx aufgrund einer Zubildung oder überschießenden Weichteilgewebes sind höchst gefährdet für eine vollständige Verlegung der Atemwege, die tödlich enden kann, wenn die Tiere sediert und nicht kontinuierlich überwacht werden. Durch Entspannung von Weichteilgewebe bei Sedierung oder Narkose kann es beim Einatmen zu einer zusätzlichen Verlegung der Atemwege kommen. Die Einleitung der Narkose sollte daher bei diesen Patienten sehr schnell erfolgen und sich darauf konzentrieren, so rasch wie möglich offene Atemwege sicherzustellen. Sowohl das Praxisteam als auch die Ausrüstung sollten darauf vorbereitet sein, eine Notfalltracheotomie durchzuführen, falls sich der Endotrachealtubus auf oralem Weg nicht über die Obstruktion hinweg einführen lässt.

Material
▶ Eine kleine Stablampe ist hilfreich zur Untersuchung von Maulhöhle und Oropharynx (Abb. 1).

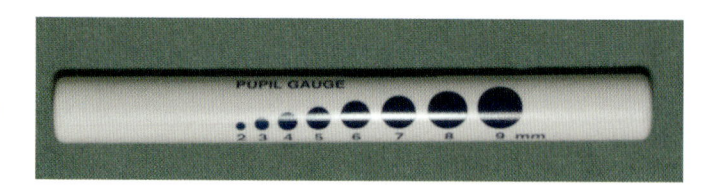

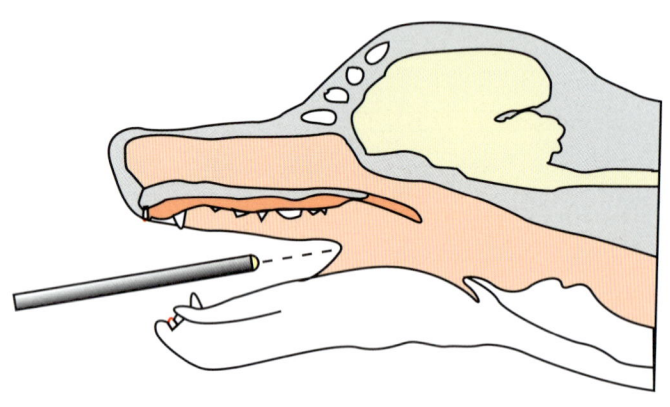

Abb. 1: Das einzige, für eine vollständige Untersuchung des Oropharynx notwendige Material ist eine Lichtquelle.

▶ Zur genauen Untersuchung des Nasopharynx (des kaudalen Abschnitts der Nasenhöhle) ist ein flexibles Endoskop geringen Durchmessers erforderlich (Abb. 2).

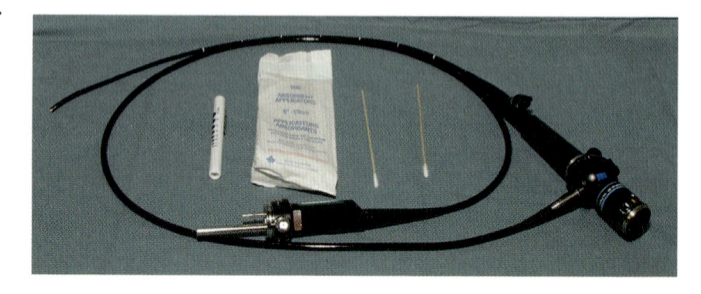

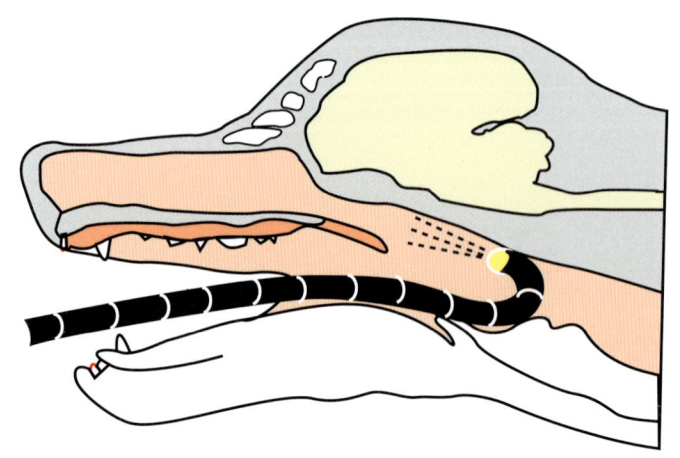

Abb. 2: Die Untersuchung des Nasopharynx erfordert ein flexibles Endoskop. Für die Adspektion des Nasopharynx wird die Spitze des Endoskops nach oben gebogen, sodass sie höher als der weiche Gaumen liegt und nach kranial zeigt.

Untersuchung der Atemwege

Fixierung
Für die Untersuchung wird der Patient in Vollnarkose gelegt und in Brustlage positioniert. Das Maul wird mithilfe eines Maulgatters offen gehalten.

Anatomie
▶ Die Tonsillen befinden sich im dorsolateralen Pharynx und können vollständig in ihren taschenförmigen Vertiefungen liegen, sodass nur kleine schlitzförmige Schleimhautfalten zu sehen sind (Abb. 3).

Technik
1) Für die Untersuchung muss sich der Patient in Vollnarkose mit tiefer Anästhesiestufe befinden, da bei dieser Technik der Würgereflex stark stimuliert wird.
2) Zur Untersuchung der Mandeln kann man durch Hochklappen der darüberliegenden Schleimhautfalte mithilfe eines Wattestäbchens den eigentlichen Mandelwulst zum Vorschein bringen. Die Mandelgruben werden sondiert, um etwaige vorhandene Fremdkörper (z. B. Grasähren) zu entdecken.
3) Harter und weicher Gaumen werden mittels Palpation auf Deformationen, abnorm weiche Stellen oder Zubildungen untersucht (Abb. 5).

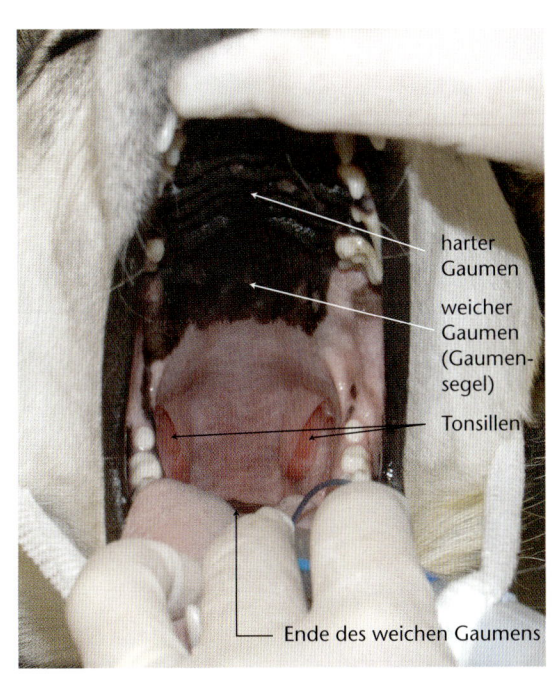

Abb. 3: Tonsillen im dorsolateralen Bereich des Pharynx.

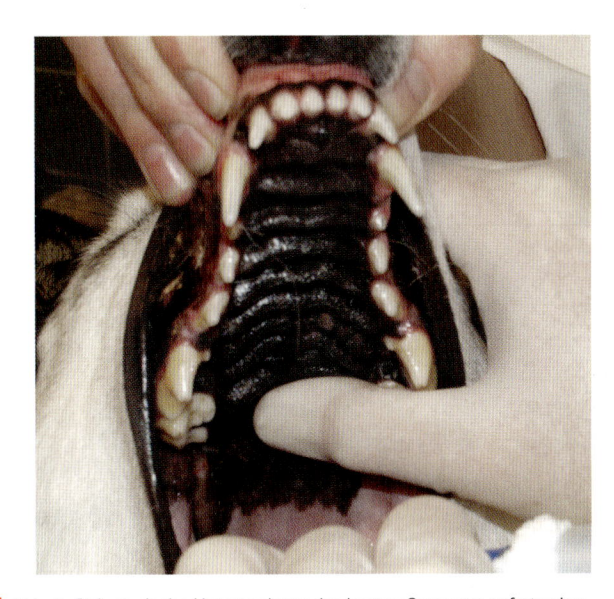

Abb. 5: Palpatorische Untersuchung des harten Gaumens auf etwaige Deformationen, abnorm weiche Stellen oder Zubildungen.

▶ Das Gaumensegel, auch weicher Gaumen genannt, ist die Fortsetzung des harten Gaumens und reicht bis zur Spitze der Epiglottis. Es trennt somit den Oropharynx vom Nasopharynx. Beim gesunden Hund bedeckt das freie Ende des Gaumensegels gerade eben die Spitze der Epiglottis und reicht nicht weiter als die Kaudalfläche der Mandelkrypten.
▶ Als Nasopharynx wird der Raum dorsal des weichen Gaumens bezeichnet.
▶ Der Oropharynx ist hingegen die Region zwischen Gaumensegel, Zunge und Epiglottis (Abb. 4).

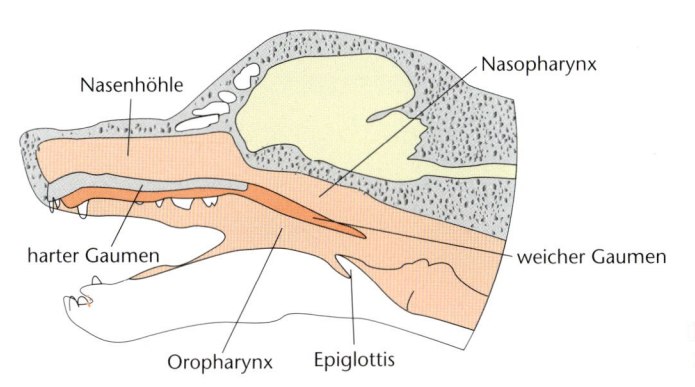

Abb. 4: Pharynxanatomie (Lateralansicht).

Untersuchung des Pharynx II

Technik (Fortsetzung)

4) Es folgt eine Beurteilung von Länge und Form des Gaumensegels. Normalerweise endet der weiche Gaumen am kranialen Rand der Epiglottis, ohne signifikant über diese hinauszuragen. Bei den meisten Hunden reicht das Gaumensegel kaudal nicht weiter als bis zu einer imaginären Linie, welche die Kaudalflächen der beiden Mandelgruben miteinander verbindet (❙ Abb. 6). Bei Hunden mit einer Obstruktion der oberen Atemwege aufgrund eines verlängerten Gaumensegels ragt der weiche Gaumen deutlich über die Spitze der Epiglottis hinaus (❙ Abb. 7). Das verlängerte Gaumensegel wird bei der Inspiration nach kaudal in Larynx und Trachea hineingezogen, wodurch sein Kaudalrand eine spitze Form annimmt.

5) Um den Nasopharynx inspizieren zu können, wird das flexible Endoskop bis über das Gaumensegel hinaus vorgeschoben, und die Endoskopspitze wird dann so gekrümmt, dass der Schein der Lichtquelle des Endoskops direkt in den Nasopharynx fällt (❙ Abb. 8). Eine optimale Visualisierung des Nasopharynx erreicht man i. d. R., wenn das helle Licht zentral durch bzw. über dem weichen Gaumen einfällt. Bei kleinen Hunden und bei Katzen lässt sich die Darstellung verbessern, indem man Zungenbasis, Endotrachealtubus und Endoskop hinunterdrückt. So wird der dorsoventrale Abstand vergrößert und die Retroflexion der Endoskopspitze zur Adspektion des Nasopharynx gelingt leichter. Das Bild, das man mit dem retroflektierten Endoskop erhält, ist auf den Kopf gestellt, sodass die dorsale Oberfläche des Gaumensegels oben zu sehen ist und die Dorsalwand des Nasopharynx ventral liegt (❙ Abb. 9). Am Dorsaldach des Nasopharynx befindet sich eine von Schleimhaut bedeckte Knochenbrücke (Vomer), die sich nach rostral als membranöser Anteil der in der Medianen liegenden Nasenscheidewand fortsetzt. Die Links-/Rechts-Orientierung bleibt unverändert.

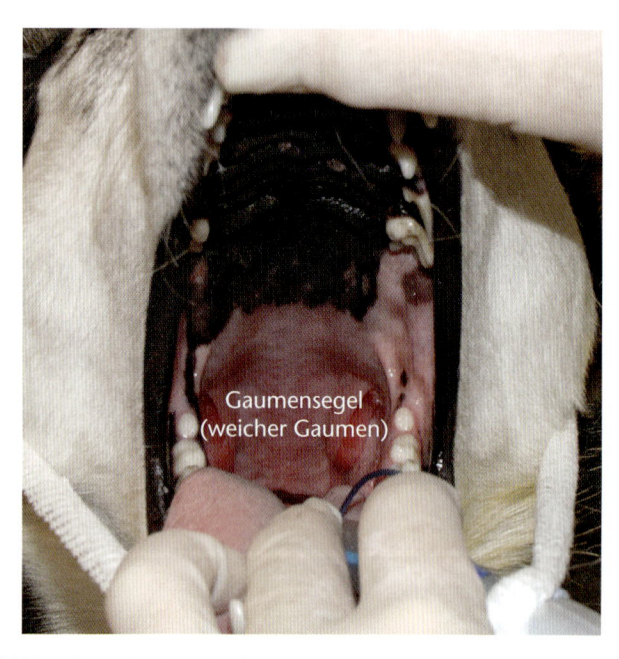

❙ Abb. 6: Normale Länge des Gaumensegels eines Hundes.

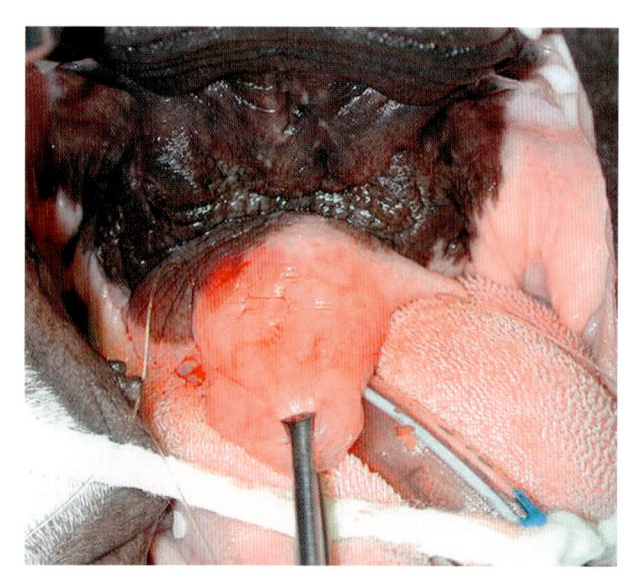

❙ Abb. 7: Das deutlich verlängerte Gaumensegel dieser einjährigen Englischen Bulldogge mit stertoröser Atmung wird mit der Pinzette erfasst und angehoben.

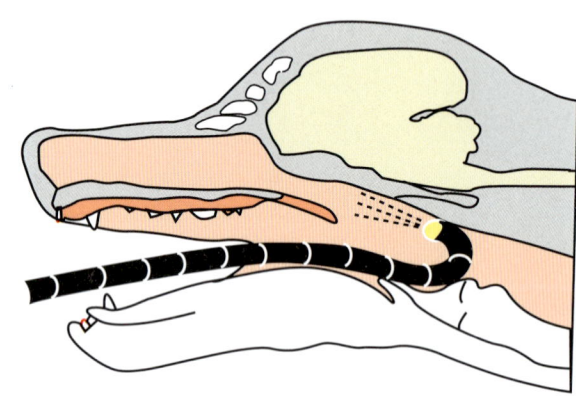

❙ Abb. 8: Dank der Retroflexion der Endoskopspitze kann das Licht direkt in den Nasopharynx gerichtet werden.

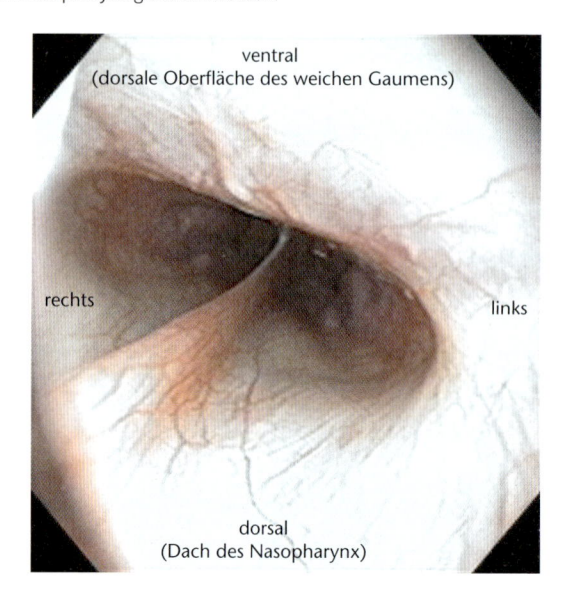

❙ Abb. 9: Retrograd gerichteter Blick mit einem flexiblen Endoskop in eine gesunde Nasenhöhle.

6) Der Nasopharynx sollte auf Symmetrie, Ausfluss und Wucherungen oder Fremdkörper untersucht werden. Fremdkörper, insbesondere Grannen oder anderes pflanzliches Material, aber auch Futterteile, die mit Erbrochenem nach oben befördert wurden, bleiben häufig im kaudalen Nasopharynx liegen. Auch Polypen (bei Katzen) und Tumoren (bei Hunden) sind oft in diesem Bereich zu finden (▮ Abb. 10 und 11). Ein Milbenbefall der Nase ist daran zu erkennen, dass sich kleine weiße Pünktchen über die Nasopharynxwand bewegen.

7) Eine nasopharyngeale Stenose ist bei Katzen selten. Betroffene Tiere zeigen stertoröse Atemgeräusche, die bei Atmung mit dem offenen Maul ausbleiben können. In solchen Fällen ist bei der Untersuchung des Nasopharynx mit einem Endoskop in Retroflexion anstelle einer ovalen Öffnung mit etwa 5 mm Breite und 6 mm Höhe nur eine kleine, stecknadelgroße Öffnung in der Mitte eines dünnen, aber festen Gewebenetzes zu sehen. Die röchelnden Geräusche beim Atmen durch die Nase werden durch die Vibration dieses Gewebenetzes verursacht.

Komplikationen
▶ narkosebedingte Komplikationen
▶ Tiere mit obstruktiven Erkrankungen des Pharynx aufgrund einer Zubildung oder eines überschießenden Weichteilgewebes sind höchst gefährdet für eine vollständige Verlegung der Atemwege, wenn sie sediert bzw. in Vollnarkose gelegt werden und nicht kontinuierlich, auch während der Aufwachphase (v. a. bei fortbestehender Obstruktion), überwacht werden. Auf freie Atemwege muss bei diesen Patienten ständig geachtet werden, und zwar vom Zeitpunkt der Narkoseeinleitung bis zum vollständigen Aufwachen aus der Narkose.

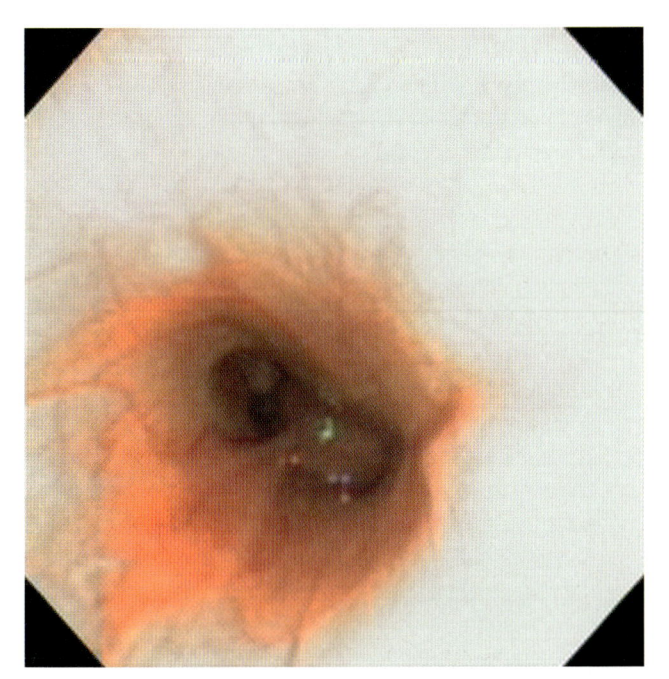

▮ Abb. 10: Retrograd gerichteter Blick mit dem Endoskop in den Nasopharynx eines Hundes mit einem Adenokarzinom in der linken Nasenhöhle.

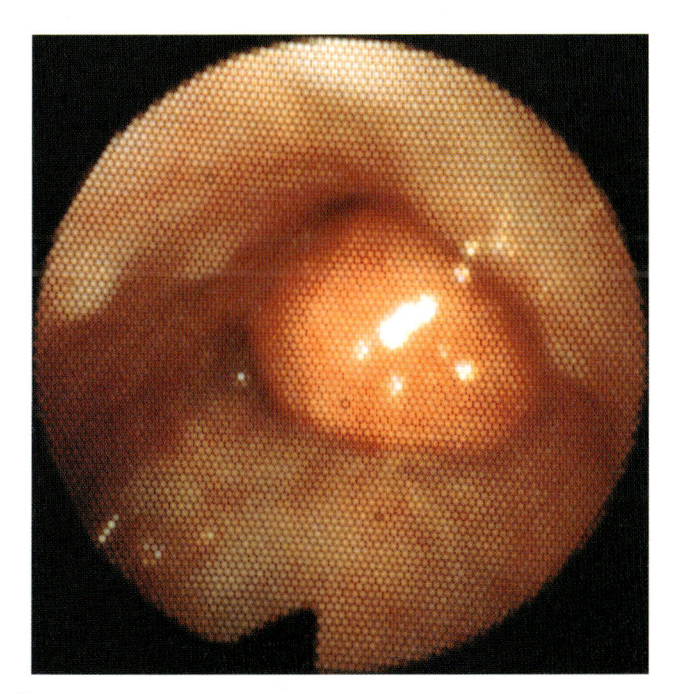

▮ Abb. 11: Retrograd gerichteter Blick mit dem Endoskop auf einen Polyp im kaudalen Nasopharynx einer jungen Katze, die bereits seit Längerem stertoröse Atmung zeigte.

Untersuchung des Larynx

Ziel
Untersuchung des Larynx zur Beurteilung seiner Funktionsfähigkeit und zur Ermittlung der Ursache lokalisierter klinischer Symptome.

Indikationen
▶ inspiratorischer Stridor (pfeifendes Atemgeräusch und angestrengte Atmung) und Verdacht auf eine Larynxobstruktion (Abb. 1)

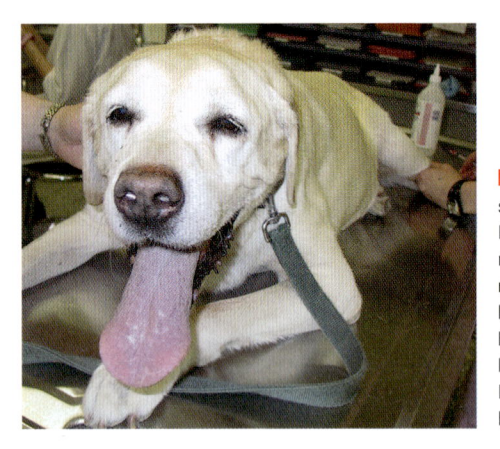

Abb. 1: Bei diesem zwölfjährigen Labrador Retriever mit Stridor und zyanotischen Schleimhäuten wurde mithilfe der Laryngoskopie eine bilaterale Larynxparalyse bestätigt.

▶ ungeklärte Aspirationspneumonie
▶ ungeklärter chronischer Husten, insbesondere beim Aufwachen
▶ Stimmverlust oder veränderte Vokalisation

Kontraindikationen und besondere Hinweise
▶ Eine umfassende Untersuchung des Larynx erfordert eine Allgemeinanästhesie mit seichter Narkosetiefe und kann daher bei Tieren, die nicht anästhesiert werden können, nicht durchgeführt werden.
▶ Wenn möglich, sollten betroffene Tiere vor der Laryngoskopie einer vollständigen neurologischen Untersuchung unterzogen werden. Sie sollten auf ihre Schluckfähigkeit hin untersucht werden, und mithilfe von Thoraxröntgenaufnahmen oder einer Fluoroskopie sollte abgeklärt werden, ob ein Megaösophagus vorliegt. Korrektive chirurgische Eingriffe zur Behebung einer Larynxparalyse haben verheerende Konsequenzen, wenn bei einem Patienten eine Dysphagie oder eine Dysfunktion des proximalen Abschnitts des Ösophagus vorliegt.
▶ Sowohl das Praxisteam als auch die Ausrüstung sollten so vorbereitet sein, dass eine Notfalltracheotomie durchgeführt werden kann, falls sich der Endotrachealtubus auf oralem Weg nicht über die Obstruktion im Larynx hinweg einführen lässt.
▶ Wenn die Vollnarkose zu tief ist, kann die Larynxbewegung auch bei einem gesunden Tier unterdrückt werden oder gänzlich aussetzen, was fälschlicherweise leicht als Larynxparalyse ausgelegt werden kann.

Material
Laryngoskop mit Lichtquelle oder flexibles Endoskop (Abb. 2).

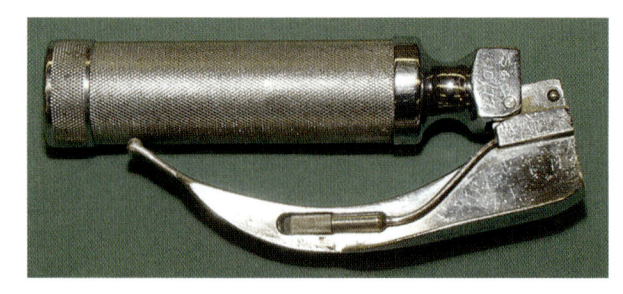

Abb. 2: Ein Laryngoskop ist alles, was man zur Untersuchung des Larynx braucht.

Fixierung
▶ Zur Beurteilung der Larynxfunktion wird der Patient in eine relativ oberflächliche Vollnarkose gelegt und in Brustlage (Sphinxstellung) fixiert. Das Maul wird offen gehalten und die Zunge herausgezogen.
▶ Das ideale Anästhetikum bzw. die ideale Medikationskombination für die Beurteilung der Larynxfunktion bewirkt eine Relaxation der Kaumuskulatur, während die normale Arytenoidbewegung unbeeinflusst bleibt:
- Die intravenöse Gabe von Thiopental (10–20 mg/kg bis Wirkungseintritt) oder Propofol (6 mg/kg bis Wirkungseintritt) ohne Prämedikation stellt wohl die beste Wahl zur Anästhesierung von Hunden für die Durchführung einer Laryngoskopie dar.
- Wenn die Narkoseeinleitung mit Thiopental oder Propofol geplant ist, sollte kein Acepromazin als Prämedikation verabreicht werden, da diese Präparatekombination sogar bei manchen gesunden Hunden die Larynxbewegungen aufhebt.
- Die Verabreichung von Doxapram (2–5 mg/kg i.v.) steigert die Tiefe der Atemzüge und erleichtert daher die Beurteilung der Larynxfunktion. Bedenken Sie, dass viele Hunde mit Larynxparalyse nach Doxapramgaben paradoxe Bewegungen entwickeln (Verschließen der Larynxöffnung während der Inspiration). Es ist daher besonders wichtig sicherzustellen, dass die Bewegungen der Aryknorpel mit der Respirationsphase korrelieren.

Anatomie
▶ Die Rima glottidis (Eingang zur Kehlkopfhöhle) wird von den Stimmfalten und den schleimhautüberzogenen Stellknorpeln begrenzt (Abb. 3).

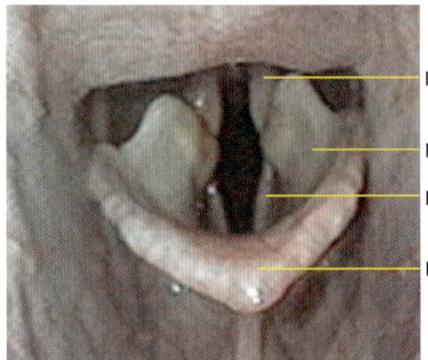

Processus corniculatus
Processus cuneiformis
Plica vocalis
Epiglottis

Abb. 3: Anatomie des Larynx.

Untersuchung der Atemwege

▶ Bei normaler Inspiration öffnet sich die Glottis durch Kontraktion der abduzierenden Muskulatur (primär des M. cricoarytaenoideus dorsalis), welche die Stellknorpel nach außen ziehen. Die motorische und sensorische Innervation des Larynx erfolgt durch Äste des N. vagus (X. Gehirnnerv). Die Abduktoren des Larynx werden vom N. laryngeus caudalis innerviert, dem terminalen Abschnitt des N. laryngeus recurrens.
▶ Die Relaxation der abduzierenden Muskulatur führt zur passiven Adduktion der Knorpel, sodass sich der Durchmesser der Rima glottidis verengt, jedoch noch einen adäquaten Luftstrom zum Ausatmen durchlässt.
▶ Der aktive Glottisverschluss durch die Larynxadduktoren wird vom N. laryngeus cranialis, einem weiteren Ast des N. vagus, gesteuert.

Technik

1) Nach Präoxigenierung wird der Patient, wie vorher beschrieben, in eine leichte Vollnarkose versetzt.
2) Das Maul wird offen gehalten, und die Zunge wird vorsichtig nach außen gezogen (Abb. 4).

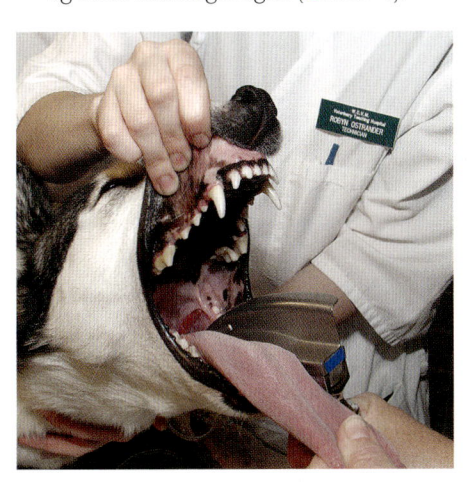

Abb. 4: Das Maul wird offen gehalten, und die Zunge wird vorsichtig nach außen gezogen, um den Larynx untersuchen zu können.

3) Der Zungengrund wird unmittelbar kranial der Glottis nach unten gedrückt, um eine bessere Sicht auf den Larynx zu ermöglichen. Falls erforderlich, wird das Gaumensegel mithilfe eines Wattestäbchens nach dorsal angehoben.
4) Beurteilt werden Struktur und Aussehen des Larynx (Rötung, Wucherungen, abnorme Sekrete) (Abb. 5 und 6). Zubildungen am Larynx oder diffuse Verdickungen des laryngealen Gewebes werden biopsiert.

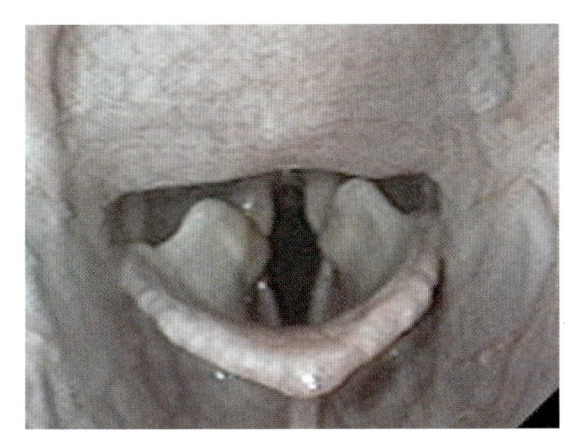

Abb. 5: Larynx eines gesunden Hundes.

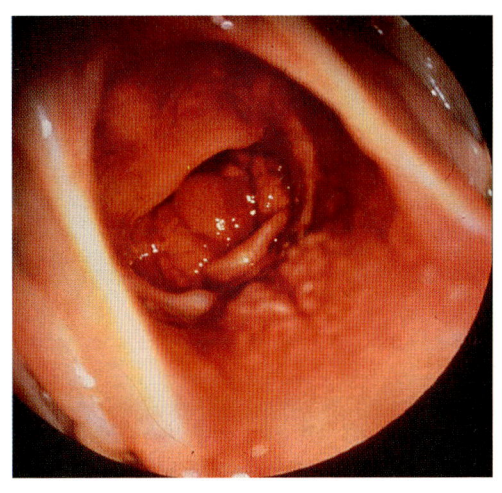

Abb. 6: Obstruktive Masse am Larynx einer Katze. Laut Biopsiebefund handelte es sich um ein Lymphom.

5) Der Larynx wird während der Atmung beobachtet:
▶ Normalerweise sollten die Aryknorpel bei der Inspiration nach außen abduziert werden und damit das Larynxlumen erweitern. Während der Exspiration kehren die Knorpel in die Ausgangsposition nahe der Mittellinie zurück.
▶ Die Larynxbewegungen müssen mit der jeweiligen Respirationsphase korrelieren. Eine zweite Person sollte dem Untersucher mitteilen, wann sich der Thorax expandiert (Inspiration), da dies mit der Abduktion der Larynxknorpel übereinstimmen sollte.
▶ Das Flattern der Stimmfalten und der Aryknorpel aufgrund der Luftverwirbelungen während des Atmens sollte nicht irrtümlich für eine zielgerichtete Abduktion gehalten werden.
▶ Bei manchen Tieren mit Larynxparalyse kommt es zu paradoxen Bewegungen, insbesondere nach Atmungsstimulation durch Doxapram. Bei diesen paradoxen Bewegungen werden die Aryknorpel durch den negativen Luftdruck während des kräftigen Einatmens nach innen gezogen und entsprechend beim Ausatmen auseinandergedrückt. Somit bewegen sich die Aryknorpel zwar während des Atmens, aber die Abduktion erfolgt bei der Exspiration und nicht bei der Inspiration.
▶ Ist nach Einleitung der Narkose keinerlei Bewegung der Aryknorpel zu beobachten oder bleiben Zweifel, so sollte die Larynxfunktion nochmals während der Aufwachphase kontrolliert werden, wenn die Wirkung der verabreichten Anästhetika wieder nachlässt.

Komplikationen

▶ narkosebedingte Komplikationen
▶ Ist der Luftweg durch eine laryngeale Masse vollständig blockiert, kann eine Notfalltracheotomie erforderlich werden, um freie Atemwege sicherzustellen.
▶ Bei Patienten mit Larynxparalyse (mit oder ohne chirurgische Korrektur durch Lateralisation der Aryknorpel) besteht ein gewisses Aspirationsrisiko während der Aufwachphase aus der Narkose. Diese Patienten sollten aufrecht positioniert und in dieser Lage gestützt werden und so lange intubiert bleiben, bis sie selbstständig schlucken und sich gegen den Endotrachealtubus wehren.

Transtrachealspülung: kleine und große Hunde

Ziel
Gewinnung einer Probe von Zellen und Flüssigkeiten aus Trachea und großen Luftwegen für die zytologische und mikrobiologische Untersuchung.

Indikationen
▶ nicht kardial bedingtes Husten beim Hund
▶ Erkrankungen von Luftwegen und Lunge beim Hund

Kontraindikationen und besondere Hinweise
▶ Konnte als Ursache des Hustens bereits eine Herzvergrößerung oder Herzversagen (Lungenödem) diagnostiziert werden, so ist keine Trachealspülung erforderlich.
▶ Bei sehr kleinen Hunden, die gestresst und dyspnoisch sind, stellt die endotracheale Technik der Trachealspülung die Methode der Wahl dar. Diese Tiere können sich gegen die für die Durchführung der transtrachealen Spülung notwendige Fixierung so intensiv wehren, dass sie eine Dekompensation entwickeln.
▶ Auch Katzen tolerieren die Fixierung für eine transtracheale Spülung nicht, sodass die endotracheale Methode vorzuziehen ist.

Fixierung
▶ Das Tier sollte stehen oder am Tischrand bzw. am Boden sitzen, wobei die Schnauze nach oben zeigt und die Beine festgehalten werden (Abb. 1).

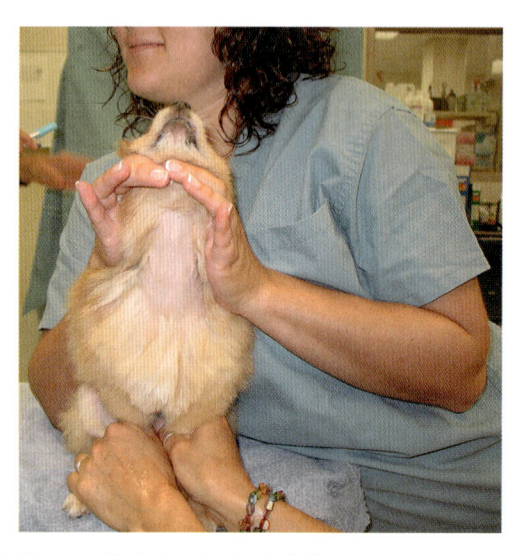

Abb. 1: Fixierung für die transtracheale Spülung.

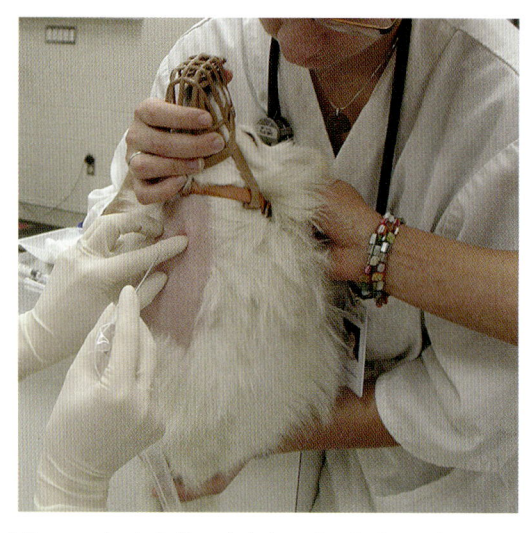

Abb. 2: Transtracheale Spülung bei einem Hund mit angelegtem Maulkorb.

▶ Wenn nötig, legt man zum Schutz des Personals einen Maulkorb (mit Kunststoff- oder Metallgitter) um, der die Maulatmung während der Spülung ermöglicht (Abb. 2).

▶ Eine medikamentöse Sedierung wird nicht empfohlen, da dies den Hustenreflex herabsetzt und die Qualität der erhaltenen Probe vermindert.
▶ Eine Lidocain-Lösung (Lidocain 2% im Verhältnis 9:1 mit 8,4-prozentigem Natriumbikarbonat gemischt) kann für die Lokalanästhesie an der Einstichstelle der Nadel verwendet werden. Die Zugabe des Bikarbonats vermindert den Injektionsschmerz und beschleunigt die lokale analgetische Wirkung des Lidocains.

Anatomie
▶ Bei großen wie auch bei kleinen Hunden ist der Zugang durch das Lig. cricothyreoideum am besten geeignet. Diese kräftig ausgebildete Membran liegt an der Kranialfläche der Trachea zwischen Cartilago cricoidea und Cartilago thyreoidea (Abb. 3). Die kleine, dreieckige Membran ist zur Gänze von Knorpel umgeben, sodass eine signifikante Verletzung des Luftröhrengewebes beim Einstechen unwahrscheinlich ist, auch wenn sich der Hund wehrt. Die Cartilago cricoidea ist ein den gesamten Umfang der Trachea umfassender Ringknorpel, sodass auch bei Hunden mit einem aufgrund des Trachealkollaps-Syndroms erweichten Knorpel das Lumen der Trachea auf der Höhe des Lig. cricothyreoideum vollkommen zylindrisch ist, was das Einführen des Katheters an dieser Stelle erleichtert.

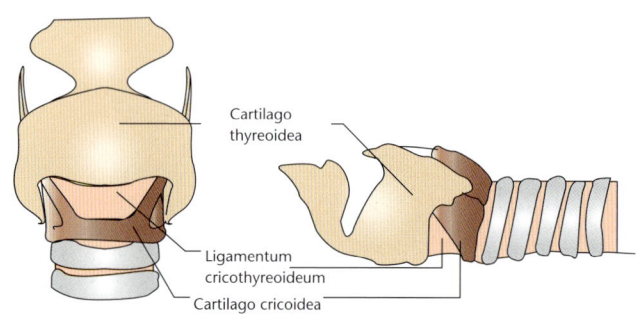

Abb. 3: Anatomie des Lig. cricothyreoideum.

▶ Das Lig. cricothyreoideum lässt sich am fixierten Hund mit nach oben gerichteter Schnauze gut palpieren, indem man mit der Palpation am Brusteingang beginnt und zunächst nach kranial in Richtung Larynx nacheinander die einzelnen Knorpelspangen der Trachea palpiert. Am kranialen Ende der Luftröhre angekommen, lässt sich ein breiter Ring tasten, der weiter als die anderen Trachealspangen hervorsteht. Dies ist die Cartilago cricoidea (▌Abb. 4). Unmittelbar rostral davon liegt die kleine, dreieckige Membran, das Lig. cricothyreoideum, das die Cartilago cricoidea mit der Cartilago thyreoidea verbindet. Während sich bei großen Hunden diese dreieckige Vertiefung tatsächlich genau rostral der Cartilago cricoidea palpieren lässt, ist dies bei kleinen Hunden oft nicht möglich, sodass dieser Ringknorpel als einziger tastbarer Orientierungspunkt dienen muss: Die Nadel wird dann unmittelbar oberhalb dieses kräftigen Rings eingestochen.

▶ Die höchste diagnostische Aussagekraft der Probe erreicht man, wenn man die Katheterspitze nahe der Tracheabifurkation über der Herzbasis platziert (▌Abb. 5). Aufgrund der Länge des Katheters, die zum Erreichen dieser Stelle erforderlich ist, wird bei kleinen Hunden eine etwas andere Technik der transtrachealen Spülung verwendet als bei großen Hunden.

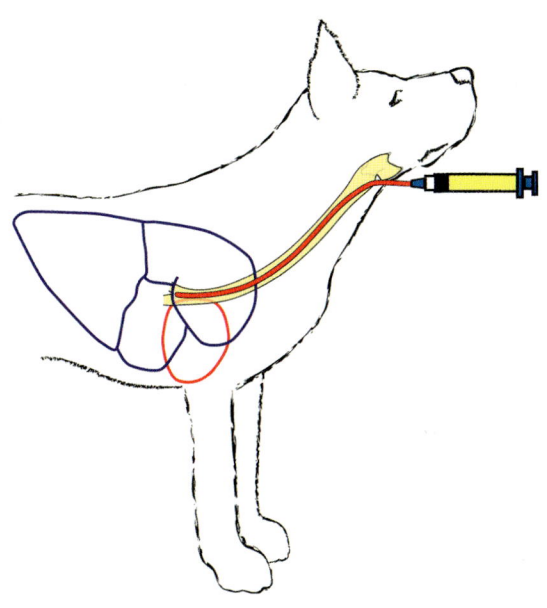

▌ Abb. 5: Die höchste diagnostische Aussagekraft der Probe erreicht man, wenn man die Katheterspitze nahe der Tracheabifurkation über der Herzbasis platziert.

Komplikationen

In seltenen Fällen entwickeln Patienten nach einer transtrachealen Spülung ein subkutanes Emphysem. Dies kann geschehen, wenn ein Tier nach der Prozedur wiederholt hustet, da die Luft dann durch das Loch im Lig. cricothyreoideum aus der Trachea hinaus und in das subkutane Gewebe hineingepresst wird. Dies lässt sich in den meisten Fällen vermeiden, indem man für 1–2 h nach der Trachealspülung einen leichten Verband anlegt.

Probenbehandlung

Da die mit der Trachealspülung gewonnenen Zellen fragil sind, sollten die Proben innerhalb von 30 min nach Entnahme weiter verarbeitet werden. Man kann einen Direktausstrich der Flüssigkeit anfertigen, doch sind die meisten Proben zellarm, sodass für eine Auswertung der Proben ein Zellsediment bzw. ein zentrifugiertes Präparat angefertigt werden muss. Kann die Probe erst zu einem späteren Zeitpunkt zytologisch analysiert werden, lassen sich durch gekühlte Lagerung die Zelldetails erhalten. Für eine Bakterienkultur sind mindestens 0,5 ml Spülflüssigkeit erforderlich. Auch Pilz- und Mykoplasmenkulturen können angesetzt werden.

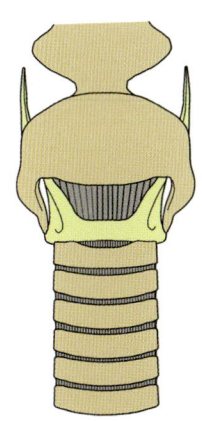

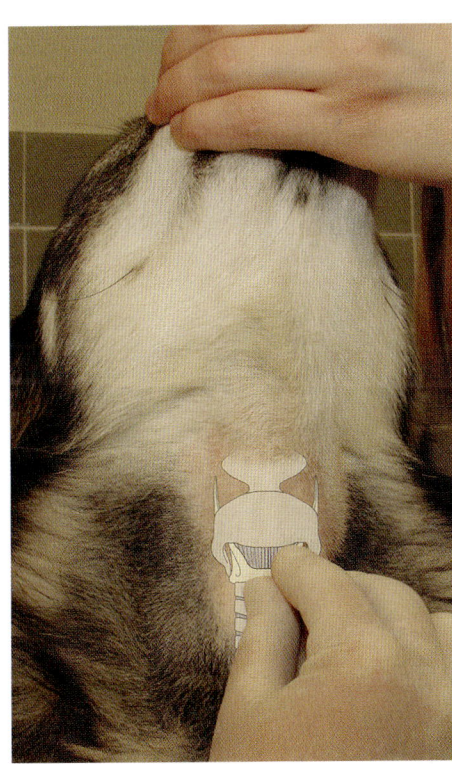

▌ Abb. 4: Der Ringknorpel (Cartilago cricoidea) lässt sich als im Vergleich zu den schmäleren Trachealspangen breiterer Ring palpieren, und das Lig. cricothyreoideum ist die unmittelbar rostral dieses Knorpelrings liegende dreieckige Vertiefung.

Transtrachealspülung: kleine Hunde I

Material
- 16- bis 20-G-Katheter aus Polyethylen in einer Hohlnadel (Through-the-Needle-Katheter; z. B. Intra-Cath, als Zentralvenenkatheter mit Einführhilfe im Handel)
- drei 12-ml-Spritzen mit je 6 ml Kochsalzlösung
- 1 ml Lidocain-Lösung (Lidocain 2% im Verhältnis 9:1 mit 8,4-prozentigem Natriumbikarbonat gemischt), 3-ml-Spritze, 25-G-Kanüle
- sterile Handschuhe
- Verbandmaterial (Abb. 1)

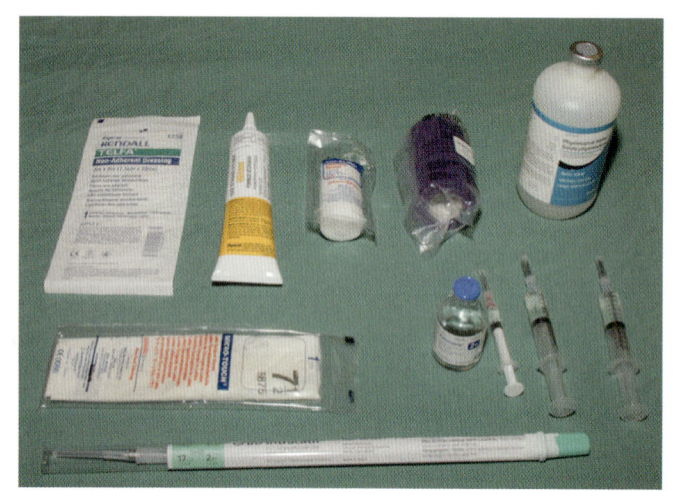

Abb. 1: Material für eine transtracheale Spülung bei kleinen Hunden.

Technik
1) Der Hund wird in Brustlage auf dem Tisch fixiert, die Schnauze zeigt nach oben. Die Vordergliedmaßen sollten festgehalten werden.
2) Das Lig. cricothyreoideum wird durch Palpation aufgesucht (Abb. 2).
3) Die Haut über der geplanten Einstichstelle wird geschoren und desinfiziert. Das Tragen steriler Handschuhe und eine aseptische Technik sind erforderlich.
4) Unter die Einstichstelle wird Lidocain (0,25–0,5 ml) injiziert (Abb. 3). Danach wird die Haut nochmals chirurgisch vorbereitet.

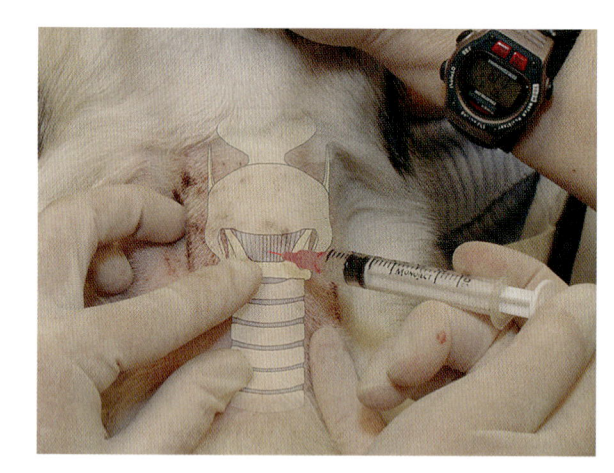

Abb. 3: Die Haut über dem Lig. cricothyreoideum wird mit Lidocain lokal betäubt.

5) Der Katheter wird für die Verwendung vorbereitet. Die Kanüle wird vom Ansatzstück aus Kunststoff getrennt und dann wieder aufgesetzt (Abb. 4). Vergewissern Sie sich, dass sich der Katheter durch die Hohlnadel hindurchschieben lässt, und ziehen Sie ihn dann in die Kanüle zurück (Abb. 5). Der Katheter ist nun einsatzbereit.

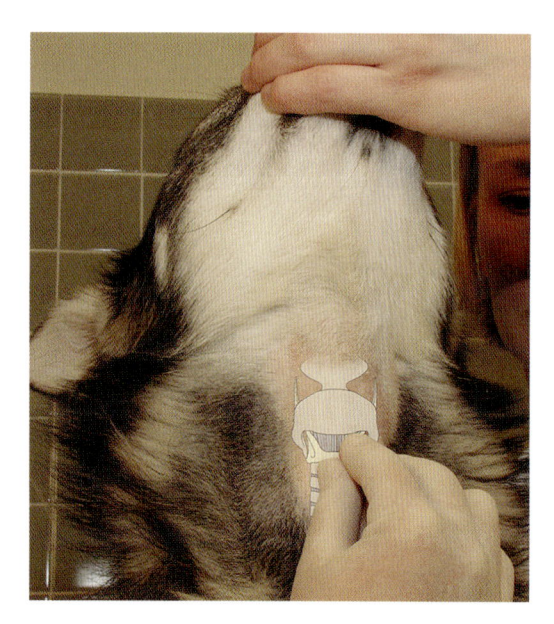

Abb. 2: Aufsuchen des Lig. cricothyreoideum durch Palpation.

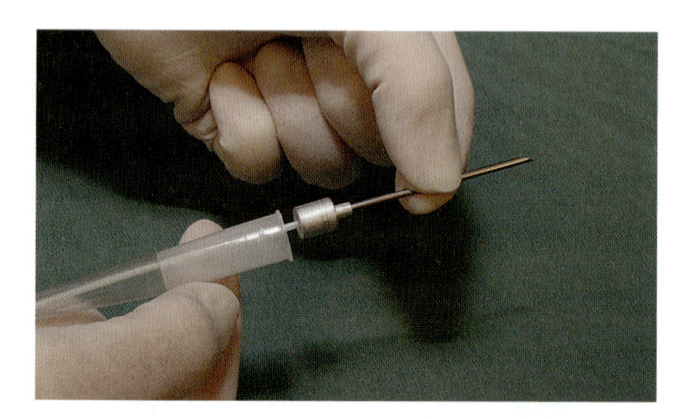

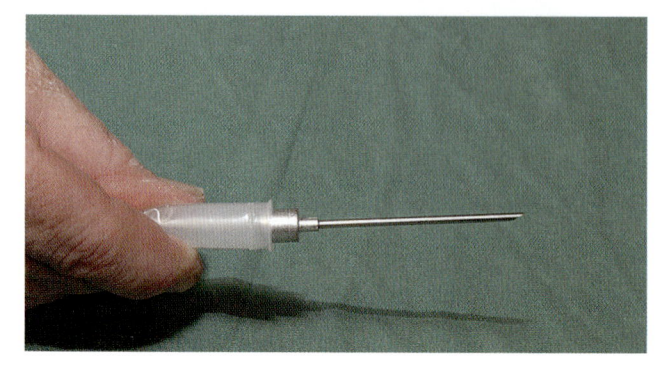

Abb. 4: Die Kanüle wird vom Ansatzstück aus Kunststoff getrennt und dann wieder aufgesetzt.

Untersuchung der Atemwege

6) Larynx und Trachea werden zur Stabilisierung mit der anderen Hand umfasst, damit sie sich beim Punktionsversuch nicht seitlich verschieben.
7) Nach Identifizierung des Ringknorpels (Cartilago cricoidea) setzt man die Spitze der Kanüle (mit der Abschrägung nach unten) über dem Lig. cricothyreoideum, d. h. unmittelbar über dem Ringknorpel, in der Medianen, auf (Abb. 6).

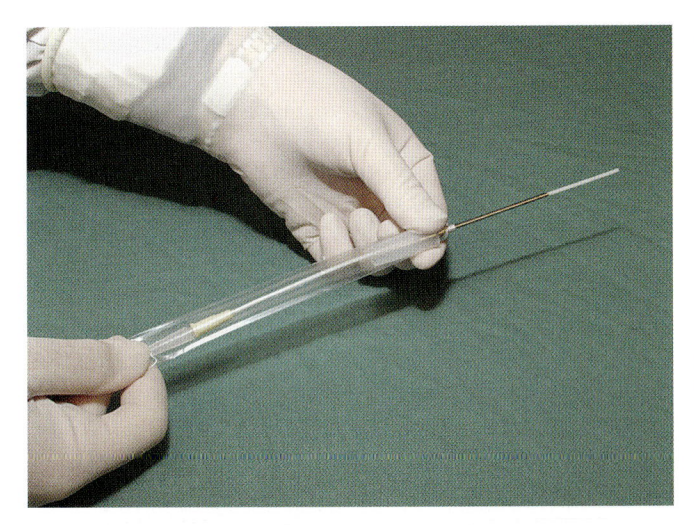

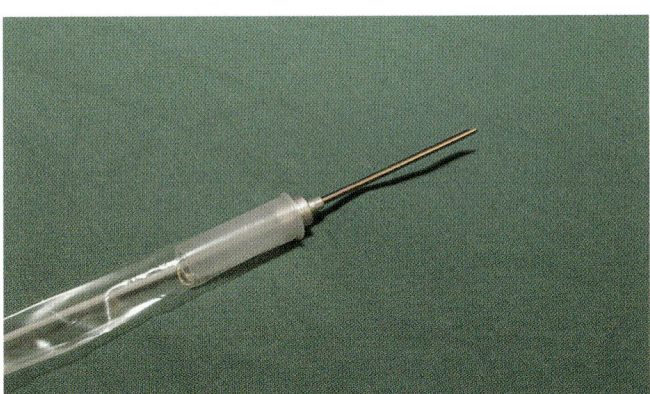

Abb. 5: Der Katheter wird zunächst durch die Hohlnadel hindurchgeschoben und danach vor der Verwendung wieder in die Kanüle zurückgezogen.

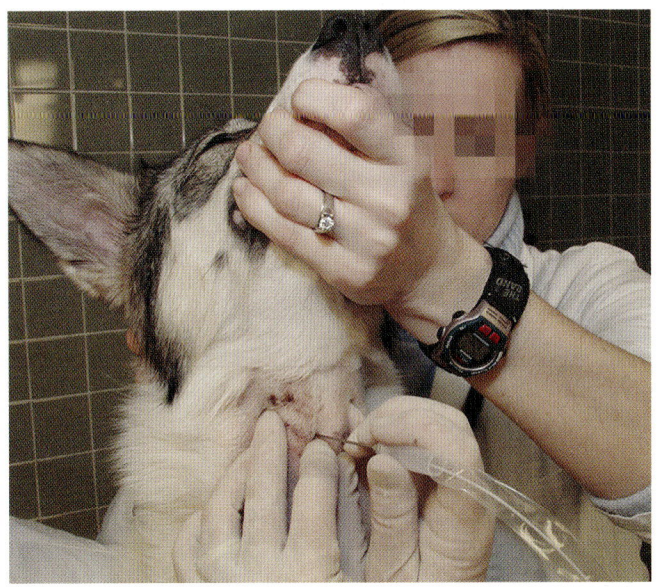

Abb. 6: Die Kanüle wird mit der Abschrägung nach unten durch das Lig. cricothyreoideum in das Lumen der Trachea eingeführt.

8) Mit kurzer schneller Bewegung wird nun das Band durchstoßen und die Trachea punktiert, wobei darauf zu achten ist, dass die Kanüle stets im rechten Winkel zum Tracheallumen gehalten wird. Das Eindringen der Kanüle in die Luftröhre ist zu fühlen.

Transtrachealspülung: kleine Hunde II

Technik (Fortsetzung)

9) Sobald die Kanüle in das Lumen der Trachea eingedrungen ist, schiebt man sie vorsichtig etwas vor, bis die Nadelspitze etwa in der Mitte des Lumens zu liegen kommt (Abb. 7).

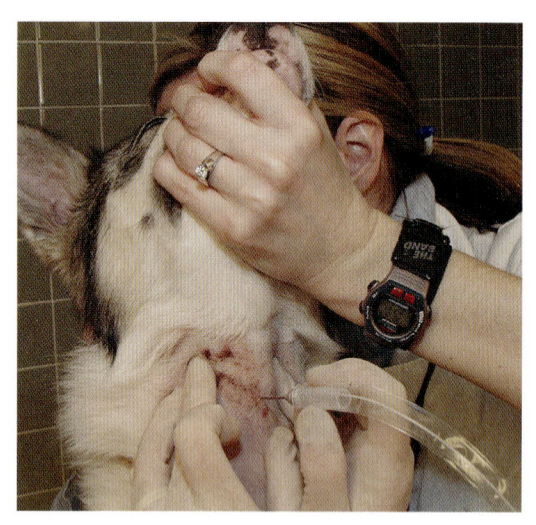

Abb. 7: Die Kanüle wird ein wenig weitergeschoben, bis die Nadelspitze etwa in der Mitte des Tracheallumens zu liegen kommt.

10) Nun neigt man die Kanüle etwa um 45° nach unten in das Lumen der Luftröhre hinein und schiebt sie ein wenig weiter vor (Abb. 8).

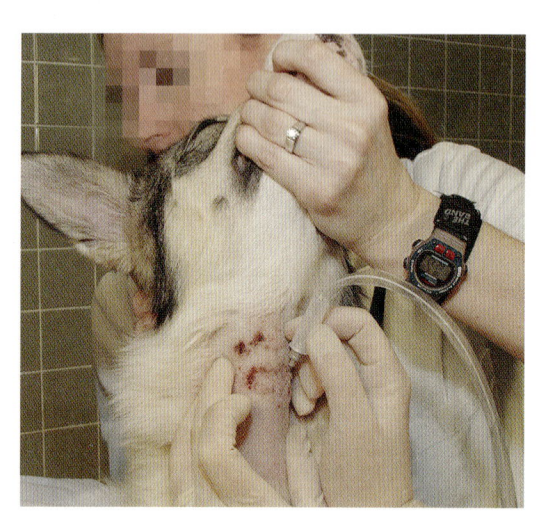

Abb. 8: Die Kanüle wird um ca. 45° nach unten geneigt und ein wenig weiter in das Lumen der Trachea vorgeschoben.

11) Nun schiebt man den Katheter durch die Kanüle hindurch die Trachea hinunter, bis die Luftröhrenaufzweigung erreicht ist (Abb. 9). Es ist wichtig, dass die Katheterspitze bis zur Tracheabifurkation vorgeschoben wird, da nur so eine aussagekräftige Probe gewonnen werden kann. Hinweis: Der Katheter sollte sich leicht vorschieben lassen, und der Hund sollte dabei durch den ausgelösten Reiz husten. Lässt sich der Katheter nicht ohne Widerstand vorschieben, so stößt er wahrscheinlich an der Rücken- oder Seitenwand der Luftröhre an (Abb. 10). In einem solchen Fall muss der Katheter zurückgezogen werden und die Kanüle muss neu platziert werden, um sicherzustellen, dass ihre Spitze in der Mitte des Lumens der Trachea liegt. Meist muss die Schnauze etwas weiter nach oben angehoben und der Hals mehr gestreckt werden, um das Einführen von Kanüle und Katheter weiter in die Luftröhre hinunter zu ermöglichen (Abb. 11).

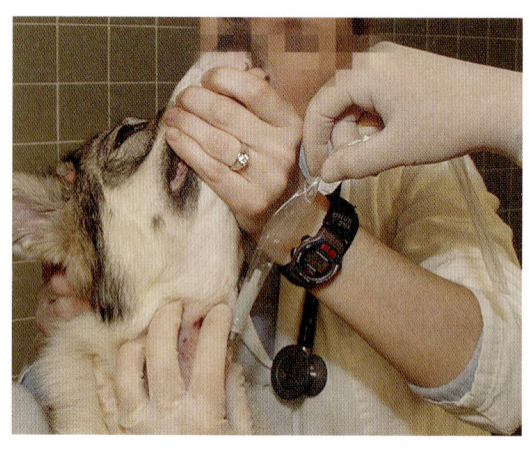

Abb. 9: Vorschieben des Katheters durch die Kanüle in die Trachea hinein.

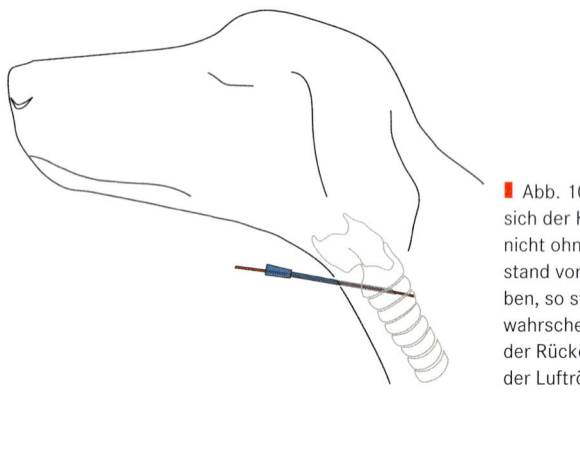

Abb. 10: Lässt sich der Katheter nicht ohne Widerstand vorschieben, so stößt er wahrscheinlich an der Rückenwand der Luftröhre an.

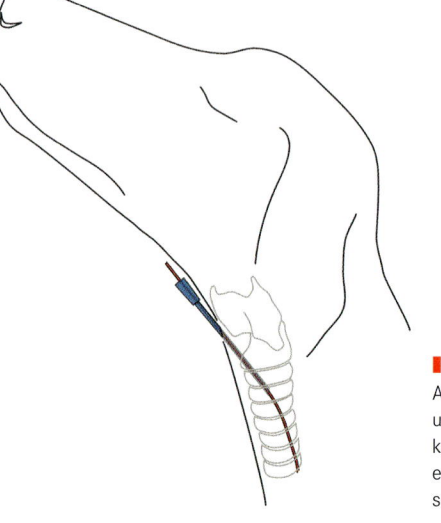

Abb. 11: Stärkeres Anheben der Schnauze und stärkeres Anwinkeln des Katheters erleichtert dessen Vorschieben in die Trachea.

Untersuchung der Atemwege

12) Nun wird der Katheteransatz auf den Konusaufsatz der Kanüle gesetzt und die Plastikhülse entfernt (▌Abb. 12).

13) Sobald sich der Katheter in der gewünschten Position befindet, wird die Nadel aus Trachea und Haut zurückgezogen, sodass nur der Katheter liegen bleibt.

14) Um eine Verletzung des Katheters durch die scharfe Nadelspitze zu vermeiden, wird ein Nadelschutz am Katheter befestigt. Dabei ist darauf zu achten, dass der Nadelschutz den Katheter nicht abklemmt (▌Abb. 13).

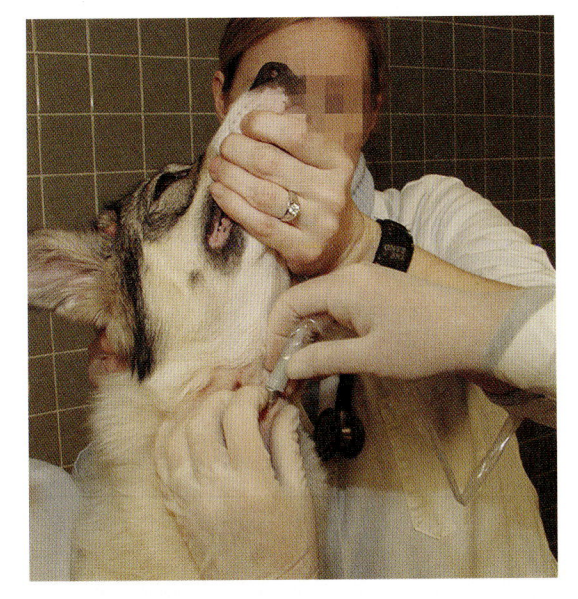

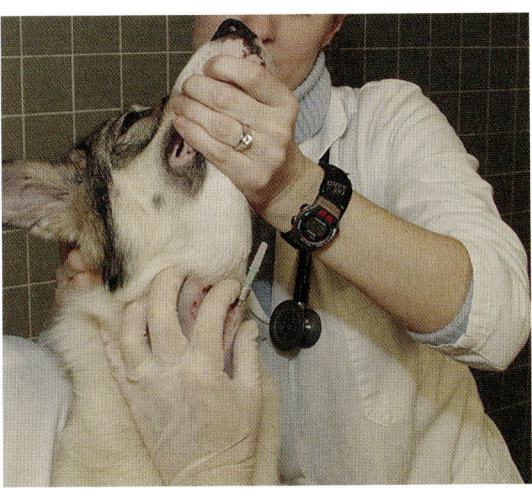

▌Abb. 12: Nun wird der Katheteransatz auf den Konusaufsatz der Kanüle gesetzt und die Plastikhülse entfernt.

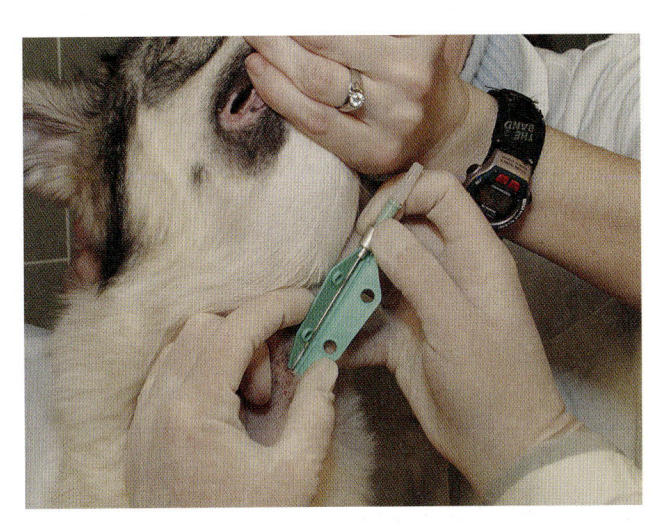

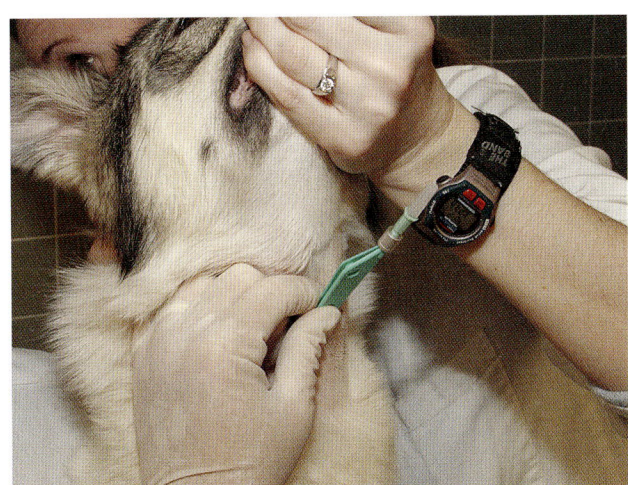

▌Abb. 13: Befestigung des Nadelschutzes am Katheter.

Transtrachealspülung: kleine Hunde III

Technik (Fortsetzung)
15) Der Führungsdraht wird aus dem Katheter zurückgezogen (Abb. 14).

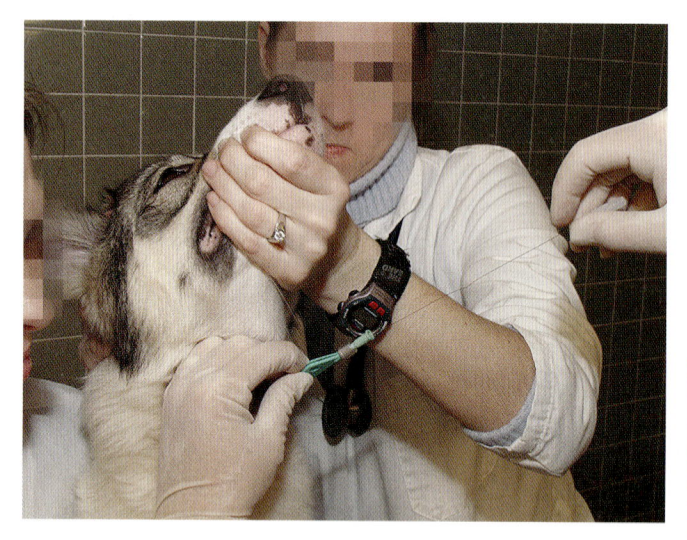

Abb. 14: Zurückziehen des Führungsdrahts aus dem Katheter.

16) Nun wird eine mit 6 ml Kochsalzlösung gefüllte 12-ml-Spritze aufgesetzt. Man injiziert 2–5 ml der Lösung und versucht unmittelbar danach wiederholte Male zu aspirieren, um die Lösung samt gewonnenem Probenmaterial abzusaugen (Abb. 15). Die beste Ausbeute erzielt man, während der Patient hustet. Eine gewonnene Gesamtmenge von 1,5–3 ml trüber Flüssigkeit stellt eine gute Probe dar.

17) Kann keine Flüssigkeit gewonnen werden, werden mit einer zweiten 12-ml-Spritze nochmals 6 ml Kochsalzlösung injiziert. Die kräftige Aspiration sollte unmittelbar nach der Instillation erfolgen. Erhält man auch beim zweiten Versuch kein Probenmaterial, lagert man den Patienten in Brustlage mit Schnauze, Kopf und Hals in einer etwas neutraleren Position und versucht eine dritte Spülung mit einer weiteren Spritze desselben Inhalts.
18) Sobald eine ausreichende Menge an Flüssigkeit erhalten wurde, wird der Katheter entfernt (Abb. 16). Die Flüssigkeit wird als direkte oder konzentrierte Probe zur zytologischen Untersuchung sowie zum Ansetzen einer Kultur an ein Labor eingesandt.

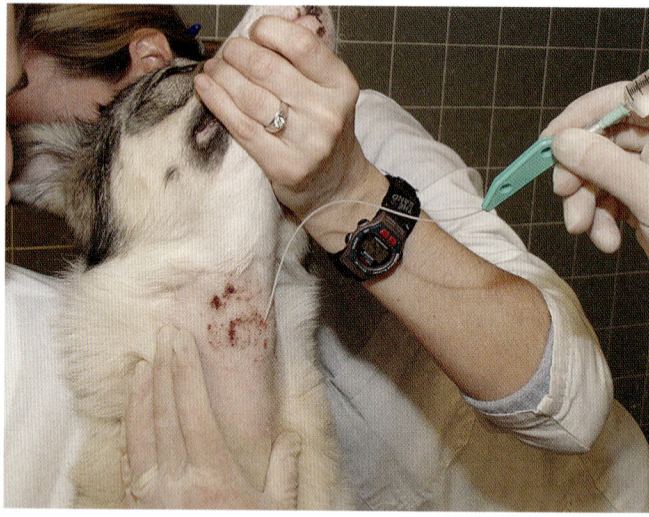

Abb. 16: Sobald man eine ausreichende Probenmenge erhalten hat, wird der Katheter entfernt.

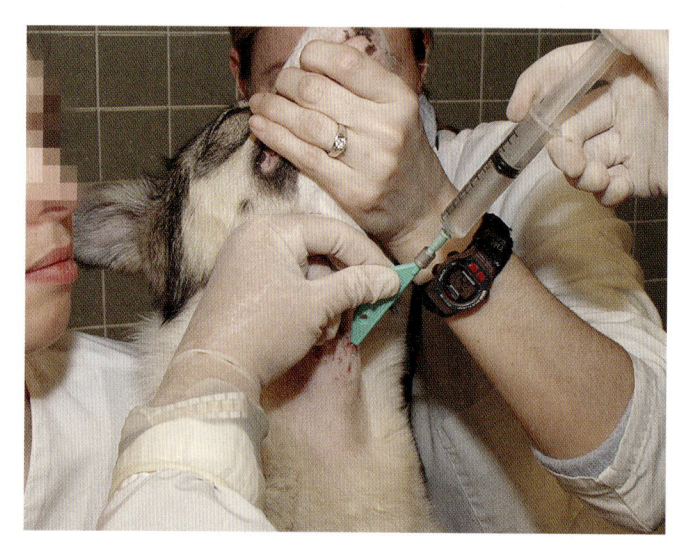

Abb. 15: Injizieren der Kochsalzlösung und wiederholtes Aspirieren zur Probengewinnung.

Untersuchung der Atemwege

19) Sofort nach Entfernen des Katheters wird ein leichter Verband zur Kompression des Gewebes angelegt, um – für den Fall, dass der Hund hustet – den Luftaustritt aus der Trachea in das subkutane Gewebe so gering wie möglich zu halten. Dazu wird zunächst eine okklusionsfördernde Salbe auf die Einstichstelle aufgetragen (Abb. 17).

Darüber wird ein Tupfer gelegt und mit einem leichten Verband fixiert, wobei darauf zu achten ist, dass nicht durch zu festes Anlegen des Verbands der venöse Rückstrom oder die Atmung behindert werden. Zwei Finger sollten locker unter dem Verband Platz haben. Nach 1–2 h kann der Verband entfernt werden.

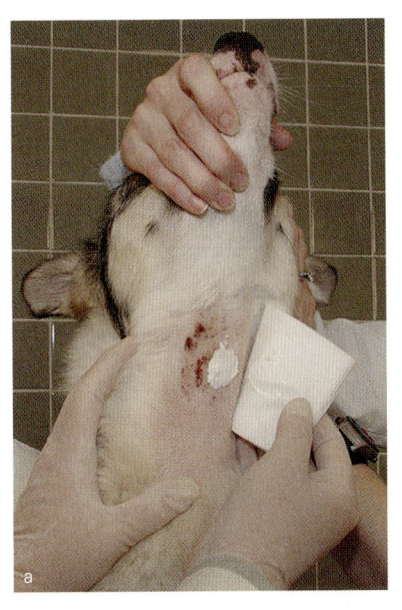

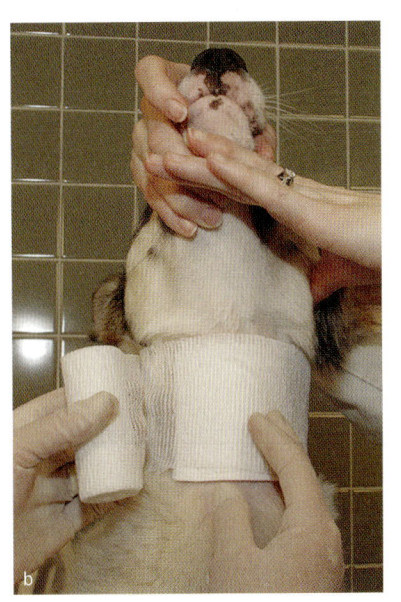

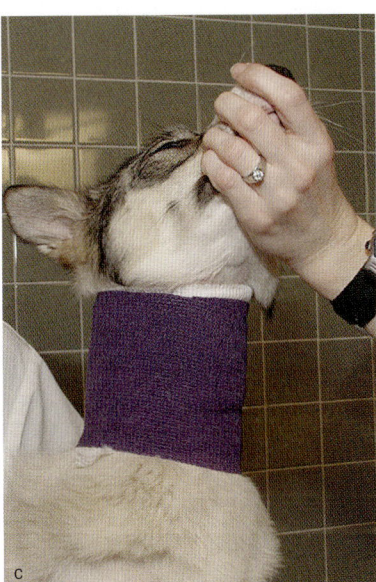

Abb. 17: Die Einstichstelle wird mit einer okklusionsfördernden Salbe versehen und mit einem leichten Verband abgedeckt.

20) Der Patient sollte nach der Trachealspülung ruhig gehalten und die Atmung 1–2 h überwacht werden.
21) Diese Technik ist einfach durchzuführen, hat hohen diagnostischen Wert und ist für kleine Hunde nur minimal belastend (s. S. 189).

Transtrachealspülung: große Hunde I

Material
- 14-G-Medi-Cut-Katheter mit Mandrin (Over the Needle, Venenverweilkatheter): Bei diesem Katheter fungiert die Nadel als lange, starre Einführhilfe, über die der Katheter ins Tracheallumen eingeführt wird. (Abb. 1–3).
- 3,5-F- oder 5-F-Katheter aus Polypropylen, ca. 70 cm lang. Bevor mit der Trachealspülung begonnen wird, ist sicherzustellen, dass der Polypropylenkatheter leicht durch den Medi-Cut-Katheter durchgleiten kann.
- drei oder vier 20-ml-Spritzen mit je 10 ml Kochsalzlösung
- 1 ml Lidocain-Lösung (Lidocain 2% im Verhältnis 9:1 mit 8,4-prozentigem Natriumbikarbonat gemischt), 3-ml-Spritze, 25-G-Kanüle
- sterile Handschuhe
- Verbandsmaterial

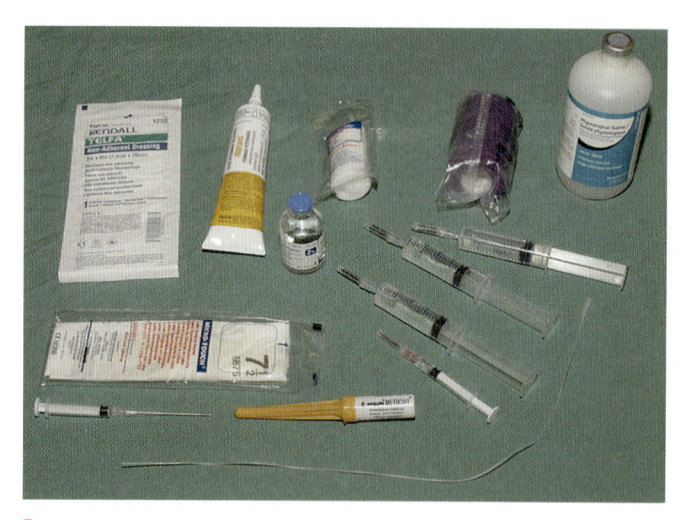

Technik
1) Der Hund befindet sich am Tisch oder auf dem Boden in Brustlage und wird entsprechend fixiert.
2) Der Hals wird gestreckt, sodass die Schnauze nach oben zeigt.
3) Ein Assistent hält die Vorderbeine fest, damit der Hund nicht mit den Pfoten die Prozedur stört.
4) Das Lig. cricothyreoideum wird durch Palpation aufgesucht (Abb. 4).

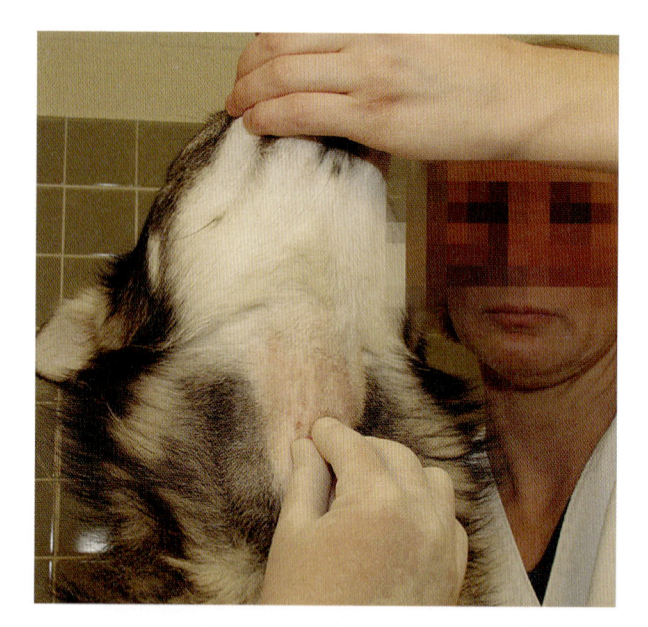

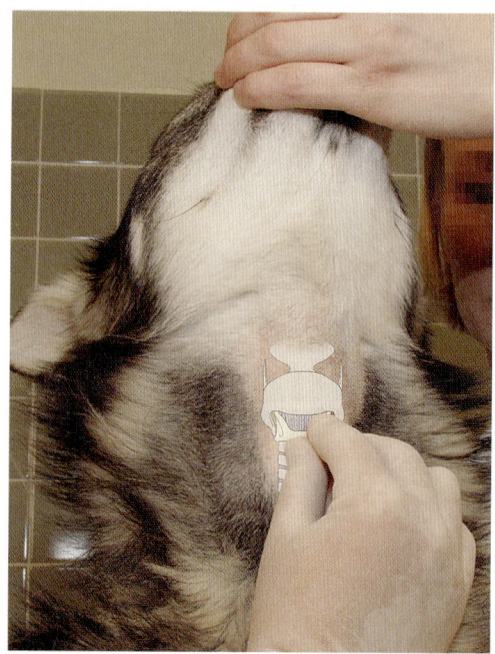

Abb. 1: Material für eine transtracheale Spülung bei großen Hunden.

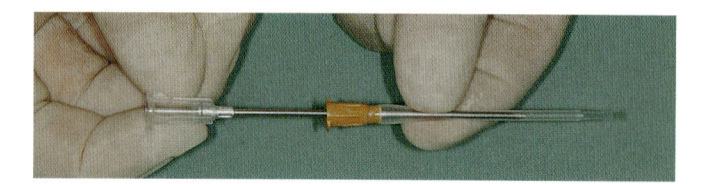

Abb. 2: Der Medi-Cut ist ein Over-the-Needle-Katheter, bei dem die Nadel als langer, starrer Mandrin fungiert, über den der Katheter ins Tracheallumen eingeführt wird.

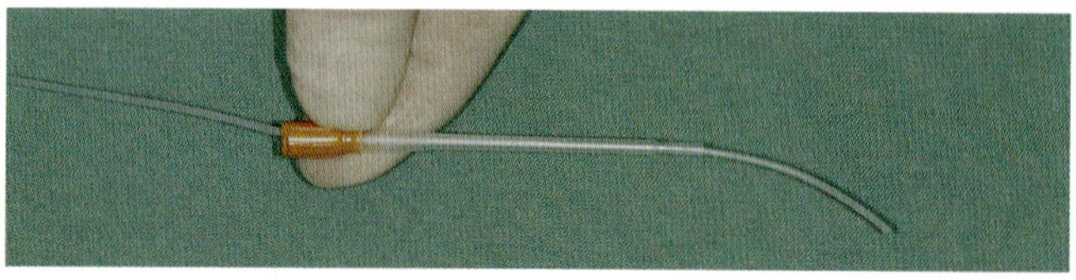

Abb. 3: Bevor mit der Trachealspülung begonnen wird, ist sicherzustellen, dass der Polypropylenkatheter leicht durch den Medi-Cut-Katheter durchgleiten kann.

Abb. 4: Das Lig. cricothyreoideum wird durch Palpation aufgesucht.

Untersuchung der Atemwege

5) Die Haut über der geplanten Einstichstelle wird geschoren und desinfiziert. Das Tragen steriler Handschuhe und eine aseptische Technik sind erforderlich.
6) Die Einstichstelle wird durch subkutane Injektion von Lidocain lokal anästhesiert, danach wird die Stelle chirurgisch vorbereitet (Abb. 5).

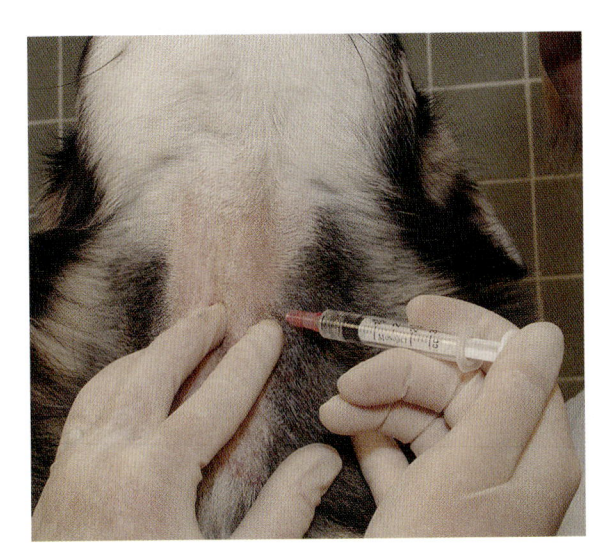

Abb. 5: Unterspritzen der Einstichstelle mit Lidocain zur lokalen Anästhesie des Bereichs des Lig. cricothyreoideum.

7) Der Katheter wird für die Verwendung vorbereitet:
   a) Der Mandrin des Medi-Cut-Katheters wird entnommen, wobei darauf zu achten ist, dass beide Teile steril bleiben.
   b) Probieren Sie aus, ob der lange Polypropylenkatheter durch den kurzen Medi-Cut-Katheter hindurchgeschoben werden kann.
   c) Schätzen Sie nun ab, wie viel des langen Katheters in die Trachea eingeführt werden muss, damit die Katheterspitze an der Bifurkation der Luftröhre (über der Herzbasis) zu liegen kommt.
   d) Lassen Sie einen Assistenten den langen Katheter halten, wobei die Spitze steril bleiben muss.
   e) Setzen Sie nun den Mandrin wieder in den kurzen Katheter ein.
8) Larynx und Trachea werden zur Stabilisierung mit der nicht dominanten Hand umfasst, um seitliche Verschiebungen beim Punktionsversuch zu verhindern.
9) Nach Identifizierung des Ringknorpels (Cartilago cricoidea) setzt man die Spitze des sich vollständig im kurzen Katheter befindlichen Mandrins über dem Lig. cricothyreoideum, d.h. unmittelbar über dem Ringknorpel, in der Medianen auf.

10) Mit kurzer schneller Bewegung wird nun das Band durchstoßen und die Trachea punktiert, wobei darauf zu achten ist, dass der Mandrin stets im rechten Winkel zumRacheallumen gehalten wird (Abb. 6). Das Eindringen der Nadel in die Luftröhre ist zu fühlen.

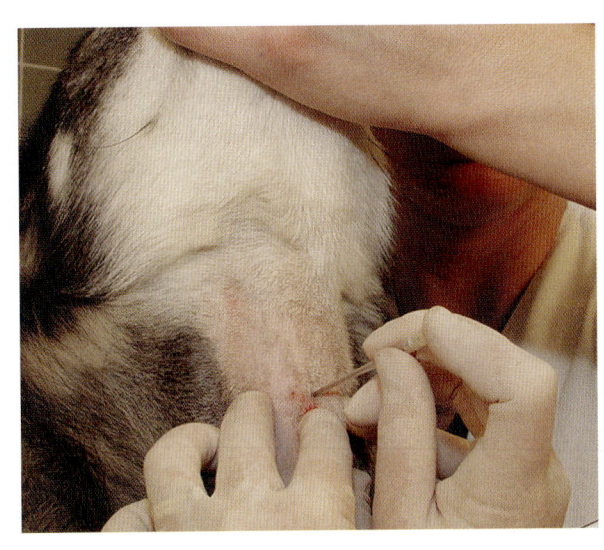

Abb. 6: Vorschieben des Mandrins durch das Lig. cricothyreoideum hindurch in die Trachea hinein.

11) Sobald der Mandrin in das Lumen der Trachea eingedrungen ist, schiebt man ihn vorsichtig etwas vor, bis die Nadelspitze etwa in der Mitte des Lumens zu liegen kommt (Abb. 7).

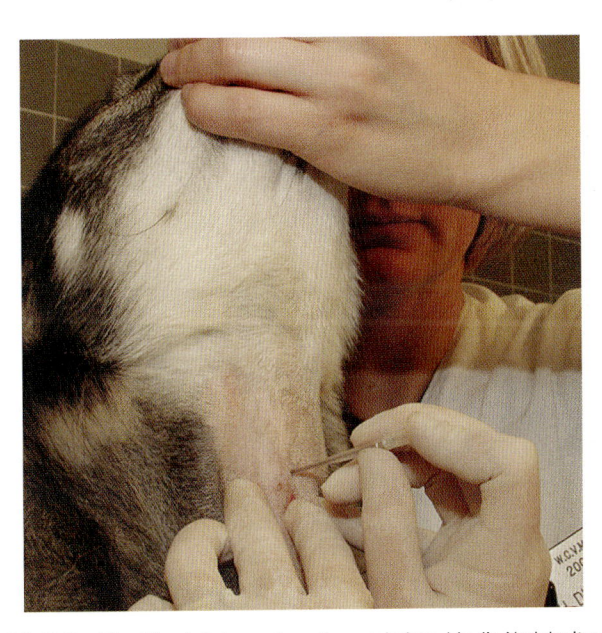

Abb. 7: Der Mandrin wird ein wenig weitergeschoben, bis die Nadelspitze etwa in der Mitte des Tracheallumens zu liegen kommt.

Transtrachealspülung: große Hunde II

Technik (Fortsetzung)

12) Nun neigt man den Mandrin etwa um 45° nach unten in das Lumen der Luftröhre und schiebt ihn ein wenig weiter vor (∎ Abb. 8).

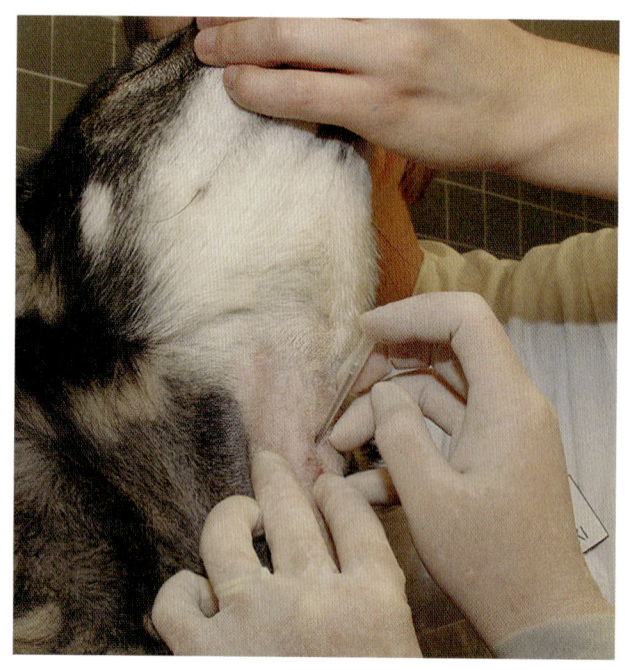

■ Abb. 8: Neigung des Mandrin um 45° nach unten in das Lumen der Luftröhre.

13) Danach wird der kurze Katheter über den Mandrin so weit wie möglich in die Trachea vorgeschoben (∎ Abb. 9). Der Mandrin wird herausgezogen und entsorgt.

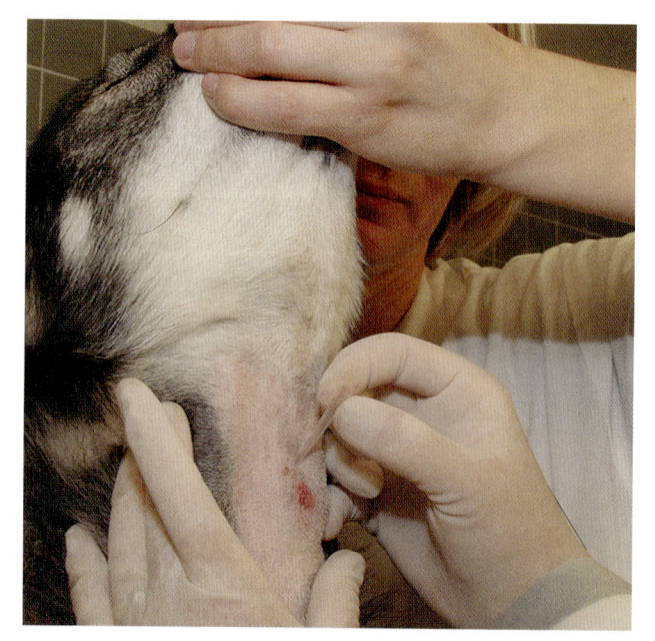

■ Abb. 9: Vorschieben des Katheters über den Mandrin in die Trachea.

14) Nun fasst man den langen Polypropylenkatheter nahe der Spitze und führt ihn durch den kurzen Katheter hindurch in die Trachea ein (∎ Abb. 10). Der Katheter wird so weit vorgeschoben, bis seine Spitze etwa auf der Höhe der Aufzweigung der Luftröhre (ca. vierter Interkostalraum) zu liegen kommt. Diese Stelle eignet sich am besten zur Probengewinnung. Der Katheter sollte sich leicht vorschieben lassen, und der Hund sollte dabei husten. Lässt sich der Katheter nicht ohne Widerstand bewegen, muss die Lage des kurzen Katheters korrigiert werden. Die Position des Patienten oder der Einführungswinkel des kurzen Katheters müssen evtl. geändert werden, damit ein Vorschieben des langen Katheters ohne Verletzen der Trachealwand möglich ist.

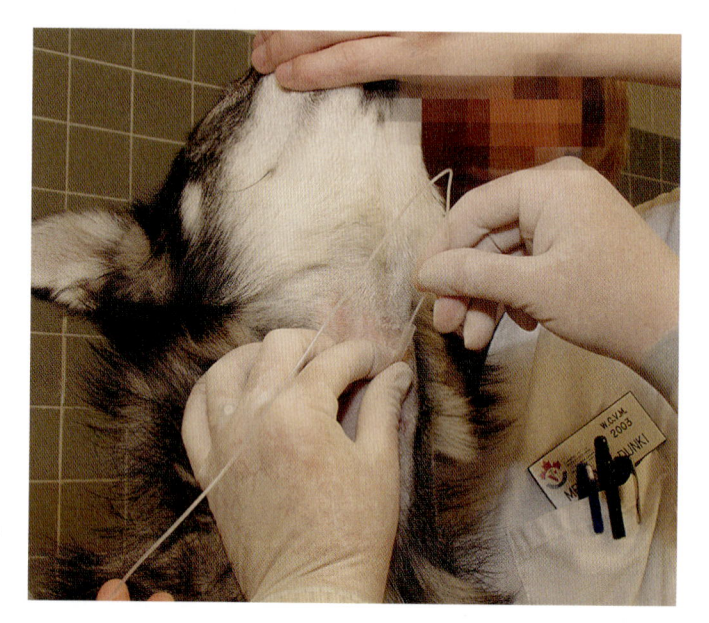

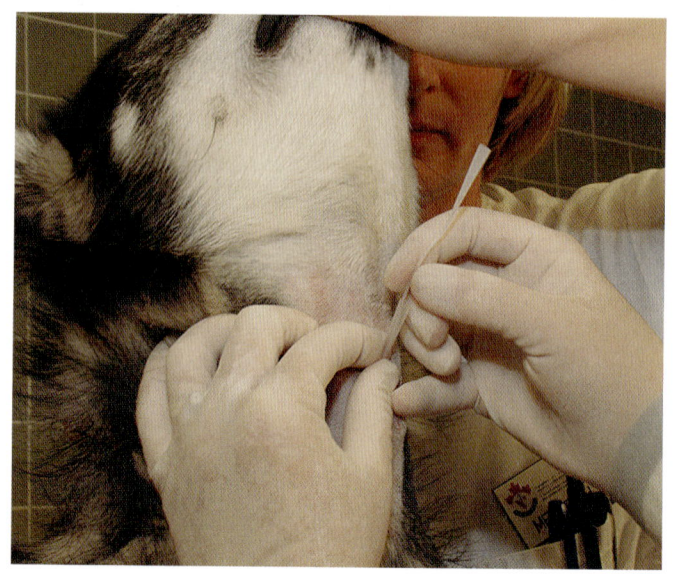

■ Abb. 10: Vorschieben des langen Polypropylenkatheters durch den kurzen Katheter hindurch in die Trachea, bis sich die Katheterspitze auf der Höhe der Bifurkation der Luftröhre befindet.

Untersuchung der Atemwege

15) Sobald der Katheter richtig liegt, wird eine mit etwa 10 ml Kochsalzlösung gefüllte 20-ml-Spritze aufgesetzt. Man injiziert 7–8 ml der Lösung und versucht unmittelbar danach wiederholte Male zu aspirieren, um die Lösung samt gewonnenem Probenmaterial abzusaugen (Abb. 11). Die beste Ausbeute erzielt man, wenn der Patient hustet.

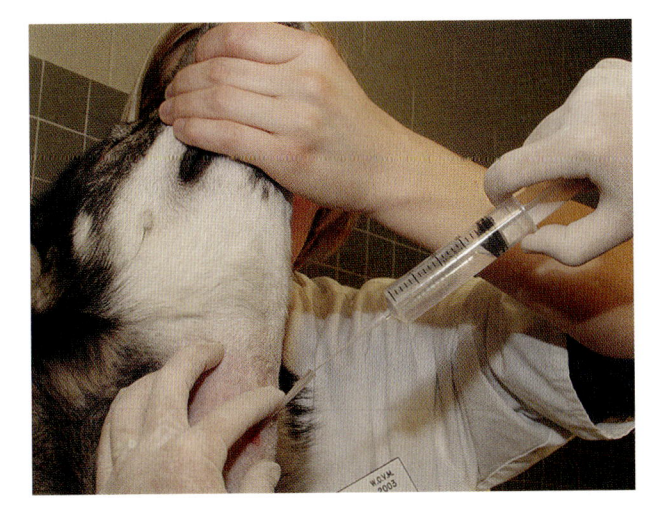

Abb. 11: Injizieren der Kochsalzlösung und wiederholtes Aspirieren der Flüssigkeit bis zur Gewinnung einer ausreichenden Probenmenge.

16) Kann keine Flüssigkeit gewonnen werden, werden mit einer zweiten 20-ml-Spritze nochmals 10 ml Kochsalzlösung injiziert. Die kräftige Aspiration sollte unmittelbar nach der Instillation erfolgen. Wenn noch immer kein Material gewonnen werden konnte, bringt man den Hund in Brustlage, mit Nase und Hals in einer etwas neutraleren Position, sodass sich die instillierte Flüssigkeit an der Bifurcatio tracheae sammeln kann und nicht in die kaudalen Lungenlappen fließt. Danach wird mit einer weiteren Spritze Kochsalzlösung eingebracht. Manchmal muss der Katheter während des Ansaugens nur geringfügig vorgeschoben oder zurückgezogen werden, damit die Katheterspitze richtig liegt und Flüssigkeit aspiriert werden kann. Die instillierte Flüssigkeit wird rasch aus den Atemwegen resorbiert, sodass nicht befürchtet werden muss, dass man den Patienten mit den wiederholt injizierten Flüssigkeitsmengen „ertränkt".

17) Sobald ausreichend Probenmaterial gewonnen werden konnte, wird der lange Katheter vollständig zurückgezogen und der kurze Katheter aus der Trachea herausgezogen.

18) Die Flüssigkeit wird als direkte oder konzentrierte Probe zur zytologischen Untersuchung sowie zum Ansetzen einer Kultur an ein Labor eingesandt.

19) Sofort nach Entfernen des Katheters wird ein leichter Verband zur Kompression des Gewebes angelegt, um einen Luftaustritt aus der Trachea in das subkutane Gewebe so gering wie möglich zu halten, falls der Hund hustet. Die Einstichstelle wird mit einer okklusionsfördernden Salbe versorgt und mit einem Tupfer abgedeckt (Abb. 12). Dieser wird mit einem leichten Verband fixiert, wobei darauf zu achten ist, dass nicht durch zu festes Anlegen der venöse Rückstrom oder die Atmung behindert wird. Zwei Finger sollten locker unter dem Verband Platz haben. Nach 1–2 h kann der Verband entfernt werden.

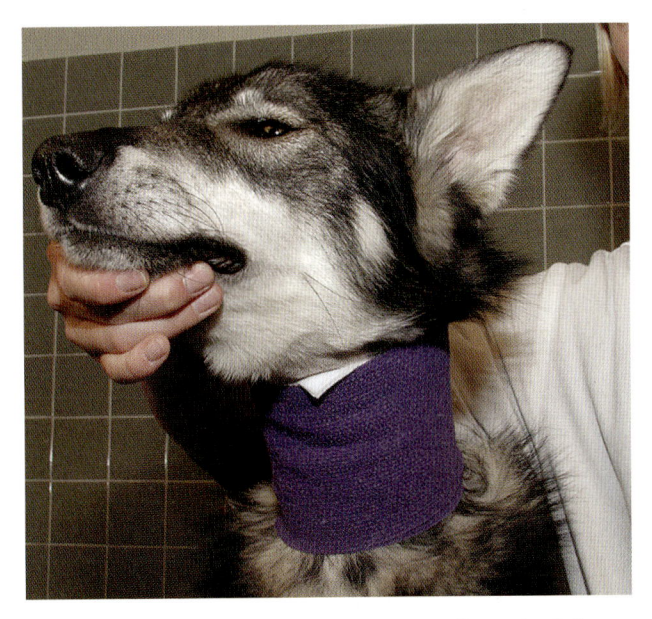

Abb. 12: Die Einstichstelle wird mit einer okklusionsfördernden Salbe versehen und mit einem leichten Verband abgedeckt.

20) Der Patient sollte nach der Trachealspülung ruhig gehalten werden, und die Atmung ist 1–2 h lang zu überwachen.

Transtrachealspülung: große Hunde III

Untersuchungsergebnis

▶ Wird bei der zytologischen Untersuchung des Aspirats eines hustenden Hundes eine eosinophile Entzündung festgestellt, so spiegelt dies eine für eine allergische oder parasitäre Erkrankung typische Hypersensibilitätsreaktion wider (❙ Abb. 13).

▶ Bei einem Patienten mit Lungenmetastasen kann der zytologische Befund normal sein oder es finden sich im Aspirat rote Blutzellen und die Makrophagen zeigen Veränderungen wie Erythrophagozytose und Hämosiderinbeladung. All dies spricht für eine Blutung in den unteren Atemwegen (❙ Abb. 14).

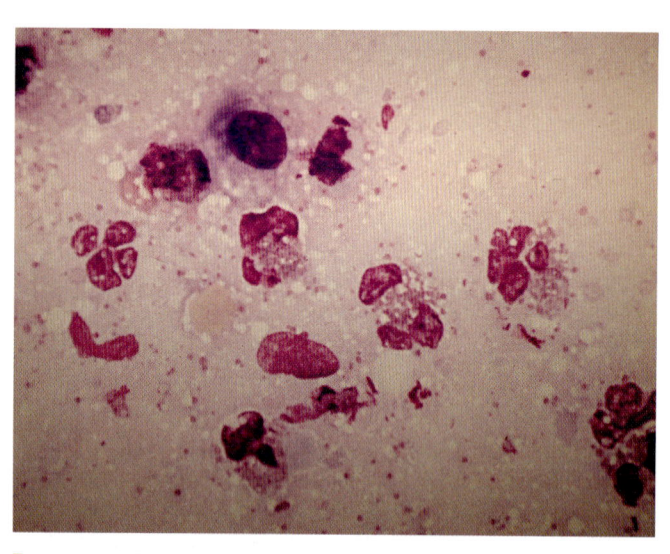

❙ Abb. 13: Dieser Hund litt an einer allergischen Tracheobronchitis.

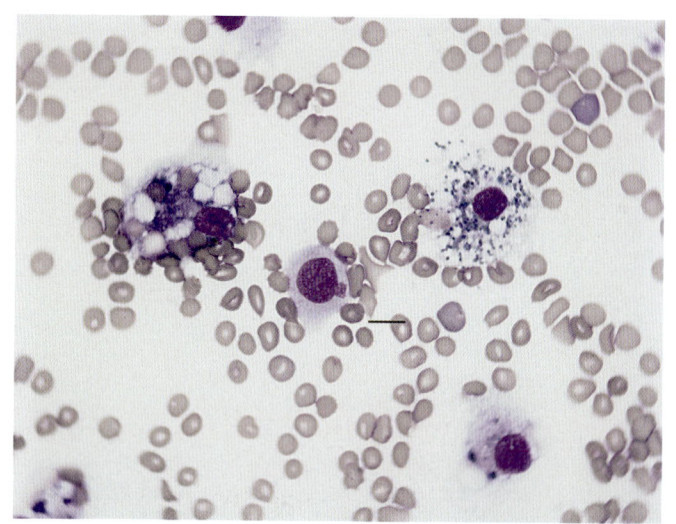

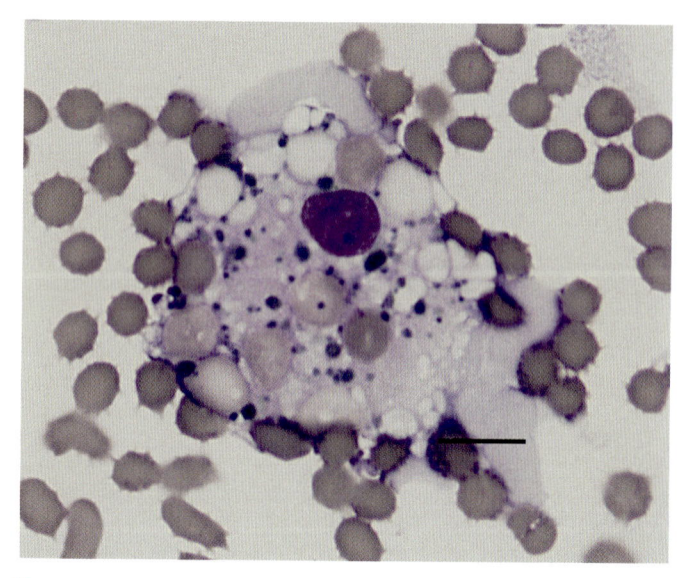

❙ Abb. 14: In diesem transtrachealen Aspirat fanden sich Erythrozyten und stark vakuolisierte Makrophagen mit einer Beladung an phagozytierten Erythrozyten und Hämosiderin, was für eine aktuelle Lungenblutung und gegen eine iatrogene Blutung spricht. Dieser Hund litt an einem metastatischen Hämangiosarkom der Lunge. (Mit freundlicher Genehmigung von Dr. Marion Jackson, University of Saskatchewan)

▶ Das Vorliegen von Plattenepithelzellen und zahlreichen Simonsiella-Bakterien in der trachealen Spülprobe bedeutet, dass die Probe durch Material aus der Oropharynxregion kontaminiert ist (Abb. 15). Entweder wurde die Kanüle versehentlich oberhalb des Lig. cricothyreoideum eingeführt, oder der Hund hat die Katheterspitze während der Durchführung der Trachealspülung durch Husten in den Pharynx befördert, oder es kam während der Spülung zur Aspiration von Schleim aus der Mundhöhle.

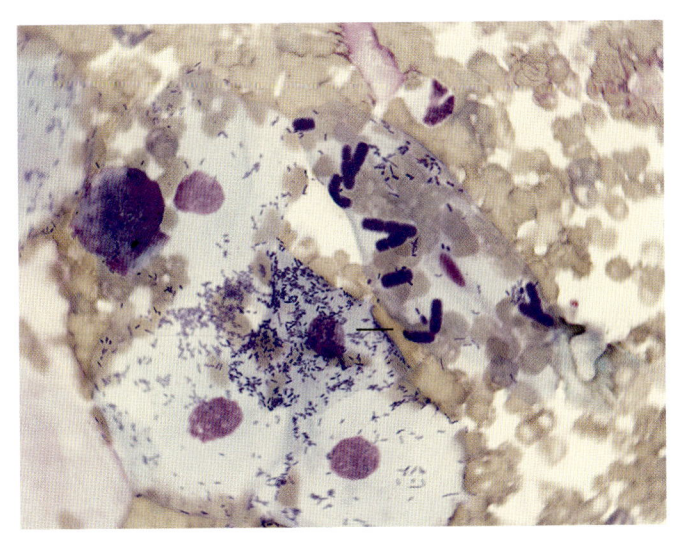

Abb. 15: Das Vorliegen von Plattenepithelzellen und zahlreichen Simonsiella-Bakterien in der trachealen Spülprobe bedeutet, dass die Probe durch Material aus der Oropharynxregion kontaminiert ist. (Mit freundlicher Genehmigung von Dr. Marion Jackson, University of Saskatchewan)

▶ Die zytologische Untersuchung von transtrachealem Aspirat kann eine Vielzahl von infektiösen Ursachen von Husten nachweisen (Abb. 16–18).

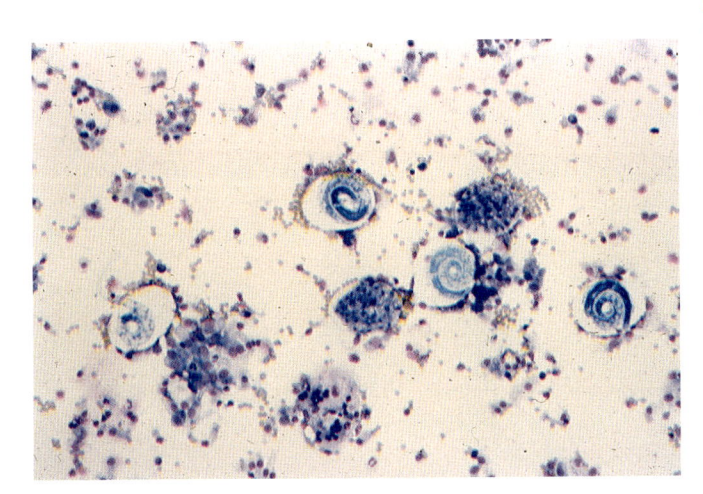

Abb. 16: Diese transtracheale Spülprobe von einem 19 Monate alten Jack Russell Terrier mit einem bereits drei Monate andauerndem Husten und normalem Thoraxröntgenbefund deckte eine eosinophile Entzündung auf und wies zahlreiche eingerollte Larven nach. Es handelte sich um eine durch *Oslerus osleri* verursachte Tracheobronchitis.

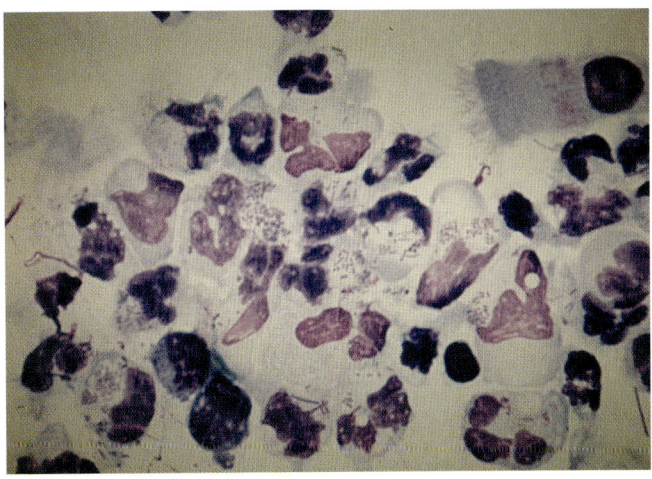

Abb. 17: Trachealsekret eines dreijährigen Deutsch-Kurzhaar-Rüden mit seit drei Wochen bestehendem Husten und Fieber. In der Röntgenaufnahme zeigte sich ein fokaler Herd einer Lungenkonsolidierung im Lobus medius der rechten Lunge. Das Trachealaspirat war sehr zellreich und sprach mit degenerierten Neutrophilen und pleomorphen Bakterien für eine septische Entzündung. Der Hund hatte einen Fremdkörper (Gerstenähre) in den Bronchien, der endoskopisch entfernt worden war.

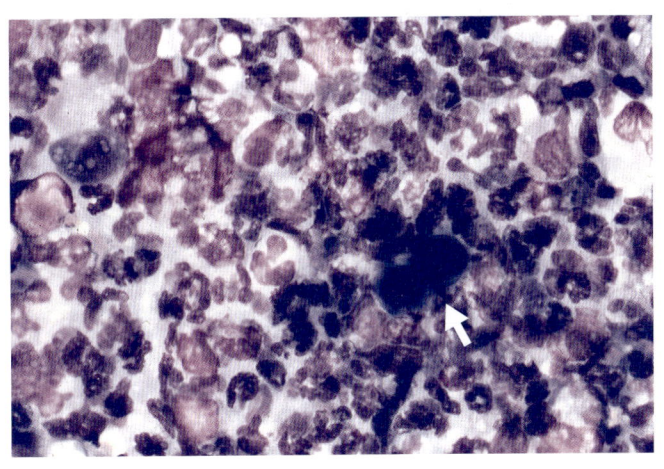

Abb. 18: Tracheale Spülprobe von einem vierjährigen Deutschen Schäferhund, der seit zwei Wochen an Husten, Lethargie, Fieber und Bewegungsintoleranz litt. Bei der Auskultation war über allen Lungenfeldern pulmonales Knistern (Crackles) zu hören gewesen. Der Röntgenbefund zeigte ein diffuses, infiltrativ bedingtes, gemischtes interstitielles und alveoläres Verschattungsmuster. Durch die zytologische Untersuchung des transtrachealen Aspirats wurde eine pyogranulomatöse Entzündung mit gelegentlichen Organismen der Pilzart *Blastomyces dermatitidis* (Pfeil) nachgewiesen.

Endotrachealspülung

Ziel
Gewinnung einer Probe von Zellen und Flüssigkeiten aus Trachea und großen Luftwegen für zytologische und mikrobiologische Untersuchungen.

Indikationen
▶ Husten bei Katzen. Die meisten Katzen mit Husten leiden unter chronischer Bronchitis oder Asthma.
▶ Erkrankungen der Luftwege oder des Lungenparenchyms bei Katzen
▶ hochgradige Dyspnoe oder nervöses Temperament bei sehr kleinen Hunden, sodass die für die Durchführung einer transtrachealen Spülung erforderliche Fixierung unmöglich oder gefährlich wäre

Kontraindikationen und besondere Hinweise
▶ Die endotracheale Technik der Trachealspülung kann bei Tieren, die keine Vollnarkose erhalten dürfen, nicht angewandt werden.
▶ Auch bei hochgradig dyspnoischen Katzen mit Verdacht auf eine akute Manifestation felinen Asthmas sollte diese Technik nicht eingesetzt werden. Solche Patienten müssen vor einer Anästhesie stabilisiert werden.

Fixierung
Die Tiere werden in Vollnarkose gelegt und in Brustlage gelagert.

Anatomie
Die aussagekräftigsten Proben lassen sich gewinnen, wenn sich die Katheterspitze an der Bifurkation der Trachea befindet (Abb. 1).

Material
▶ 3,5-F- oder 5-F-Katheter aus Polypropylen, ca. 70 cm lang
▶ steriler Endotrachealtubus oder sterile Schutzhülse einer Spinalkanüle, die durch die Glottisöffnung passt
▶ drei 12-ml-Spritzen mit je 6 ml Kochsalzlösung (Abb. 2)

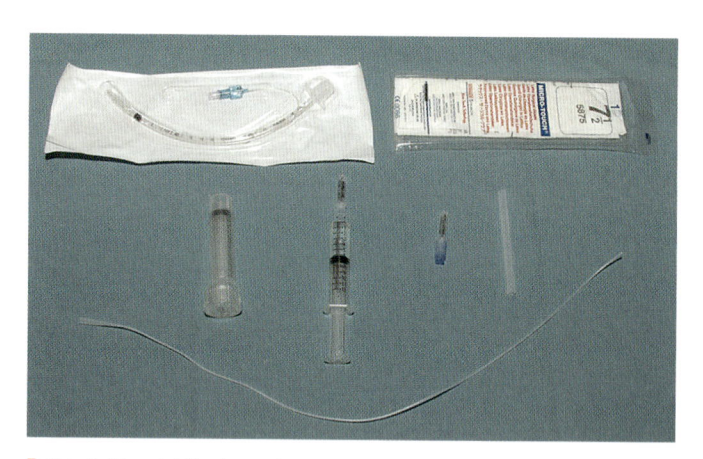

Abb. 2: Material für eine endotracheale Spülung.

Technik
1) Nach der Präoxygenierung mittels Sauerstoffmaske wird der Hund bzw. die Katze in eine leichte Allgemeinanästhesie versetzt (meist durch Injektion von Propofol).
2) Danach führt man den sterilen Endotrachealtubus oder die sterile Hülle einer Spinalkanüle in die Glottisöffnung ein, um danach den langen Katheter durch diese Einführhilfe vorzuschieben.
3) Die zum Erreichen der Luftröhrenaufzweigung erforderliche Länge des Katheters wird außen am Tier abgemessen (Abb. 3).

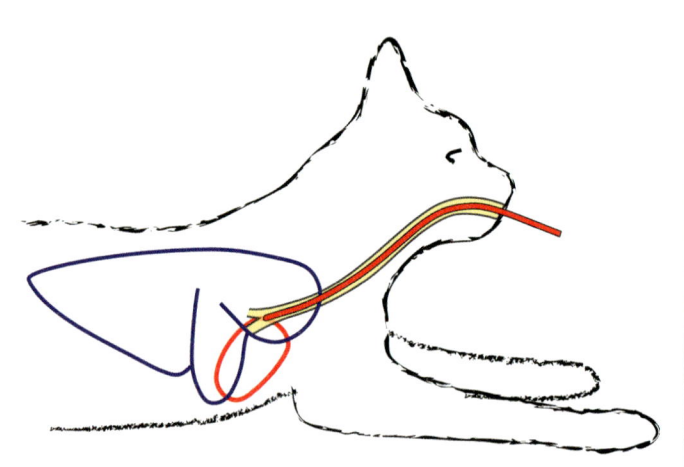

Abb. 1: Lage der Katheterspitze an der Bifurcatio tracheae.

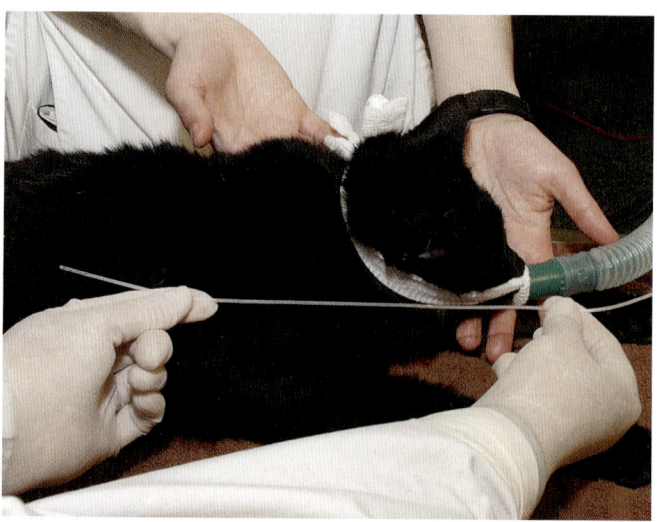

Abb. 3: Die zum Erreichen der Luftröhrenaufzweigung erforderliche Länge des Katheters wird außen am Tier abgemessen.

Untersuchung der Atemwege

4) Der Polypropylenkatheter wird die Trachea hinuntergeschoben, bis die Tracheabifurkation erreicht ist (Abb. 4).

5) Warten Sie, bis der Hund bzw. die Katze hustet, da sich auf diese Weise das beste Probenmaterial gewinnen lässt.

6) Setzen Sie nun die 12-ml-Spritze mit etwa 6 ml Kochsalzlösung auf den Katheter auf. Injizieren Sie 2–3 ml der Kochsalzlösung und aspirieren Sie unmittelbar danach wiederholte Male, um Sekret aus den Luftwegen zu gewinnen (Abb. 5). Sollte sich beim ersten Versuch noch kein Aspirat gewinnen lassen, wiederholen Sie den Vorgang.

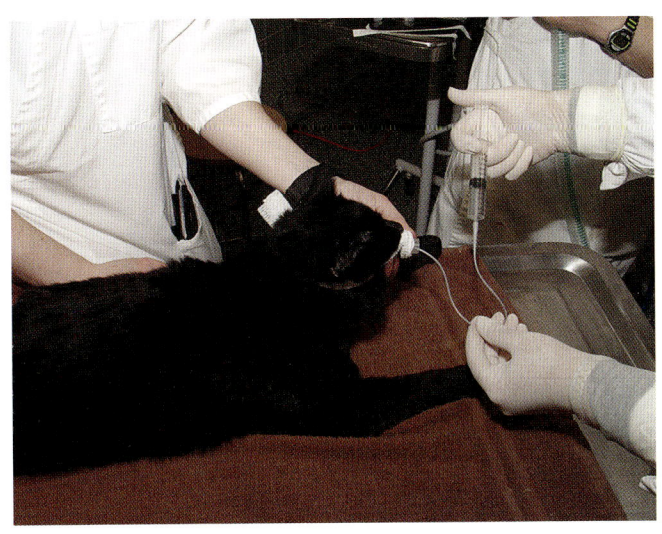

Abb. 5: Kochsalzlösung wird mehrmals injiziert und aspiriert, bis eine ausreichende Probenmenge gewonnen wurde.

7) Sobald ausreichend Probenmaterial gewonnen wurde, wird der Katheter entfernt und der Patient wird bis zur vollständigen Erholung mit Sauerstoff versorgt (Abb. 6).

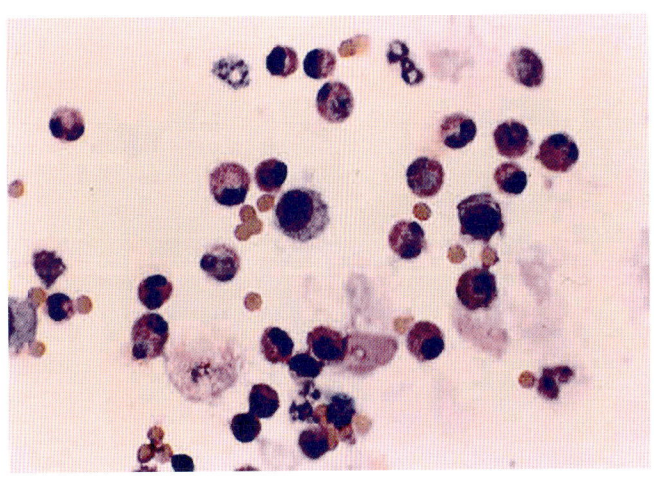

Abb. 6: Diese endotracheale Spülprobe von einer hustenden Katze mit normalem Thoraxröntgenbefund zeigte reichlich Schleim sowie eine eosinophile Entzündung. Beides spricht für eine feline allergische Tracheobronchitis (Asthma).

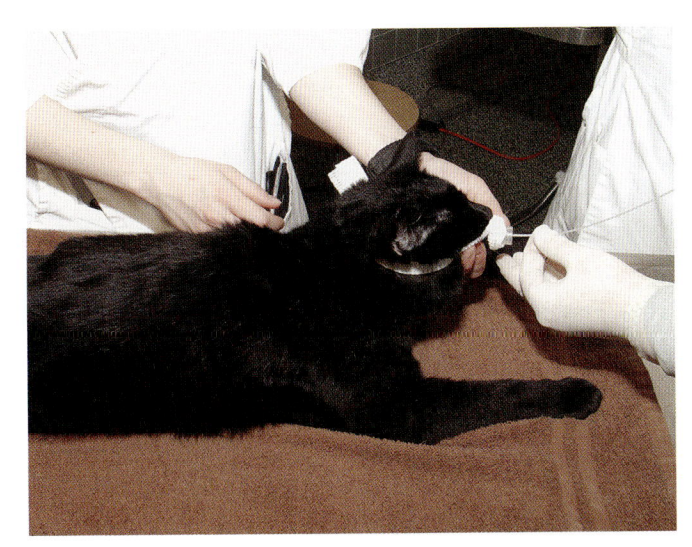

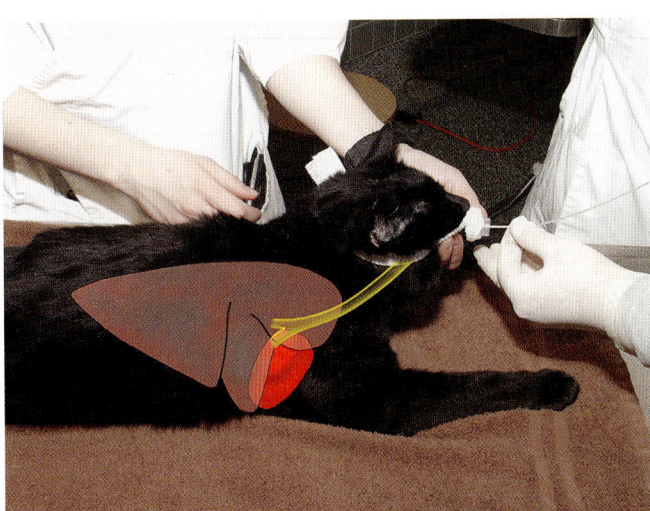

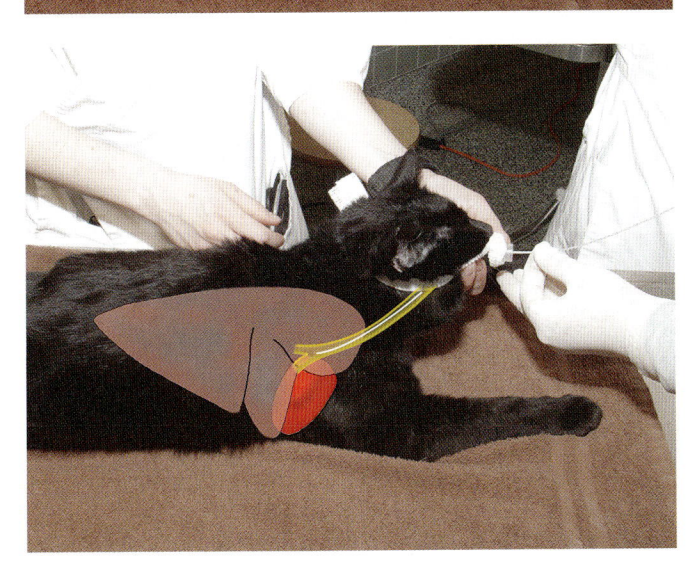

Abb. 4: Vorschieben des Polypropylenkatheters bis zur Tracheabifurkation.

Bronchoalveoläre Lavage (BAL)

Ziel
Gewinnung einer Probe von Sekreten und Zellen aus kleinen Atemwegen, Alveolen und Interstitium der Lunge für zytologische und mikrobiologische Untersuchungen.

Indikationen
▶ Erkrankungen von terminalen Luftwegen, Alveolen oder pulmonalem Interstitium bei Hunden und Katzen, bei denen mithilfe anderer, am wachen oder anästhesierten Tier durchgeführter diagnostischer Verfahren keine Diagnose gestellt werden konnte
▶ Bei der bronchoalveolären Lavage (BAL) wird Flüssigkeit in die Alveolen einer bestimmten Region der Lunge gespült und danach aspiriert. Da die Untersuchungsergebnisse der BAL nur die Veränderungen in der bestimmten, gespülten Lungenregion widerspiegeln, ist es wichtig, diese Region zuvor mithilfe von Röntgenaufnahmen so auszuwählen, dass möglichst aussagekräftige Informationen erhalten werden (Abb. 1).

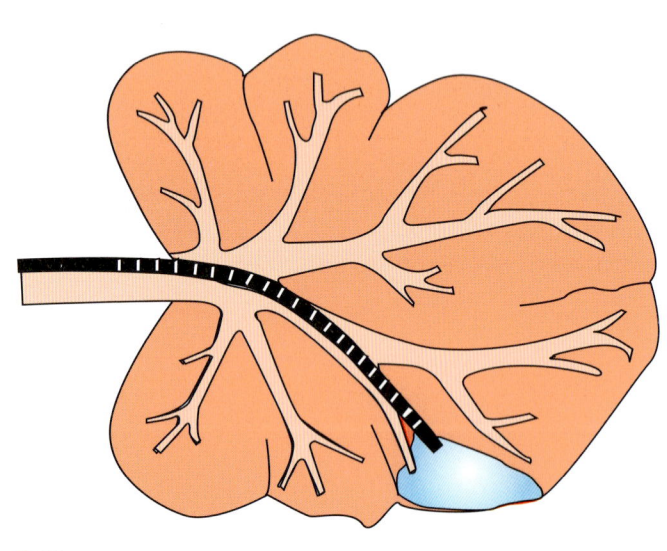

Abb. 1: Bronchoalveoläre Lavage. Gezeigt ist die Lungenregion, die durch die BAL mit Flüssigkeit gefüllt wurde und aus der das Probenmaterial aspiriert wird.

Kontraindikationen und besondere Hinweise
▶ Eine bronchoalveoläre Lavage kann bei Tieren, die keine Vollnarkose erhalten dürfen, nicht angewandt werden.
▶ Obwohl es auch nichtendoskopische BAL-Techniken gibt, ist eine bronchoskopische BAL nötig, wenn die Wahl eines bestimmten Lungenlappens für die Probenahme von Bedeutung ist. Für diese Technik ist ein Bronchoskop erforderlich.
▶ Die häufigste Komplikation nach der BAL ist eine signifikante Hypoxämie. Diese gibt sich i. d. R. schnell. Tiere, die allerdings bereits in Ruhe und bei normaler Raumluft hypoxämisch sind, sind keine guten Kandidaten für eine BAL. Voraussetzung für die Durchführung einer BAL ist in jedem Fall entsprechendes Untersuchungsmaterial für die Überwachung der Oxygenierung der Patienten und für eine geeignete Sauerstofftherapie.
▶ Bei manchen Tieren, insbesondere bei Katzen, kommt es infolge reaktiver Atemwege zu einem Bronchospasmus. Es empfiehlt sich, solche Patienten mit Bronchodilatatoren vorzubehandeln.
▶ Für Tiere mit Erkrankungen, die vorwiegend die Luftwege betreffen, stellt die BAL nicht das geeignete diagnostische Verfahren dar. In diesen Fällen liefert die transtracheale oder endotracheale Spülung aussagekräftigeres Probenmaterial aus Trachea und Luftwegen. Die BAL sollte nur zur Probengewinnung aus Interstitium und Alveolen der Lunge eingesetzt werden.

Fixierung
Die Tiere werden in Vollnarkose gelegt und in Brustlage gelagert.

Material
▶ flexibles Endoskop mit geringem Durchmesser. Bei den meisten Hunden und Katzen kann ein pädiatrisches Bronchoskop (4,8 mm äußerer Durchmesser, 2 mm Durchmesser des Biopsiekanals) verwendet werden.
▶ Aliquote einer sterilen, auf Körpertemperatur angewärmten 0,9-prozentigen Kochsalzlösung
▶ Spritzen für die Aspiration der BAL-Flüssigkeit (Abb. 2)

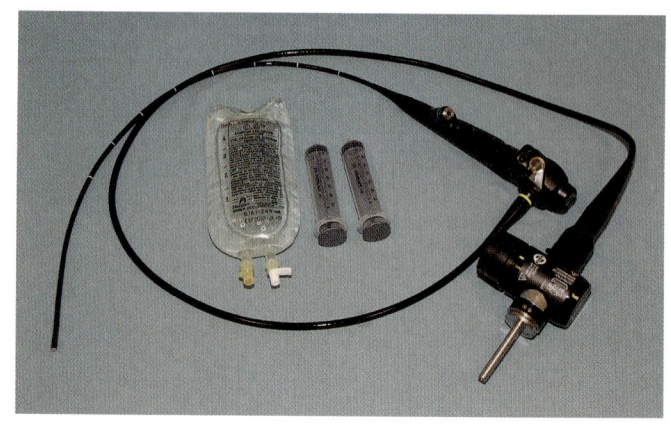

Abb. 2: Material für eine bronchoalveoläre Lavage.

Technik

1) Nach der Präoxygenierung mittels Sauerstoffmaske wird der Hund bzw. die Katze in eine leichte Allgemeinanästhesie versetzt (meist durch Injektion von Propofol).
2) Zur Verabreichung des Inhalationsanästhetikums wird ein steriler Endotrachealtubus eingeführt. Katzen und sehr kleine Hunde müssen für die Bronchoskopie und die bronchoskopische BAL extubiert werden.
Bei größeren Hunden kann das Bronchoskop über einen Adapter am Endotrachealtubus eingeführt werden, sodass die Beatmung während der Durchführung der BAL fortgesetzt werden kann.
3) Die routinemäßige diagnostische Bronchoskopie umfasst die Beurteilung von Trachea, Hauptbronchien und aller weiteren Aufzweigungen des Bronchialbaums, soweit diese mit dem Bronchoskop zu erreichen sind.
4) Das Bronchoskop wird über den Stammbronchus des entsprechenden Lungenlappens und den jeweiligen Lappenbronchus so weit vorgeschoben, bis seine Spitze den Bronchus dicht verschließt. Dichtet die Bronchoskopspitze das Lumen des Bronchus nicht zur Gänze ab, erhält man eine Probe aus den Atemwegen und nicht aus der Tiefe der Lunge. Auch die Ausbeute an Aspirat ist dann gering.
5) Vergewissern Sie sich, dass der Saugkanal des Bronchoskops geschlossen ist.
6) Bei mittelgroßen und großen Hunden instilliert man 25 ml einer auf Körpertemperatur angewärmten sterilen Kochsalzlösung mithilfe der Spritze über den Biopsiekanal des Bronchoskops in die Lunge. Bei sehr kleinen Hunden und bei Katzen reichen 10 ml pro Instillation.
7) Unmittelbar nach dem Einbringen der Flüssigkeit wird mit der Spritze aspiriert und die Probenflüssigkeit gewonnen. Füllt sich die Spritze mit Luft, wird diese entfernt und erneut versucht, zu aspirieren, bis keine Flüssigkeit mehr erhalten wird.
8) Danach wird ein zweites Mal die Menge von 25 ml (bzw. 10 ml) in die Lunge instilliert und auf gleiche Weise bei unveränderter Lage des Bronchoskops aspiriert. Falls erforderlich, kann dieser Vorgang noch einmal wiederholt werden.
9) Mit der gleichen Technik kann bei Bedarf nach entsprechender Neupositionierung des Bronchoskops die BAL in einem anderen Lungenlappen durchgeführt werden.

Probenbehandlung

▶ Die BAL-Flüssigkeit sollte aufgrund des Gehalts an Surfactant aus den Alveolen schaumig sein.
▶ Die gewonnene Flüssigkeit sollte unmittelbar nach der Gewinnung eisgekühlt werden und rasch weiterverarbeitet werden.
▶ Die bronchoalveoläre Spülflüssigkeit wird zytologisch und mikrobiologisch untersucht.

Transthorakale Lungenaspiration I

Ziel
Gewinnung von Zellen oder Flüssigkeit aus dem Lungenparenchym für zytologische und mikrobiologische Untersuchungen

Indikationen
▶ solitäre, nahe der Thoraxwand liegende Veränderungen des Lungenparenchyms
▶ diffuse, multifokale oder fokale Erkrankungen des Lungenparenchyms, bei denen die transtracheale oder endotracheale Spülung kein schlüssiges bzw. ein negatives Ergebnis brachte
▶ Bei Tieren mit multifokalen oder diffusen Läsionen wird für die Lungenaspiration die laut Röntgenbefund am stärksten betroffene Region gewählt. Bei eindeutig diffusen Veränderungen aspiriert man das oberflächliche Parenchym eines kaudalen Lungenlappens.

Kontraindikationen
▶ Die transthorakale Lungenaspiration von Umfangsvermehrungen, die tief im Lungenparenchym nahe des Herzens oder großer Blutgefäße liegen bzw. von Veränderungen, die durch eine große Menge an belüftetem Lungengewebe von der Thoraxwand getrennt sind, ist höchst riskant. Bei solchen Patienten sollte zunächst immer mithilfe nicht invasiver Techniken, wie der transtrachealen Trachealspülung, versucht werden, zu einer Diagnose zu gelangen.
▶ Eine Lungenaspiration sollte nicht durchgeführt werden bei Tieren mit Koagulopathien, bekannter pulmonaler Hypertension oder bei Verdacht auf ein Lungenabszess.
▶ Für hochgradig dyspnoische Patienten mit diffusen Lungenveränderungen besteht ein erhöhtes Risiko für die Entwicklung eines Pneumothorax nach Durchführung der transthorakalen Lungenaspiration. Diese Komplikation kann einen letalen Ausgang nehmen.

Material
▶ 22-G-Spinalkanüle, 38 mm oder 70 mm lang
▶ 6-ml-Spritzen
▶ Objektträger
▶ sterile Handschuhe
▶ Lidocain-Lösung (Lidocain 2% im Verhältnis 9:1 mit 8,4-prozentigem Natriumbikarbonat gemischt) (❚ Abb. 1)

Fixierung
▶ Der Patient steht oder befindet sich in Brustlage, und wird entsprechend fixiert. Während sich die Aspirationskanüle im Thorax befindet, muss ein Assistent die Nasenlöcher zuhalten.
▶ Von einer Sedierung wird abgesehen, damit jede Veränderung des Atemmusters nach dem Eingriff sofort erkannt werden kann.

Anatomie
▶ Mithilfe von Röntgenaufnahmen wird die zu aspirierende Lungenregion genau lokalisiert. Man bestimmt den richtigen Interkostalraum, den Abstand zum kostochondralen Übergang und die erforderliche Einstichtiefe (Nadellänge) (❚ Abb. 2).

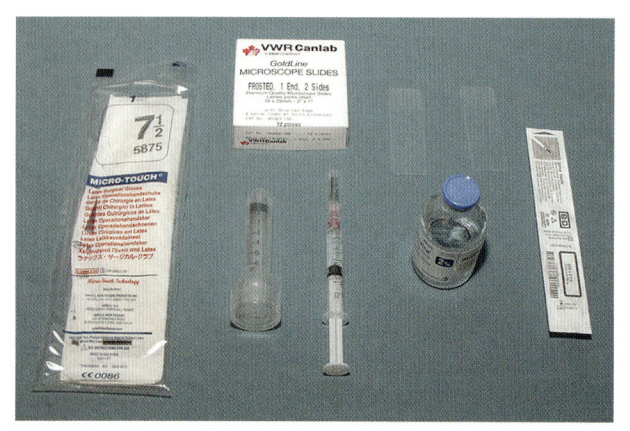

❚ Abb. 1: Material für eine transthorakale Lungenaspiration.

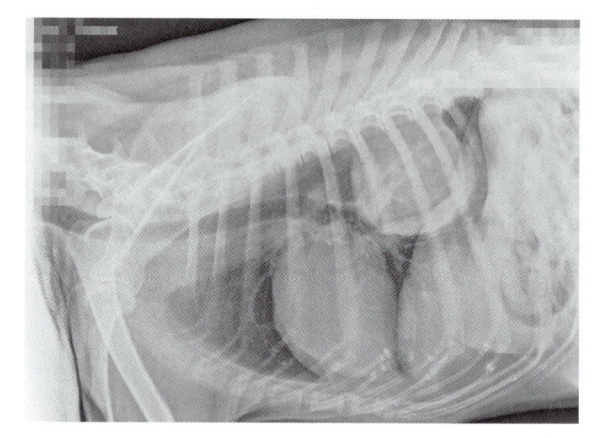

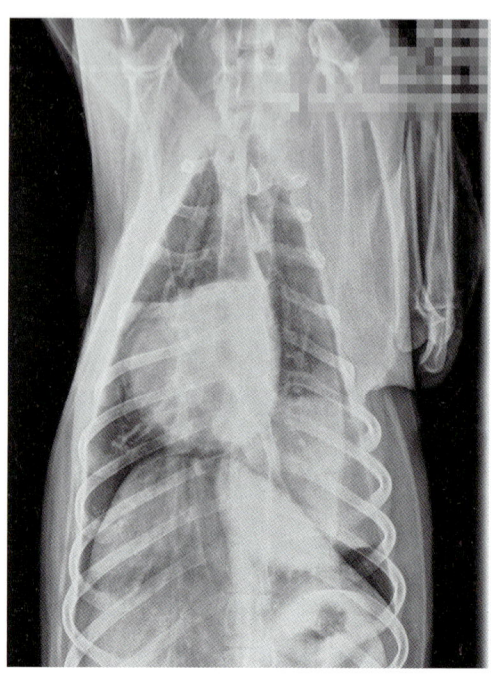

❚ Abb. 2: Laterale (oben) und ventrodorsale (unten) Röntgenaufnahme eines Hundes mit einer großen solitären Umfangsvermehrung im Lobus caudalis der linken Lunge. Anhand dieses Röntgenbefunds wird beschlossen, die transthorakale Lungenaspiration von der linken Seite aus, und zwar im sechsten oder siebenten Interkostalraum im dorsalen Viertel der Brusthöhle durchzuführen. Die erforderliche Eindringtiefe der Kanüle kann anhand der ventrodorsalen Röntgenaufnahme festgelegt werden. (Mit freundlicher Genehmigung von Dr. Elisabeth Snead, University of Saskatchewan)

▶ Handelt es sich um eine fokale Masse, die Kontakt zur Körperwand hat, kann eine Feinnadelaspiration unter Ultraschallkontrolle durchgeführt werden.

Technik
1) Zunächst muss die Region, in der aspiriert werden soll, anhand der Röntgenaufnahmen festgelegt werden.
2) Der Patient kann stehen oder wird in Brustlage fixiert. Die Haut über der geplanten Einstichstelle wird geschoren und desinfiziert. Das Tragen steriler Handschuhe und eine aseptische Technik sind erforderlich (❘ Abb. 3).
3) An der Einstichstelle werden Haut und subkutanes Gewebe bis zur Pleura mit Lidocain lokal anästhesiert (❘ Abb. 4).

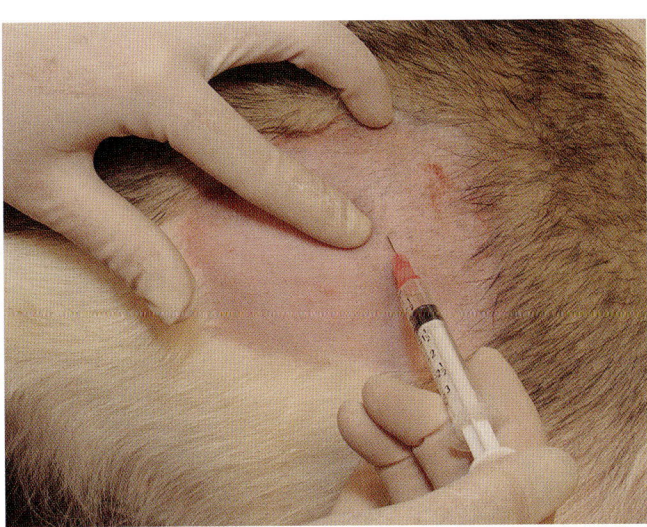

❘ Abb. 4: Injizieren des Lokalanästhetikums (Lidocain).

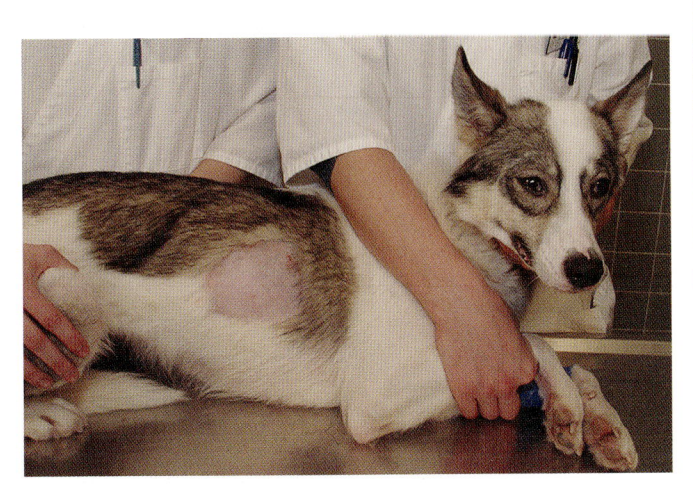

❘ Abb. 3: Fixieren eines Hundes für die Durchführung einer Lungenaspiration.

Transthorakale Lungenaspiration II

Technik (Fortsetzung)

4) Die Kanüle mit Mandrin wird durch Haut und subkutanes Gewebe etwa bis zur Pleura eingestochen. Dabei ist darauf zu achten, dass keine interkostalen Gefäße verletzt werden, die jeweils am Kaudalrand jeder Rippe verlaufen (Abb. 5).

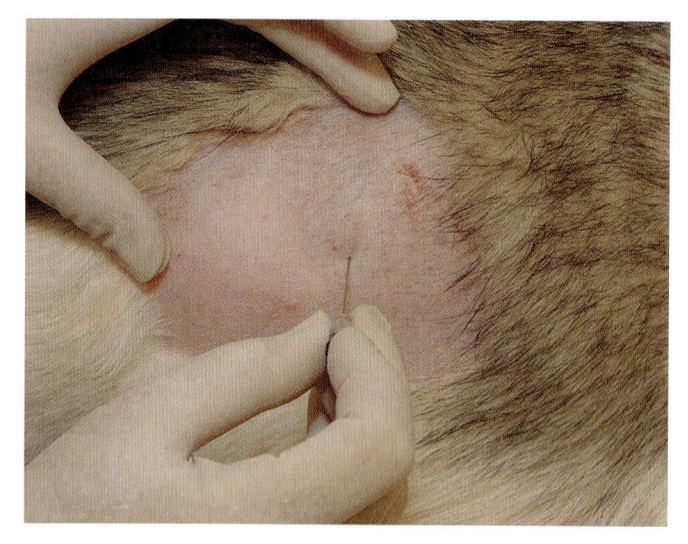

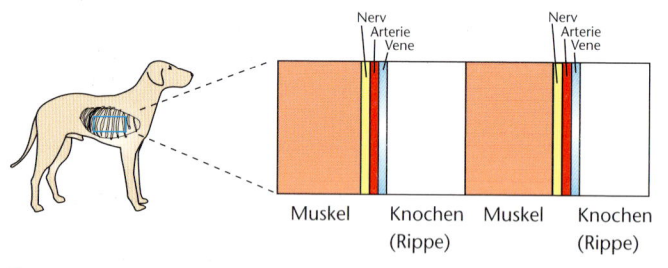

Abb. 5: Einstechen der Kanüle mit Mandrin ungefähr bis zur Pleura unter Schonung der am Kaudalrand jeder Rippe verlaufenden Gefäße.

5) Ein Assistent hält während der Aspiration Mund und Nase des Hundes zu, um Thoraxexkursionen zu verhindern (Abb. 6).

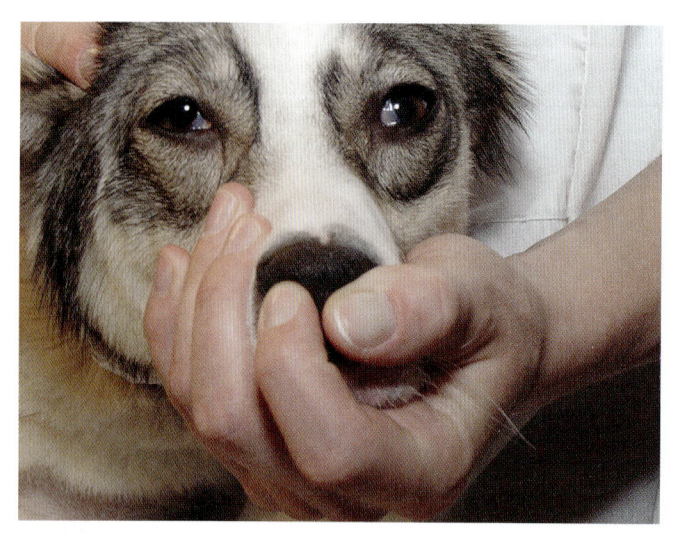

Abb. 6: Zuhalten von Mund und Nase des Hundes während der Aspiration.

6) Nach Zurückziehen des Mandrins setzt man die Spritze auf.
7) Die Kanüle wird unter Unterdruck bis zur zuvor festgelegten Tiefe eingestochen (Abb. 7). Dann erfolgt schnell die Probengewinnung, indem zwei- oder dreimal mit etwa 5–8 ml Unterdruck aspiriert wird. Die Kanüle befindet sich insgesamt höchstens 1–2 s lang im Lungenparenchym.

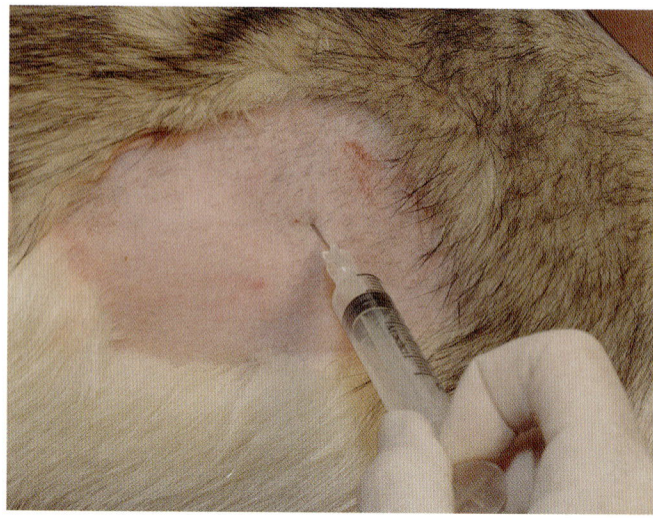

Abb. 7: Einführen der Kanüle in die Lunge zur Aspiration von Probenmaterial.

8) Die Kanüle wird, ohne Sog auszuüben, entfernt, und das Probenmaterial wird zur weiteren Verarbeitung sofort auf einen Objektträger aufgetragen.
9) Atmung und Schleimhautfarbe des Patienten sind noch während 30–60 min gut zu überwachen.

Komplikationen

▶ Eine mögliche Komplikation ist der Pneumothorax, insbesondere, wenn sich zwischen aspiriertem, pathologisch verändertem Lungengewebe und Thoraxwand normal belüftetes Lungengewebe befand. In den meisten Fällen liegt ein nur geringgradiger Pneumothorax vor, der keiner Behandlung bedarf. Gelegentlich kann diese Komplikation auch schwerer ausgeprägt sein. Für Tiere, die bereits vor dem diagnostischen Eingriff wiederholt unter Husten litten oder hochgradig dyspnoisch waren, besteht ein erhöhtes Risiko für diese Komplikation.

▶ Wenn es an der Aspirationsstelle zu Blutungen kommt, kann sich ein Hämothorax oder eine Lungenblutung entwickeln. Meist sind diese Komplikationen jedoch nur leichter Natur.

▶ Gelegentlich sterben Tiere nach einer transthorakalen Lungenaspiration. Dabei handelt es sich häufig um hochgradig dyspnoische Hunde oder um Katzen mit diffuser, schwerer Lungenkrankheit, die nicht mehr in der Lage sind, den zusätzlichen Stress durch einen Pneumo- oder Hämothorax noch zu verkraften.

Probenbehandlung

1) Meist ist die Zellausbeute bei der transthorakalen Lungenaspiration nicht sehr ergiebig. Oft befindet sich das gesamte aspirierte Material ausschließlich in der Kanüle. Der Ausstrich auf einen Objektträger muss so rasch wie möglich nach der Probennahme erfolgen, da das Probenmaterial sehr instabil ist. Sobald die Kanüle aus der Punktionsstelle zurückgezogen wurde, wird sie von der Spritze entfernt, die Spritze wird mit etwa 4 ml Luft gefüllt und die Kanüle wird wieder aufgesteckt, sodass der Inhalt der Kanüle auf einen oder mehrere Objektträger ausgeblasen und sofort ein Ausstrichpräparat angefertigt werden kann. Das Präparat wird routinemäßig gefärbt und zytologisch untersucht (Abb. 8 und 9).

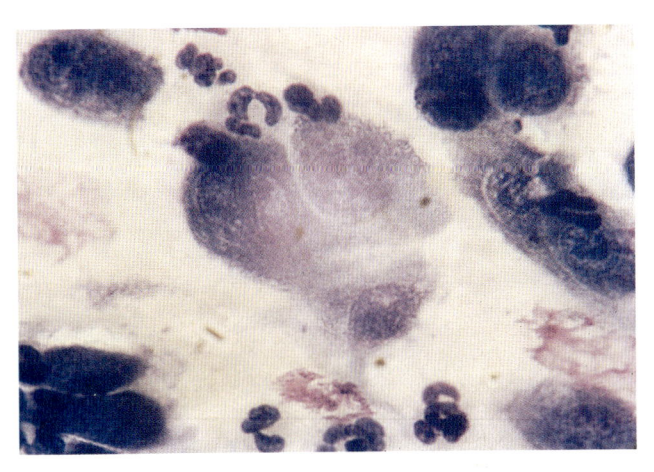

Abb. 9: Zytologisches Präparat eines Feinnadelaspirats von einem solitären Tumor im Lobus caudalis der linken Lunge eines unter Husten leidenden achtjährigen Deutschen Schäferhundes. Man erkennt eine Population großer Zellen mit vielen Malignitätskriterien. Es handelte sich um ein Karzinom.

2) In seltenen Fällen wird aus der Lunge eine blutige Flüssigkeit (0,5–1 ml) aspiriert. Wenn dies der Fall ist, wird das Aspirat zur Vermeidung einer Gerinnung sofort in ein EDTA-Röhrchen überführt, und erst im Anschluss daran werden ein Direktausstrich und konzentrierte Präparate für die weitere Untersuchung angefertigt.

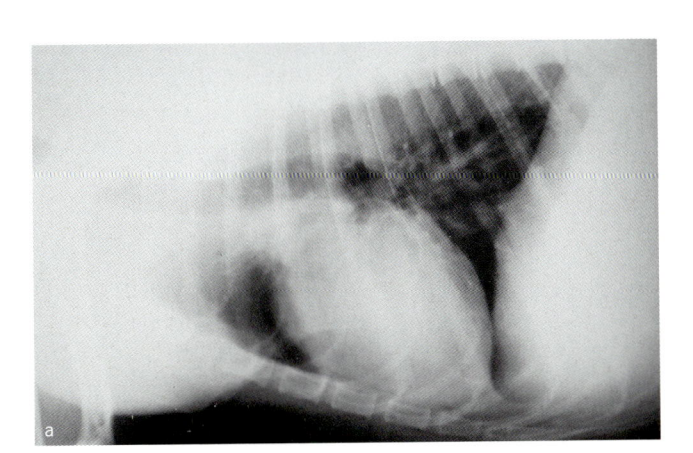

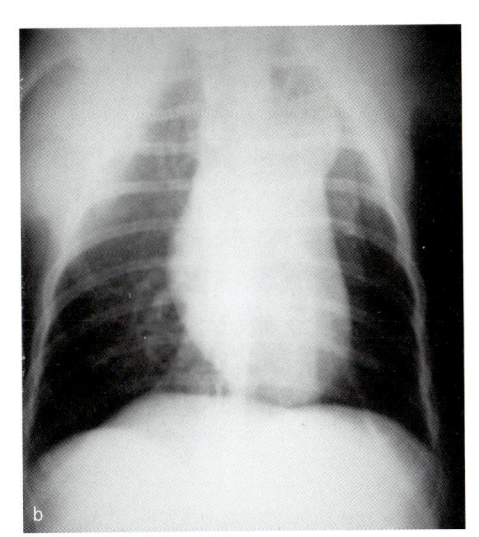

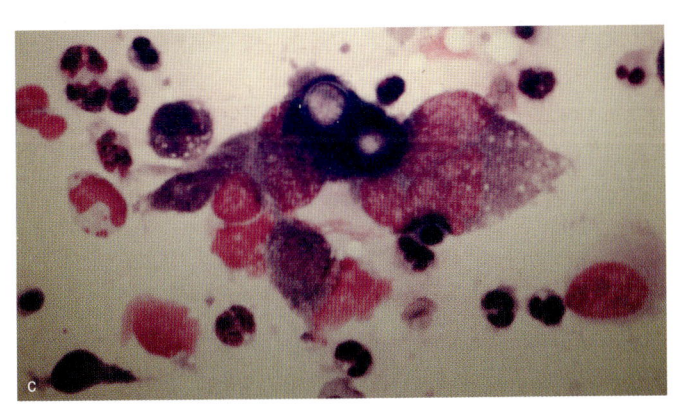

Abb. 8: Die Thoraxröntgenaufnahme eines dreijährigen Labrador Retrievers mit Fieber, Anorexie und einer Uveitis anterior zeigt eine solitäre Umfangsvermehrung innerhalb des Lungenparenchyms. Die zytologische Untersuchung des transtrachealen Aspirats hatte eine Entzündung, jedoch keine speziellen Erreger ergeben. Aufgrund der Feinnadelaspiration wurde eine Blastomykose diagnostiziert.

Thorakozentese I

Ziel
▶ Gewinnung einer Probe der in der Pleurahöhle angesammelten Flüssigkeit für zytologische und mikrobiologische Untersuchungen
▶ Linderung der klinischen Symptome der Dyspnoe durch Entfernen der akkumulierten Luft (Pneumothorax) oder Flüssigkeit (Pleuraerguss) aus dem Pleuraspalt

Indikationen
▶ Pleuraerguss bei Hund oder Katze
▶ Dyspnoe infolge einer signifikanten Luftansammlung im Pleuraspalt (Pneumothorax) bei Hund oder Katze

Kontraindikationen und besondere Hinweise
▶ Ein Pleuraerguss sollte immer dann vermutet werden, wenn Hunde oder Katzen bei der klinischen Allgemeinuntersuchung eine rasche, flache Atmung sowie ventral gedämpfte Herztöne bzw. Lungengeräusche aufweisen. Bei hochgradig dyspnoischen Patienten ist es ratsam, eine therapeutische Thorakozentese durchzuführen, bevor das Tier für die Röntgenuntersuchung fixiert wird.
▶ Katzen mit chronischen Thoraxergüssen entwickeln i. d. R. eine fibrinöse Pleuritis, infolge derer die Elastizität bzw. die elastische Retraktionsfähigkeit der Lunge (Recoil) verloren geht. Eine versehentliche Punktion der Lunge bei solchen Tieren kann zu einem hochgradigen, nicht ausheilbaren Pneumothorax führen.
▶ Bei einem Hämothorax wird die Thorakozentese nur zur Entfernung des Bluts und somit zur Linderung der Dyspnoe eingesetzt, sodass das Tier wieder effizient atmen kann. Restliches, verbleibendes Blut wird reabsorbiert.

Fixierung
In den meisten Fällen ist nur eine minimale Fixierung erforderlich (▌Abb. 1). Die Thorakozentese kann am stehenden Tier vorgenommen werden, oder der Patient wird in Brust- oder Seitenlage verbracht. Bei dyspnoischen Patienten ist es ratsam, während der Prozedur Sauerstoff zu verabreichen. Eine Sedierung ist selten erforderlich und wird auch nicht empfohlen.

Anatomie
▶ Die Pleurahöhle ist beim gesunden Tier nur ein Spalt und kein echter Raum, da viszerale und parietale Pleura miteinander in Kontakt sind. Bei einer Vielzahl von Erkrankungen kann es zur Flüssigkeitsansammlung in diesem Raum kommen (Pleuraerguss).
▶ Die meisten Katzen und Hunde mit Pleuraerguss entwickeln die Flüssigkeitsansammlung beidseitig. Welche die beste Stelle für die Thorakozentese darstellt, hängt von der Menge und der Lokalisation der bei der klinischen Untersuchung oder der Röntgenuntersuchung identifizierten Flüssigkeitsansammlung ab. Meist ist man mit einer Einstichstelle zwischen sechstem und neuntem Interkostalraum, und zwar unmittelbar oberhalb des kostochondralen Übergangs, erfolgreich. Flüssigkeit neigt dazu, sich beim stehenden oder in Brustlage befindlichen Tiere ventral anzusammeln (▌Abb. 2). Eine therapeutische Thorakozentese wird i. d. R. beidseitig durchgeführt.

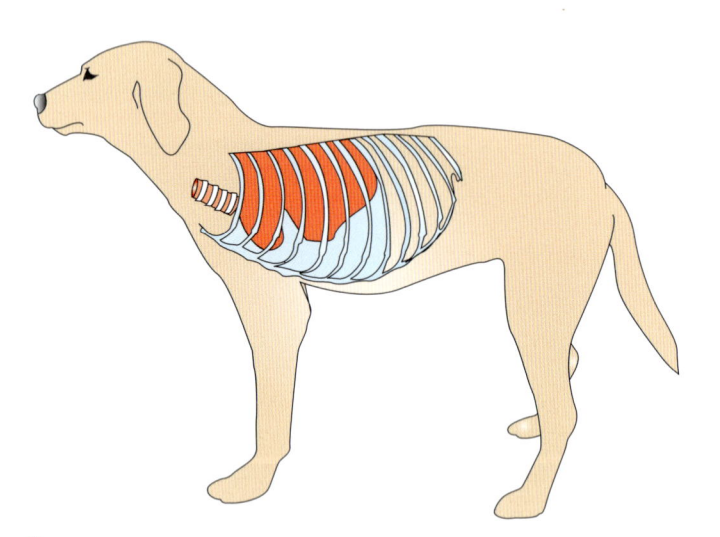

▌ Abb. 2: Pleuraflüssigkeit sammelt sich beim stehenden oder in Brustlage befindlichen Tier ventral an.

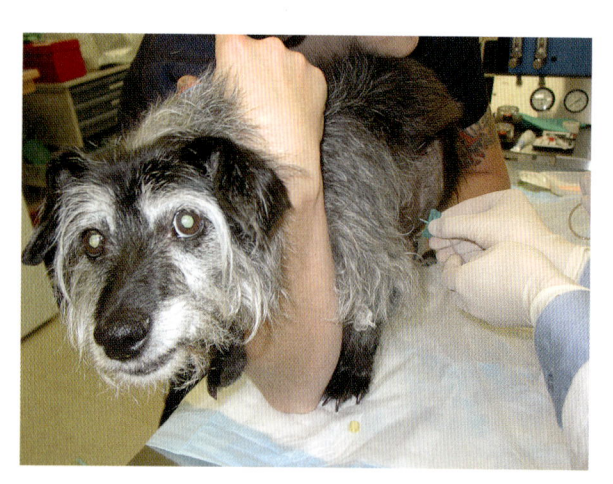

▌ Abb. 1: Fixierung des Patienten für eine Thorakozentese.

Untersuchung der Atemwege

▶ Im Gegensatz dazu sammelt sich die Luft bei einem Pneumothorax dorsal an, wenn der Patient steht oder in Brustlage liegt (▌Abb. 3). Bei diesen Patienten sollte die Thorakozentese über den dorsalen Lungenfeldern durchgeführt werden. Durch Perkussion des Thorax lässt sich die Stelle mit der größten Resonanz ermitteln, an der dann die Punktion durchgeführt wird.

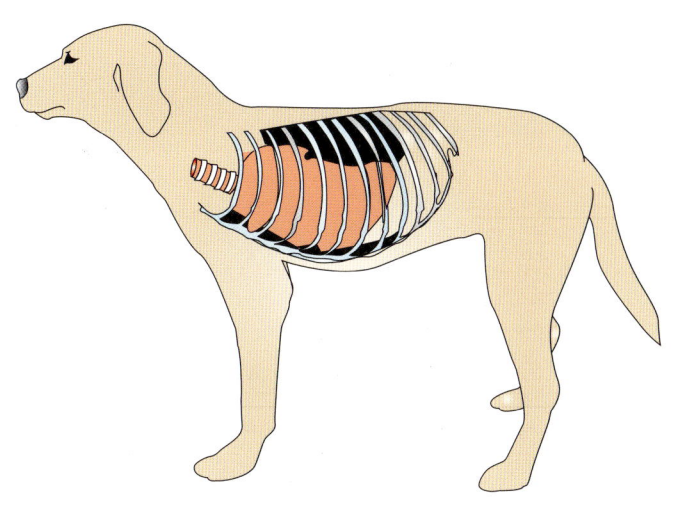

▌Abb. 3: Akkumulation der Luft bei Pneumothorax dorsokaudal im Thorax des stehenden oder in Brustlage liegenden Tiers.

▶ Die Blutversorgung der Thoraxwand erfolgt durch die interkostalen Arterien, die zusammen mit Vene und Nerv jeweils kaudal der Rippe verlaufen (▌Abb. 4). Wann immer eine Thorakozentese durchgeführt wird, muss der Einstich stets am kranialen Rand einer Rippe erfolgen, um die interkostalen Gefäße nicht zu verletzen.

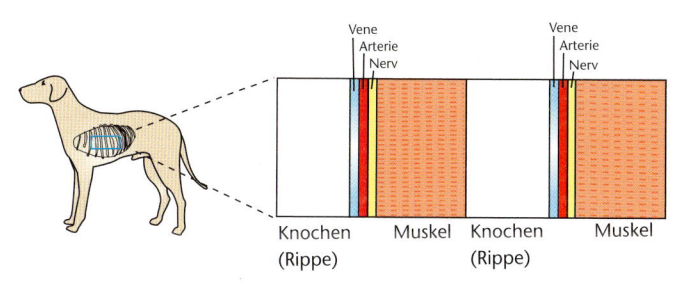

▌Abb. 4: Die interkostalen Gefäße verlaufen jeweils kaudal der Rippe.

Material

▶ 19-G- oder 21-G-Butterfly-Katheter
▶ Dreiwegehahn
▶ Spritze
▶ Bei großen Hunden oder bei dickflüssigen Ergüssen kann auch eine Kanüle bzw. ein Katheter mit einem größeren Lumen (14–18 G) anstelle des Butterfly-Katheters verwendet werden, doch sollte die Kanüle über eine Verlängerungsleitung an den Dreiwegehahn und die Spritze angeschlossen werden, um jede Bewegung von Kanüle bzw. Katheter während der Punktion zu minimieren.
▶ Lidocain-Lösung (Lidocain 2% im Verhältnis 9:1 mit 8,4-prozentigem Natriumbikarbonat gemischt), 3-ml-Spritze, 25-G-Kanüle
▶ sterile Handschuhe (▌Abb. 5)

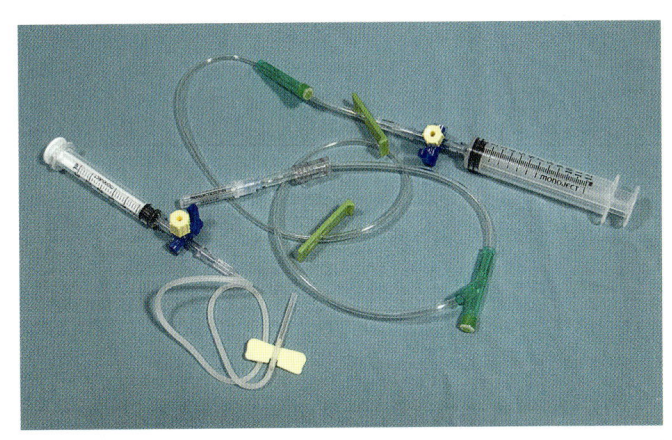

▌Abb. 5: Material für eine Thorakozentese.

Thorakozentese II

Technik

1) Das Tier wird ohne Kraftaufwand in stehender Position oder in Brust- bzw. Seitenlage fixiert (▌Abb. 6). Dyspnoische Patienten erhalten zusätzlichen Sauerstoff.
2) Man bestimmt die Stelle, an welcher der erste Thorakozenteseversuch erfolgen soll. Bei einem Pleuraerguss ist das i. d. R. zwischen sechstem und achtem Interkostalraum nahe des kostochondralen Übergangs.

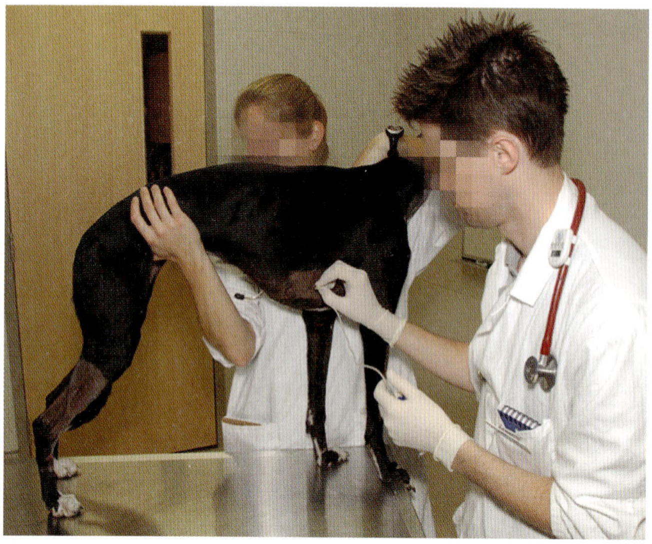

5) Mit aufgesetzter Spritze und bei zwischen Nadel bzw. Katheter und Spritze geöffnetem Dreiwegehahn wird die Kanüle mit der abgeschrägten Spitze nach kranial durch die Haut und die Interkostalmuskulatur unmittelbar kranial einer Rippe eingestochen. Dabei bleibt die Hand, welche die Kanüle führt, in ständigem Kontakt zur Brustwand, um sich den Bewegungen des Tiers (Atmung, Abwehr) anpassen zu können (▌Abb. 7).

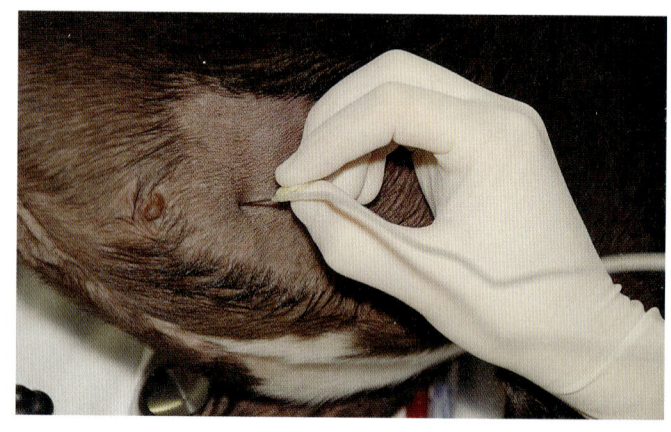

▌ Abb. 7: Die Kanüle wird unmittelbar kranial einer Rippe durch Haut und Interkostalmuskulatur eingestochen, wobei die die Nadel führende Hand zur Stabilisierung in ständigem Kontakt mit der Brustwand bleibt.

▌ Abb. 6: Fixierung des stehenden Hundes für eine Thorakozentese.

3) Der Bereich wird geschoren und chirurgisch vorbereitet. Das Tragen steriler Handschuhe und eine aseptische Technik sind erforderlich.
4) Wird die Kanüle für die Durchführung einer therapeutischen Thorakozentese voraussichtlich mehrere Minuten liegen bleiben müssen, wird mithilfe der vorbereiteten Lidocain-Lösung eine lokale Nervenblockade herbeigeführt. Für eine diagnostische Thorakozentese (Abziehen von 1–6 ml Flüssigkeit) ist nur selten eine Lokalanästhesie erforderlich.

6) Nun wird in der Spritze leichter Unterdruck erzeugt, sodass das Eindringen in den Pleuraspalt sofort durch Flüssigkeit oder Luft in der Spritze angezeigt wird.
7) Ist der Pleuraspalt erreicht, schiebt man die Kanüle mit leicht kaudal gerichteter Spitze weiter vor, sodass sie mit nach unten zeigender Abschrägung an der parietalen Pleura ankommt (▌Abb. 8). Auf diese Weise lässt sich nun die im Brustraum befindliche Flüssigkeit oder Luft absaugen, ohne dass es zu einer Verletzung der Lunge kommt.
8) Kann keinerlei Flüssigkeit oder Luft aspiriert werden, oder bricht der Fluss ab, muss die Punktion an anderer Stelle versucht werden.

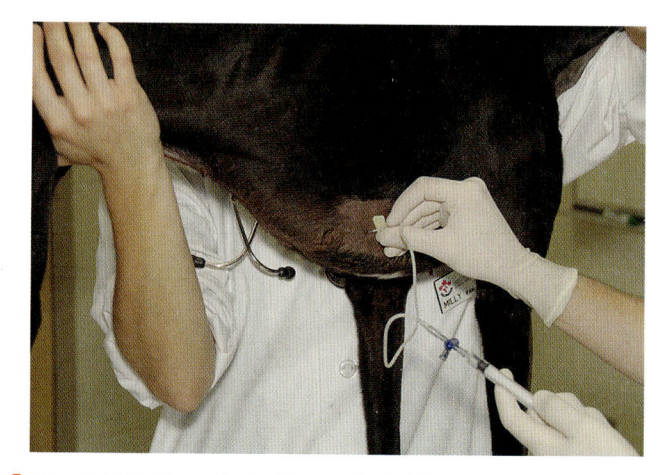

▌ Abb. 8: Bei Eindringen in den Pleuraspalt wird die Kanüle mit leicht kaudal gerichteter Spitze vorgeschoben.

Komplikationen

Ein iatrogener Pneumothorax kann sich entwickeln, wenn die Nadel versehentlich die Lunge punktiert hat. Dies stellt meist keine schwerwiegende Komplikation dar und erfordert auch keine Behandlung, es sei denn, es handelt sich um einen Patienten mit einer aufgrund von fibrinöser Pleuritis oder einem Lungentumor verringerten elastischen Retraktionsfähigkeit (Recoil) der Lunge.

Probenbehandlung

Die gewonnene Flüssigkeitsprobe wird zytologisch und mikrobiologisch untersucht.

Untersuchungsergebnis

Vergleiche hierzu ▌ Abbildungen 9–11.

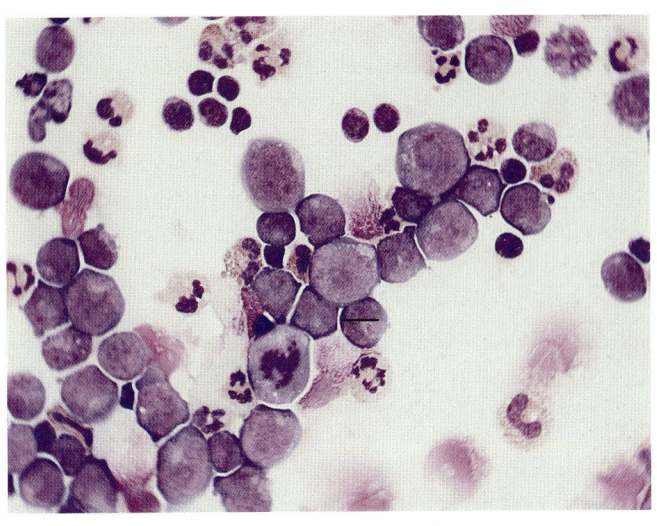

▌ Abb. 10: Probe der Pleuraflüssigkeit von einer sechsjährigen kastrierten Golden-Retriever-Hündin mit kurzer Vorgeschichte einer Dyspnoe mit Lethargie. Man erkennt eine dominante Population großer, runder, atypischer Lymphozyten. Die Hündin litt an einem Thymuslymphom. (Mit freundlicher Genehmigung von Dr. Marion Jackson, University of Saskatchewan)

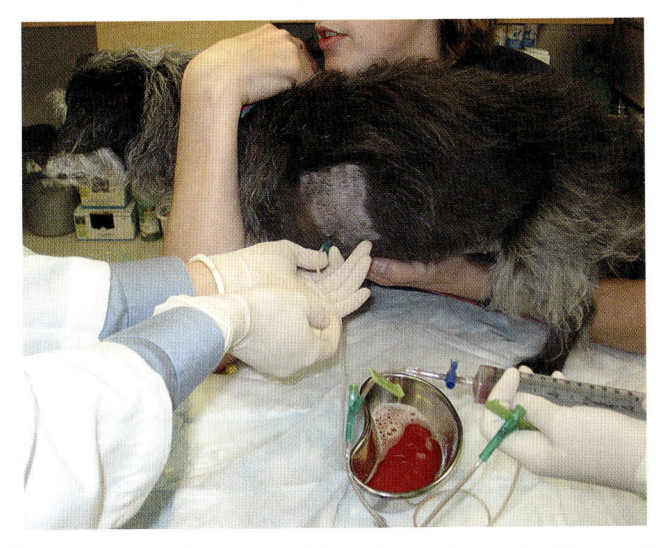

▌ Abb. 9: Probennahme eines modifizierten Transsudats aus dem Pleuraspalt bei einem Hund mit Rechtsherzversagen.

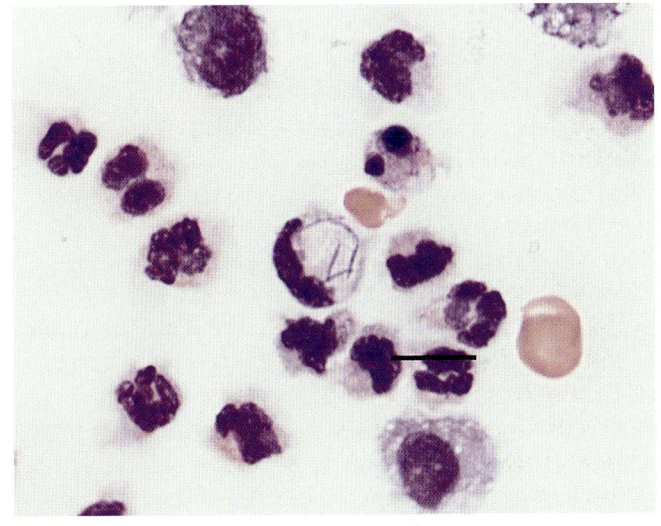

▌ Abb. 11: Pleuraflüssigkeit von einem fünfjährigen Pinscher, der seit vier Wochen an Lethargie und Gewichtsverlust litt und vor zwei Tagen eine Dyspnoe entwickelte. Die Flüssigkeit ist äußerst zellreich und enthält vorwiegend Neutrophile, von denen viele degeneriert sind. Zudem liegt sowohl in den Neutrophilen als auch extrazellulär eine pleomorphe Population an Bakterien vor, einschließlich dünner, filamentöser Formen (im Bild markiert), Kokken und Stäbchen. Es handelte sich um einen Pyothorax. (Mit freundlicher Genehmigung von Dr. Marion Jackson, University of Saskatchewan)

Perikardiozentese I

Ziel
Entfernen der im Herzbeutel (Perikard) angesammelten Flüssigkeit.

Indikationen
Perikarderguss und daraus resultierendes vermindertes Herzminutenvolumen (Herzbeuteltamponade) bei Hund und Katze.

Klinik des Perikardergusses
▶ Die Ansammlung von Flüssigkeit im Perikardraum komprimiert die Herzkammern, beeinträchtigt die ventrikuläre Füllung und vermindert das Herzminutenvolumen. Geringes Herzminutenvolumen, arterielle Hypotonie und mangelhafte Perfusion des Herzens und anderer Organe kann in der Folge zu kardiogenem Schock, zu Herzrhythmusstörungen und sogar zum Tod führen. Die Perikardiozentese wird oft als Notfallmaßnahme durchgeführt. Schon die Entfernung geringer Mengen Perikardflüssigkeit kann bei einer Herztamponade Erleichterung bringen und die kardiovaskuläre Funktion verbessern.

▶ Ein Verdacht auf eine akute Herztamponade besteht bei allen Tieren mit Bewegungsintoleranz, Tachykardie, schwachem Femoralispuls (insbesondere während der Inspiration) und gedämpften Herztönen. Auch eine Distension der Jugularvenen kann erkennbar sein. Bei Tieren mit chronischer Herztamponade kann sich auch ein Pleura- und Peritonealerguss entwickeln. Röntgenaufnahmen zeigen das typische Bild eines vergrößerten, kugelförmigen Herzens, und im Elektrokardiogramm (EKG) fallen die geringe Größe der QRS-Komplexe und die elektrische Alternans (variable Amplitude der QRS-Komplexe) auf. Am besten lässt sich die Flüssigkeitsansammlung zwischen Perikard und Herz mithilfe der Echokardiografie darstellen. Das Vorliegen einer Herztamponade wird durch ein komprimiertes oder kollabiertes rechtes Atrium und manchmal durch eine Abflachung des rechten Ventrikels während der Diastole bestätigt.

Kontraindikationen und besondere Hinweise
▶ Eine Perikardiozentese wird i.d.R von der rechten Seite durchgeführt, um das Risiko eines Lungentraumas oder einer Verletzung der Koronargefäße zu minimieren. Ein Restrisiko für eine Lazeration der Lunge mit nachfolgendem Pneumothorax oder eine versehentliche Punktion des Myokards mit daraus resultierender Blutung bzw. Dysrhythmien bleibt jedoch immer bestehen.

▶ Wenn möglich, sollte die Perikardiozentese unter EKG-Überwachung durchgeführt werden. Jeder Kontakt der Kanüle oder des Katheters mit dem Herzen kann ventrikuläre Dysrhythmien auslösen und bedeutet immer, dass die Kanüle zu tief vorgeschoben wurde.

Fixierung
In den meisten Fällen ist eine nur minimale Fixierung erforderlich. Der Patient befindet sich entweder in Brustlage oder in linker Seitenlage, und die Perikardiozentese wird von der rechten Seite ausgeführt.

Anatomie
Die Perikardiozentese sollte von der rechten Seite ausgeführt werden. Die Einziehung im Herzbereich (Incisura cardiaca) ist an der rechten Lunge größer, sodass das Einführen der Punktionskanüle hier gefahrloser erfolgen kann, weil das Risiko einer Lungenpunktion oder -lazeration geringer ist (▌Abb. 1). Die großen Koronargefäße befinden sich fast alle auf der linken Seite, sodass der Zugang von der rechten Seite auch das Verletzungsrisiko für diese Gefäße minimiert. Die richtige Punktionsstelle für die Perikardiozentese wird durch Palpation ermittelt, indem jene Stelle aufgesucht wird, an der der Herzspitzenstoß am kräftigsten zu spüren ist. Generell wird die Perikardiozentese auf der rechten Seite zwischen vierter und sechster Rippe, unmittelbar unterhalb der kostochondralen Verbindung, durchgeführt.

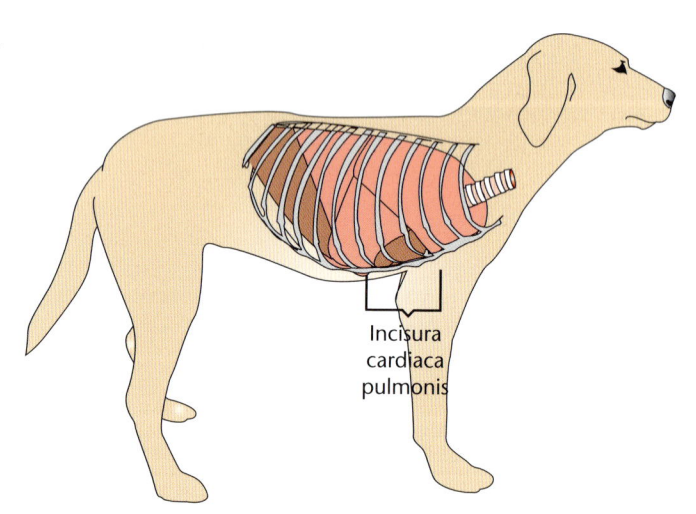

▌ Abb. 1: Für die Perikardiozentese wird die Kanüle auf der rechten Seite in die Incisura cardiaca eingeführt, da hier das Risiko einer Lungenpunktion oder -lazeration am geringsten ist.

Perikardiozentese

Material

- für kleine Hunde und für Katzen: 19-G- oder 21-G-Butterfly-Katheter
- für größere Hunde: großlumiger Venenverweilkatheter (14–16 G) (Over-the-Needle-Katheter; Medi-Cut) und ein Verlängerungsschlauch
- Dreiwegehahn
- Spritze (12–35 ml) mit Verlängerungsleitung
- 1 ml Lidocain-Lösung (Lidocain 2% im Verhältnis 9:1 mit 8,4-prozentigem Natriumbikarbonat gemischt) in einer 3-ml-Spritze, 25-G-Kanüle
- Schale zum Auffangen der Flüssigkeit (Abb. 2)

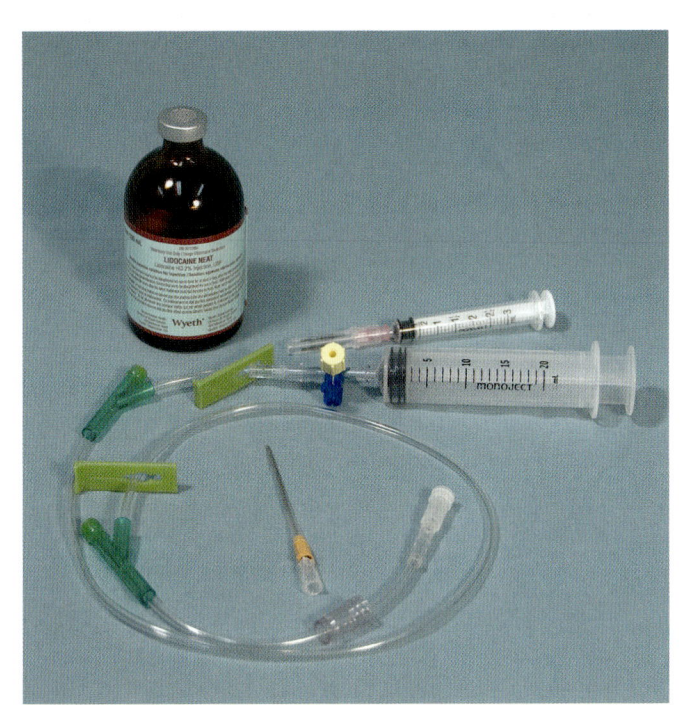

Abb. 2: Material für eine Perikardiozentese.

Technik

1) Das Tier wird ohne Kraftaufwand in Brust- bzw. Seitenlage fixiert. Dyspnoische Patienten erhalten zusätzlichen Sauerstoff. Ein intravenöser Zugang ist wünschenswert, eine intravenöse Flüssigkeitszufuhr kann die kardiale Füllung verbessern.
2) Die richtige Stelle für die Perikardiozentese wird ermittelt, indem man durch Palpation jene Stelle, an der der Herzspitzenstoß am kräftigsten ist, aufsucht. Kann das Herz nicht palpiert werden, wird die Perikardiozentese auf der rechten Seite zwischen vierter und sechster Rippe, unmittelbar unterhalb der kostochondralen Verbindung, durchgeführt.
3) Das ventrale Drittel des rechten Hemithorax wird zwischen drittem und siebtem Interkostalraum geschoren und aseptisch vorbereitet. Das Tragen steriler Handschuhe und eine aseptische Technik sind unbedingt erforderlich.
4) An der Insertionsstelle wird von der Haut bis zur Pleura mit Lidocain ein lokalanästhetischer Block durchgeführt.
5) Der Katheter wird zur Schonung der interkostalen Gefäße unmittelbar kranial der Rippe durch die Haut und die Interkostalmuskulatur gestochen. Katheter bzw. Mandrin werden in leicht dorsale Richtung vorgeschoben, wobei die den Mandrin führende Hand zur Stabilisierung in ständigem Kontakt mit der Brustwand bleibt (Abb. 3).

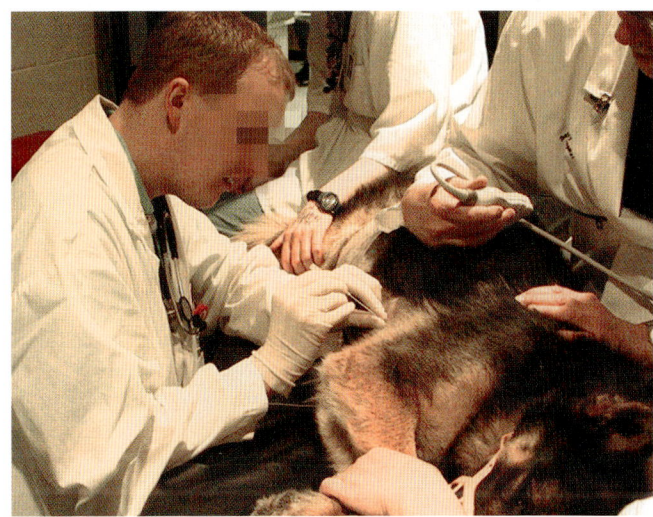

Abb. 3: Vorschieben des Katheters durch Haut, Interkostalmuskulatur und Brusthöhle bis zum Herzbeutel.

Perikardiozentese II

Technik (Fortsetzung)

6) Bei schon länger bestehenden Ergüssen ist oftmals ein erhöhter Widerstand zu spüren. Beim ersten Auftreffen auf das Perikard kann ein leichtes Kratzen gefühlt werden. Dem folgt ein deutliches Pop-Geräusch, sobald der fibröse Herzbeutel penetriert wird, und die unter Druck stehende perikardiale Flüssigkeit beginnt sofort zu fließen.

7) Wenn neben dem Perikarderguss auch ein Pleuraerguss mit beträchtlichem Volumen besteht, so wird Letzterer sofort bei Eindringen in den Pleuralspalt im Katheter erscheinen. Ist dies der Fall, schiebt man den Katheter weiter vor, bis der Herzschlag an der Nadel spürbar ist, und dann weiter vor in den perikardialen Raum.

8) Sobald man sich im Herzbeutel befindet, wird der Katheter über den Mandrin vorgeschoben, der Mandrin entfernt, und ein Verlängerungsschlauch (Infusionsbesteck) angeschlossen, an dem sich bereits der Dreiwegehahn und die Spritze befinden.

9) Um sofort jeden Kontakt des Katheters mit dem Myokard zu bemerken, wird die EKG-Überwachung der Perikardiozentese empfohlen. Das Auftreten von ventrikulären Extrasystolen spricht i. d. R. dafür, dass das Herz von der Kanüle oder vom Katheter berührt wird.

10) Nun wird die Ergussflüssigkeit langsam aspiriert, bis der Herzschlag gegen den Katheter zu spüren ist (Abb. 4). In dem Maße, wie Flüssigkeit aus dem Perikard entfernt wird, sollten die EKG-Komplexe an Amplitude zunehmen, der Femoralispuls kräftiger werden und die Tachykardie verschwinden.

11) Die Perikardflüssigkeit ist bei Hunden meist recht blutig und dunkel (Abb. 5). Beim Ablaufen der Flüssigkeit in die Auffangschale sollte keine Gerinnung zu beobachten sein. Ist dies doch der Fall, muss befürchtet werden, dass es sich um eine akute Blutung aufgrund der Ruptur eines Gefäßes, einer Herzkammer oder eines Tumors handelt. Eine mögliche Erklärung wäre auch, dass sich die Katheterspitze in der Herzkammer befindet.

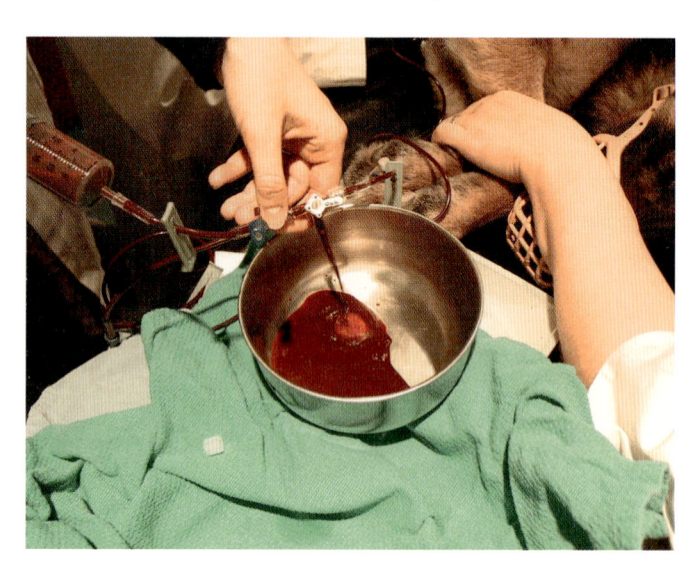

Abb. 5: Drainage einer blutigen Perikardflüssigkeit, die für eine Herztamponade verantwortlich war. Der Hund litt an einem Hämangiosarkom im rechten Atrium.

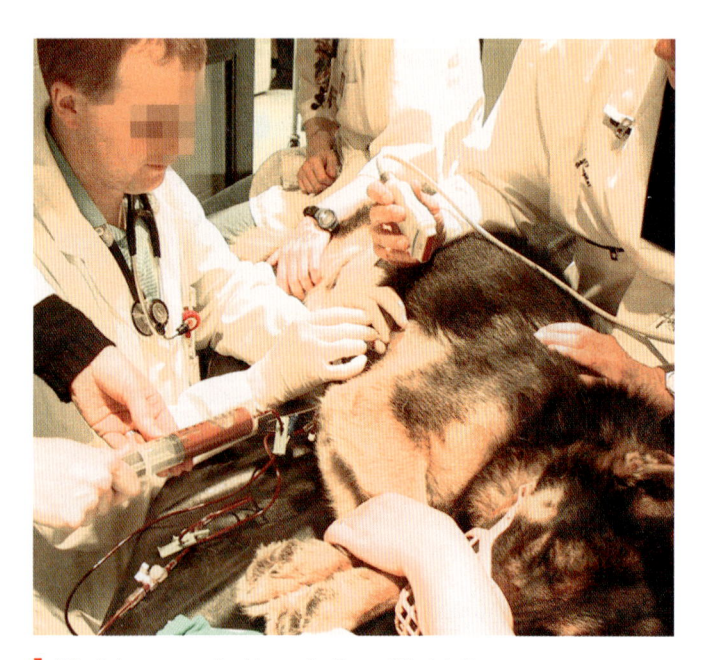

Abb. 4: Langsames Aspirieren der Ergussflüssigkeit.

Komplikationen

▶ Sobald die Nadel in Kontakt mit dem Herzen kommt, ist ein deutliches Kratzen zu fühlen, und die Nadel wird durch den Herzschlag bewegt. Im EKG zeigen sich oftmals ventrikuläre Extrasystolen. In beiden Fällen sollte die Nadel dann leicht zurückgezogen werden.

▶ Wenn der Patient dauerhaft ventrikuläre Rhythmusstörungen entwickelt, die sich auch nach leichtem Zurückziehen des Katheters nicht bessern, wird Lidocain (ohne Epinephrin) intravenös verabreicht (2 mg/kg).

▶ Nur in seltenen Fällen kommt es zu einem Pneumothorax aufgrund einer versehentlichen Lungenpunktion.

Probenbehandlung und Untersuchungsergebnis

▶ Die gewonnene Flüssigkeitsprobe wird zur zytologischen und mikrobiologischen Untersuchung eingesandt.

▶ Die zytologische Unterscheidung zwischen einem neoplastisch bedingten Perikarderguss und einer gutartigen hämorrhagischen Perikarditis von Hunden kann schwierig bis unmöglich sein, weil die Tumorzellen nicht in die perikardiale Flüssigkeit abschilfern und meist stark reaktive mesotheliale Zellen im Punktat vorhanden sind, die viele Malignitätskriterien aufweisen.

▶ Bei Hunden und Katzen mit einem Lymphom sind gelegentlich neoplastische lymphoide Zellen im Punktat zu finden.

Untersuchung der Maulhöhle I

Ziel
Untersuchung und Beurteilung der Maulhöhle.

Indikationen
Die orale Untersuchung sollte Teil jeder klinischen Allgemeinuntersuchung sein.

Material
Kleine Stablampe (Abb. 1).

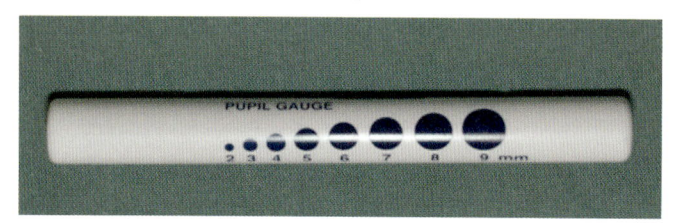

■ Abb. 1: Zur Untersuchung der Maulhöhle benötigt man eine Lichtquelle.

Technik
1) Der Patient steht oder sitzt auf dem Untersuchungstisch und wird entsprechend fixiert (Abb. 2).

2) Zur Inspektion von Zähnen und Zahnfleisch werden die Lefzen mit der Hand hochgezogen (Abb. 3–6). Dabei achtet man auf lockere Zähne, übermäßigen Zahnbelag, Zahnfrakturen oder orale Gewebezubildungen. Bei Hunde- und Katzenwelpen wird der Kieferschluss überprüft und untersucht, ob persistierende Milchzähne oder eine Gaumenspalte vorhanden sind.

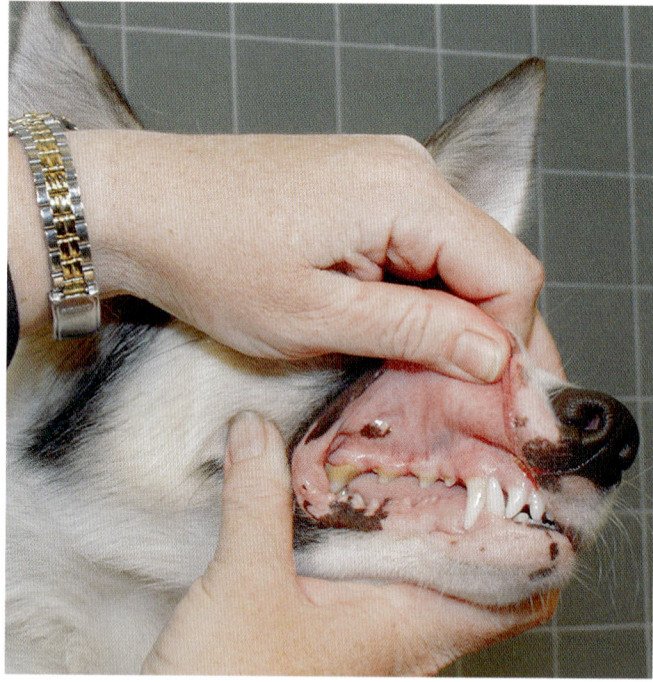

■ Abb. 3: Für die Adspektion von Zähnen und Zahnfleisch wird die Lefze mit der Hand hochgezogen. Bei diesem dreijährigen Husky lag leichter Zahnstein vor.

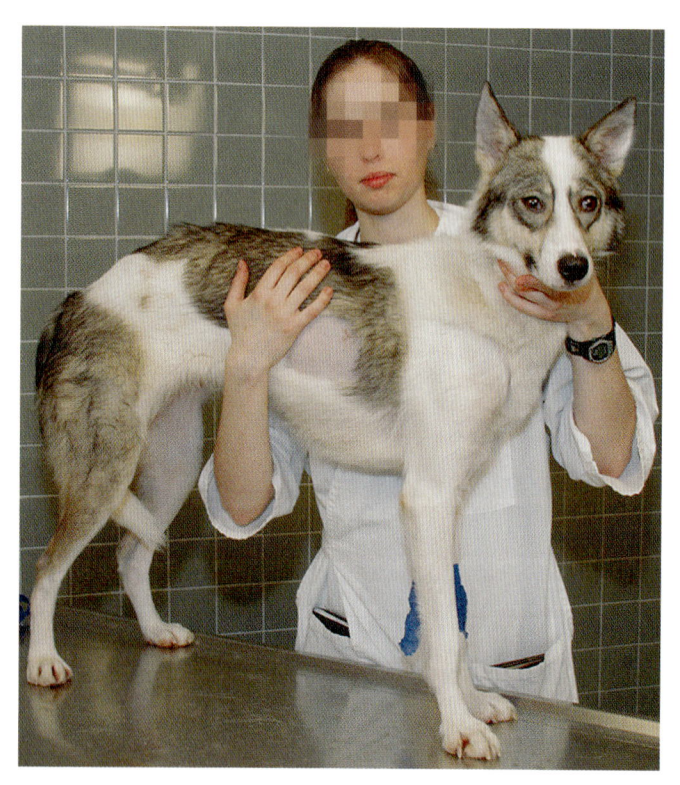

■ Abb. 2: Fixieren des Patienten in stehender oder sitzender Position auf dem Untersuchungstisch.

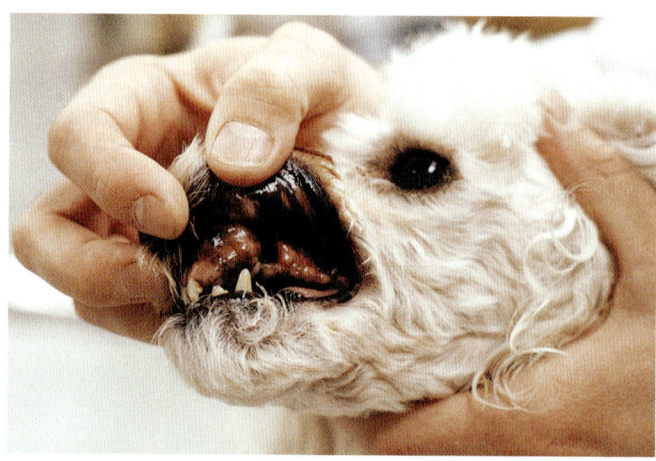

■ Abb. 4: Oronasale Fistel bei einem elfjährigen Pudel.

Abb. 5: Persistierende Milchzähne (Canini) bei einem Terrier.

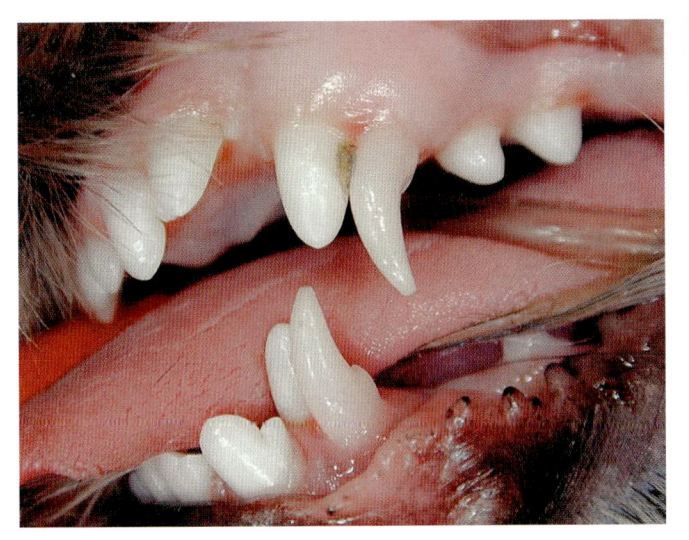

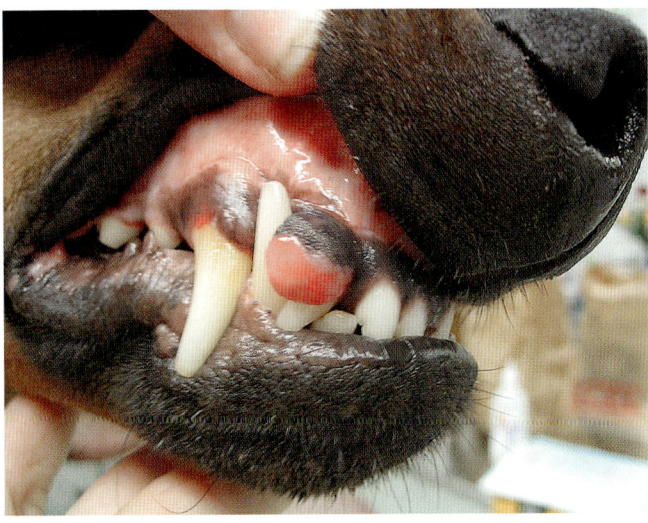

Abb. 6: Gingivale Zubildungen (Epulis) bei einem Dobermann.

Untersuchung der Maulhöhle II

Technik (Fortsetzung)

3) Zahnfleisch und Mundschleimhaut (an der Innenseite der Lefzen) werden auf Anzeichen für Anämie, Ikterus oder Petechien untersucht (▌Abb. 7–9).

4) Die Mandeln werden hinsichtlich ihrer Farbe und Größe beurteilt, wobei man gleichzeitig auf Exsudate oder Blutungen sowie auf Fremdkörper oder Zubildungen achtet (▌Abb. 10–12). Ist der Hund sediert, lassen sich auch die Mandelgruben sondieren, der harte Gaumen palpieren und die sublingualen Speicheldrüsen untersuchen.

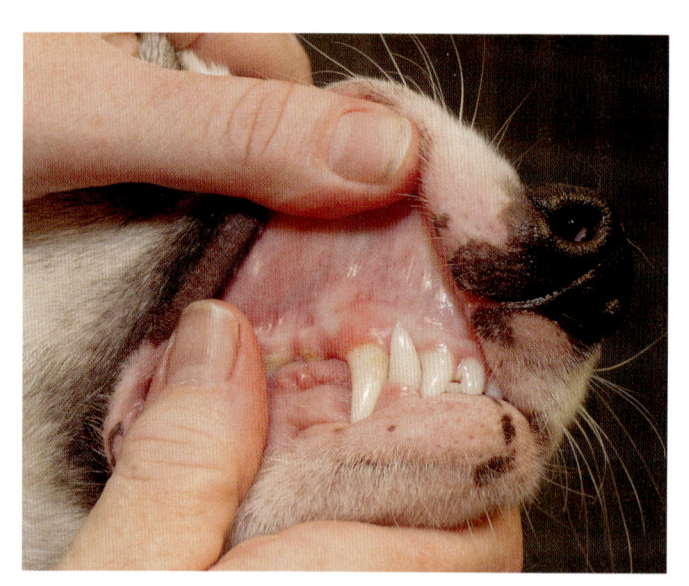

▌ Abb. 7: Rosafarbene Maulschleimhaut eines gesunden Hundes.

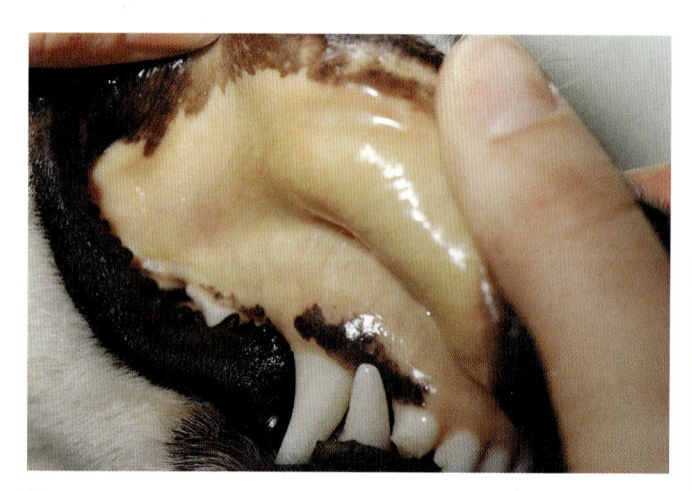

▌ Abb. 8: Blasse, gelbe Schleimhäute bei einem Hund mit hämolytischer Anämie.

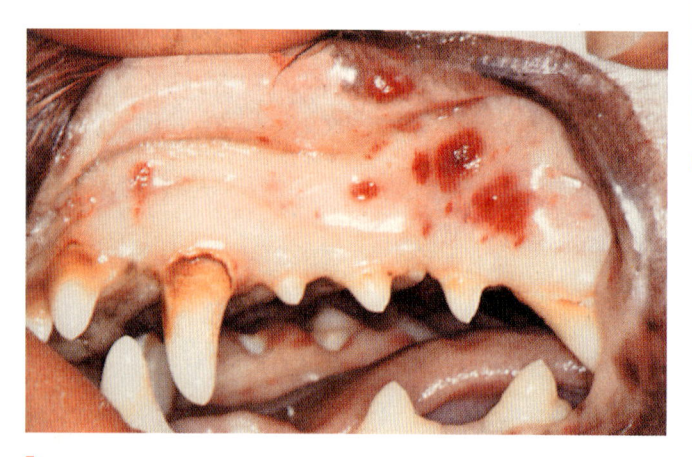

▌ Abb. 9: Orale Petechien und blasse Schleimhäute bei einem Hund mit immunvermittelter Thrombozytopenie.

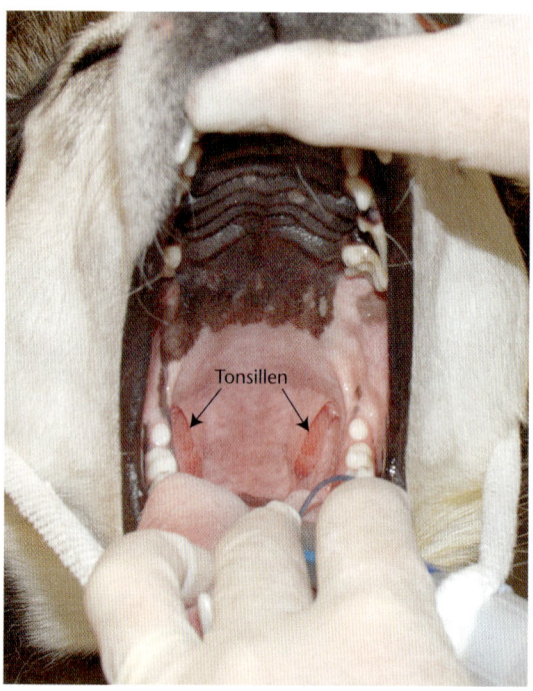

▌ Abb. 10: Untersuchung von Mandeln und Pharynx.

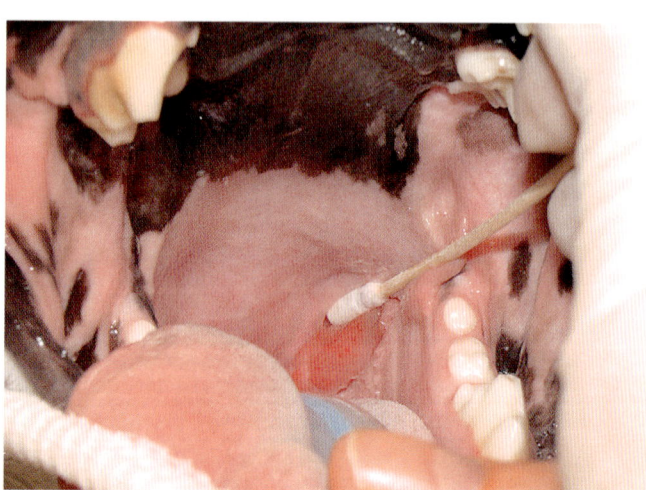

▌ Abb. 11: Sondieren der Mandelkrypten.

Untersuchung des Gastrointestinaltrakts

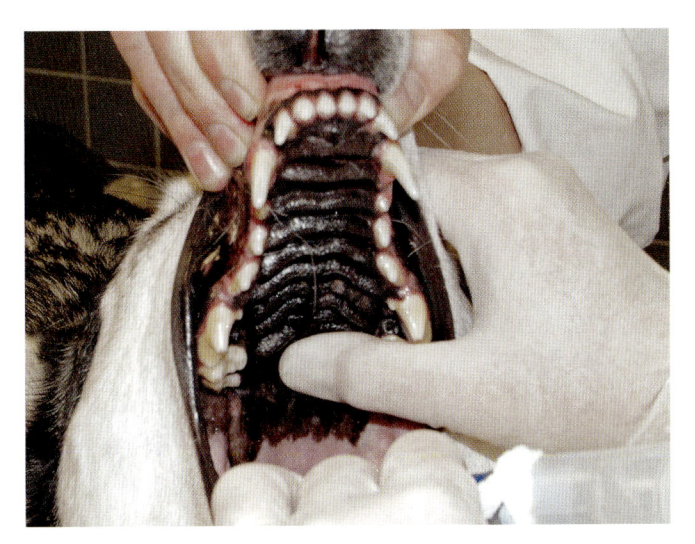

Abb. 12: Palpation des harten Gaumens.

5) Die Zunge wird auf Ulzera, Verletzungen, Verbrennungen oder Tumoren untersucht (Abb. 13). Durch Anheben lässt sich das Frenulum darstellen (Abb. 14). Auf diese Weise kann man Umfangsvermehrungen am Zungengrund oder um die Zungenbasis gewickelte fadenförmige Fremdkörper ausschließen.

6) An der Oberfläche der gesunden Katzenzunge finden sich die rachenwärts gerichteten Hornzähnchen (Papillae filiformes), die u. a. für die Fellpflege benötigt werden (Abb. 15).

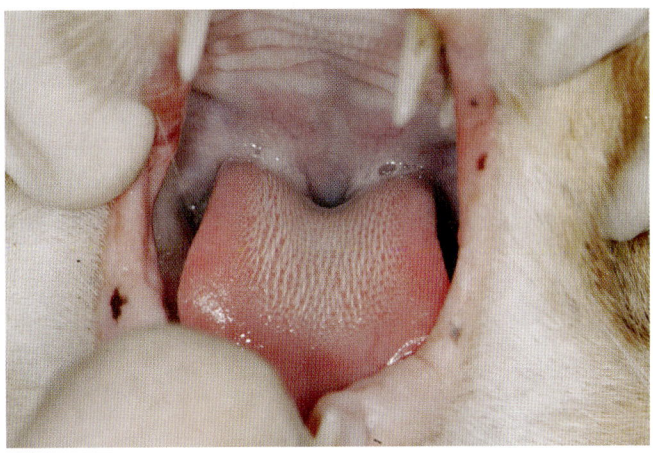

Abb. 15: Gesunde Katzenzunge.

7) Die nachstehende Abbildung zeigt die Zunge eines siebenjährigen Deutschen Schäferhundes, der aufgrund einer Vaskulitis Ulzera am Zungenrand entwickelt hat (Abb. 16). Der Hund litt an systemischem Lupus erythematodes (SLE).

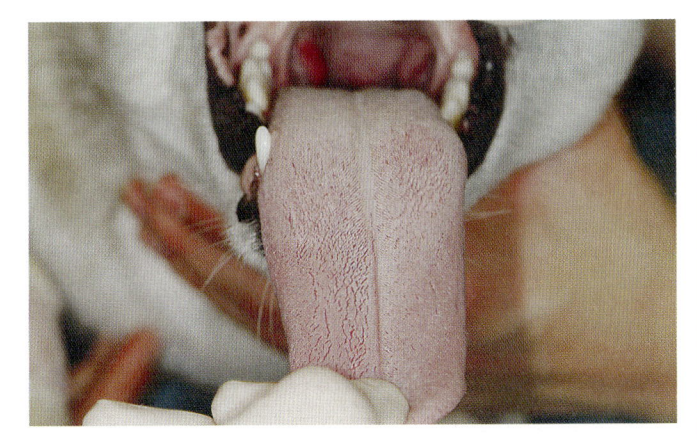

Abb. 13: Untersuchung der Zunge auf Ulzera, Verletzungen, Verbrennungen oder Tumoren.

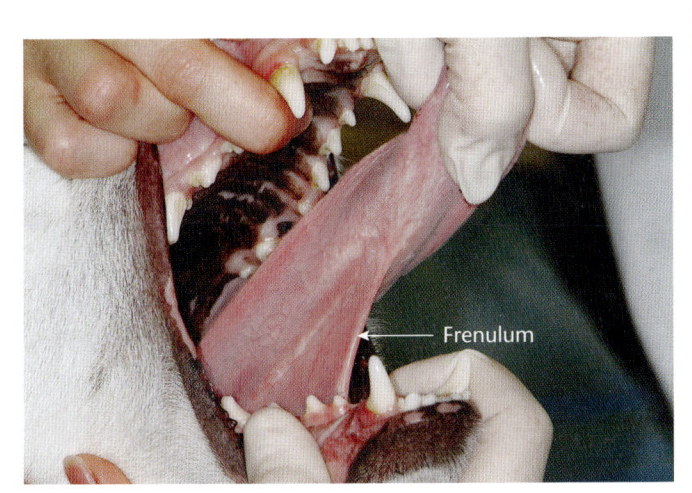

Abb. 14: Anheben der Zunge zur Darstellung des Frenulums.

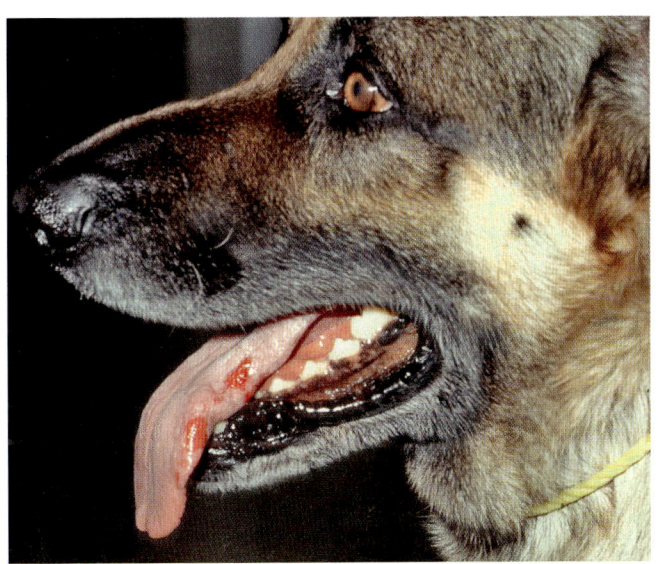

Abb. 16: Sieben Jahre alter Deutscher Schäferhund mit Ulzera am Zungenrand aufgrund einer Vaskulitis bei systemischem Lupus erythematodes (SLE).

Untersuchung der Maulhöhle bei der Katze

Technik
1) Die nachstehende Abbildung zeigt Zungenulzera aufgrund einer Calicivirusinfektion der Katze (Abb. 1).

▶ Das Maul der Katze wird weit geöffnet und die Zunge mit einem Finger angehoben, um freie Sicht auf das Frenulum zu erhalten (Abb. 3).

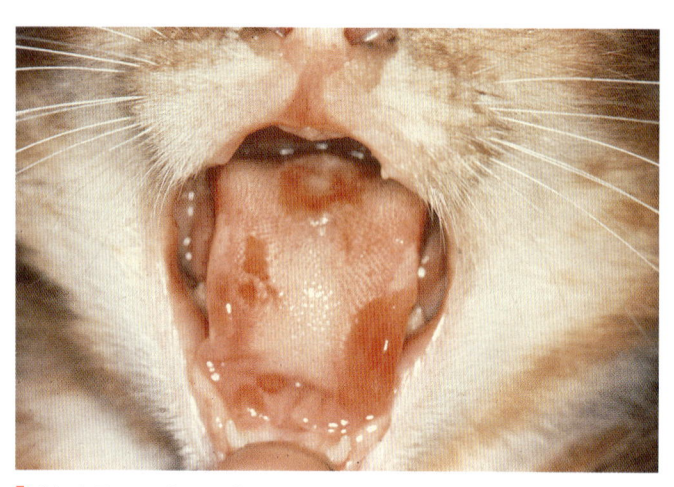

■ Abb. 1: Zungenulzera aufgrund einer Calicivirusinfektion.

2) Fadenförmige Fremdkörper im Maul von Katzen sind nichts Ungewöhnliches. Daher sollte man stets den Bereich unter der Zunge inspizieren.
▶ Man fixiert mit einer Hand den Kopf und drückt mit dem Daumen der anderen Hand von außen in den intermandibulären Raum (Abb. 2).

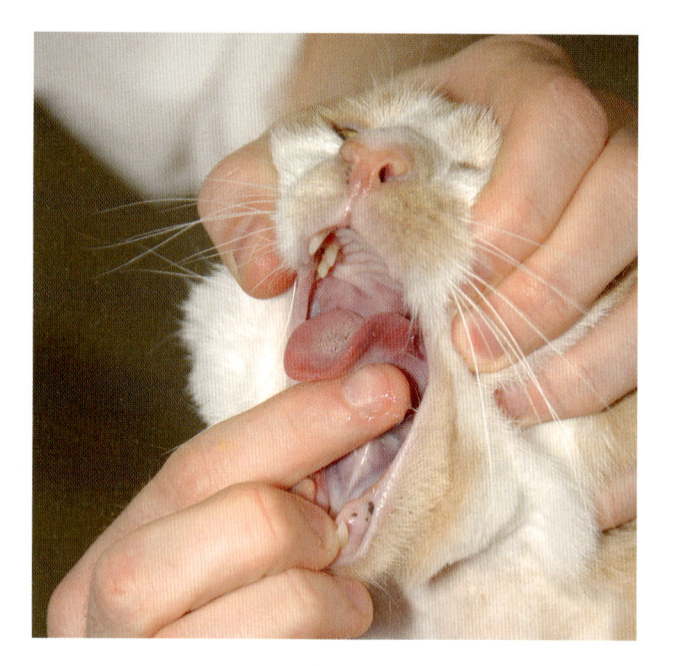

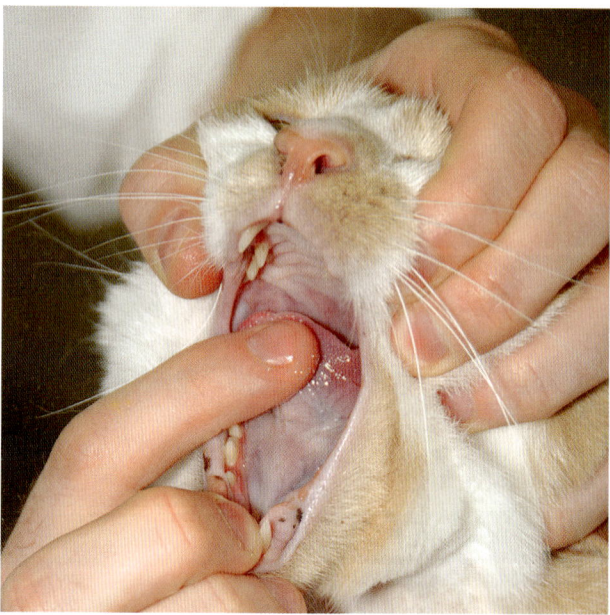

■ Abb. 3: Das Maul der Katze wird geöffnet und die Zunge mit einem Finger nach oben angehoben.

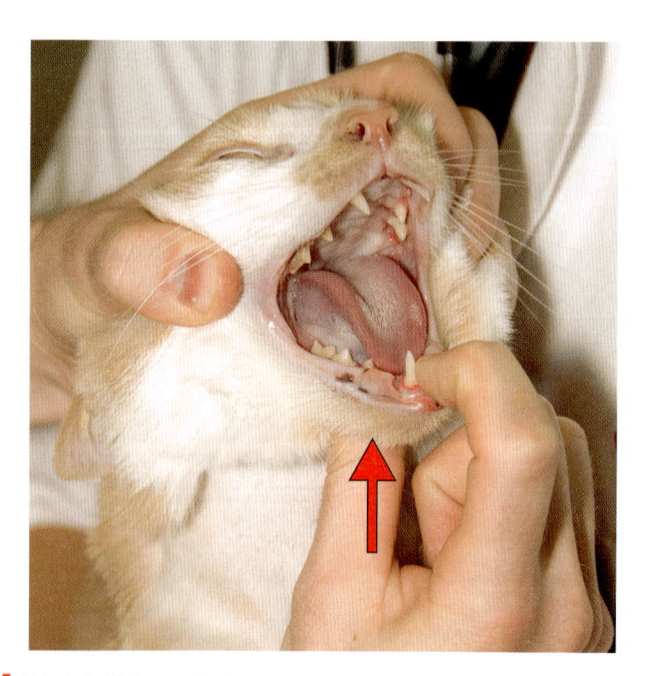

■ Abb. 2: Bei fixiertem Kopf drückt man mit dem Daumen von außen in den intermandibulären Raum.

▸ Das Zungenbändchen müsste sich nun als gerade, glatte und nicht unterbrochene Schleimhautfalte darstellen. Ist dies der Fall, kann ein Fremdkörper ausgeschlossen werden.
▸ Bei manchen Katzen gelingt das Anheben der Zunge besser mit einem Wattestäbchen (Abb. 4).

3) Die Abbildung zeigt einen Faden als Fremdkörper unter der Zunge einer einjährigen Katze, die wegen eines bereits seit drei Tagen bestehenden Vomitus vorgestellt wurde (Abb. 5).

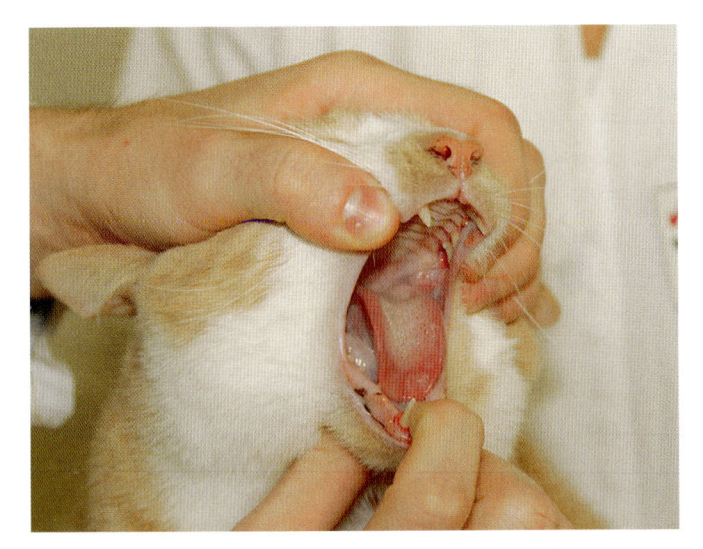

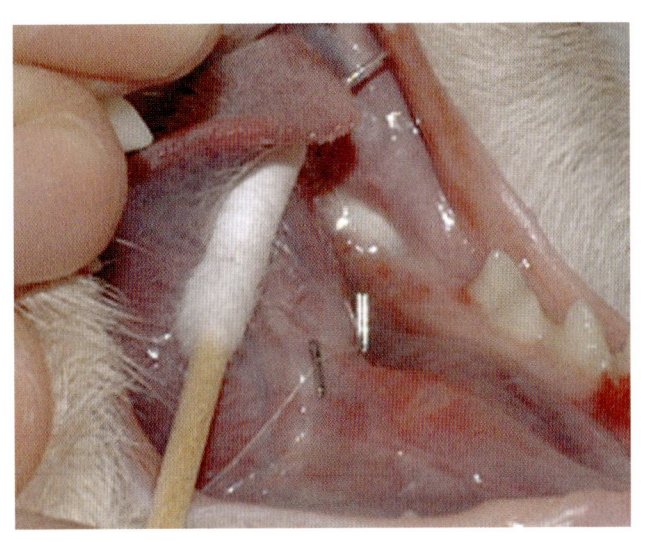

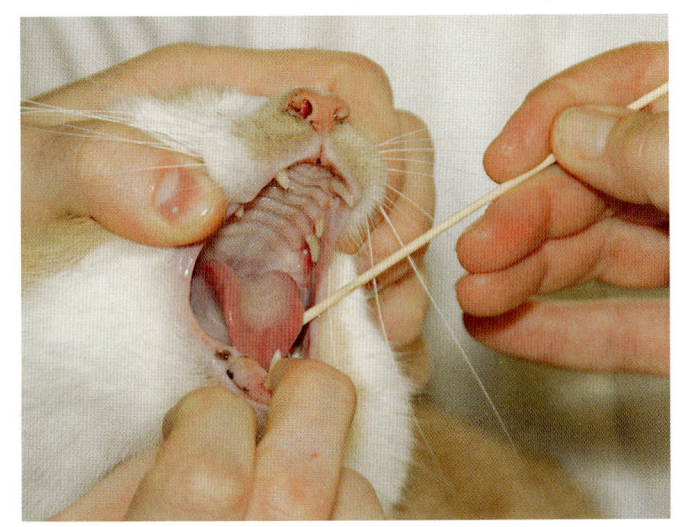

▌ Abb. 5: Fadenförmiger Fremdkörper unter der Zunge einer einjährigen Katze mit seit drei Tagen bestehendem Vomitus. (Mit freundlicher Genehmigung von Dr. Anthony Carr)

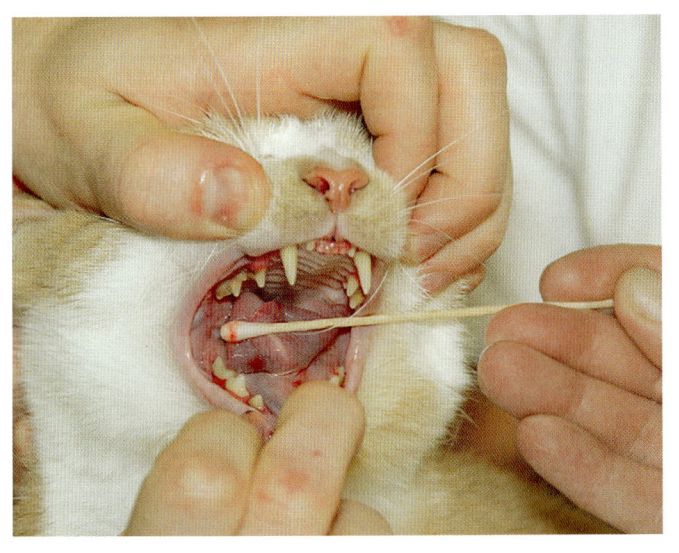

▌ Abb. 4: Anheben der Zunge mit einem Wattestäbchen.

Legen einer Magensonde

Ziel
Herstellen eines vorübergehenden direkten Zugangs zum Magen.

Indikationen
▶ Gabe von Medikamenten oder Röntgenkontrastmitteln bzw. Eingabe eines Nahrungsbolus direkt in den Magen
▶ Entfernen von Mageninhalt und Probennahme bei Verdacht auf eine Vergiftung sowie Durchführung einer Magenspülung
▶ Dekompression bei stark aufgegastem Magen

Kontraindikationen und besondere Hinweise
▶ Für die orogastrische Intubation muss der Patient adäquat fixiert werden.
▶ Die korrekte Lage des Tubus muss besonders sorgfältig kontrolliert werden, bevor etwas über die Sonde in den Magen verabreicht wird. Eine Verabreichung der meisten Substanzen in die Trachea kann für den Patienten tödlich enden.

Material
▶ Magensonde:
  – kleinkalibrige (10–12 F) (pädiatrische) Ernährungssonde aus Gummi oder Polypropylen zur enteralen Fütterung von Hunde- und Katzenwelpen
  – 18-F-Sonde aus Gummi oder Polypropylen für ausgewachsene Katzen und für Hunde bis 18 kg
  – Magensonde für Fohlen (9,5 mm äußerer Durchmesser) für Hunde mit einem Körpergewicht von über 18 kg
▶ Spekulum: handelsübliches Maulspekulum für Hunde, oder Klebebandrolle (ca. 5 cm breit) oder Beißholz mit durchgehender zentraler Bohrung und Löchern für die Canini
▶ Klebeband oder Marker zum Markieren der Sondenlänge
▶ Gleitgel
▶ Spritze mit 5 ml steriler Kochsalzlösung
▶ Spritze oder Trichter zum Einflößen (Abb. 1)

Fixierung
Das Tier wird auf dem Untersuchungstisch in sitzender Position oder in Brustlage (Katzen, kleine Hunde) fixiert. Große Hunde können auf dem Boden sitzen, am besten in einer Ecke des Raums. Ein Assistent steht über dem Hund und fixiert ihn mit den Beinen (Abb. 2).

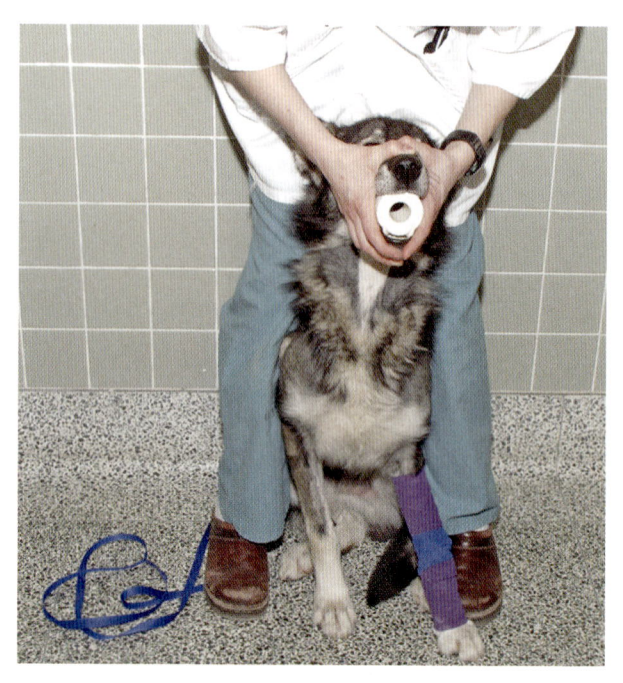

Abb. 2: Große Hunde lassen sich am besten fixieren, wenn sie in einer Ecke des Raums sitzen und ein Assistent über dem Hund steht und ihn mit den Beinen fixiert.

Anatomie
Die zum Erreichen des Magens erforderliche Sondenlänge wird so bemessen, dass man die Distanz vom Caninus bis zur letzten Rippe außen am Körper abmisst (Abb. 3).

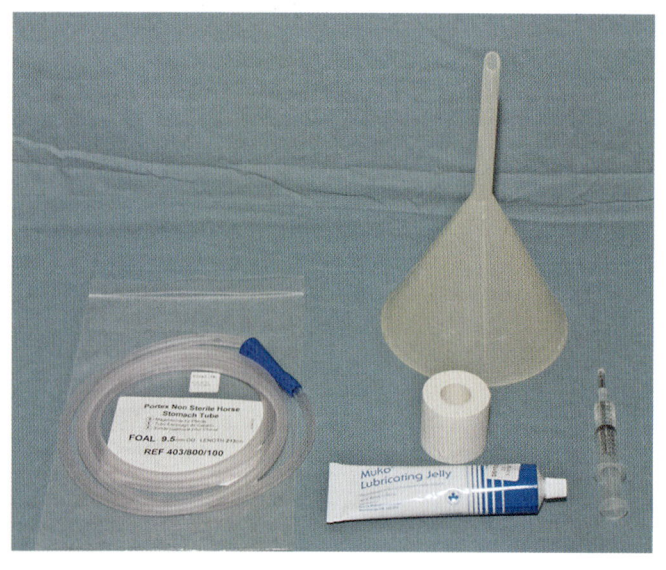

Abb. 1: Material zum Legen einer Magensonde.

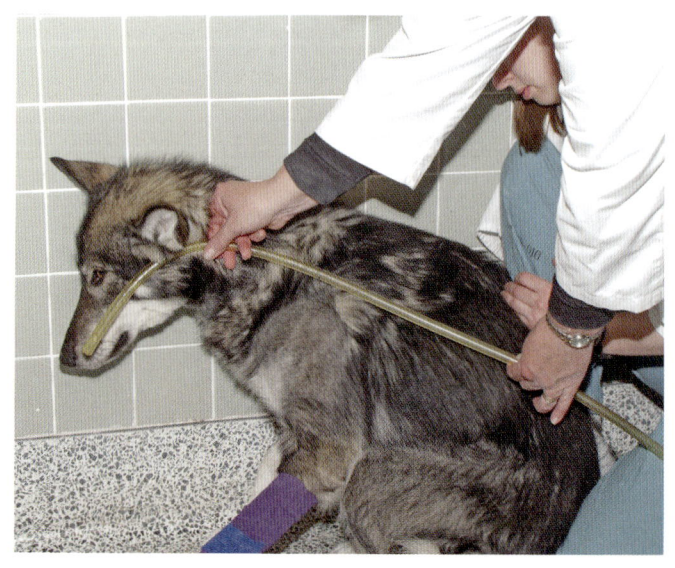

Abb. 3: Bestimmen der zum Erreichen des Magens erforderlichen Sondenlänge durch Messen der Distanz zwischen Caninus und letzter Rippe.

Untersuchung des Gastrointestinaltrakts

Technik

1) Zum Bemessen der Länge der Magensonde hält man den Tubus an den Körper des Hundes. Wenn sich die Sondenspitze auf der Höhe der letzten Rippe befindet, markiert man die Stelle, an der die Maulöffnung erreicht ist, mit einem Marker oder umwickelt sie mit etwas Klebeband (Abb. 4).

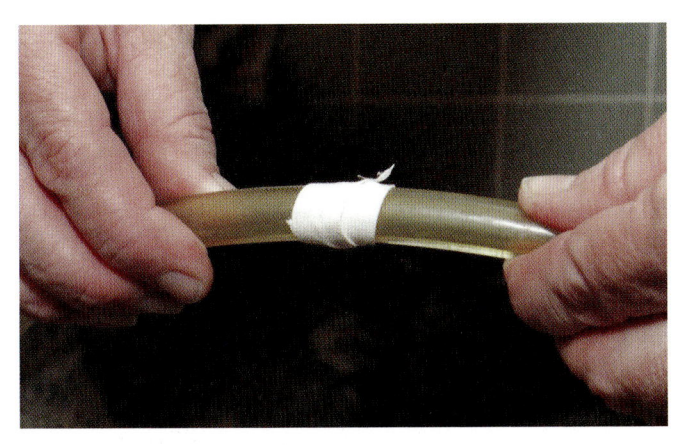

Abb. 4: Markieren der Länge des Tubus, bei der der Magen erreicht sein sollte.

2) Versehen Sie die Spitze des Tubus mit Gleitgel (Abb. 5).

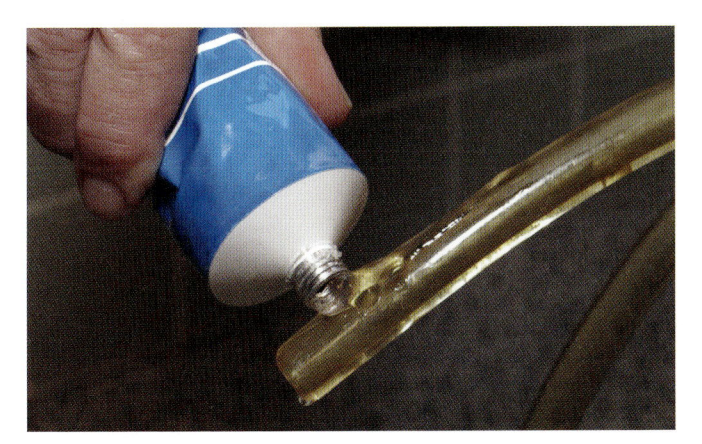

Abb. 5: Auftragen des Gleitgels auf die Spitze des Tubus.

3) Führen Sie nun das Maulspekulum ein, und fixieren Sie es im Maul, indem Sie dieses mit beiden Händen fest zuhalten (Abb. 6).

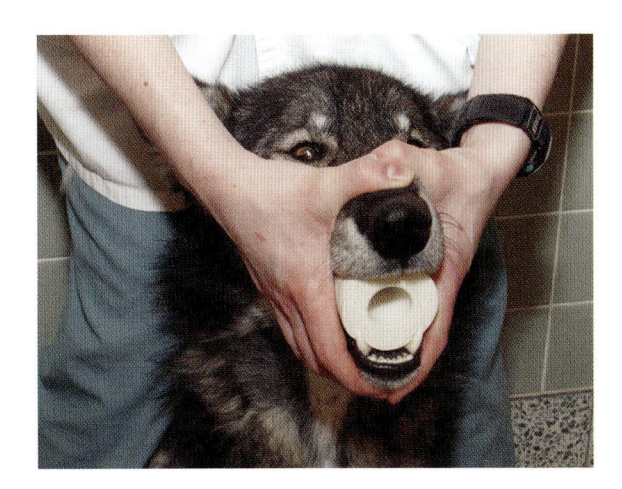

Abb. 6: Das Spekulum wird fixiert, indem man das Maul des Hundes mit beiden Händen fest zuhält.

4) Der gleitfähig gemachte Tubus wird nun durch das Spekulum hindurch bis zur vorher markierten Stelle vorgeschoben (Abb. 7).

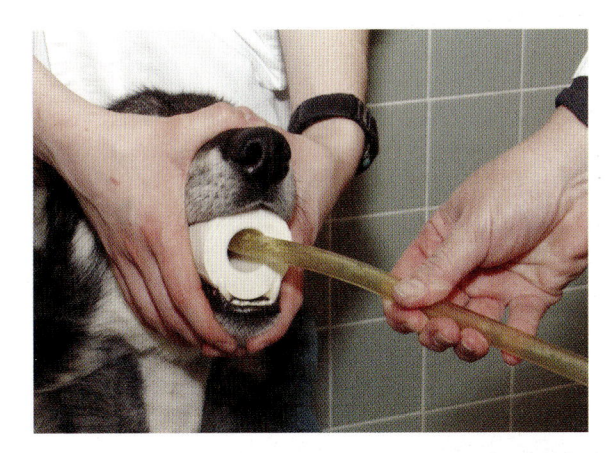

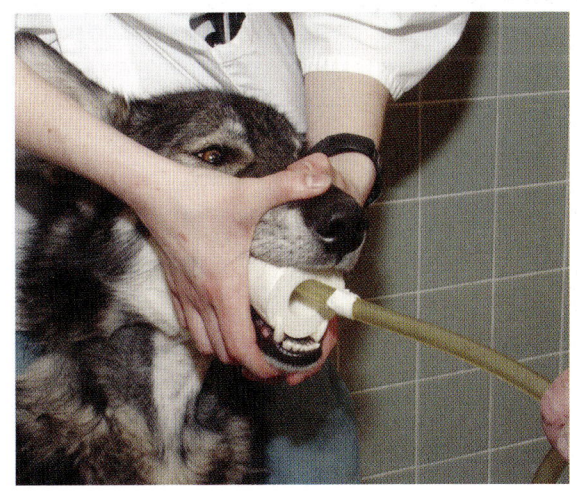

Abb. 7: Einführen und Vorschieben der mit Gleitmittel versehenen Sonde durch das Spekulum bis zur vorher markierten Stelle.

Untersuchung des Gastrointestinaltrakts

5) Nun muss die korrekte Lage des Tubus überprüft werden. Dies ist ein entscheidender Schritt, da das Verabreichen von Substanzen in die Lunge anstatt in den Magen oft tödliche Folgen hat. Die korrekte Sondenplatzierung wird folgendermaßen überprüft:
▶ Palpieren Sie den Tubus in der zervikalen Region. Bei mittelgroßen und großen Hunden lässt sich der Tubus neben der Trachea palpieren, sodass man zwei röhrenförmige Strukturen am Hals tasten kann. Bei kleineren Hunden ist dies allerdings keine verlässliche Kontrolle, da die vorgeschobene Sonde oft nicht zu palpieren ist.
▶ Instillieren Sie mit der vorbereiteten Spritze 5 ml sterile Kochsalzlösung in die Magensonde und beobachten Sie, ob das Tier hustet (▌Abb. 8). Kann kein Husten ausgelöst werden, so ist dies der verlässlichste Beweis dafür, dass die Fütterungssonde richtig platziert wurde. Bei kleinen Hunden und bei Katzen ist dies die einzige Möglichkeit der Überprüfung der korrekten Sondenlage.

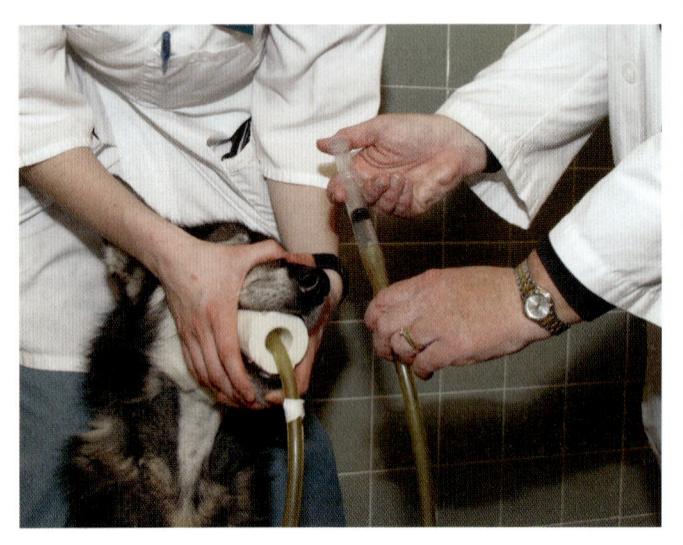

▌ Abb. 8: Zur Überprüfung der korrekten Lage der Sonde werden 5 ml steriler Kochsalzlösung in den Tubus instilliert.

6) Nun können die geplanten Substanzen oder die Flüssignahrung verabreicht werden bzw. kann der Mageninhalt mithilfe der Sonde aus dem Magen entfernt werden. Bevor der Tubus entfernt wird, spült man mit 3–8 ml Wasser nach und hält die äußere Öffnung der Sonde mit dem Daumen zu, um ein Zurückströmen des Sondeninhalts in den Ösophagus zu verhindern. Danach wird der Tubus in einem Zug herausgezogen (▌Abb. 9).

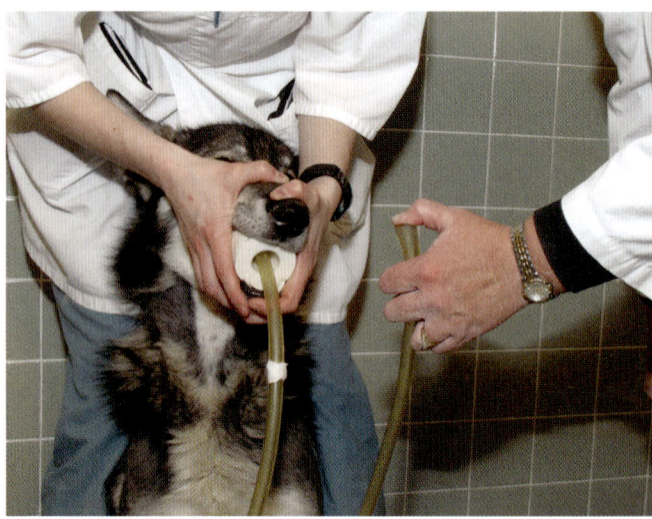

▌ Abb. 9: Die Öffnung des Tubus wird mit dem Daumen zugehalten, bevor man die Sonde herauszieht.

Komplikationen
▶ versehentliches Verabreichen von Material in die Lunge
▶ Traumatisierung des Ösophagus
▶ Magenirritation
▶ Magenperforation

Legen einer Nasen-Schlund-Sonde

Ziel
Herstellen eines direkten Zugangs zu Ösophagus oder Magen.

Indikationen
▶ Gabe von Medikamenten, Röntgenkontrastmitteln, Flüssignahrung oder Wasser direkt in den Magen
▶ kontinuierliche Infusion von Arzneimitteln, Nahrung oder Wasser bei Patienten mit Schluckbeschwerden oder bei Nahrungsverweigerung
▶ Dekompression des Magens bei Patienten mit Magenatonie

Kontraindikationen und besondere Hinweise
▶ Die korrekte Lage des Tubus muss besonders sorgfältig kontrolliert werden, bevor etwas über die Sonde in den Magen verabreicht wird. Das Verabreichen der meisten Substanzen in die Trachea kann für den Patienten tödlich enden.
▶ Eine Bolusverabreichung von flüssigen Arzneimitteln oder anderen Flüssigkeiten kann direkt in den Magen erfolgen, doch werden bei Verbleiben des Sondenendes im Magen gastroösophagealer Reflux und Ösophagitis gefördert. Für einen langfristigen Einsatz sollte der Tubus nicht weiter als in den kaudalen Abschnitt des Ösophagus gelegt werden.

Material
▶ pädiatrische Ernährungssonde in entsprechender Größe:
  – für Katzen: 3,5- bis 5-F-Tubus
  – für Hunde bis 15 kg: 5-F-Tubus
  – für Hunde über 15 kg: 8-F-Tubus
▶ topisches ophthalmologisches Lokalanästhetikum
▶ Gleitgel
▶ Spritze mit 1–2 ml steriler Kochsalzlösung
▶ Verbandmaterial zum Fixieren des Tubus (▌Abb. 1)

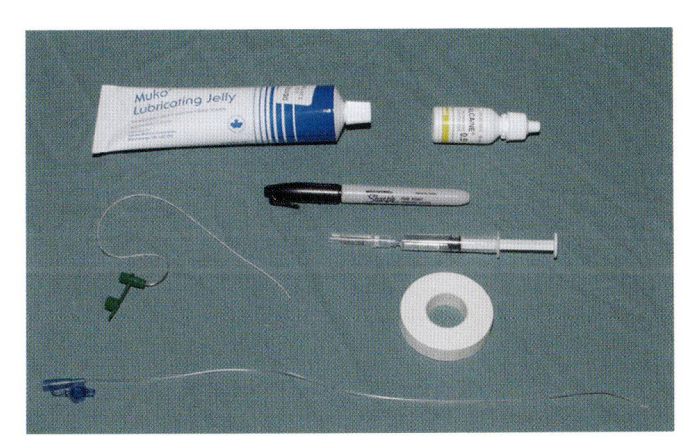

▌ Abb. 1: Material zum Legen einer Magensonde durch nasogastrische Intubation bei einer Katze.

Fixierung
Das Tier wird in Brustlage oder in Sitzposition auf dem Untersuchungstisch fixiert. Wehrhafte Katzen werden am besten in einem speziellen Untersuchungsbeutel für Katzen fixiert (s. S. 190).

Anatomie
▶ Die zum Erreichen des Magens erforderliche Sondenlänge für eine geplante Bolusverabreichung von Medikamenten oder Nahrung wird so bemessen, dass man die Distanz vom Caninus bis zur letzten Rippe außen am Körper abmisst (▌Abb. 2).

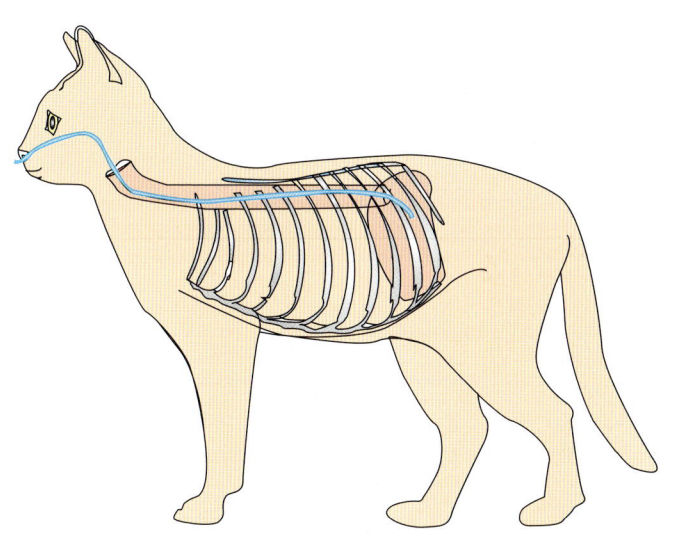

▌ Abb. 2: Die zum Erreichen des Magens erforderliche Sondenlänge wird so bemessen, dass man die Distanz vom Caninus bis zur letzten Rippe abmisst.

▶ Für eine geplante kontinuierliche Infusion bemisst man die erforderliche Tubuslänge, indem man die Distanz vom Caninus bis zum siebten oder achten Interkostalraum bestimmt (▌Abb. 3).

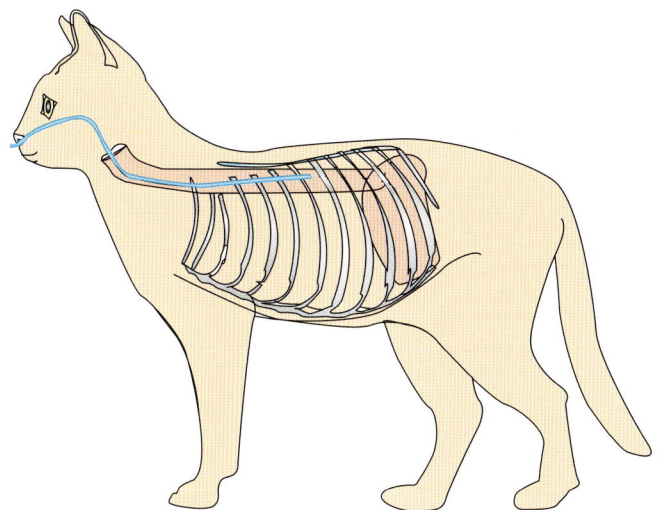

▌ Abb. 3: Die Distanz vom Caninus bis zum siebten oder achten Interkostalraum bestimmt die erforderliche Tubuslänge.

Untersuchung des Gastrointestinaltrakts

Technik

1) Die erforderliche Tubuslänge wird außen an der Katze abgeschätzt und die Stelle am Tubus mit einem Marker oder mit Klebeband deutlich kennzeichnet (▮ Abb. 4).

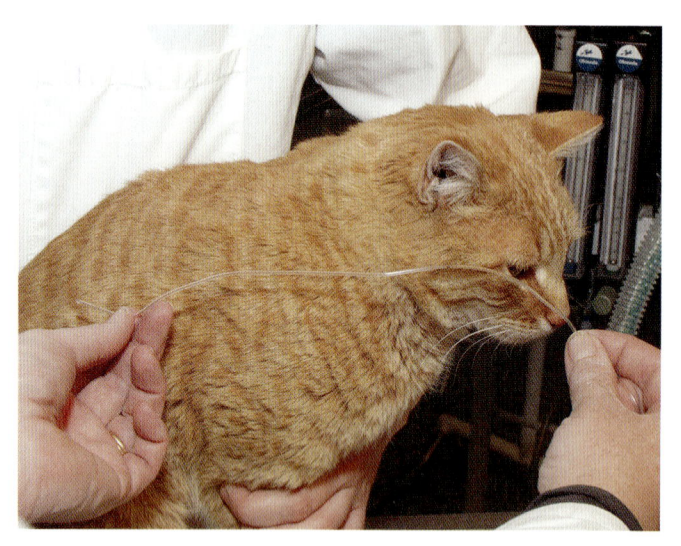

▮ Abb. 4: Abmessen der Tubuslänge.

2) Man instilliert 4 oder 5 Tropfen des Lokalanästhetikums in ein Nasenloch und neigt den Kopf des Patienten dann nach hinten, damit die gesamte Nasenschleimhaut benetzt und anästhesiert wird (▮ Abb. 5). Nach etwa 2–3 min werden nochmals 2 Tropfen verabreicht.

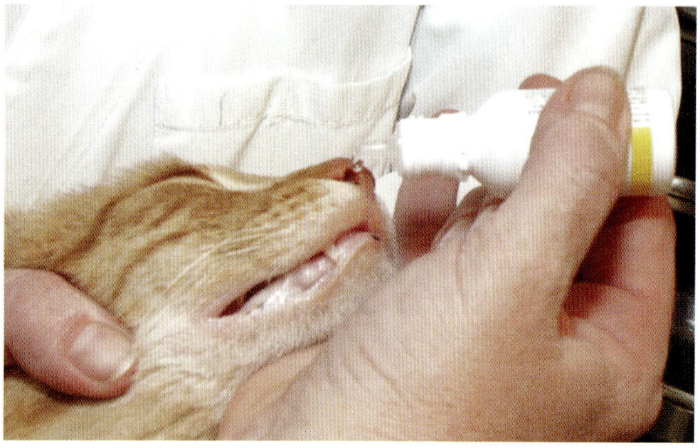

▮ Abb. 5: Nach Instillieren des Lokalanästhetikums in ein Nasenloch wird der Kopf des Tiers nach hinten geneigt, damit die gesamte Nasenschleimhaut benetzt und anästhesiert wird.

3) Danach trägt man eine kleine Menge Gleitgel auf die Spitze der nasogastrischen Sonde auf (▮ Abb. 6).

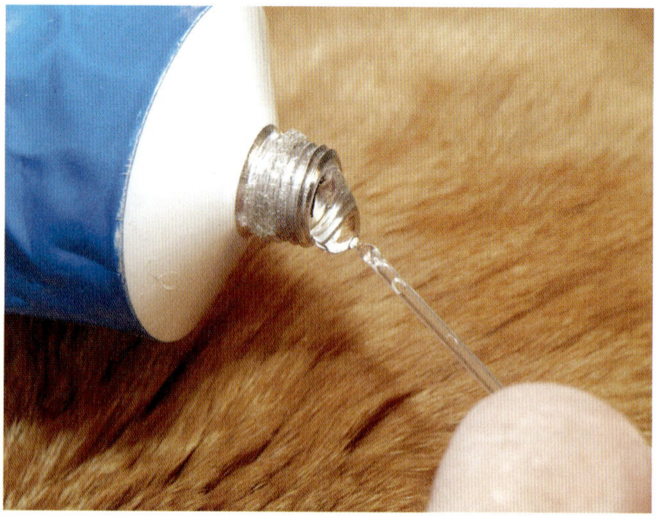

▮ Abb. 6: Auftragen von etwas Gleitgel auf die Spitze der nasogastrischen Sonde.

4) Während man mit einer Hand den Kopf des Tiers fixiert, führt man mit der anderen Hand die Sonde in den ventromedialen Teil des anästhesierten Nasenlochs ein. Damit der Patient die Sonde während des Einführens nicht durch Niesen ausstößt, sollte sich die Hand, die die Sonde vorschiebt, dicht an der Nase des Tiers befinden. Die Sonde wird nun bis zur gekennzeichneten Stelle eingeführt (▮ Abb. 7).

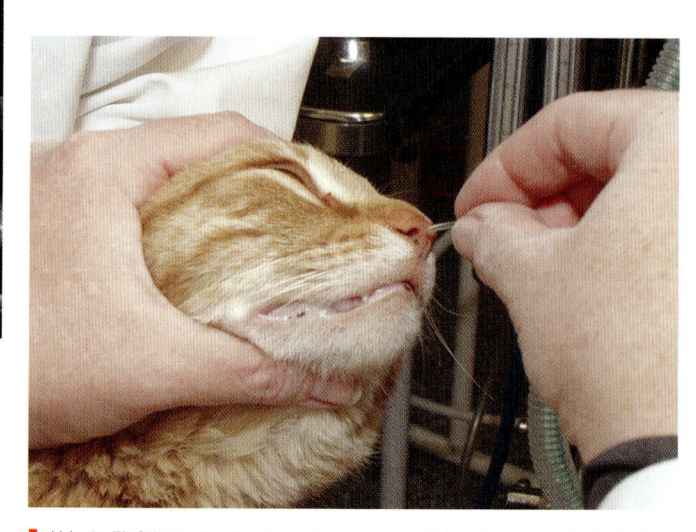

▮ Abb. 7: Einführen der Sonde in den ventromedialen Teil des anästhesierten Nasenlochs und Vorschieben bis zur markierten Stelle.

5) Überprüfen Sie die korrekte Lage der Sonde durch Instillieren von 1–2 ml steriler Kochsalzlösung in den Tubus (Abb. 8). Ist die Sonde versehentlich in der Trachea gelandet, wird das Tier husten. Alternativ kann die korrekte Platzierung der Sonde auch durch eine laterale Thoraxröntgenaufnahme kontrolliert werden.

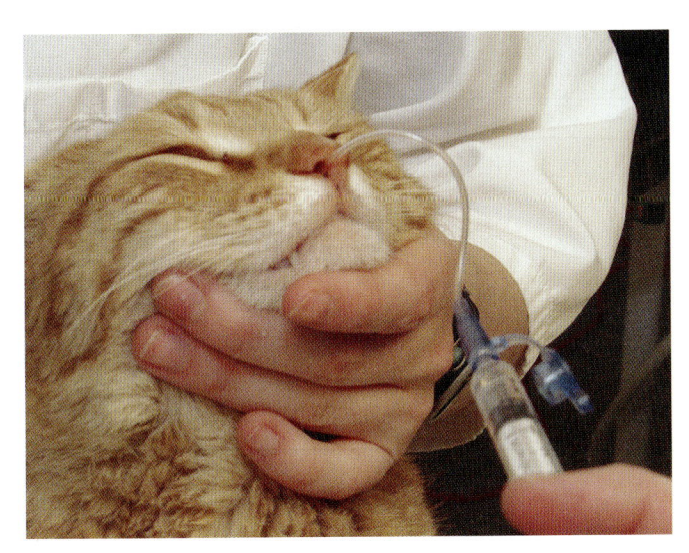

Abb. 8: Überprüfen der korrekten Lage der Sonde durch Instillieren von 1–2 ml steriler Kochsalzlösung und Beobachten auf Husten.

6) Bei Bolusverabreichung in den Magen wird das zu verabreichende Material über die Sonde eingegeben und der Tubus abschließend mit 1–2 ml Wasser gespült. Zum Herausziehen der Sonde hält man deren Öffnung mit dem Daumen zu (Abb. 9).

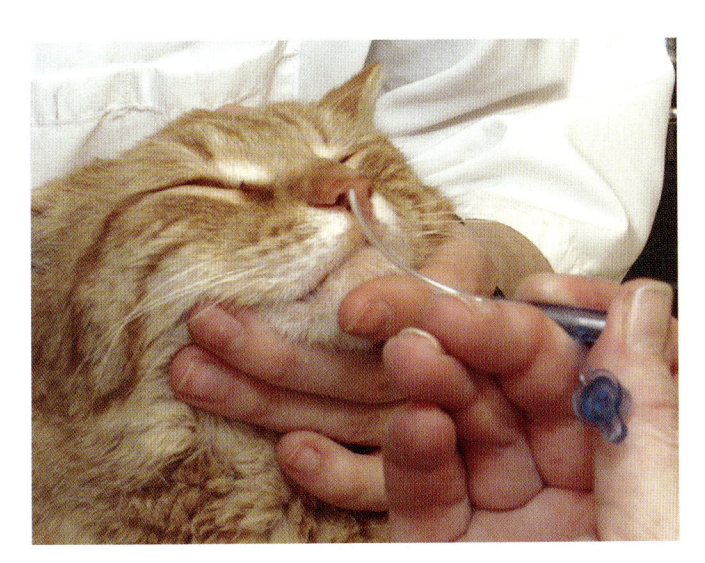

Abb. 9: Bevor man die Sonde herauszieht, hält man deren Öffnung mit einem Finger zu.

7) Soll die Sonde länger liegenbleiben, wird sie im Ösophagus nur bis etwa auf die Höhe des siebten oder achten Interkostalraums vorgeschoben. Sie wird dann an Nase und Stirn befestigt (Naht, Klammer, Klebstoff). Achten Sie dabei darauf, nicht die Schnurrhaare einzuklemmen, da dies für die Katze sehr unangenehm ist. Ein Halskragen ist hilfreich, um zu verhindern, dass die Sonde mit den Pfoten oder durch Reiben des Kopfes an Gegenständen verschoben wird.

Komplikationen
- versehentliches Verabreichen von Material in die Lunge
- Traumatisierung des Ösophagus, Ösophagitis
- Magenirritation

Untersuchung und Ausdrücken der Analdrüsen

Ziel
Palpation und Beurteilung der Analbeutel sowie deren Entleeren.

Indikationen
▶ Bei jeder klinischen Allgemeinuntersuchung des Hundes sollten auch die Analbeutel routinemäßig palpiert werden. Bei übermäßiger Anschoppung des Inhalts müssen sie durch Ausdrücken entleert werden.
▶ Hunde mit vollen oder entzündeten Analbeuteln rutschen auf dem Hinterteil („Schlittenfahren") oder belecken häufig die Analregion. Beide Verhaltensweisen weisen eindeutig darauf hin, dass die Analbeutel untersucht werden müssen.
▶ An den Analbeuteln können sich auch Abszesse oder Tumoren entwickeln.

Kontraindikationen und besondere Hinweise
Keine.

Material
▶ Latexhandschuhe
▶ Gleitgel
▶ Gazetupfer (▋ Abb. 1)

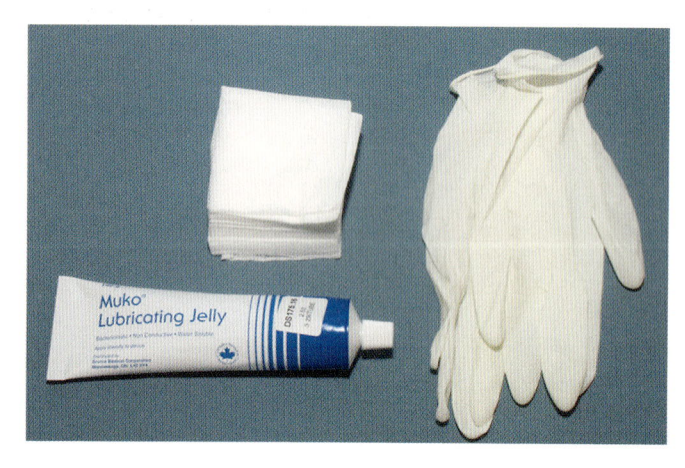

▋ Abb. 1: Material für Palpation und Entleeren der Analbeutel.

Fixierung
Der Hund sollte auf dem Untersuchungstisch stehen und von einem Assistenten so unter dem Abdomen gestützt werden, dass er sich nicht hinsetzen oder heftig bewegen kann (▋ Abb. 2).

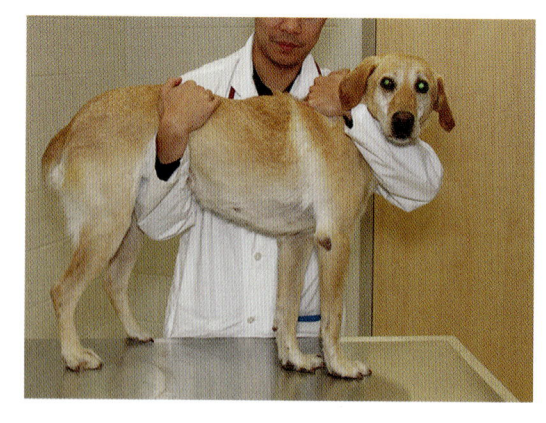

▋ Abb. 2: Fixieren eines Hundes für die Palpation der Analbeutel.

Anatomie
Die Analbeutel befinden sich zu beiden Seiten des Anus, und zwar auf der 5-Uhr- und 7-Uhr-Position (▋ Abb. 3).

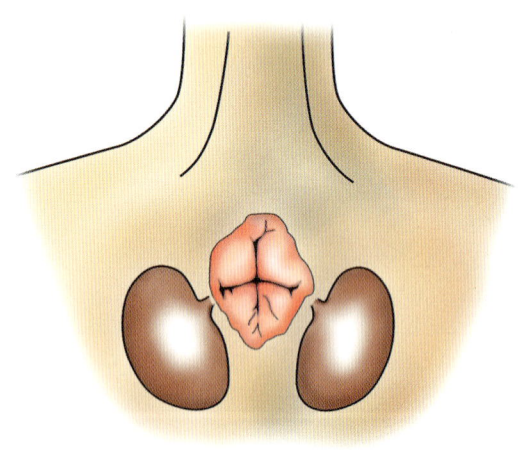

▋ Abb. 3: Die Analbeutel befinden sich beidseits des Anus auf 5- und 7-Uhr-Position.

Technik
1) Man führt den behandschuhten und mit Gleitmittel versehenen Zeigefinger in das Rektum ein und palpiert die Analregion und das Rektum auf der Suche nach eventuellen Anomalien (▋ Abb. 4).

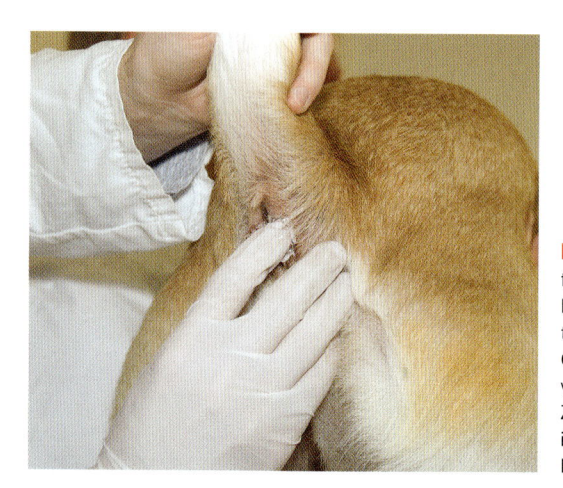

▋ Abb. 4: Einführen des behandschuhten und mit Gleitmittel versehenen Zeigefingers in das Rektum.

Untersuchung des Gastrointestinaltrakts

2) Suchen Sie die Analbeutel auf und palpieren Sie beide, indem Sie mit dem Zeigefinger von der Innenseite des Rektums aus und mit dem Daumen von außen in der Perianalregion sanften Druck ausüben (Abb. 5).

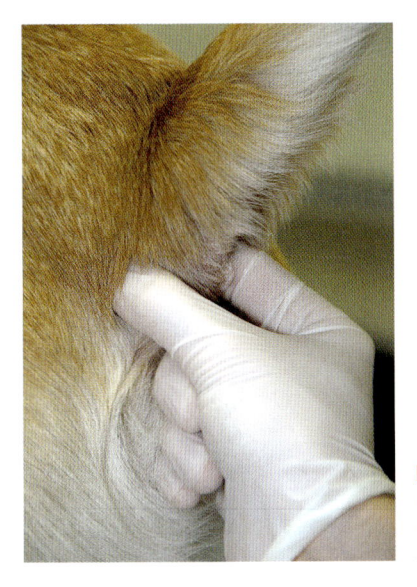

Abb. 5: Palpation des Analbeutels mit dem Zeigefinger im Rektum und dem Daumen außen an der Perianalregion.

3) Lässt sich der Analbeutel ausdrücken, hält man einen Gazetupfer oder anderes saugfähiges Material vor den Ausführungsgang am anorektalen Rand und drückt sanft, aber fest den Analbeutel von ventral in Richtung Ausführungsgang aus (Abb. 6). Dies wird so lange fortgesetzt, bis der Analbeutel leer ist.

4) Der Inhalt der Analbeutel kann in Farbe und Konsistenz variieren. Das Sekret ist meist gelblich, grau oder braun (Abb. 7).

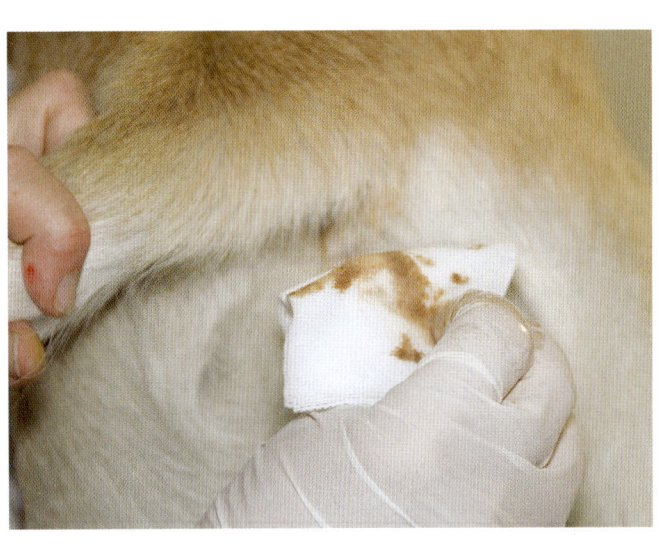

Abb. 7: Normales Analbeutelsekret ist meist gelblich, grau oder braun.

5) Die geleerten Analbeutel werden auf etwaige Verdickungen oder Umfangsvermehrungen palpiert (Abb. 8).

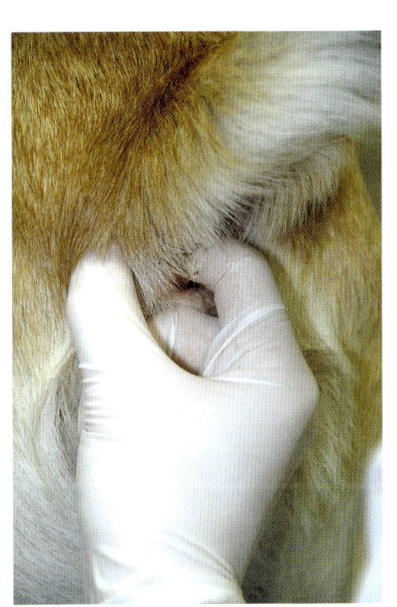

Abb. 8: Palpation der entleerten Analbeutel zur Untersuchung auf Verdickungen oder Umfangsvermehrungen.

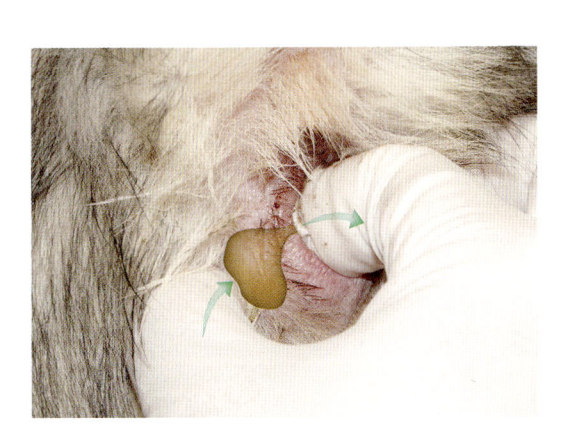

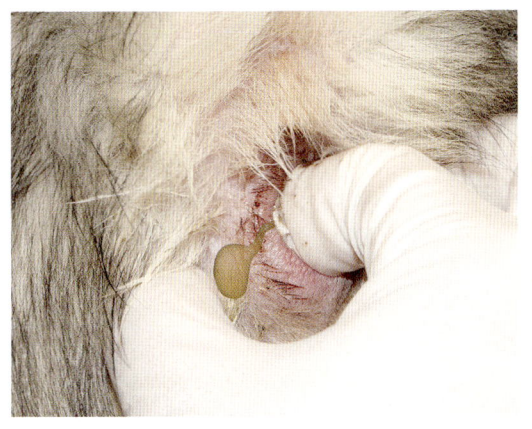

Abb. 6: Der Analbeutel wird durch sanftes, aber festes Zusammendrücken von ventral in Richtung Ausführungsgang geleert.

Perkutane Leberbiopsie I

Ziel
Gewinnung einer Gewebeprobe der Leber für histologische Untersuchungen.

Indikationen
▶ Bei Leberfunktionsstörungen, Hepatomegalie und laut Ultraschallbefund diffusen, uniformen Veränderungen des Leberparenchyms, wo ein Keilpräparat mittels explorativer Laparotomie oder eine laparoskopische Leberbiopsie keine Option darstellt.
▶ Die perkutane Punktion von einzelnen oder fokalen Massen kann unter Ultraschallkontrolle versucht werden.

Kontraindikationen und besondere Hinweise
▶ Störungen des hämostatischen Systems sind bei Patienten mit Leberversagen häufig zu beobachten. Vor Durchführung einer perkutanen Leberbiopsie müssen daher die Thrombozytenzahl und die Blutungszeit ermittelt sowie ein Gerinnungsprofil angefertigt werden, um Störungen der Blutgerinnung abzuklären und gegebenenfalls zu behandeln (z. B. Frischplasma, Vitamin K).
▶ Vaskuläre Lebertumoren wie Hämangiosarkome können bei der Biopsie extrem stark bluten.
▶ Bei Tieren mit posthepatischer Obstruktion oder erweiterten Gallengängen sollte keine perkutane Leberbiopsie durchgeführt werden. In diesen Fällen ist eine chirurgische Exploration angezeigt, um zur richtigen Diagnose zu gelangen und die Obstruktion zu beseitigen. Eine perkutane Punktion der Leber könnte bei solchen Patienten zu galliger Peritonitis führen.
▶ Leberzysten oder Leberabszesse sollten ebenfalls nicht mit dieser perkutanen Technik biopsiert werden. Es empfiehlt sich die chirurgische Exploration oder eine Drainage unter Ultraschallkontrolle.
▶ Auch bei Tieren mit chirurgisch therapierbaren Erkrankungen, wie posthepatischen Obstruktionen oder einem portosystemischen Shunt, sollte eine chirurgische Exploration und nicht eine perkutane Punktion der Leber durchgeführt werden.
▶ Perkutane Biopsien sind weniger invasiv und kostenintensiv als ein chirurgischer oder laparoskopischer Eingriff, doch korreliert der Punktionsbefund nicht immer mit den Ergebnissen der histologischen Untersuchung größerer Gewebeproben. Diffuse Leberveränderungen, wie Lipidose oder Lymphom, lassen sich mithilfe der perkutanen Punktion verlässlich diagnostizieren, während entzündliche, vaskuläre oder fibrotische Veränderungen schwer zu diagnostizieren sind.

Material
▶ Tru-Cut-Biopsienadel (vorzugsweise 14 G)
▶ Skalpellklinge Nr. 11
▶ Lidocain-Lösung (Lidocain 2% im Verhältnis 9:1 mit 8,4-prozentigem Natriumbikarbonat gemischt)
▶ sterile Handschuhe (▮ Abb. 1)

Fixierung
▶ Bei den meisten Patienten sind eine leichte Sedierung und eine Lokalanästhesie ausreichend.
▶ Die Lidocain-Lösung (Lidocain 2% im Verhältnis 9:1 mit 8,4-prozentigem Natriumbikarbonat gemischt) kann für die Lokalanästhesie von Haut und subkutanem Gewebe an der Einstichstelle der Nadel verwendet werden. Die Zugabe von Bikarbonat vermindert den Injektionsschmerz und beschleunigt die lokale analgetische Wirkung des Lidocains.

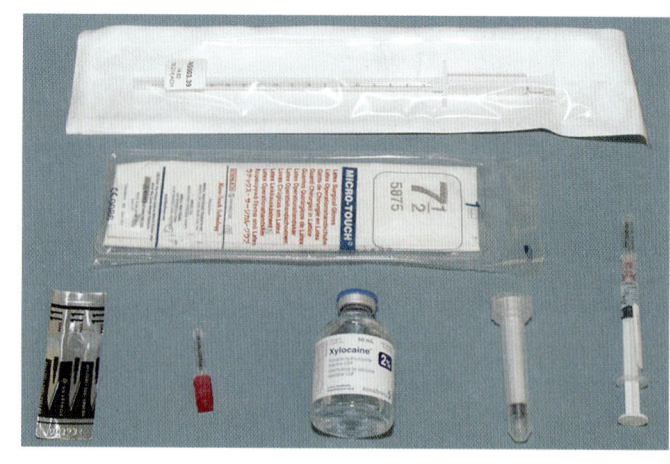

▮ Abb. 1: Material für eine perkutane Leberbiopsie.

▶ Wird die Leberbiopsie unter Ultraschallkontrolle durchgeführt, ist jede Position akzeptabel, in der die Leber und die Gallenblase gut dargestellt werden können.
▶ Für eine Blindbiopsie der Leber muss der Patient jedoch so gelagert werden, dass nur die Leber getroffen werden kann, und das Risiko einer Gallenblasenpunktion möglichst gering ist. Der Patient sollte sich in Rückenlage befinden, wobei die Brust höher gelagert wird als das Abdomen, und der ganze Körper etwas zur rechten Seite hin geneigt wird.

Anatomie
▶ Die Gallenblase liegt rechts der Leber und ist bei Patienten mit Hepatopathien in Verbindung mit Cholestase oder Anorexie oftmals dilatiert. Bei der Leberbiopsie ist sorgfältig darauf zu achten, dass die Gallenblase nicht versehentlich punktiert wird. Das Tier wird in Rückenlage positioniert und etwas nach rechts geneigt, während die Biopsieproben von den linken Leberlappen gewonnen werden.
▶ Die Leber reicht normalerweise nicht über den Rippenbogen hinaus. Ist sie jedoch vergrößert, ist sie unterhalb des Rippenbogens gut für die perkutane Punktion zugänglich. Für die Punktion einer verkleinerten oder normal großen Leber sollte der Körper des Patienten so gelagert werden, dass der Brustkorb höher liegt als das Abdomen, damit die Leber nach kaudal rutscht und somit etwas über den Rippenbogen hinausragt (▮ Abb. 2).

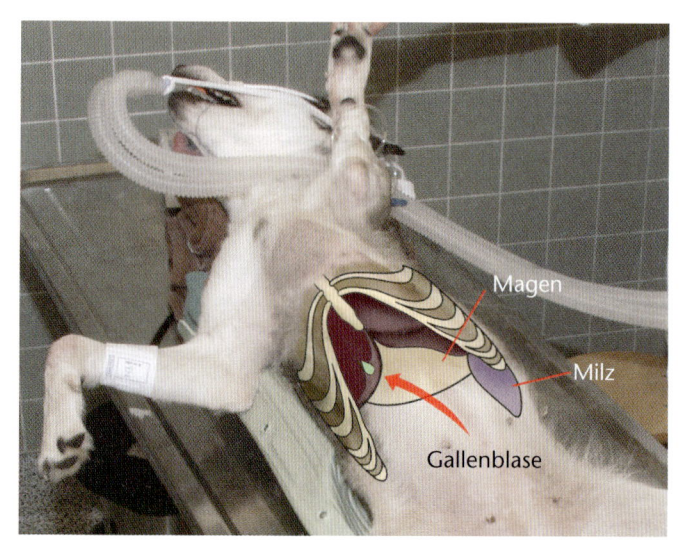

▮ Abb. 2: Das am Rücken liegende Tier wird leicht zur rechten Seite hin geneigt, und der Thorax wird höher gelagert als das Abdomen.

Punktionstechnik

Bevor man eine perkutane Leberbiopsie durchführt, sollte man sich gut mit der Handhabung der Tru-Cut-Biopsienadel vertraut machen.

1) Die Biopsienadel wird in noch geschlossener Position in die Leber und durch die Leberkapsel eingeführt (Abb. 3 und 4).

2) Dann wird der innen liegende Trokar mit einer nach der Spitze eingearbeiteten Aussparung in die Leber vorgeschoben, sodass sich die Aussparung mit Untersuchungsmaterial füllt (Abb. 5 und 6).

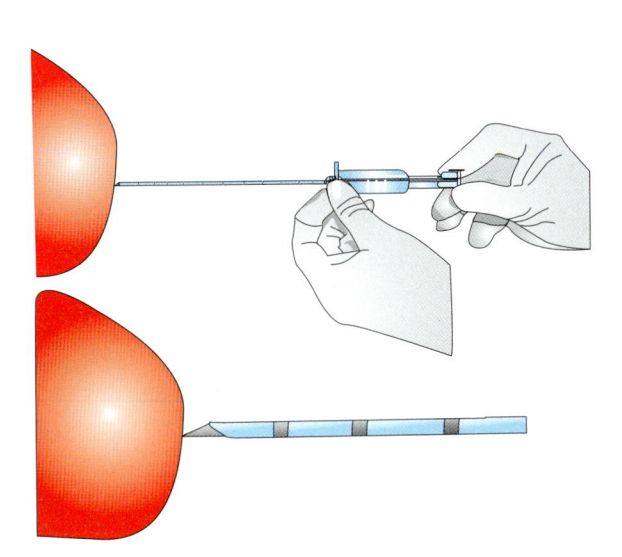

Abb. 3: Positionierung der Nadel.

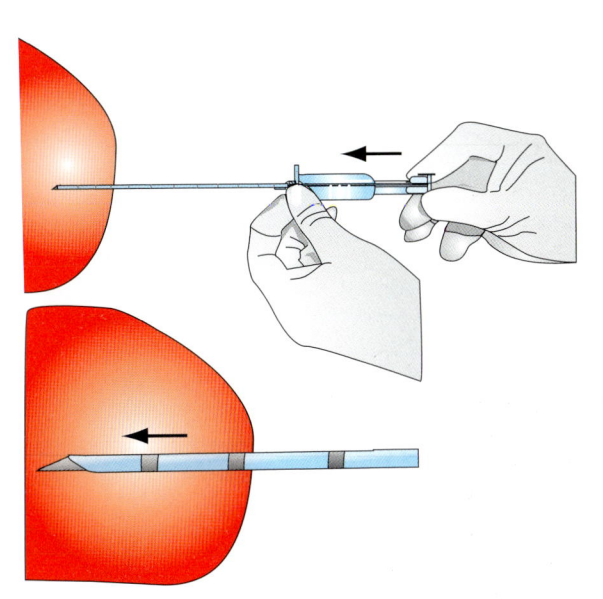

Abb. 5: Vorschieben des innen liegenden Trokars.

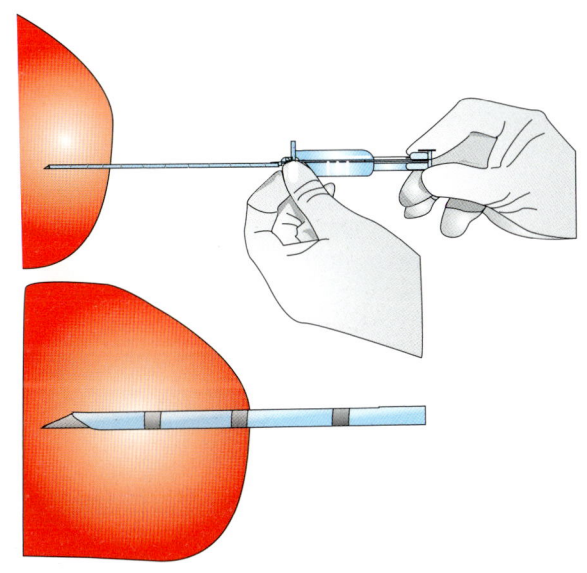

Abb. 4: Einstechen in die Leber.

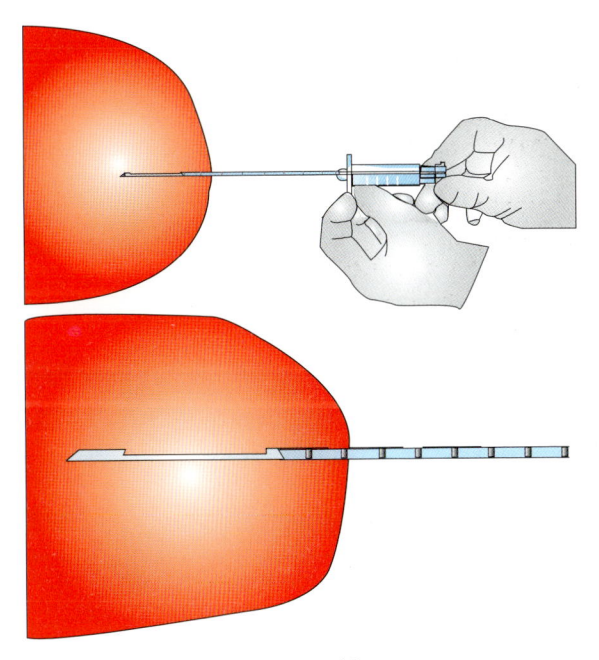

Abb. 6: Füllen mit Untersuchungsmaterial.

Perkutane Leberbiopsie II

3) Während man den Trokar in dieser Position festhält, schiebt sich die scharfe äußere Schneidekanüle über den Trokar, trennt das Gewebe ab und hält es in der Aussparung zurück (Abb. 7 und 8).

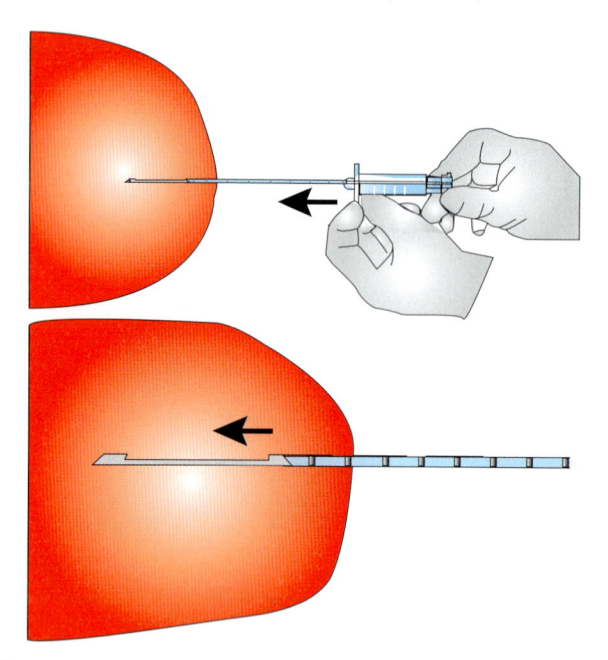

Abb. 7: Schneidekanüle schiebt sich über den Trokar.

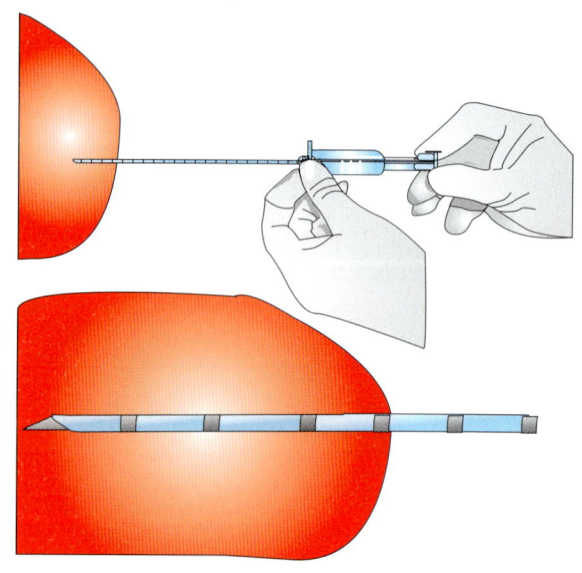

Abb. 8: Abtrennen des Gewebes.

4) Nun wird die Biopsienadel aus Leber und Haut zurückgezogen.
5) Der innen liegende Trokar wird vorgeschoben, um das enthaltene Probenmaterial freizugeben (Abb. 9).
6) Mithilfe einer kleinlumigen Kanüle holt man das Probenmaterial aus der Vertiefung der Biopsienadel heraus.

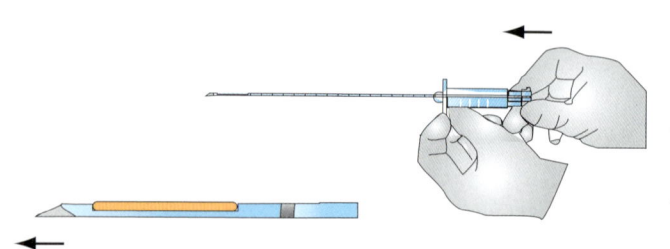

Abb. 9: Freigeben des Probenmaterials.

Technik

1) Damit der Patient während der Biopsie still hält, ist eine Sedierung erforderlich.
2) Der Patient wird in Rückenlage auf einem kippbaren Tisch oder einer gepolsterten Auflage so gelagert, dass der Brustkorb höher liegt als das Abdomen (Abb. 10). Danach wird der Körper um etwa 30–45° nach rechts gekippt. Der Bereich um die Punktionsstelle wird geschoren und chirurgisch vorbereitet. Das Tragen von Handschuhen und eine aseptische Technik sind unbedingt erforderlich.

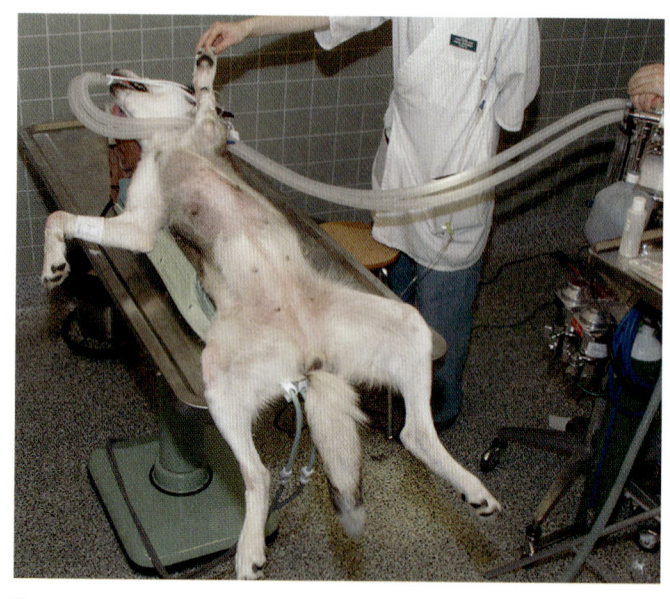

Abb. 10: Lagerung des Hundes für eine perkutane Leberbiopsie.

3) Durch Palpation wird die Spitze des Xiphoids identifiziert. Die Einstichstelle für die Nadel befindet sich auf der Höhe des Xiphoids, auf halber Distanz zwischen der Medianen und dem linken Rippenbogen (Abb. 11).

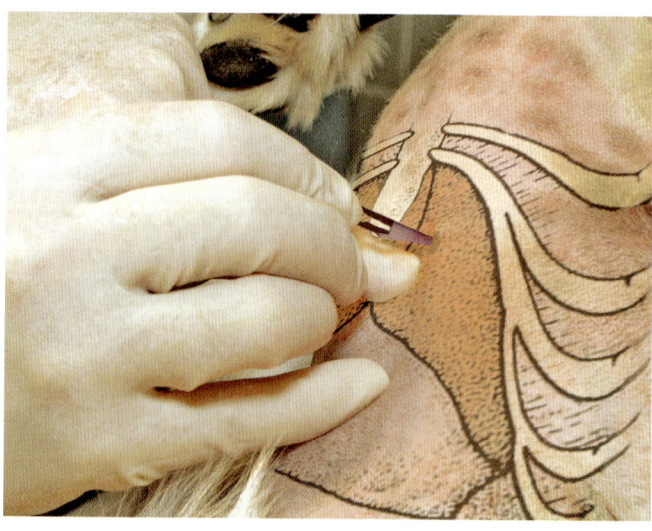

Abb. 11: Einstichstelle auf der Höhe des Xiphoids, auf halber Distanz zwischen der Medianen und dem linken Rippenbogen.

Untersuchung des Gastrointestinaltrakts

4) Um die Einstichstelle wird mit der Lidocain-Lösung ein lokalanästhetischer Block hergestellt, der von der Haut bis zum Peritoneum reicht.
5) Mit einer Skalpellklinge Nr. 11 führt man nun an der Einstichstelle eine Stichinzision durch.
6) Durch den so hergestellten Schnitt wird die Tru-Cut-Biopsienadel durch die ventrale Bauchwand und das Peritoneum hindurch eingeführt (s. S. 194/195). Dabei sollte die Kanüle nach kraniodorsal in einem Winkel von etwa 30° links der mittsagittalen Ebene vorgeschoben werden (um eine Punktion der Gallenblase zu vermeiden).
7) Bei immer noch geschlossener Biopsienadel wird diese in das Leberparenchym vorgeschoben (Abb. 12).

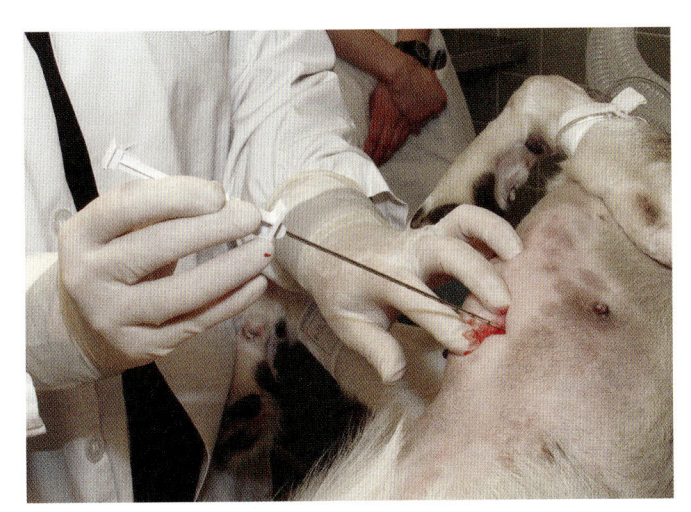

Abb. 12: Vorschieben der Biopsienadel in noch geschlossener Position in das Leberparenchym.

8) Der innen liegende Trokar wird mit einer zügigen Bewegung in die Leber vorgeschoben (Abb. 13).

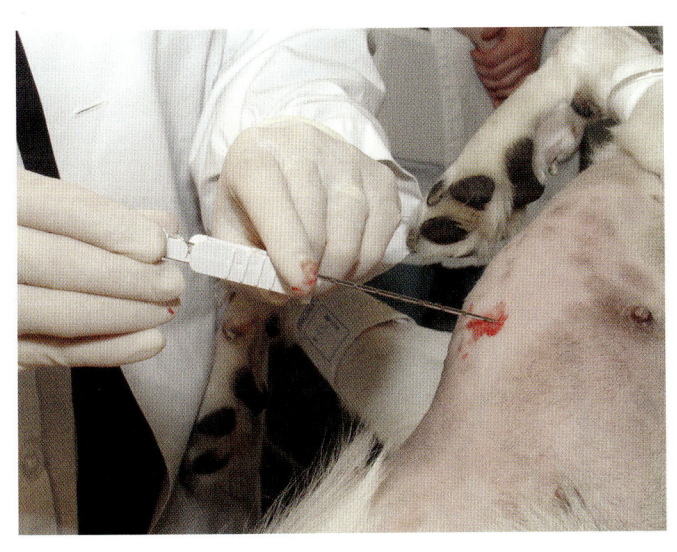

Abb. 13: Vorschieben des innen liegenden Trokars in die Leber.

9) Nun wird die scharfe äußere Schneidkanüle über den Trokar vorgeschoben, wodurch etwas Lebergewebe ausgestanzt wird (Abb. 14).

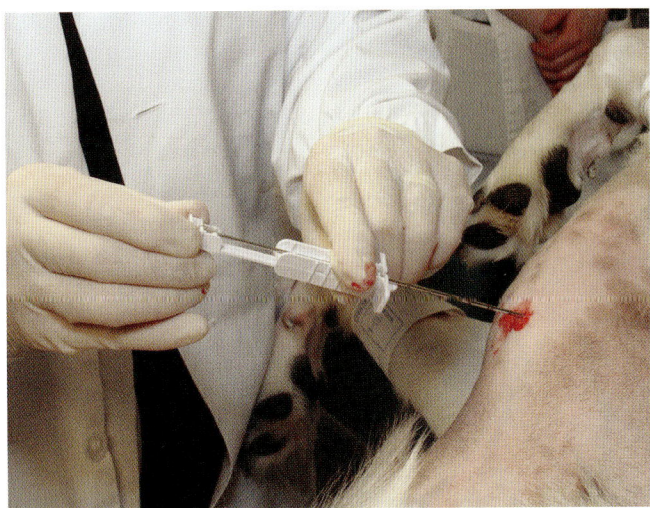

Abb. 14: Vorschieben der äußeren Schneidkanüle über den inneren Trokar.

10) Die Biopsienadel wird dann zur Gänze herausgezogen. Durch Vorschieben des Trokars wird das gewonnene Biopsiematerial sichtbar (Abb. 15). Mithilfe einer kleinlumigen Kanüle holt man das Probenmaterial aus der Vertiefung der Biopsienadel heraus.

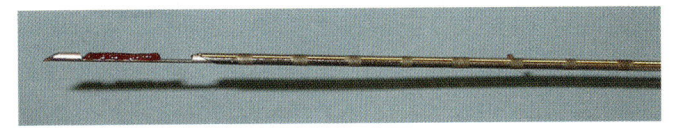

Abb. 15: Durch Vorschieben des Trokars wird das gewonnene Biopsiematerial sichtbar.

> Cave: Die diagnostische Genauigkeit einer perkutanen Blindbiopsie ist signifikant geringer als die einer unter Sicht durchgeführten explorativen Laparotomie oder Laparoskopie.

Komplikationen
- Blutung
- Darmverletzung
- Punktion der Gallenblase oder gallige Peritonitis
- Stößt die Nadel durch das Zwerchfell hindurch in die Lunge, kann es zum Pneumothorax kommen.

Feinnadelaspiration der Leber

Bei manchen Patienten mit diffusen Leberveränderungen liefert die Feinnadelaspiration der Leber ausreichende diagnostische Informationen, sodass eine chirurgische Leberbiopsie zunächst nicht erforderlich ist oder ganz vermieden werden kann. Diese Technik ist, wenn blind durchgeführt, höchst effizient zur Bestätigung einer Verdachtsdiagnose auf hepatische Lipidose oder hepatisches Lymphom. Unter Ultraschallkontrolle durchgeführt, ist die Feinnadelaspiration für die Diagnose anderer Lebertumoren hilfreich.

> Cave: Die diagnostische Genauigkeit dieser Technik ist eigentlich gering. Eine Ausnahme sind Fälle von diffusem hepatischem Lymphom und Katzen mit primärer hepatischer Lipidose.

Material
22-G-Spinalkanüle mit Mandrin, 38 mm oder 70 mm lang (Abb. 1).

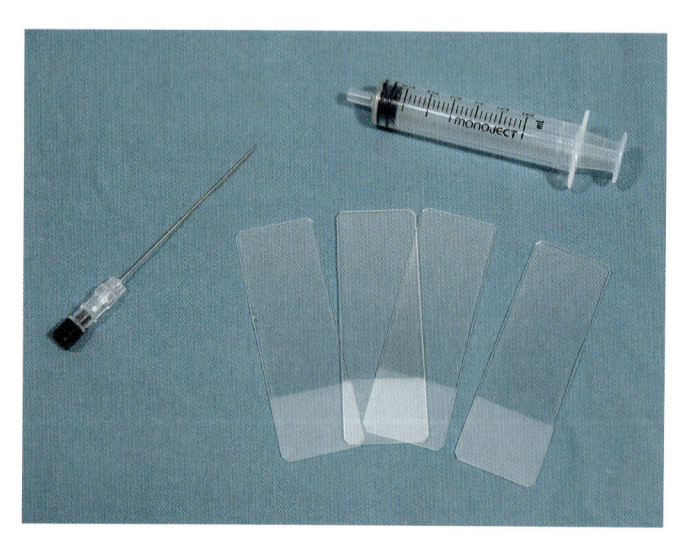

Abb. 1: Material für eine Feinnadelaspiration der Leber.

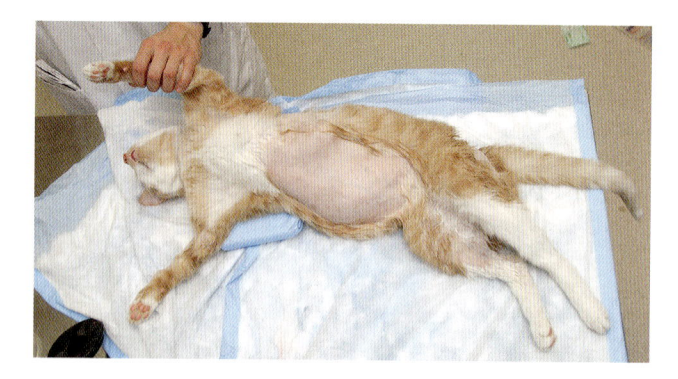

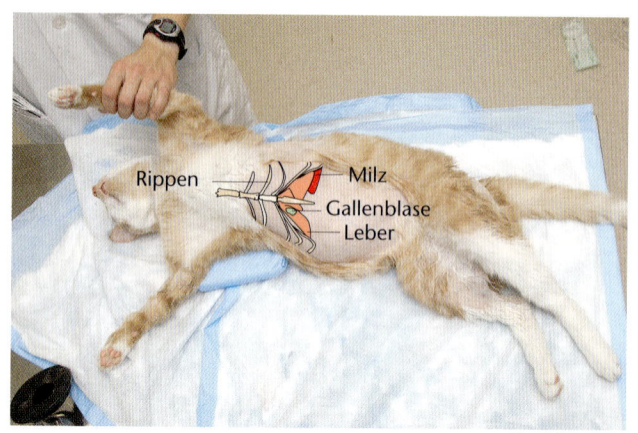

Abb. 2: Die Katze wird so gelagert, dass ein möglichst großer Anteil der Leber für die Aspiration zugänglich und das Risiko einer Punktion der Gallenblase gering ist.

Technik
1) Damit der Patient während der Biopsie still hält, ist eine Sedierung erforderlich.
2) Der Patient wird in Rückenlage so gelagert, dass der Brustkorb höher liegt als das Abdomen. Durch Kippen des gesamten Körpers zur rechten Seite hin wird ein möglichst großer Anteil der Leber für die Punktion zugänglich und das Risiko einer Gallenblasenpunktion ist gering (Abb. 2).
3) Das ventrale Abdomen wird geschoren und chirurgisch vorbereitet. Das Tragen von Handschuhen und eine aseptische Technik sind unbedingt erforderlich.
4) Um die gewünschte Region des Leberparenchyms mit der Feinnadel zu erreichen, wird die Aspiration entweder unter Ultraschallkontrolle durchgeführt, oder man bedient sich der nachstehend beschriebenen Techniken der richtigen Lagerung bzw. der Markierung von Orientierungspunkten.
5) Bei diffusen oder ausgedehnten multifokalen Veränderungen des Lebergewebes kann auch blind aspiriert werden, indem man ähnliche Orientierungspunkte verwendet, wie bei der perkutanen Leberbiopsie beschrieben. Die Einstichstelle für die Nadel befindet sich auf der Höhe des Xiphoids, auf halber Distanz zwischen der Medianen und dem linken Rippenbogen (Abb. 3). Dabei wird die Kanüle nach kraniodorsal in einem Winkel von etwa 30° links der mittsagittalen Ebene vorgeschoben (um eine Punktion der Gallenblase zu vermeiden) (Abb. 4).

Untersuchung des Gastrointestinaltrakts

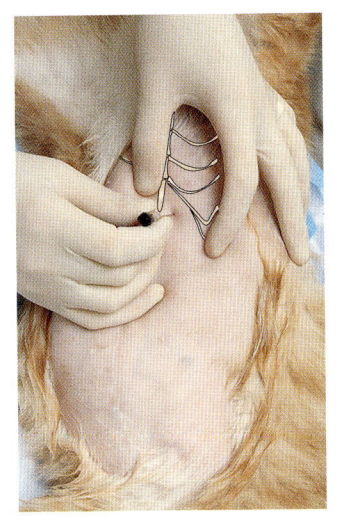

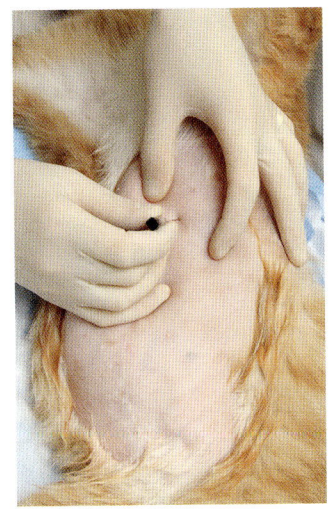

Abb. 3: Die Einstichstelle der Nadel befindet sich auf der Höhe des Xiphoids, auf halber Distanz zwischen der Medianen und dem linken Rippenbogen.

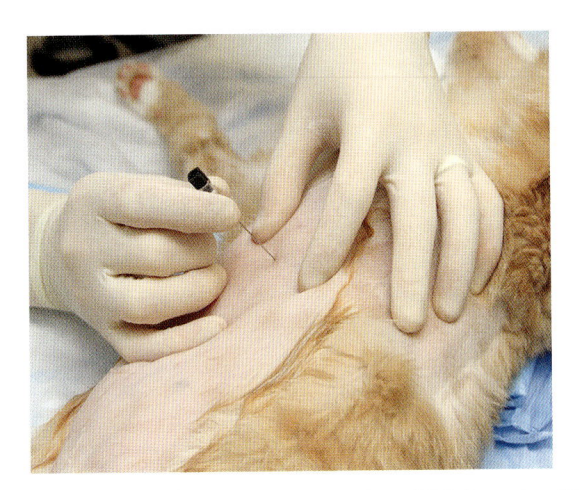

Abb. 4: Die Kanüle wird nach kraniodorsal in einem Winkel von etwa 30° links der mittsagittalen Ebene vorgeschoben (um eine Punktion der Gallenblase zu vermeiden).

6) Der Mandrin wird entfernt (Abb. 5).

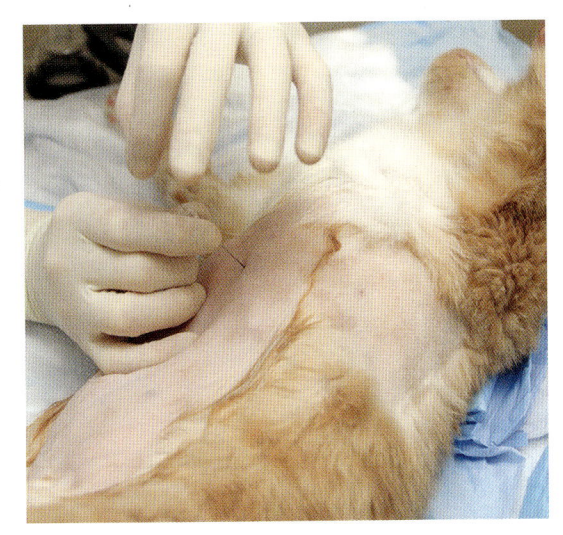

Abb. 5: Entfernen des Mandrins.

7) Man hält die Kanüle an ihrem Ansatzstück und schiebt sie mehrere Male unter wiederholtem Richtungswechsel in das Lebergewebe vor (Abb. 6). Dadurch füllt sich die Kanüle mit Leberzellen.

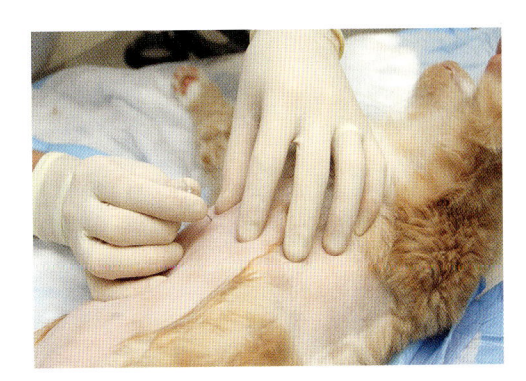

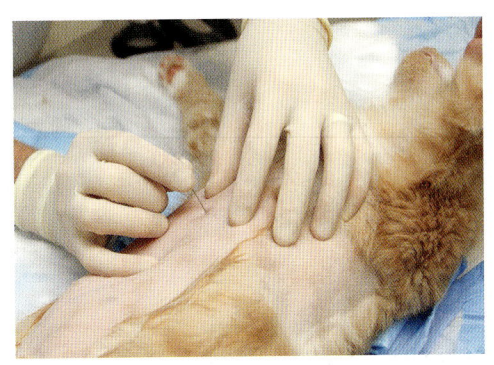

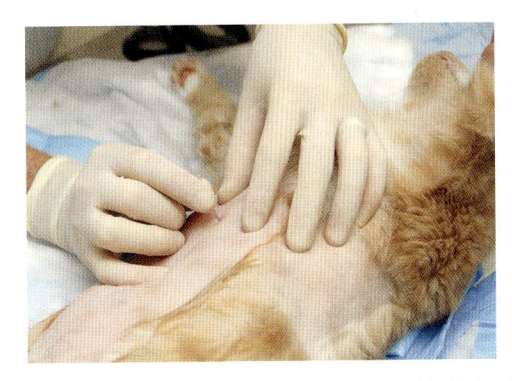

Abb. 6: Die Kanüle wird mehrere Male in jeweils unterschiedlicher Richtung in die Leber vorgeschoben, wodurch sie sich mit Leberzellen füllt.

8) Die Kanüle wird aus dem Abdomen herausgezogen.
9) Nun wird eine mit etwa 2–3 ml Luft gefüllte Spritze auf die Kanüle aufgesteckt.
10) Das Probenmaterial wird auf einen Objektträger ausgeblasen.
11) Ein Ausstrich wird angefertigt und für die zytologische Untersuchung gefärbt.

Komplikationen

▶ Komplikationen lassen sich durch Verwendung einer kleinlumigen Kanüle vermeiden.
▶ Dennoch stellen Blutungen, eine Punktion der Gallenblase und eine gallige Peritonitis immer potenzielle Komplikationen dar.

Abdominozentese

Ziel
Gewinnung von Peritonealflüssigkeit zwecks Analyse.

Indikationen
Peritonealerguss.

Kontraindikationen und besondere Hinweise
▶ Bei der Abdominozentese ist besonders darauf zu achten, evtl. vergrößerte Bauchorgane nicht zu verletzen oder zu perforieren.
▶ Abdominale Röntgenaufnahmen sollten, wenn möglich, vor der Abdominozentese angefertigt werden, da im Zuge der Durchführung dieses Verfahrens Luft in die Peritonealhöhle gelangen kann, was bei späterer Röntgenuntersuchung fälschlicherweise als spontanes Pneumoperitoneum fehldiagnostiziert werden könnte.
▶ Liegt nur ein geringgradiger Erguss vor (Volumen < 6 ml/kg), fällt die Abdominozentese negativ aus.

Material
▶ 14- bis 22-G-Butterflykanüle oder eine ca. 25–35 mm lange Kanüle mit Verlängerungsleitung
▶ Spritze
▶ Probenröhrchen (Abb. 1)

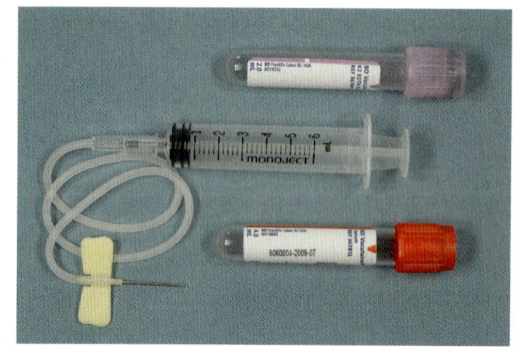

Abb. 1: Material für eine Abdominozentese.

Fixierung
Der Patient befindet sich in Seitenlage oder steht auf dem Untersuchungstisch. Eine Sedierung ist i. d. R. nicht erforderlich (Abb. 2).

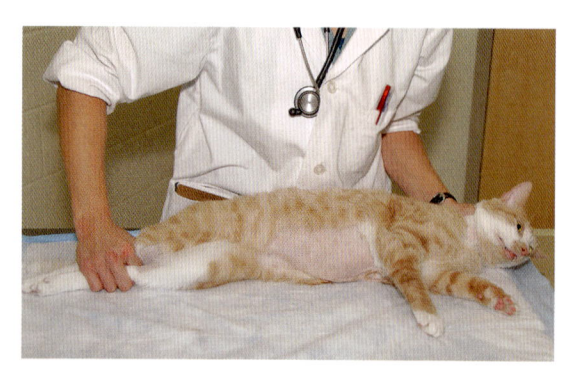

Abb. 2: Katze in Seitenlage vor der Durchführung der Abdominozentese.

Anatomie
Bei großvolumigen Ergüssen befindet sich die ideale Punktionsstelle leicht kaudal des Nabels auf der Medianen.

Technik
1) Das ventrale Abdomen wird im Bereich der Medianen geschoren und desinfiziert.
2) Der Butterflykatheter oder die Kanüle wird mit der Verlängerungsleitung verbunden, und die Nadel wird auf der Medianen etwa 2–3 cm kaudal des Nabels vorsichtig eingeführt (Abb. 3).

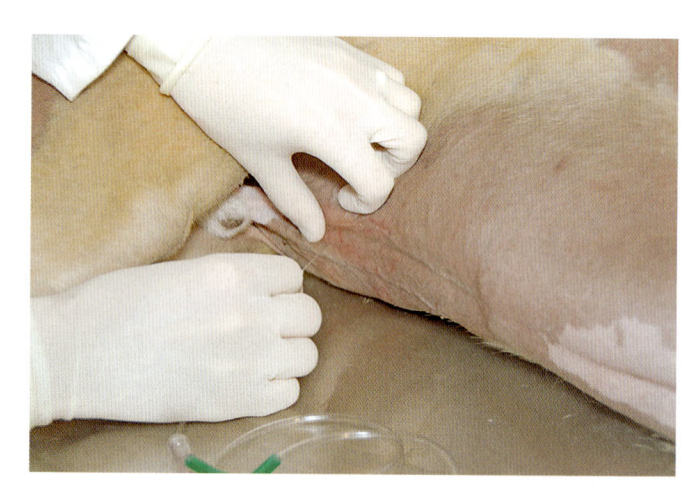

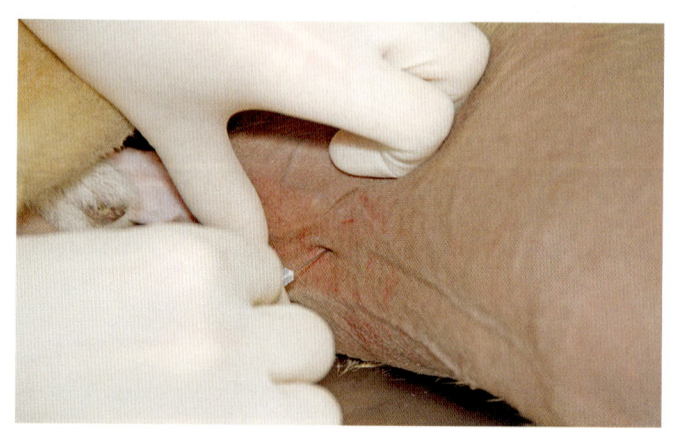

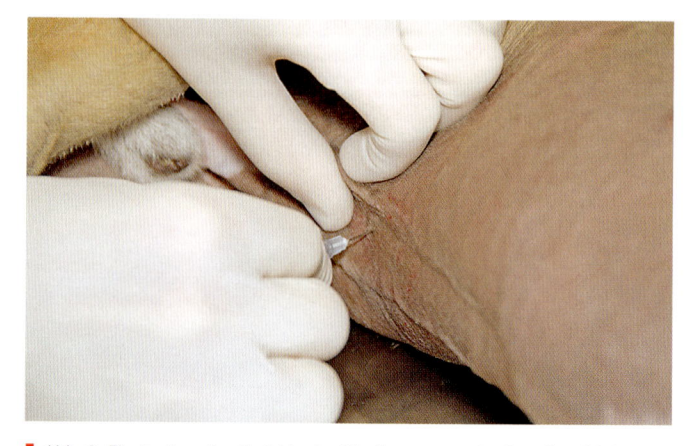

Abb. 3: Einstechen der Nadel in der Medianen etwa 2–3 cm kaudal des Nabels.

3) Dabei sollte beim Einführen der Kanüle in die Bauchhöhle leichter Unterdruck in der Spritze bestehen.
4) Kann keine Flüssigkeit gewonnen werden, zieht man die Nadel etwas zurück oder verändert die Position des Tiers.
5) Bleibt auch dies ohne Erfolg, nimmt man die Spritze von der Nadel ab und dreht die Kanüle zur Reinigung ihrer Spitze entlang ihrer Achse um 360°. Danach wird ein neuer Punktionsversuch unternommen.
6) Die Probenflüssigkeit wird direkt in einer Spritze aufgefangen und zur zytologischen Untersuchung und, falls erforderlich, auch zur biochemischen und mikrobiologischen Untersuchung eingeschickt (Abb. 4).

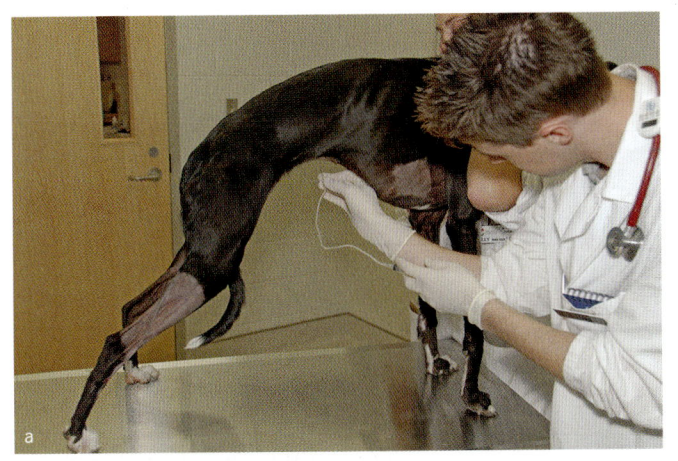

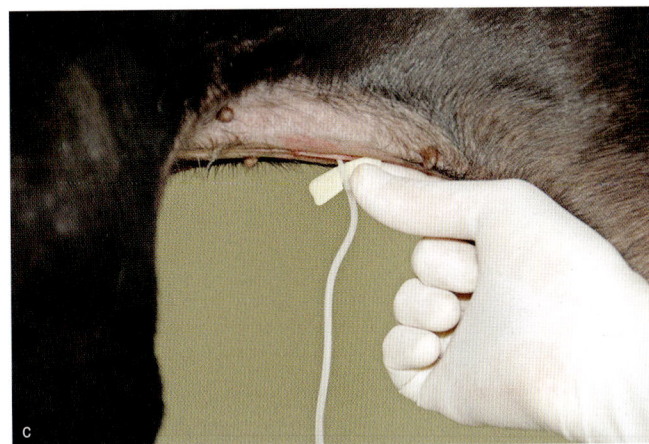

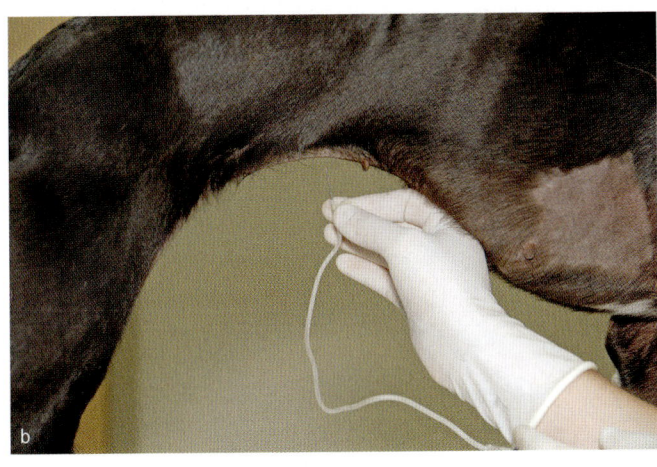

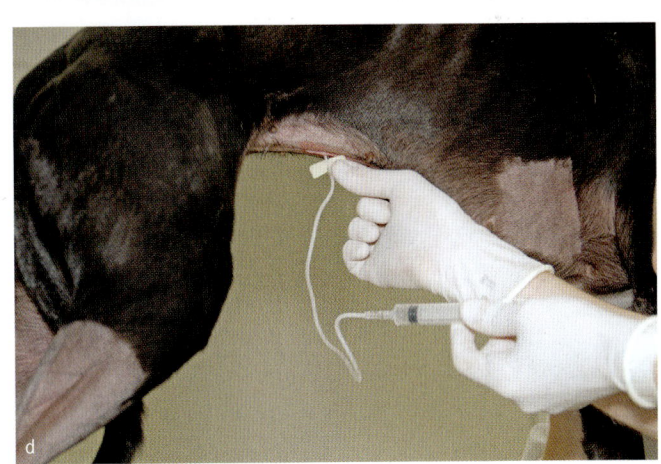

Abb. 4: Abdominozentese am stehenden Hund.

Untersuchung des Gastrointestinaltrakts

Untersuchungsergebnis
▶ Die Abbildung zeigt das zytologische Präparat eines Bauchhöhlenergusses von einem Hund mit septischer Peritonitis infolge einer Dehiszenz nach einer transmuralen Darmbiopsie (❙ Abb. 5).

▶ Die nachstehenden Abbildungen zeigen in makroskopischer und mikroskopischer Ansicht die visköse, gelbe Peritonealflüssigkeit einer Katze mit der feuchten Form der felinen infektiösen Peritonitis (FIP) (❙ Abb. 6 und 7).

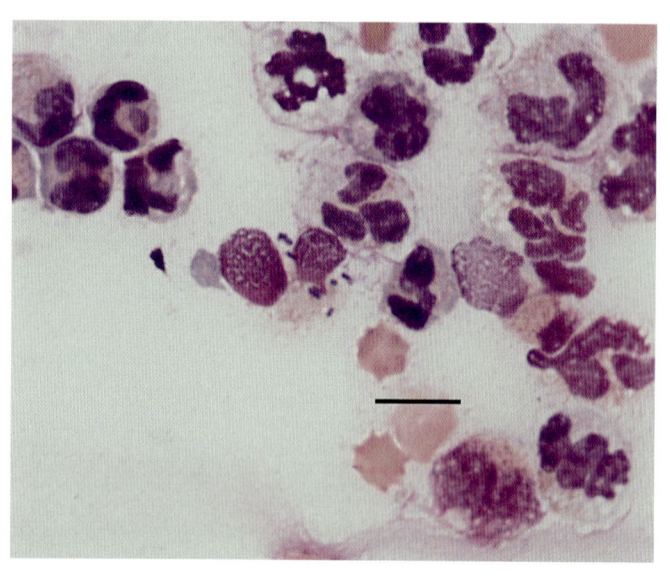

❙ Abb. 5: Zytologisches Erscheinungsbild eines Bauchhöhlenergusses einer sechsjährigen Bulldogge mit septischer Peritonitis infolge einer Dehiszenz nach einer transmuralen Darmbiopsie. Man erkennt zahlreiche degenerierte Neutrophile, einige davon mit phagozytierten Bakterien unterschiedlicher Spezies. (Mit freundlicher Genehmigung von Dr. Marion Jackson, University of Saskatchewan)

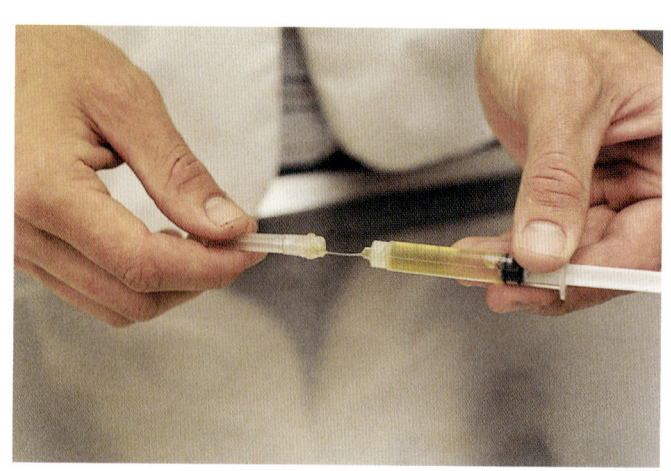

❙ Abb. 6: Visköse, gelbe Peritonealflüssigkeitsprobe, die von einem Bauchhöhlenerguss einer Katze stammt. Die Gesamtproteinkonzentration lag bei 65 g/l.

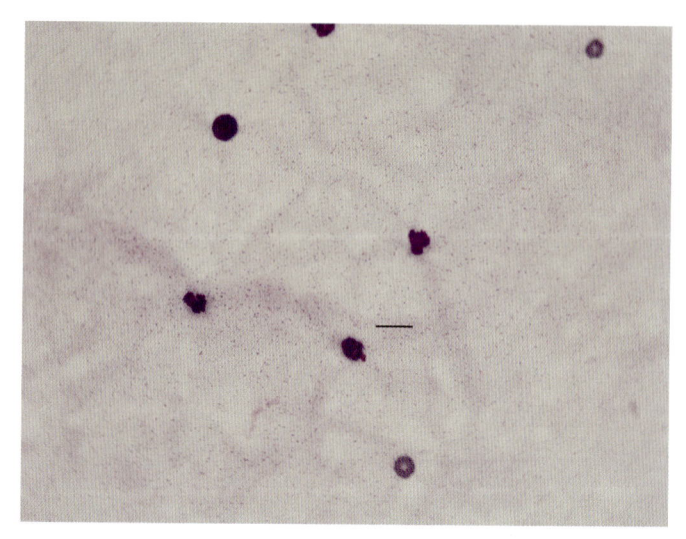

❙ Abb. 7: In der zellreichen Flüssigkeit fanden sich hauptsächlich (85%) nicht degenerative Neutrophile sowie einige Makrophagen und gelegentlich einige Lymphozyten. Die basophile Tüpfelung im Hintergrund des Präparats weist auf einen hohen Proteingehalt hin. Dieses aseptische Exsudat ist typisch für den Erguss bei Katzen mit der feuchten Form der felinen infektiösen Peritonitis (FIP). (Mit freundlicher Genehmigung von Dr. Marion Jackson, University of Saskatchewan)

Diagnostische Peritoneallavage

Ziel
Gewinnung von Peritonealflüssigkeit zur diagnostischen Auswertung.

Indikationen
▶ kleinvolumiger Bauchhöhlenerguss, bei dem mittels Abdominozentese keine Probe gewonnen werden kann
▶ ungeklärte akute Bauchschmerzen in Verbindung mit Fieber oder einem Entzündungsleukogramm
▶ Verdacht auf eine Nahtdehiszenz nach Darmoperationen
▶ stumpfes oder penetrierendes Trauma mit Verdacht auf Ruptur eines Hohlorgans

Kontraindikationen und besondere Hinweise
Der Befund einer Peritoneallavage muss mit Vorsicht interpretiert werden, da sich durch die Verdünnung des Exsudats veränderte Gesamtzellzahlen und geringere Konzentrationen an chemischen Analyten ergeben können.

Material
▶ 14-G-Venenverweilkatheter (Over-the-Needle-Katheter), ca. 6–9 cm lang
▶ warme (37 °C) isotone kristalloide Lösung (Normosol-R, Ringer-Laktat, 0,9-prozentige Kochsalzlösung)
▶ Infusionsbesteck, Infusionsbeutel mit Druckinfusionsmanschette zur schnellen Infundierung (i. v.)
▶ 3-ml-Spritze, 14- bis 22-G-Butterflykathether oder Kanüle (ca. 38 mm lang) mit Verlängerungsschlauch zum Sammeln der Flüssigkeit
▶ Probenröhrchen
▶ sterile Handschuhe (❚ Abb. 1)

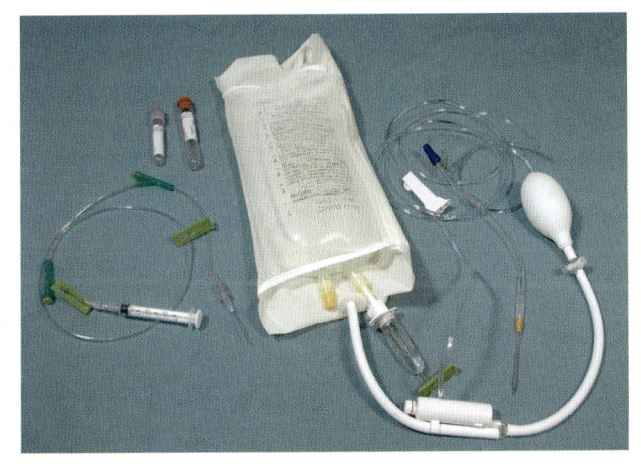

❚ Abb. 1: Material für eine diagnostische Peritoneallavage.

Fixierung
Das Tier wird in Seitenlage fixiert.

Technik
1) Am ventralen Abdomen wird eine etwa 10 × 10 cm große Fläche um den Nabel herum geschoren und aseptisch vorbereitet.
2) Nach Überstreifen der sterilen Handschuhe führt man den Venenverweilkatheter 2 cm kaudal und 2 cm rechts vom Nabel in die Bauchhöhle ein.
3) Sobald die Nadel die Bauchwand durchdrungen hat, wird der Katheter mit leicht drehender Bewegung langsam vorgeschoben, um eine versehentliche Punktion von Bauchorganen zu vermeiden.
4) Die Nadel wird zurückgezogen. Flüssigkeit, die über den Katheter gewonnen werden kann, wird gesammelt und analysiert.
5) Nun werden 20 ml/kg warme Kochsalzlösung über einen Zeitraum von 5 min langsam in die Bauchhöhle infundiert.
6) Der Katheter wird zurückgezogen. Das Tier wird entweder hin- und hergerollt, um die Flüssigkeit zu verteilen, oder man lässt den Patienten aufstehen und massiert dabei sein Abdomen.
7) Danach wird der Patient wieder in Seitenlage verbracht, und das Abdomen wird, wie zuvor beschrieben, erneut aseptisch vorbereitet.
8) Mittels Abdominozentese wird nun mind. 1 ml der Lavageflüssigkeit gewonnen und für die entsprechenden Untersuchungen eingesandt.

Untersuchungsergebnis
▶ Degenerierte Neutrophile mit Bakterien, pflanzliche Fasern oder eine Leukozytenzahl von über 2000/ml sprechen für eine septische Peritonitis und die Notwendigkeit einer chirurgischen Versorgung des Patienten.
▶ Rosafarbene Flüssigkeit weist auf intraabdominale Blutungen hin. Liegt der Hämatokrit der Peritonealflüssigkeit über 4%, ist von einer signifikanten Blutung auszugehen.
▶ Bei der weiteren Analyse der Lavageflüssigkeit kann sich ein erhöhter Gehalt an Bilirubin bzw. an Gallekristallen ergeben, was auf eine Ruptur des Gallenbaums hinweist. Erhöhtes Kreatinin und Kalium (im Vergleich zum Serum) spricht für eine Ruptur der harnableitenden Wege, während eine aseptische Entzündung und eine im Vergleich zum Serum erhöhte Amylasekonzentration ein Hinweis auf eine akute Pankreatitis sind.

Zystozentese

Ziel
Gewinnung einer Harnprobe direkt aus der Harnblase.

Indikationen
▶ Gewinnung einer Harnprobe, die nicht mit aus den ableitenden Harnwegen stammenden Bakterien, Zellen bzw. Zelldetritus kontaminiert ist
▶ Lokalisierung einer Hämaturie, Pyurie oder Bakteriurie

Kontraindikationen
▶ Blutgerinnungsstörungen
▶ Verdacht auf Pyometra oder Prostataabszess, die bei der Zystozentese rupturieren könnten
▶ Blasenkrebs, der bei Anwendung dieser Technik ins Peritoneum streuen könnte
▶ Tiere mit Obstruktion der ableitenden Harnwege bzw. Tiere, bei denen eine solche Obstruktion entstehen könnte, noch bevor sich das durch die Zystozentese verursachte Loch in der Blase schließen konnte

Material
▶ 22-G-Kanüle, 25 mm oder 40 mm lang
▶ 6-ml-Spritze
▶ Alkohol (Abb. 1)

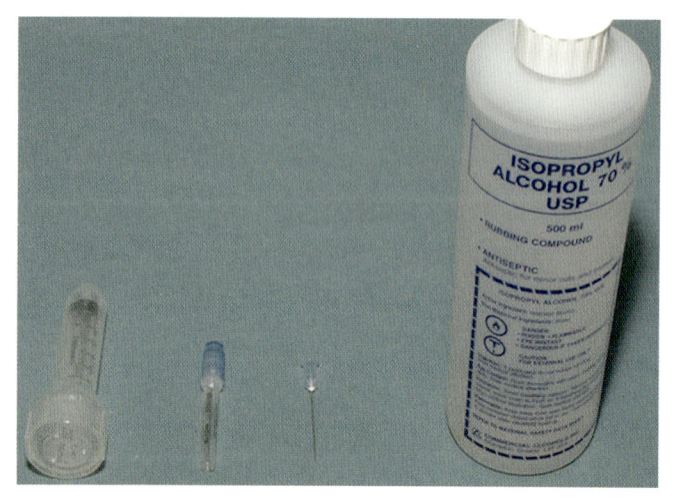

Abb. 1: Material für eine Zystozentese.

Technik
1) Das Tier wird in Rückenlage fixiert.
2) Man palpiert die Blase, um Größe und Lage näher zu bestimmen. Die Haut wird mit Alkohol desinfiziert (Abb. 2).

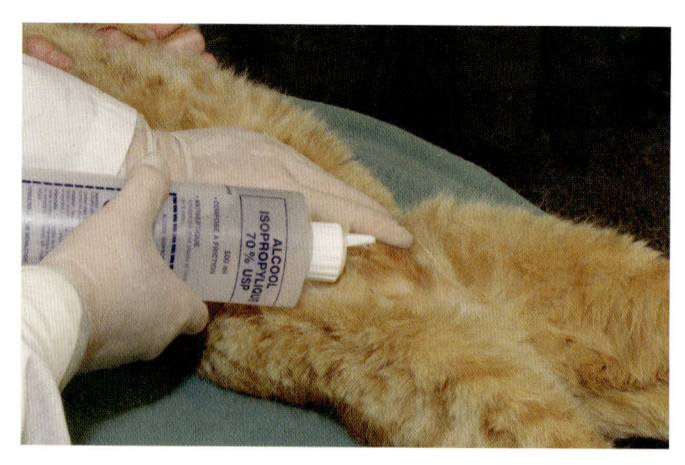

Abb. 2: Reinigung der Haut mit Alkohol.

3) Die Blase wird durch Palpation lokalisiert und wenn möglich immobilisiert, um ein Weggleiten zu verhindern. Weder vor, noch während oder nach der Zystozentese darf zu starker Druck mit den Fingern ausgeübt werden (Abb. 3).

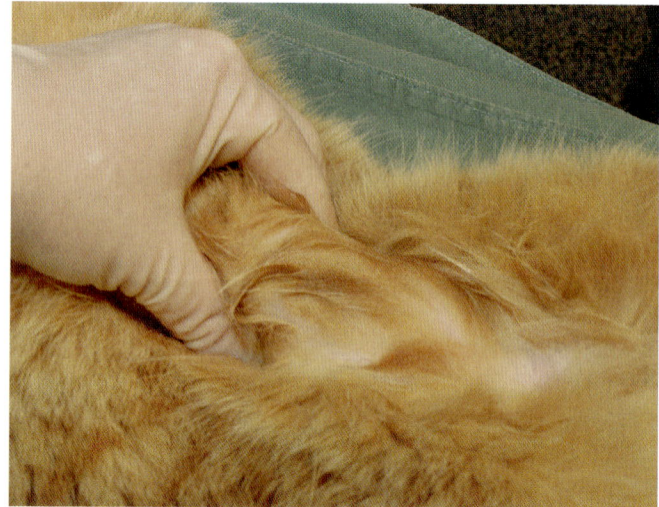

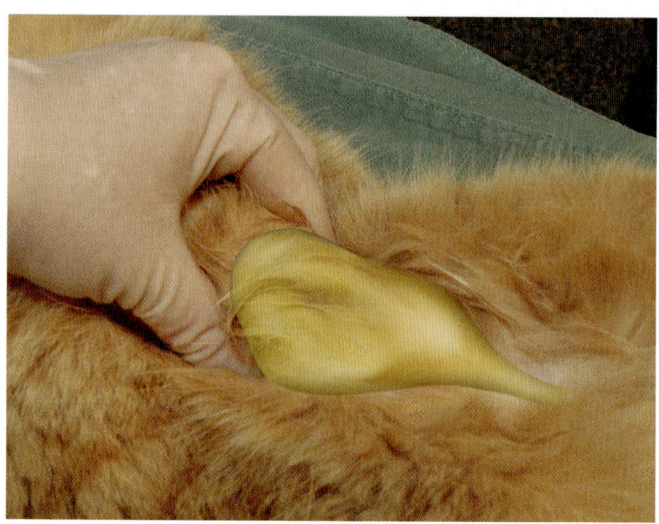

Abb. 3: Lokalisierung und Immobilisierung der Harnblase durch behutsame Palpation.

Untersuchung des Harntrakts

4) Die Kanüle wird auf die Spritze aufgesetzt.
5) Man schiebt die Kanüle durch die Bauchwand hindurch in die Blase vor, wobei die Nadel in einem schrägen Winkel in die Blase eingeführt und danach dorsokaudal gerichtet werden soll (▌Abb. 4). So liegt die Nadelspitze auch dann noch im Lumen der Blase, wenn sie aufgrund der aspirierten Harnmenge schrumpft. Nun wird mit der Spritze Sog ausgeübt.
6) Sobald eine ausreichende Menge an Harn gewonnen wurde, wird kein Sog mehr ausgeübt und die Nadel zurückgezogen.
7) Die Kanüle wird aus dem Abdomen herausgezogen.
8) Nun wird die Nadel gewechselt und die Harnprobe in ein Probenröhrchen überführt.

Blinde Zystozentese

Technik
Wenn der Patient stark verspannt oder adipös ist, kann auch eine blinde Zystozentese versucht werden. Diese Technik ist i. d. R. ebenfalls erfolgreich, vorausgesetzt, die Blase ist wenigstens mäßig gefüllt.

1) Das Tier wird in Rückenlage fixiert (▌Abb. 5).

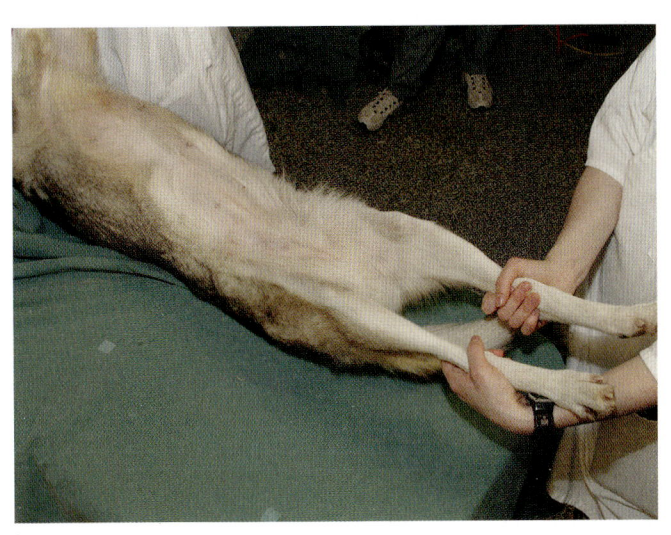

▌Abb. 5: Fixierung in Rückenlage für eine blinde Zystozentese.

2) Auf das kaudale Abdomen wird großzügig Alkohol aufgebracht (▌Abb. 6).

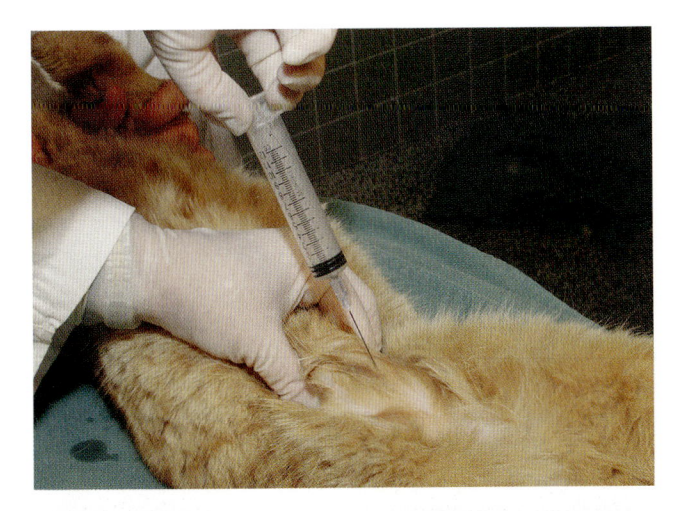

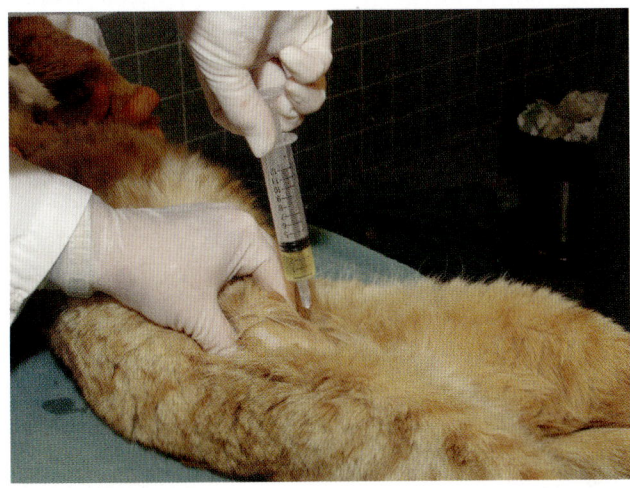

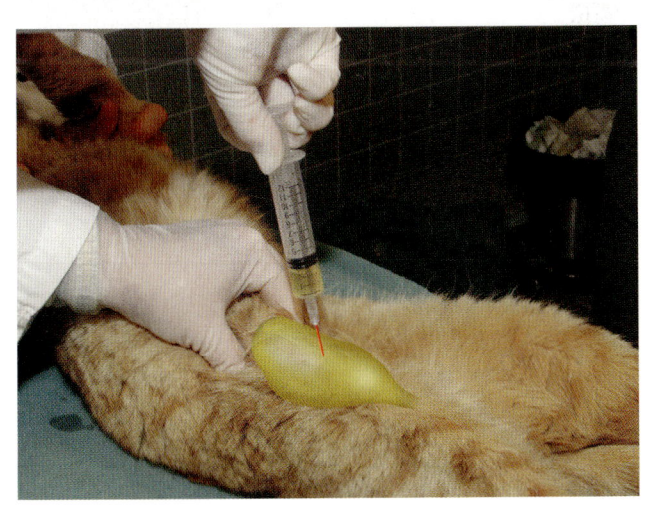

▌Abb. 4: Zur Zystozentese wird die Kanüle in dorsokaudale Richtung eingestochen.

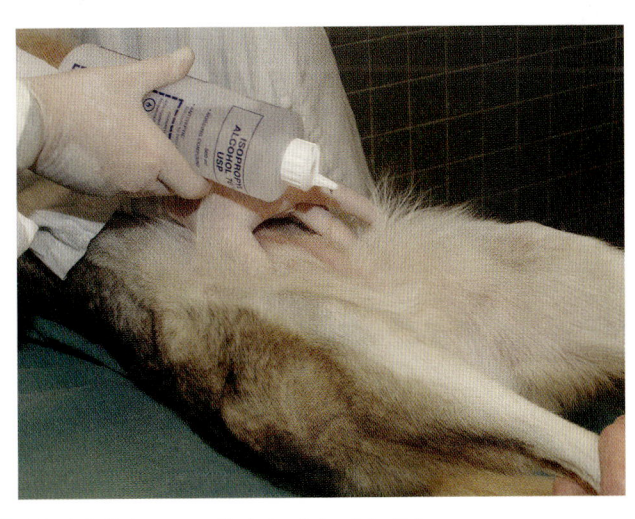

▌Abb. 6: Aufbringen von Alkohol aufs kaudale Abdomen.

Untersuchung des Harntrakts

3) Unter leichtem Druck drängt man dann den Bauchinhalt nach kaudal und schätzt die Lage der Harnblase. Bei weiblichen Tieren sollte die Kanüle an jener Stelle des Abdomens eingeführt werden, wo sich der aufgebrachte Alkohol gesammelt hat. Bei Rüden muss lateral des Penis eingestochen werden, etwa auf halber Höhe zwischen der Spitze des Präputiums und dem Skrotum.
4) Die Kanüle wird auf die Spritze aufgesetzt.

5) Man schiebt die Kanüle durch die Bauchwand hindurch in die Blase vor, wobei die Nadel in einem schrägen Winkel in die Blase eingeführt und danach dorsokaudal gerichtet werden soll. So liegt die Nadelspitze auch dann noch im Lumen der Blase, wenn sie aufgrund der aspirierten Harnmenge schrumpft (Abb. 7). Nun wird mit der Spritze Sog ausgeübt.

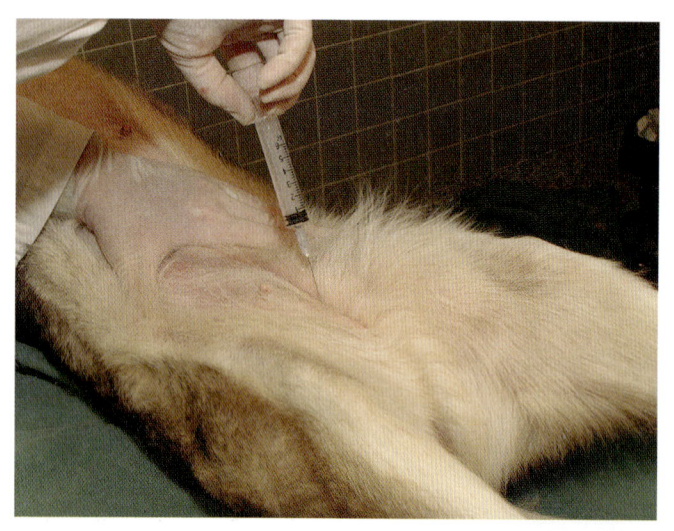

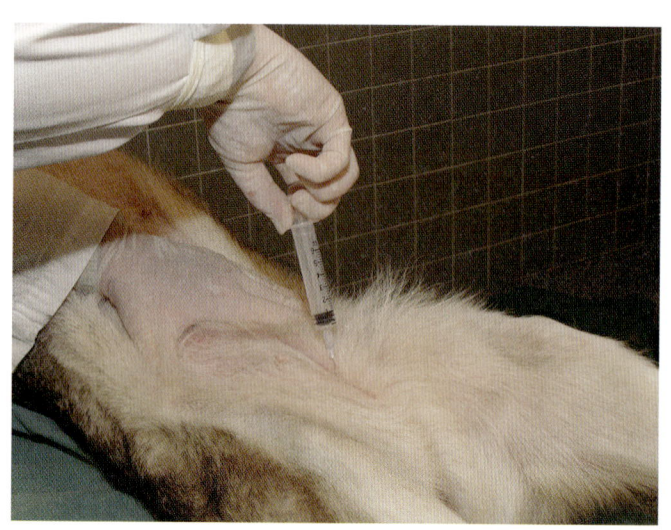

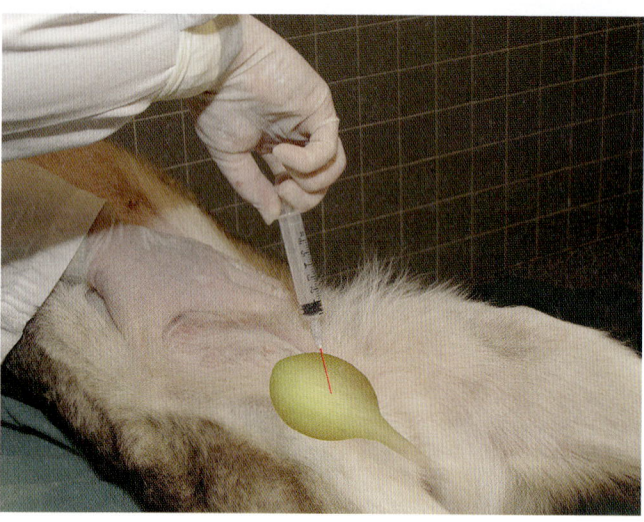

Abb. 7: Die Nadel bleibt nach dorsokaudal gerichtet, damit die Nadelspitze auch dann noch im Lumen der Blase liegt, wenn sie aufgrund der aspirierten Harnmenge schrumpft.

6) Sobald eine ausreichende Menge an Harn gewonnen wurde, wird kein Sog mehr ausgeübt und die Nadel zurückgezogen.

7) Die Kanüle wird aus dem Abdomen herausgezogen.
8) Nun wird die Nadel gewechselt und die Harnprobe in ein Probenröhrchen überführt.

Legen eines Harnkatheters beim Kater

Ziel
Zugang zur Blase zur Entnahme einer Harnprobe, zum Entfernen einer Harnwegsobstruktion oder zur Instillation von Substanzen.

Indikationen
▶ Gewinnung einer Harnprobe für Harnanalyse oder Kultur
▶ zeitlich genau terminierte Probennahme für eine Nierenfunktionsprüfung
▶ Überwachung der Harnausscheidung
▶ Instillation von Röntgenkontrastmittel
▶ Untersuchung des Urethralumens auf Harnsteine, Zubildungen oder Strikturen
▶ Gewinnung einer Harnprobe für zytologische Untersuchungen bei Verdacht auf Neoplasie
▶ Entfernen struktureller oder funktioneller Obstruktionen der Harnröhre

Komplikationen
▶ Traumatisierung von Urethra oder Harnblase
▶ Einschleppen einer Infektion

Material
▶ sterile Handschuhe
▶ steriles Gleitmittel
▶ sterile Spülflüssigkeit (Kochsalzlösung)
▶ geeigneter Harnkatheter (▌Abb. 1)

Auswahl des Harnkatheters
▶ Ein Tomcat-Katheter aus Polypropylen mit offener Spitze und einem Durchmesser von 3,5 F wird i.d.R. verwendet, um Urethraobstruktionen bei Katzen zu entfernen (▌Abb. 2). Da dieser Katheter eine offene Spitze aufweist, kann während der Katheterisierung gespült werden, um eine Blockade zu lösen oder um die Passage des Katheters zu erleichtern. Dieser steife Katheter ist jedoch nicht als Dauerkatheter geeignet, da er ein Blasentrauma oder eine Irritation der Harnröhre hervorrufen kann.

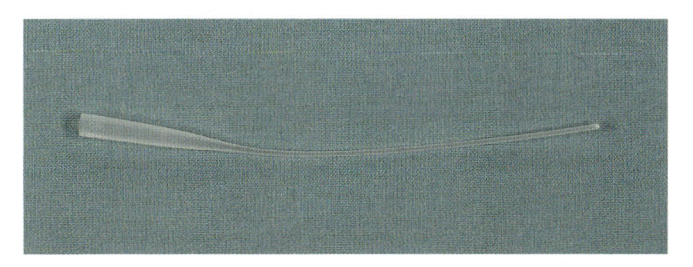

▌ Abb. 2: Tomcat-Katheter mit offener Spitze.

▶ Als Verweilkatheter nach Entfernen einer Urethraobstruktion wird meist eine weiche pädiatrische Ernährungssonde (3,5 F oder 5 F) aus Polyethylen verwendet (▌Abb. 3). Dieser Katheter kann auch zur Entnahme einer Harnprobe bei Katzen ohne Harnröhrenobstruktion eingesetzt werden.

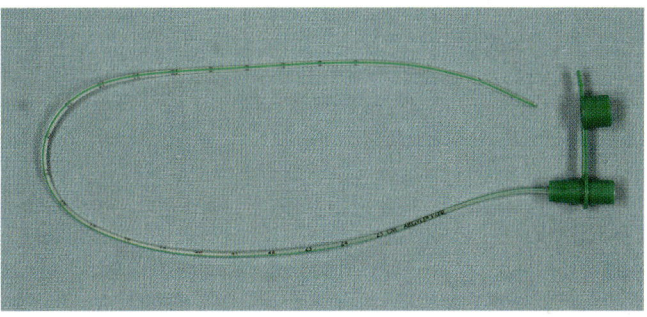

▌ Abb. 3: Weiche pädiatrische Ernährungssonde aus Polyethylen.

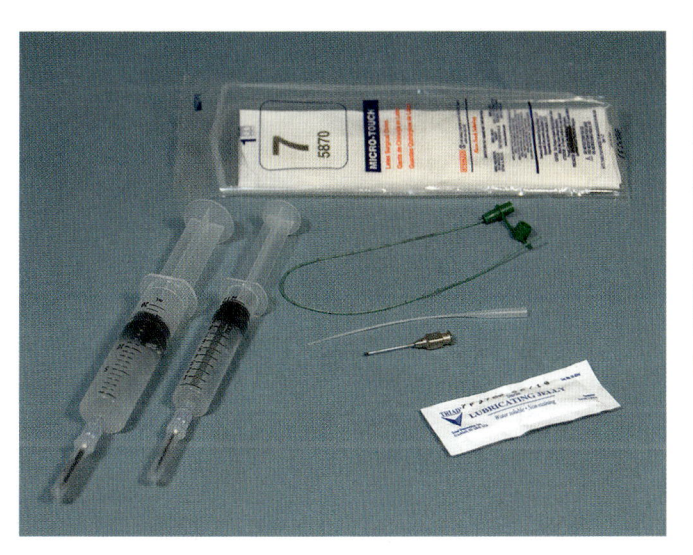

▌ Abb. 1: Material für das Legen eines Harnkatheters beim Kater.

Untersuchung des Harntrakts

▶ Um eine Obstruktion der Urethra zu entfernen, kann auch ein Metallkatheter mit einer als Olive ausgestalteten, offenen Spitze verwendet werden (Abb. 4). Dieser starre Katheter mit runder, atraumatischer Spitze lässt sich leicht in der Urethra vorschieben und ermöglicht dank seines zentralen Lumens das Spülen der Harnröhre. Solche Katheter sind allerdings kurz, sodass sie nicht bis ins Blasenlumen reichen.

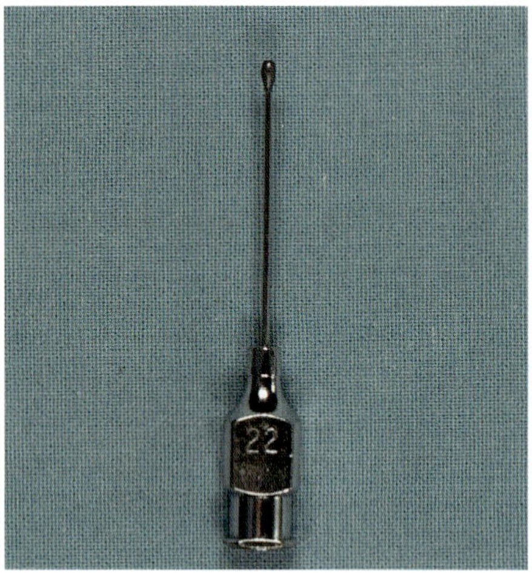

Abb. 4: Metallkatheter mit offener, atraumatischer Spitze (Olive).

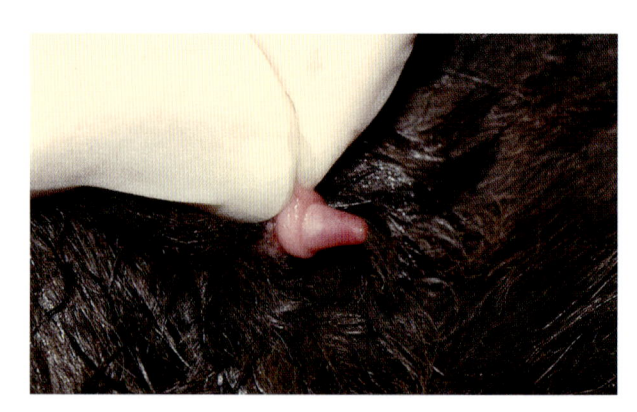

Abb. 6: Fixieren des ausgeschachteten Penis durch Festhalten der Vorhaut um die Peniswurzel.

Technik

1) Falls erforderlich, wird der Kater sediert.
2) Das Tier wird in Seiten- oder Rückenlage fixiert (Abb. 5).

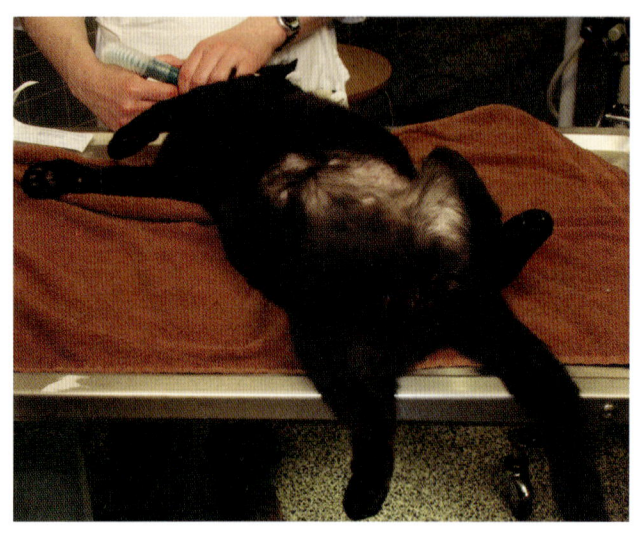

Abb. 5: Fixieren eines Katers in Rückenlage zur Katheterisierung der Harnröhre.

3) Der Penis wird ausgeschachtet, indem man ihn nach kaudal schiebt, dabei das Präputium erfasst und dieses zurückschiebt.
4) Der Penis wird in der ausgeschachteten Position fixiert, indem man die Vorhaut an der Peniswurzel mit zwei Fingern festhält (Abb. 6).

5) Die Glans penis wird mit einer antiseptischen Lösung gereinigt und mit Kochsalzlösung abgespült.
6) Der Penis wird gerade nach hinten gezogen, damit die Längsachse des im Penis liegenden Abschnitts der Urethra parallel zur Wirbelsäule liegt. Dadurch lässt sich der Katheter leichter über die natürliche Krümmung am Übergang zur Beckenharnröhre hinwegschieben (Abb. 7).

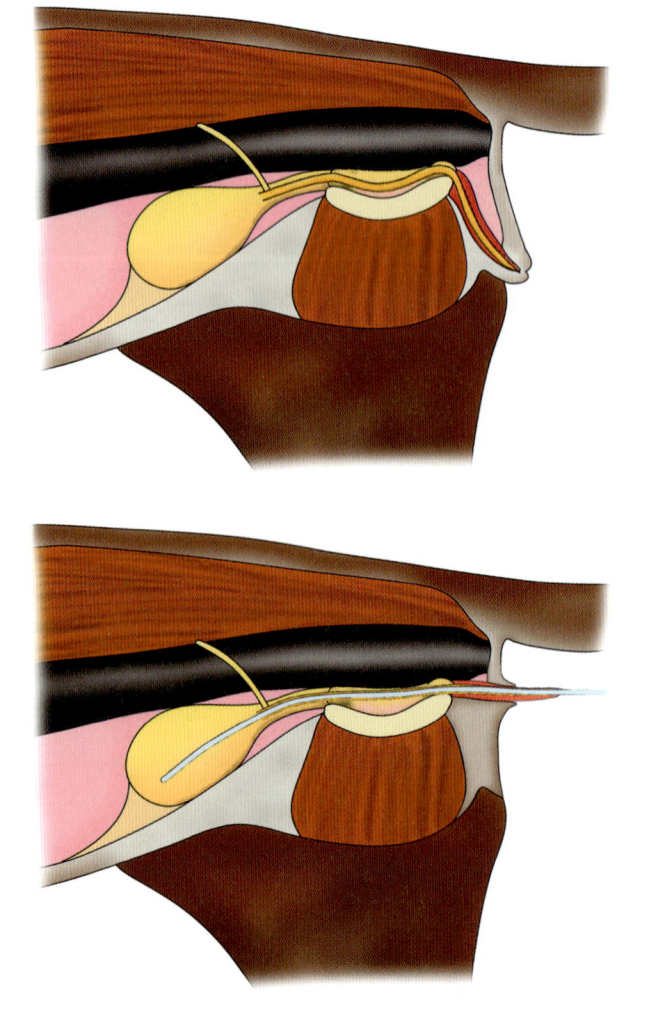

Abb. 7: Zieht man den ausgeschachteten Penis gerade nach hinten, lässt sich der Katheter leichter über die natürliche Krümmung am Übergang zur Beckenharnröhre hinwegschieben.

Untersuchung des Harntrakts

7) Die Spitze des Katheters wird mit einem sterilen Gleitmittel auf wässeriger Basis versehen (Abb. 8).

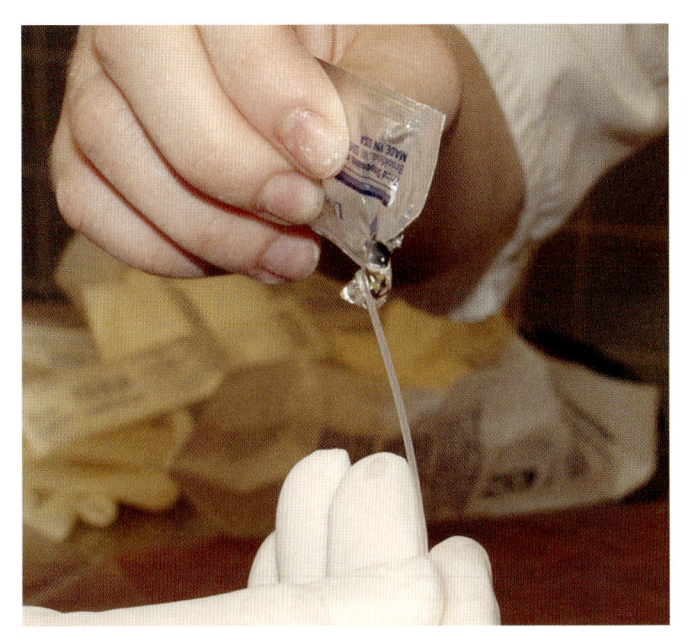

Abb. 8: Auftragen des Gleitmittels auf den Tomcat-Katheter.

8) Die Spitze des Katheters wird behutsam in die Harnröhrenöffnung eingeführt und vorsichtig bis in die Blase vorgeschoben (Abb. 9).

9) Ist ein Widerstand zu spüren, wird der Katheter zum leichteren Vorschieben mit steriler Kochsalzlösung gespült (Abb. 10). Dabei ist zu beachten, dass dadurch die Zusammensetzung der Harnprobe verändert wird.

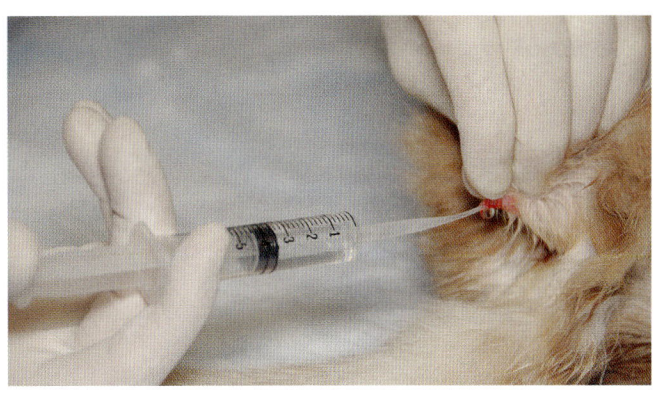

Abb. 10: Die Spülung kann zur Entfernung einer Urethraobstruktion beitragen, wodurch sich der Katheter leichter weiter vorschieben lässt.

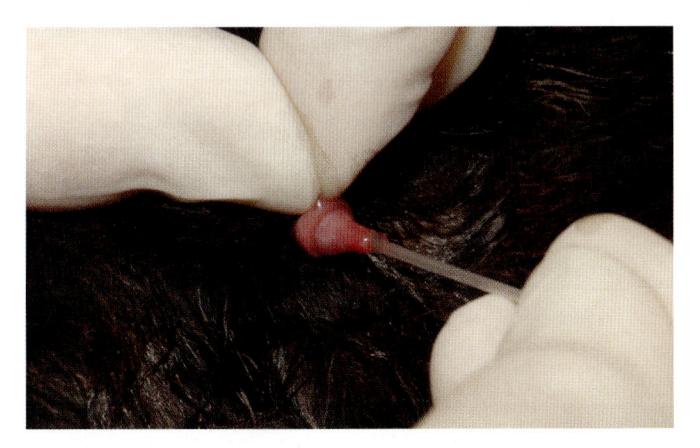

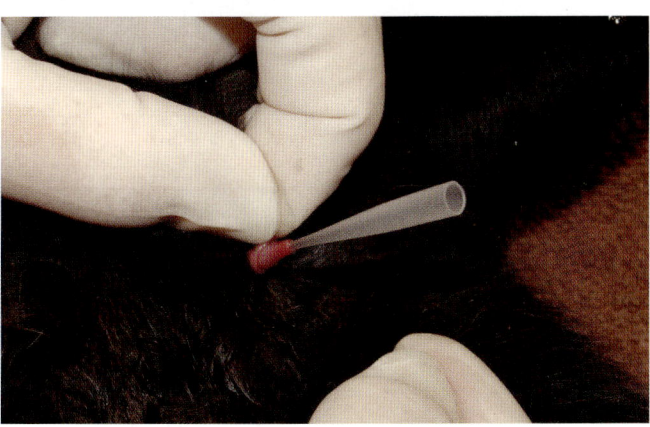

Abb. 9: Einführen der Katheterspitze in die Harnröhrenöffnung und Vorschieben des Katheters in die Harnblase.

Legen eines Harnkatheters beim Rüden

Ziel
Zugang zur Blase zur Gewinnung einer Harnprobe, zum Entfernen einer Harnwegsobstruktion oder zur Instillation von Substanzen.

Indikationen
▶ Gewinnung einer Harnprobe für Harnanalyse oder Kultur
▶ zeitlich genau terminierte Probennahmen für eine Nierenfunktionsprüfung
▶ Überwachung der Harnausscheidung
▶ Instillation von Röntgenkontrastmittel
▶ Untersuchung des Urethralumens auf Harnsteine, Zubildungen oder Strikturen
▶ Gewinnung einer Harnprobe für die zytologische Untersuchung bei Verdacht auf Neoplasie
▶ Entfernen struktureller oder funktioneller Obstruktionen der Harnröhre

Material
▶ sterile Handschuhe
▶ steriles Gleitmittel
▶ geeigneter Harnkatheter (Abb. 1)

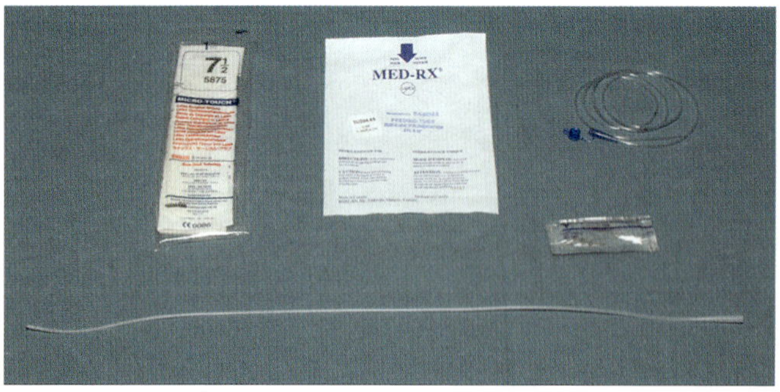

Abb. 1: Material zum Legen eines Harnkatheters beim Rüden.

Auswahl des Harnkatheters
▶ Für die einmalige Entnahme einer Harnprobe oder das Entfernen einer Urethraobstruktion beim Rüden kann man einen starren Polypropylenkatheter der Größe 4–10 F (je nach Größe des Hundes) verwenden (Abb. 2). Dieser starre Katheter ist jedoch nicht als Dauerkatheter geeignet, da er ein Blasentrauma oder eine Irritation der Harnröhre hervorrufen kann.

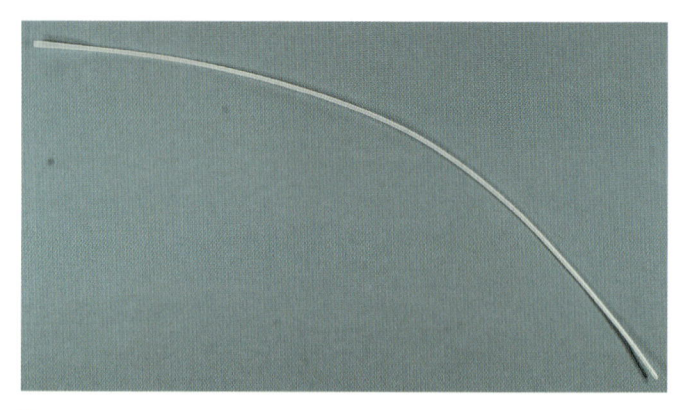

Abb. 2: Starrer Polypropylenkatheter.

▶ Eine weiche pädiatrische Ernährungssonde (4–10 F) aus Polyethylen kann sowohl zur Gewinnung einer Harnprobe als auch als Dauerkatheter verwendet werden.

Technik
1) Das Tier wird in Seiten- oder Rückenlage fixiert.
2) Die erforderliche Katheterlänge wird durch Anlegen des Katheters an den Körper des Hundes abgeschätzt (Abb. 3).

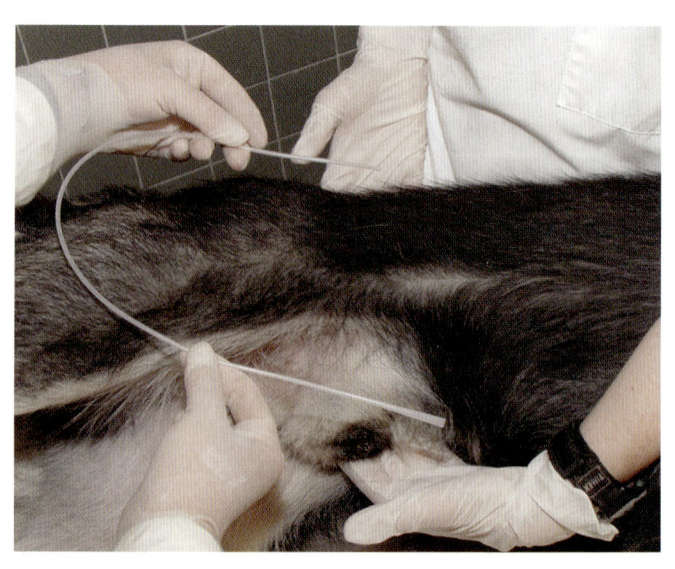

Abb. 3: Abschätzen der erforderlichen Länge des Katheters bei einem Hund.

Untersuchung des Harntrakts

3) Der Penis wird ausgeschachtet, indem man ihn von der Peniswurzel aus nach kranial schiebt, während das Präputium nach kaudal zurückgeschoben wird (❚ Abb. 4). In dieser Position wird der ausgeschachtete Penis während der Katheterisierung fixiert.

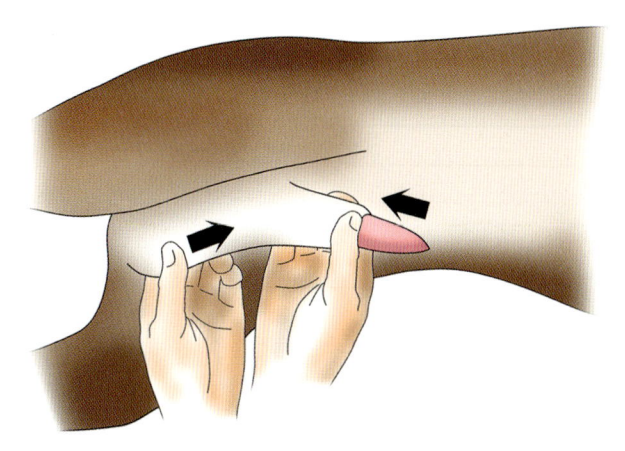

❚ Abb. 4: Ausschachten des Penis.

4) Die Glans penis wird mit einer antiseptischen Lösung gereinigt und mit Kochsalzlösung abgespült (❚ Abb. 5).

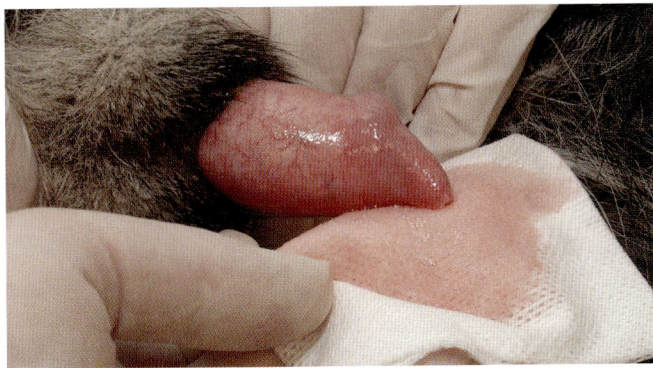

❚ Abb. 5: Reinigung des Penis mit einer antiseptischen Lösung.

5) Die Spitze des Katheters wird mit einem sterilen Gleitmittel auf wässeriger Basis versehen (❚ Abb. 6).

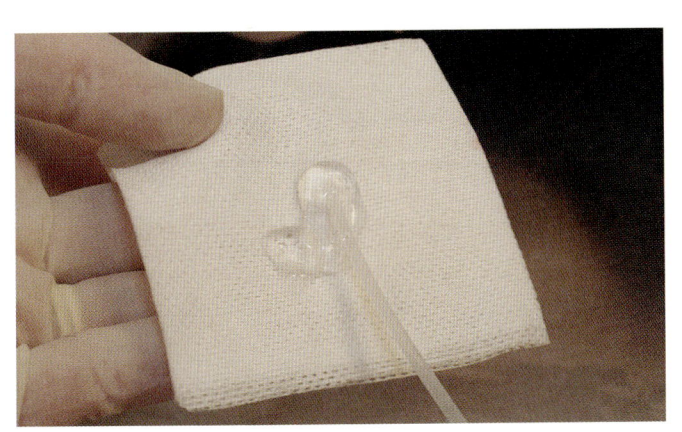

❚ Abb. 6: Auftragen des Gleitgels auf die Spitze des Katheters.

6) Die Spitze des Katheters wird behutsam in die Harnröhrenöffnung eingeführt und vorsichtig bis in die Blase vorgeschoben, wobei darauf zu achten ist, dass man den Katheter nicht zu weit vorschiebt (❚ Abb. 7).

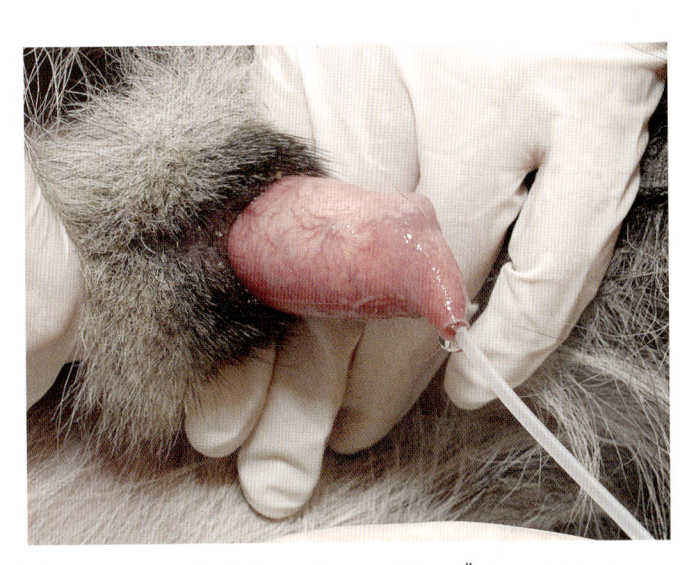

❚ Abb. 7: Einführen der Katheterspitze in die äußere Öffnung der Urethra.

7) Die ersten 5–6 ml Urin werden verworfen, erst dann wird die Urinprobe für die Harnanalyse und eine Kultur gewonnen (❚ Abb. 8).

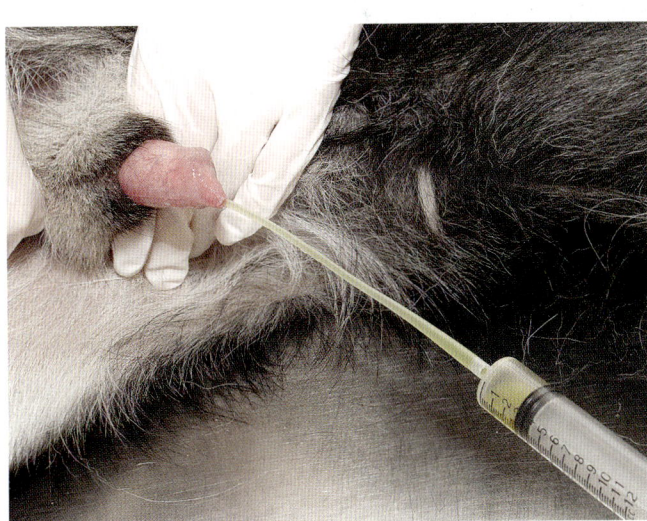

❚ Abb. 8: Gewinnung einer Harnprobe über einen Harnkatheter.

Legen eines Harnkatheters bei der Hündin

Material
▶ Spekulum
▶ sterile Handschuhe
▶ steriles Gleitmittel
▶ geeigneter Harnkatheter (Abb. 1)

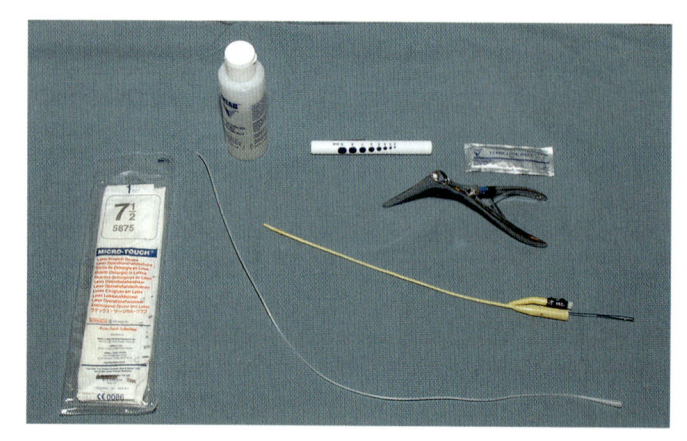

Abb. 1: Material für die Katheterisierung einer Hündin.

Auswahl des Harnkatheters
▶ Für die einmalige Entnahme einer Harnprobe oder zum Entfernen einer Urethraobstruktion kann man einen starren Polypropylenkatheter der Größe 4–10 F (je nach Größe des Tiers) verwenden (Abb. 2). Der starre Katheter ist jedoch nicht als Dauerkatheter geeignet, da er ein Blasentrauma oder eine Irritation der Harnröhre hervorrufen kann.

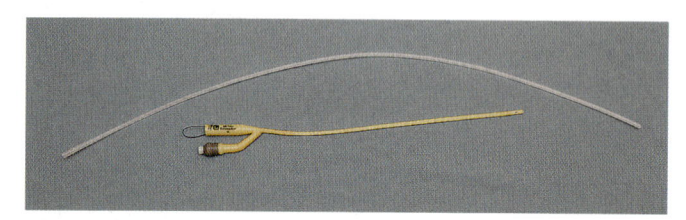

Abb. 2: Bei Hündinnen kann zur Katheterisierung auch ein starrer Polypropylenkatheter oder ein Foley-Katheter verwendet werden.

▶ Muss ein Dauerkatheter gelegt werden, bedient man sich eines Foley-Ballonkatheters (3–10 F, je nach Größe der Hündin) (Abb. 3). Um dem Katheter zur richtigen Platzierung mehr Steifheit zu verleihen, kann ein Führungsdraht verwendet werden.

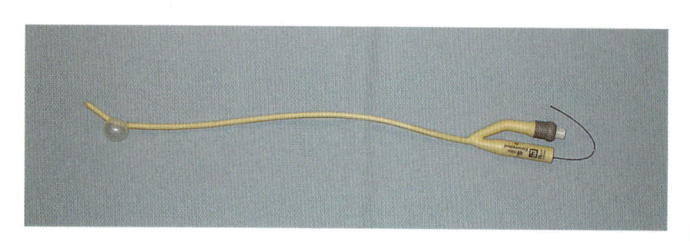

Abb. 3: Foley-Ballonkatheter mit Führungsdraht.

Anatomie
▶ Bei der Hündin liegt das Ostium urethrae externum auf einem Hügel am ventralen Scheidenboden.
▶ Es ist wichtig, dass Spekulum und Katheter entlang der dorsalen Kommissur der Vulva eingeführt werden, um die Harnröhrenmündung nicht mit der weiter kaudal gelegenen, empfindlichen Fossa clitoridis zu verwechseln und diese nicht zu verletzen.
▶ Der kaudale Anteil der Vagina wird als Vestibulum bezeichnet, das steil dorsokranial ansteigt und bis unmittelbar vor das Tuberkulum mit der äußeren Harnröhrenöffnung reicht (Abb. 4).

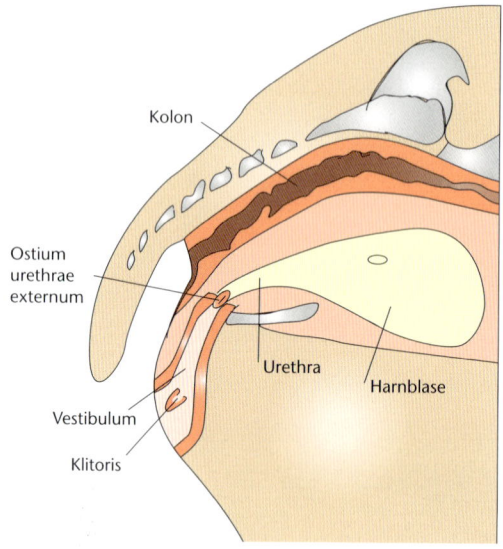

Abb. 4: Der kaudale Anteil der Vagina, das Vestibulum, steigt steil dorsokranial an und reicht bis unmittelbar vor das Tuberkulum mit der äußeren Harnröhrenöffnung.

▶ Bei der geschlechtsreifen kleinen bis mittelgroßen Hündin befindet sich die Harnröhrenmündung (Ostium urethrae externum) am ventralen Scheidenboden, etwa 3–5 cm kranial der ventralen Kommissur der Vulva (Abb. 5).

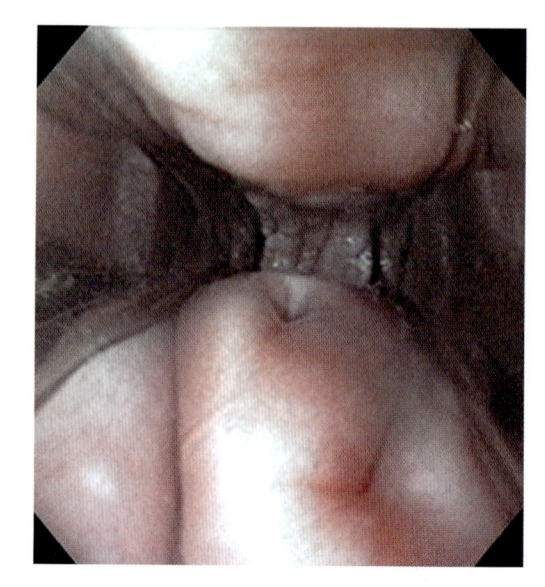

Abb. 5: Bei der Hündin liegt das Ostium urethrae externum auf einem Hügel am ventralen Scheidenboden.

Katheterisierung unter Sichtkontrolle

Technik

1) Falls erforderlich, wird die Hündin sediert.
2) Das Tier steht oder befindet sich in Brustlage, wobei die Hintergliedmaßen etwa ab dem Unterschenkel über den Tischrand hängen (Abb. 6).

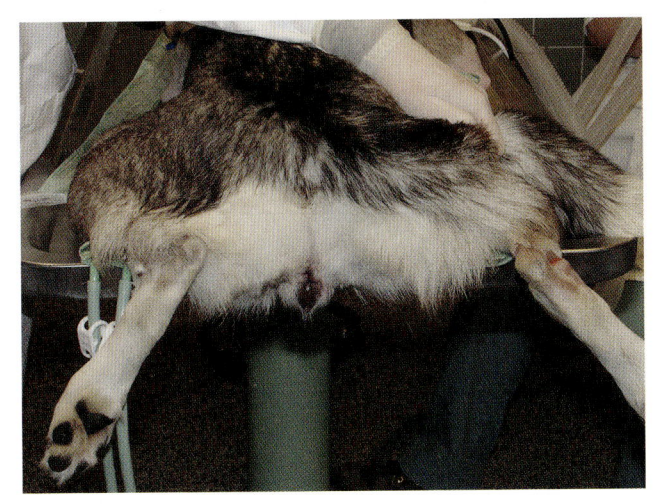

Abb. 6: Fixierung der Hündin für die Katheterisierung der Harnblase.

3) Die perivulväre Haut und die Vulva werden mit antiseptischer Lösung gereinigt und danach mit Kochsalzlösung abgespült (Abb. 7).

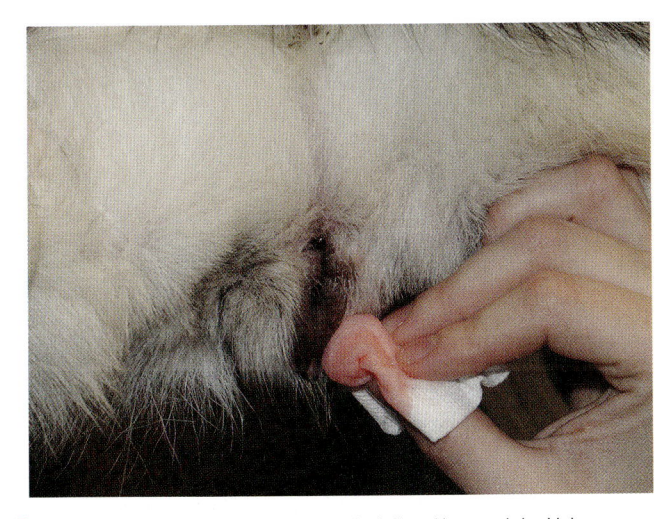

Abb. 7: Reinigen und Abspülen der perivulvären Haut und der Vulva.

4) Vagina und Vestibulum werden mithilfe einer Spritze mit steriler Kochsalzlösung gespült (Abb. 8).

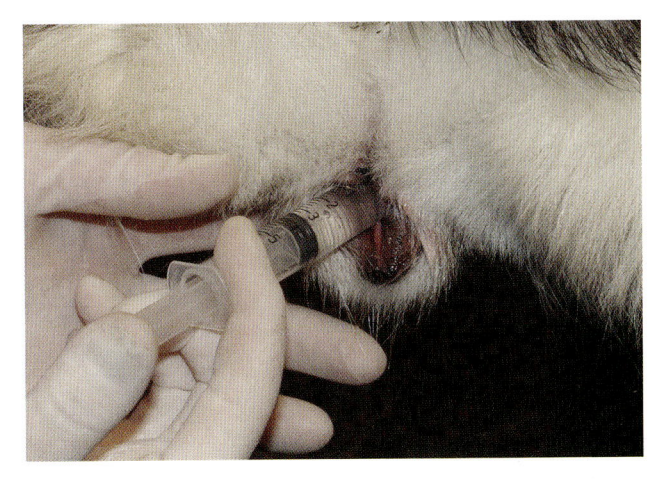

Abb. 8: Spülen von Vagina und Vestibulum mit einer Spritze mit steriler Kochsalzlösung.

5) Man führt ein Spekulum in die Scheide ein und sucht mithilfe einer Lichtquelle das auf einem Hügel liegende Ostium urethrae externum auf. Dazu muss das Spekulum unmittelbar nach dem Einführen zwischen den Vulvalippen stark nach dorsal gerichtet werden, um nicht an der Fossa clitoridis zu landen und diese zu verletzen. Danach spreizt man die Flügel des Spekulums, um das Vaginallumen zu erweitern (Abb. 9).

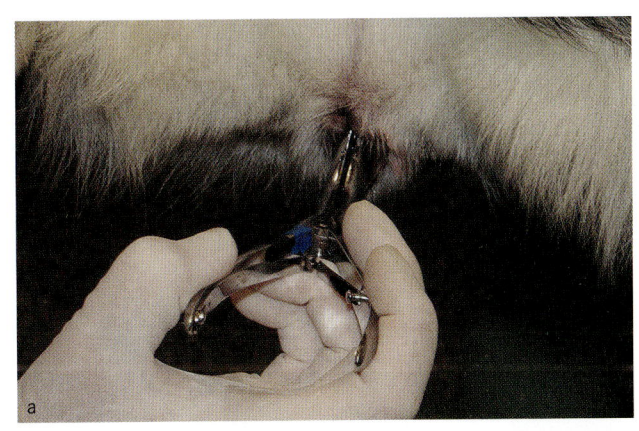

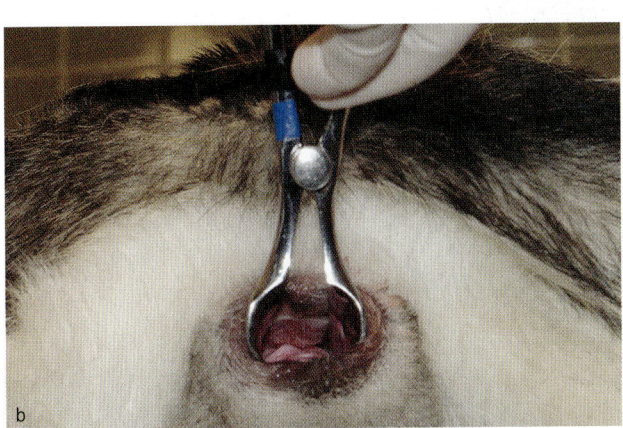

Abb. 9: Nach Einführen des Spekulums zwischen den Vulvalippen wird es in dorsaler Richtung weiter vorgeschoben. Durch Spreizen der Flügel des Spekulums lassen sich Vestibulum und Vulva gut darstellen.

Untersuchung des Harntrakts

6) Das auf einem Hügel am ventralen Scheidenboden liegende Ostium urethrae externum wird visuell identifiziert (■ Abb. 10).

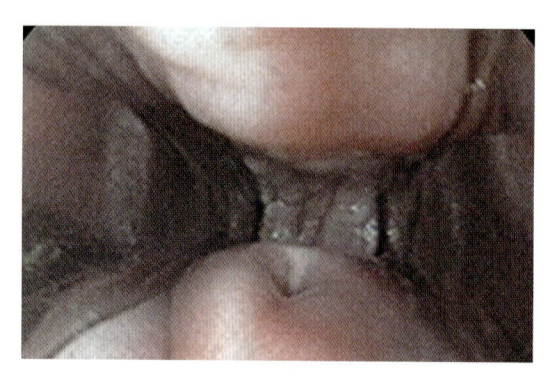

■ Abb. 10: Das Ostium urethrae externum liegt auf einem Hügel am ventralen Scheidenboden.

7) Die Spitze des Katheters wird mit einem sterilen Gleitmittel auf wässeriger Basis versehen (■ Abb. 11).

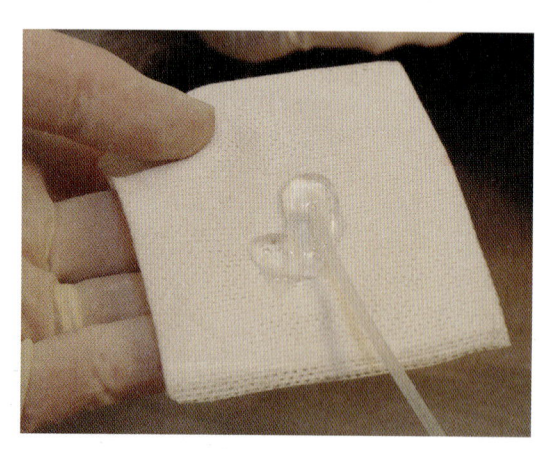

■ Abb. 11: Gleitmittel auf der Spitze des Katheters.

8) Die Spitze des Katheters wird behutsam in die Harnröhrenöffnung eingeführt und vorsichtig bis in die Blase vorgeschoben (■ Abb. 12). Dabei sollte man den Katheter nicht zu weit vorschieben.

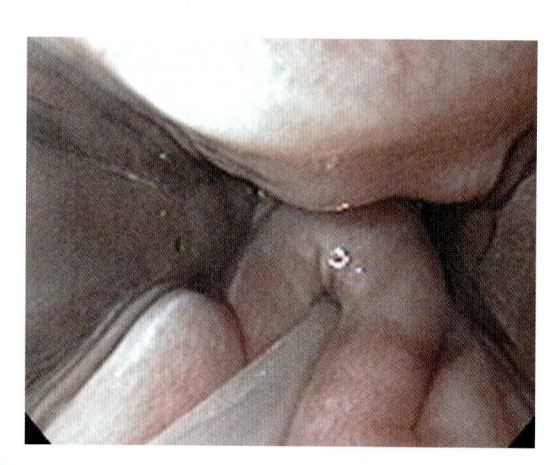

■ Abb. 12: Einführen der Katheterspitze in die Harnröhrenöffnung und Vorschieben des Katheters in die Harnblase.

Katheterisierung unter digitaler Kontrolle

Technik

Bei großen Hündinnen kann der Harnkatheter auch blind, d. h. nur unter digitaler Kontrolle, eingeführt werden.

1) Die Hündin steht oder befindet sich in Brustlage; falls erforderlich, erfolgt eine Sedierung.
2) Perivulväre Haut und Vulva werden mit antiseptischer Lösung gereinigt und danach mit Kochsalzlösung abgespült.
3) Vagina und Vestibulum werden mithilfe einer Spritze mit steriler Kochsalzlösung gespült.
4) Nach Überziehen steriler Handschuhe trägt man Gleitgel auf den Zeigefinger auf und führt ihn in die Vagina ein. Bei manchen Tieren ist die Harnröhrenmündung (Ostium urethrae externum) deutlich zu palpieren.
5) Der mit Gleitgel versehene sterile Katheter wird nun unter digitaler Kontrolle über die dorsale Kommissur der Vulva vorgeschoben, wobei darauf zu achten ist, nicht in die Fossa clitoridis zu gelangen (■ Abb. 13).

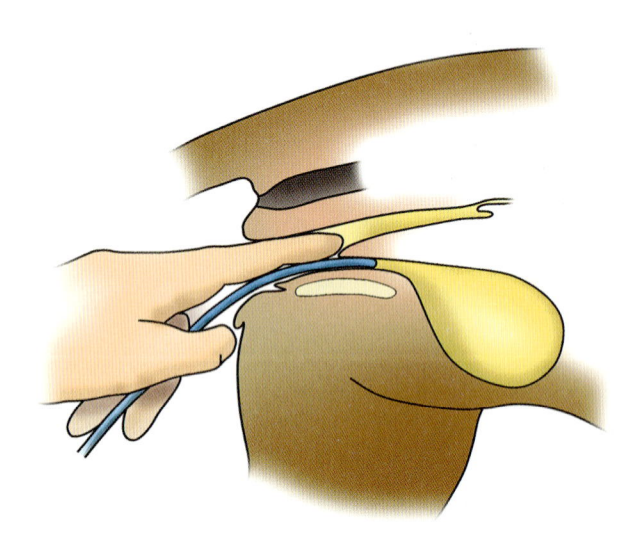

■ Abb. 13: Bei der blinden, unter digitaler Kontrolle erfolgenden Katheterisierung wird der Harnkatheter mithilfe des Zeigefingers entlang des ventralen Scheidenbodens vorgeschoben, bis er in die Harnröhrenöffnung hineingleitet.

6) Mit Unterstützung des Zeigefingers schiebt man den Katheter entlang des ventralen Scheidenbodens weiter vor.
7) Auch wenn die Harnröhrenöffnung davor nicht palpiert werden konnte, wird das korrekte Einführen des Katheters in das Ostium urethrae externum dadurch bestätigt, dass der Katheter plötzlich nicht mehr am Scheidenboden zu tasten ist.

Spülung der Prostata

Untersuchung des Harntrakts

Ziel
Gewinnung einer Zell- und Flüssigkeitsprobe aus der Prostata.

Indikationen
▶ Verdacht auf Erkrankung der Prostata aufgrund rezidivierender Harnwegsinfekte, Strangurie oder spontaner Blutung aus der Harnröhre (Austreten von Blutstropfen aus dem Penis)
▶ palpierbare Veränderungen der Prostata, wie Vergrößerung, Asymmetrie, Unregelmäßigkeiten oder Schmerzhaftigkeit
▶ Gewinnung von Flüssigkeit und Zellen aus der Prostata für die zytologische Untersuchungen und zum Anlegen von Kulturen bei Verdacht auf Prostatitis oder Infertilität

Kontraindikationen und besondere Hinweise
▶ Liegt eine Entzündung der Vorsteherdrüse vor, dann können die Epithelzellen der Prostata dysplastisch werden und Malignitätskriterien aufweisen. Sobald die Entzündung abgeheilt ist (z.B. nach Antibiotikatherapie), sollte die zytologische Untersuchung wiederholt werden.
▶ Obwohl die Untersuchung des Ejakulats u.U von höherer diagnostischer Aussagekraft ist als die einer mittels Prostataspülung gewonnenen Probe, ist es bei kranken oder kastrierten Rüden bzw. bei Hunden mit Schmerzen meist unmöglich, ein Ejakulat zu gewinnen.
▶ Weitere Methoden zur Untersuchung der Prostata sind u.a. Röntgenaufnahmen, Ultraschalluntersuchung und Feinnadelaspiration.

Material
▶ starrer Polypropylenkatheter (5–10 F, je nach Größe des Hundes), etwa 70 cm lang
▶ sterile Kochsalzlösung
▶ Spritzen
▶ Handschuhe
▶ Gleitmittel (▌Abb. 1)

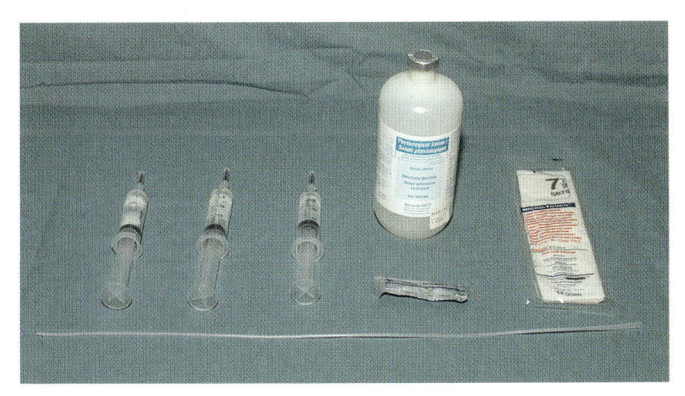

Abb. 1: Material für eine Prostataspülung.

Anatomie
Die Prostata ist ein zweilappiger Drüsenkörper, der unmittelbar kaudal des Trigonum vesicae die Harnröhre allseitig umfasst (▌Abb. 2). Bei den meisten Hunden ist die Prostata über das Rektum zu palpieren. Vergrößert sich die Vorsteherdrüse jedoch, verlagert sie sich etwas nach kranial und entzieht sich somit der Palpation.

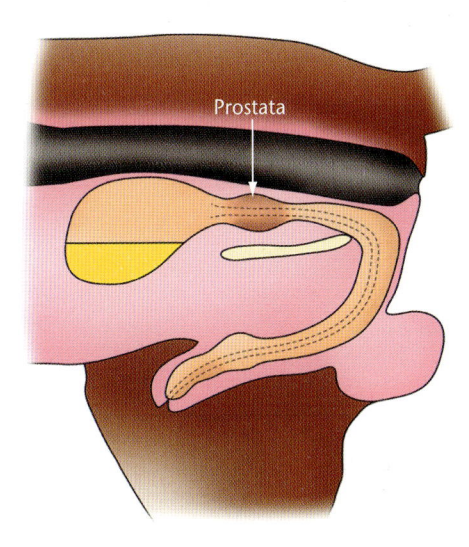

Abb. 2: Die Prostata ist ein zweilappiger Drüsenkörper, der unmittelbar kaudal des Trigonum vesicae die Harnröhre allseitig umfasst.

Technik
1) Falls erforderlich, wird der Hund sediert. Dies ist insbesondere zu empfehlen, wenn der Rüde starke Schmerzen hat, oder wenn es sich um einen sehr großen Hund handelt. In beiden Fällen ist die Palpation der Prostata erschwert.
2) Zunächst wird ein Harnkatheter in die Blase vorgeschoben (▌Abb. 3).

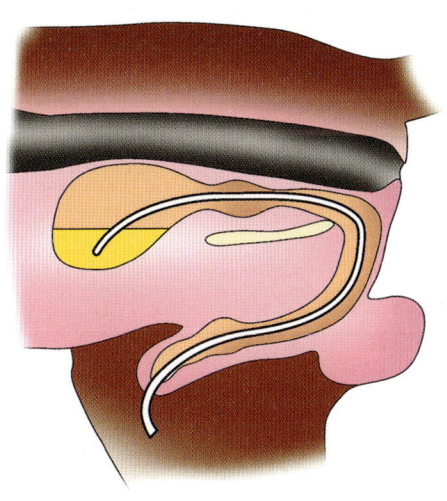

Abb. 3: Einführen eines Harnkatheters in die Blase.

Untersuchung des Harntrakts

3) Die Blase wird entleert (■ Abb. 4).

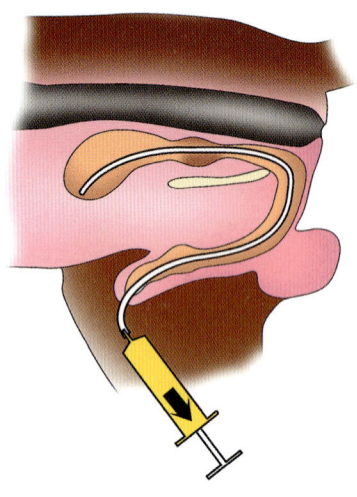

■ Abb. 4: Entleeren der Blase.

4) Danach wird die Harnblase mit steriler Kochsalzlösung mehrmals gespült, bis die wiedergewonnene Spülflüssigkeit klar ist (■ Abb. 5).

a

b

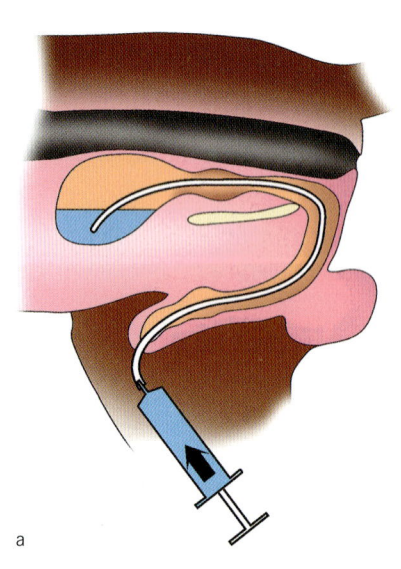

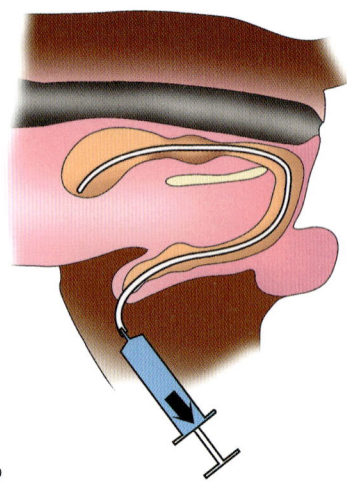

■ Abb. 5: Die Blase wird gespült, bis die Spülflüssigkeit klar ist.

5) Nun erfolgt eine rektale Palpation, und der Harnkatheter wird so weit zurückgezogen, bis seine Spitze unmittelbar kaudal der Prostata zu liegen kommt (■ Abb. 6).

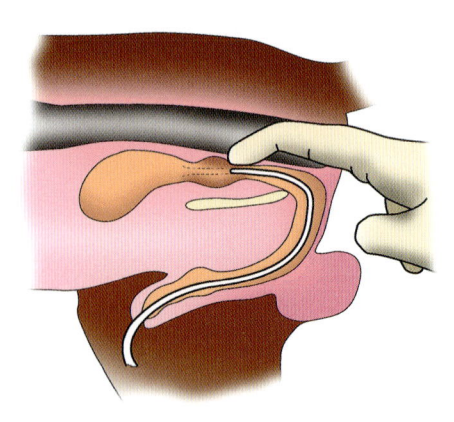

■ Abb. 6: Zurückziehen des Harnkatheters.

6) Die Prostata wird nun mit dem rektal eingeführten Finger etwa 1 min lang massiert (■ Abb. 7).

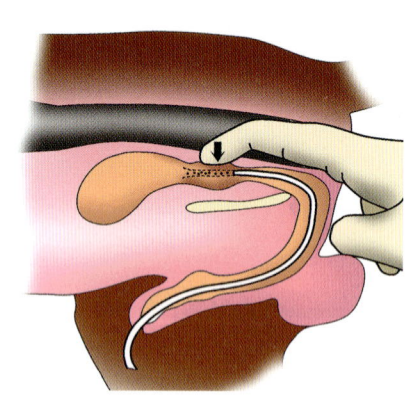

■ Abb. 7: Rektale, einminütige Massage der Prostata.

7) Nun werden 5–10 ml Kochsalzlösung langsam über den Katheter injiziert, wobei die äußere Harnröhrenöffnung um den Katheter herum unter sanftem Druck zugehalten wird, um ein Ausfließen der Flüssigkeit zu verhindern (■ Abb. 8).

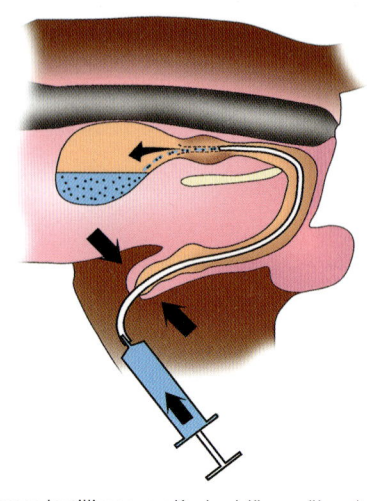

■ Abb. 8: Langsames Instillieren von Kochsalzlösung über den Katheter in die Harnblase.

Untersuchung des Harntrakts

8) Der Katheter wird in die Blase vorgeschoben und die injizierte Flüssigkeit wird aspiriert (Abb. 9).

a

b

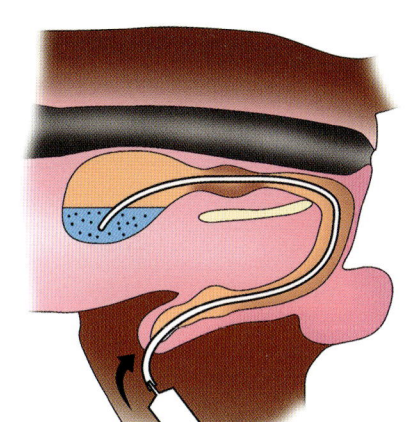

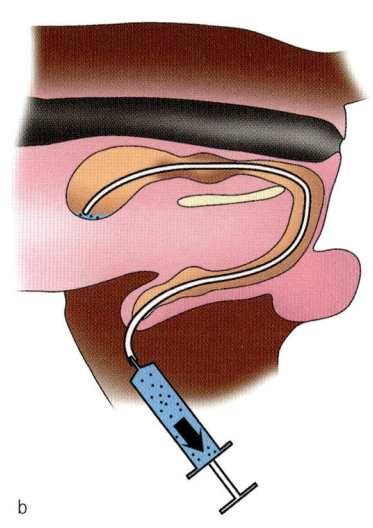

Abb. 9: Über den in die Blase vorgeschobenen Katheter wird die Prostataspülflüssigkeit aspiriert.

9) Die gewonnene Probe wird zur zytologischen Untersuchung und zum Ansetzen von Kulturen eingeschickt.

Untersuchungsergebnis
Vergleiche hierzu Abbildungen 10 und 11.

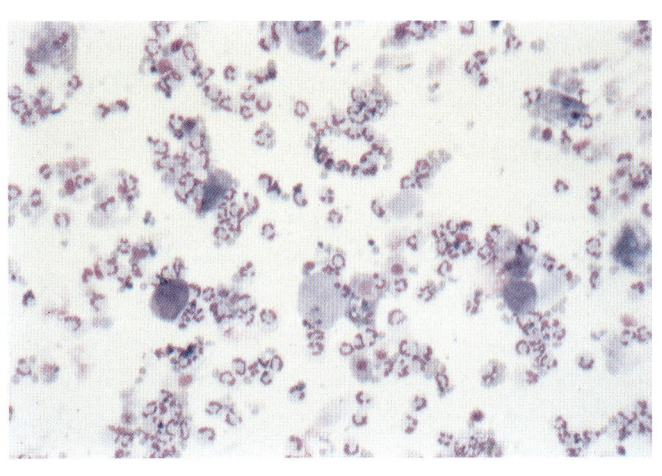

Abb. 10: Die zytologische Untersuchung der Prostataspülflüssigkeit ergab eine septische Entzündung aufgrund einer Prostatitis. (Mit freundlicher Genehmigung von Dr. Sherry Myers, Prairie Diagnostic Services, Saskatoon, Saskatchewan)

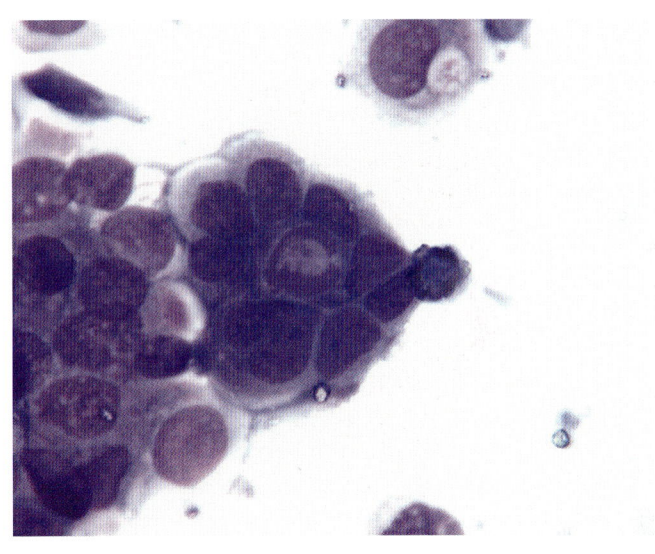

Abb. 11: Laut Zytologiebefund lag bei diesem Patienten keine Entzündung vor. Es finden sich jedoch abnorm veränderte Epithelzellen in der Probe, was für ein Prostatakarzinom spricht.

Entnahme von Probenmaterial aus der Vagina I

Ziel
Gewinnung von Proben aus der Vagina für die zytologische Untersuchung.

Indikationen
▶ Abklärung, ob ein hämorrhagischer Vaginalausfluss auf die Läufigkeit zurückzuführen ist
▶ Überwachen des Läufigkeitszyklus bei Zuchthündinnen
▶ Bestimmen des ersten Tags des Diöstrus zum besseren Timing des Wurftermins
▶ Unterscheidung zwischen mukoidem, septischem und nicht septischem Vaginalausfluss

Kontraindikationen und besondere Hinweise
▶ Mithilfe der Vaginalzytologie lässt sich zwar bis zu einem bestimmten Grad der Östrogeneinfluss auf den Zyklus beurteilen, die Vorhersage des Ovulationszeitpunkts ist damit jedoch nicht möglich.
▶ Eine mangelhafte Technik kann dazu führen, dass das gewonnene Zellmaterial nicht repräsentativ für das vorliegende Zellbild ist.

Anatomie
▶ Der kaudale Anteil der Vagina wird als Scheidenvorhof (Vestibulum vaginae) bezeichnet und erstreckt sich von den Vulvalippen bis zum Cingulum, einer unmittelbar vor der Harnröhrenöffnung liegenden Verengung am vestibulovaginalen Übergang. Das Vestibulum verläuft steil dorsokranial (Abb. 1).
▶ Nach Spreizen der Vulvalippen ist in der ventralen Kommissur die Klitoris zu erkennen (Abb. 2). Zur Schonung der empfindlichen Fossa clitoridis ist darauf zu achten, dass der Tupfer bzw. das Röhrenspekulum (oder der Otoskopaufsatz) entlang der dorsalen Kommissur der Vulva eingeführt wird.
▶ Die Harnröhrenmündung liegt in der Ventralwand (Boden) im kranialen Bereich des Scheidenvorhofs.

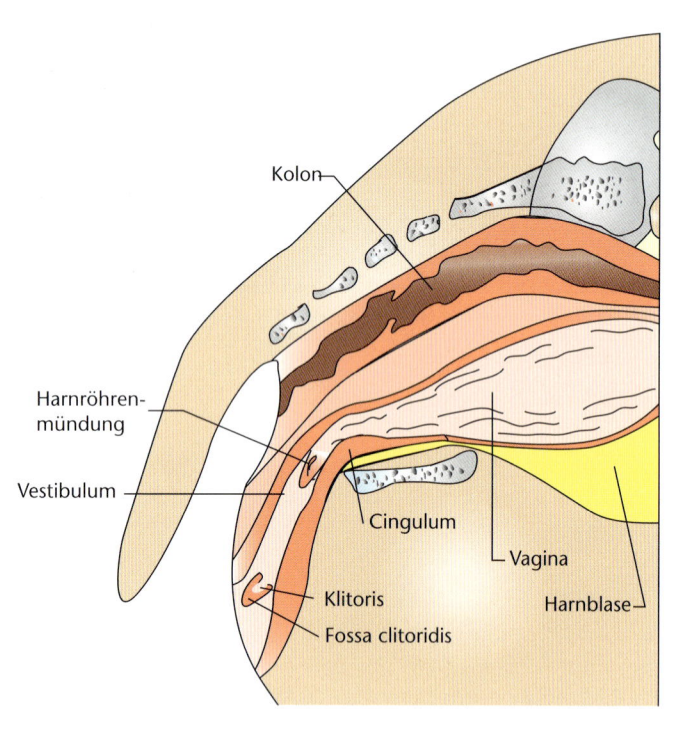

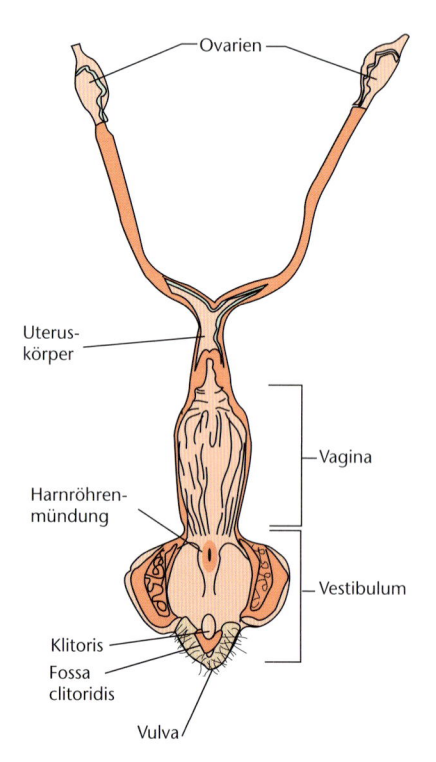

Abb. 1: Anatomie des kaudalen Abschnitts des Reproduktionstrakts einer Hündin.

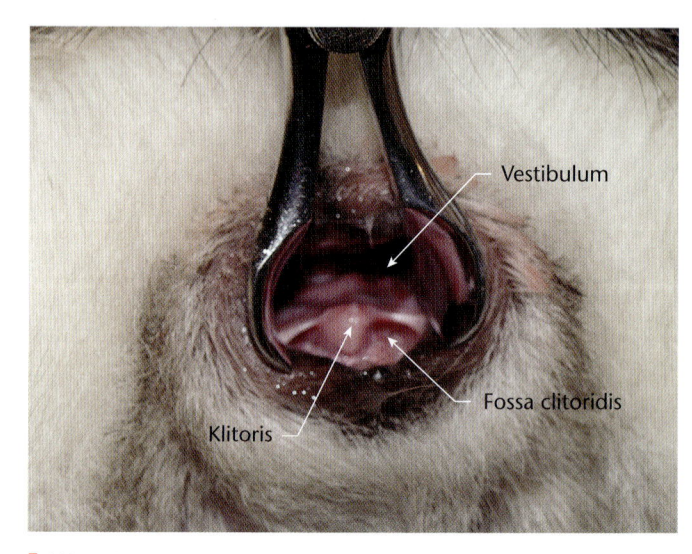

Abb. 2: Anatomie von Fossa clitoridis und Klitoris.

Vaginalabstrich

146 | 147

Material
- Wattestieltupfer
- Otoskopaufsatz
- Objektträger
- Spritze mit Kochsalzlösung (Abb. 3)

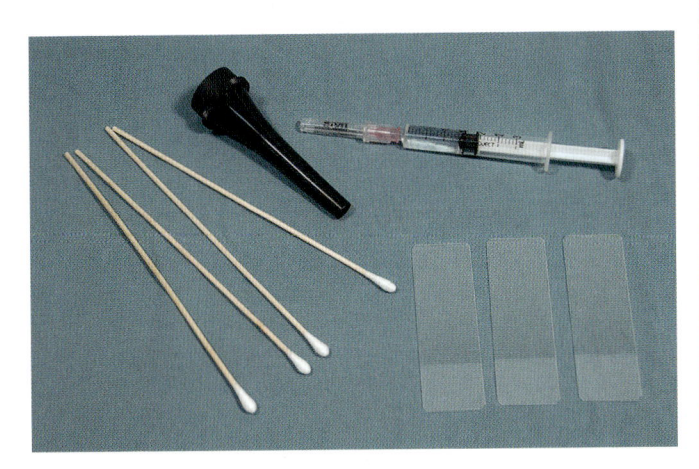

Abb. 3: Material für einen Schleimhautabstrich aus der Vagina einer Hündin.

Technik
1) Der Tupfer wird mit Kochsalzlösung befeuchtet (Abb. 4).

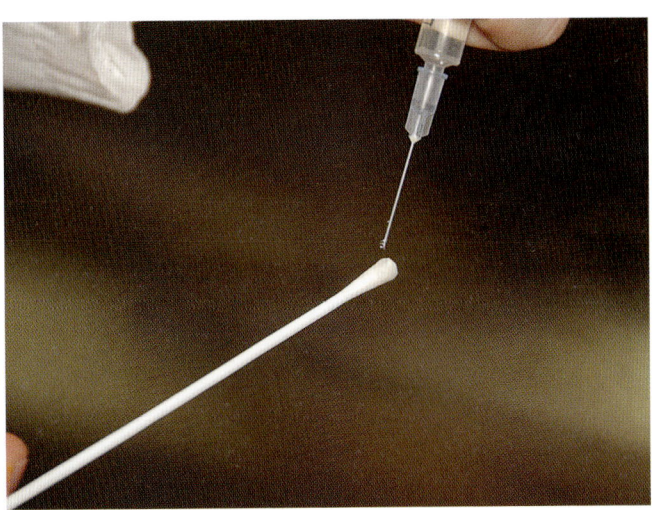

Abb. 4: Befeuchten des Tupfers mit Kochsalzlösung.

Entnahme von Probenmaterial aus der Vagina II

Technik (Fortsetzung)

2) Die Schamlippen werden behutsam gespreizt, und der Tupfer wird an der dorsalen Kommissur der Vulva eingeführt (Abb. 5).

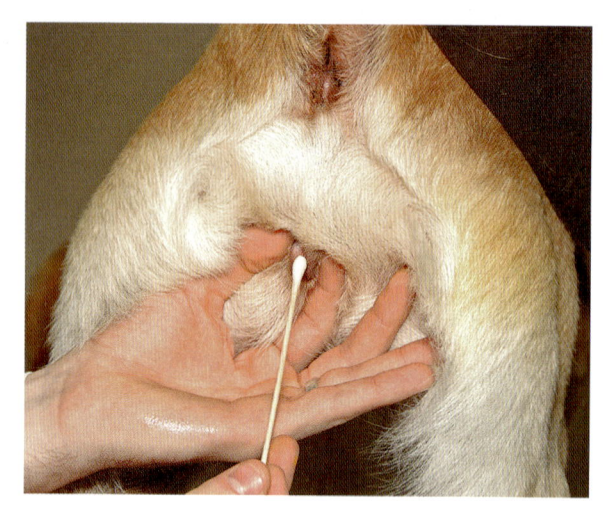

Abb. 5: Einführen des Tupfers an der dorsalen Kommissur der Vulva.

3) Der Tupfer wird zunächst in dorsale Richtung, dann in leicht nach kranial geneigtem Winkel über den Sitzbeinausschnitt (Arcus ischiadicus) hinweg und danach in leicht kraniale Richtung vorgeschoben (Abb. 6).

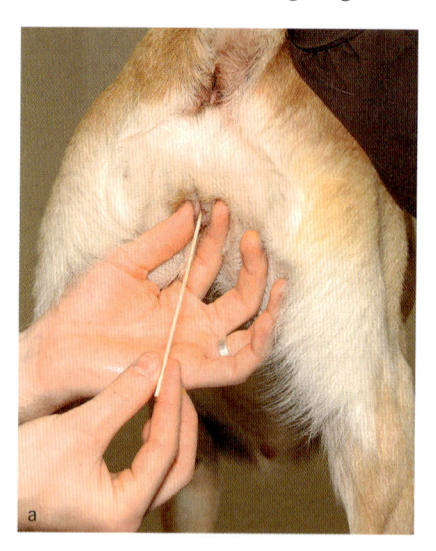

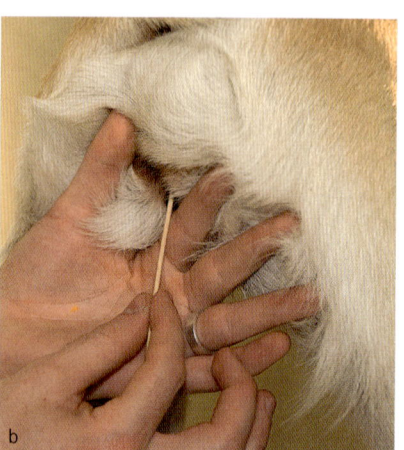

Abb. 6: Vorschieben des Tupfers in kraniodorsale Richtung bis über den Arcus ischiadicus hinweg und danach leicht kranial.

4) Alternative Technik: Ist die Hündin groß genug, verwendet man den Ohrtrichter eines Otoskops als Spekulum und führt diesen durch das Vestibulum in die Vagina ein (Abb. 7). Der Tupfer wird nun durch das Spekulum hindurch eingeführt, bis er Kontakt mit der Dorsalwand im posterioren Abschnitt der Vagina hat. Der Vorteil dieser Methode besteht darin, dass nur Zellmaterial aus der Vagina und nicht aus dem Vestibulum gewonnen wird. Zellen des Vaginalepithels sprechen deutlich empfindlicher auf Veränderungen des Hormonspiegels an als Zellen aus dem Scheidenvorhof.

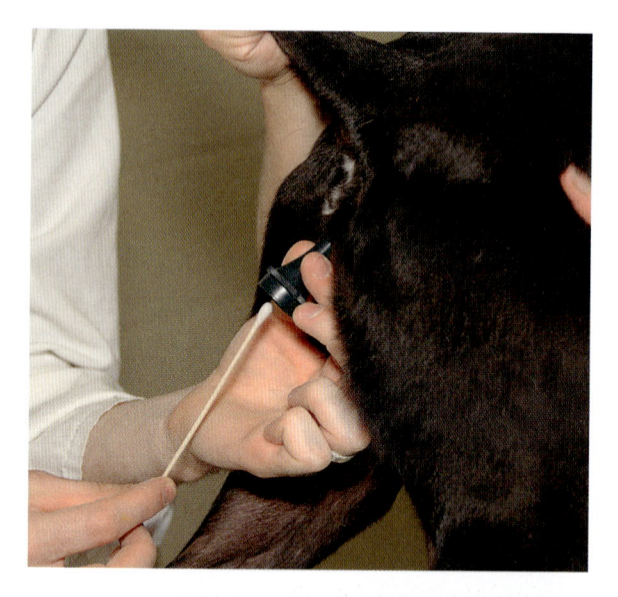

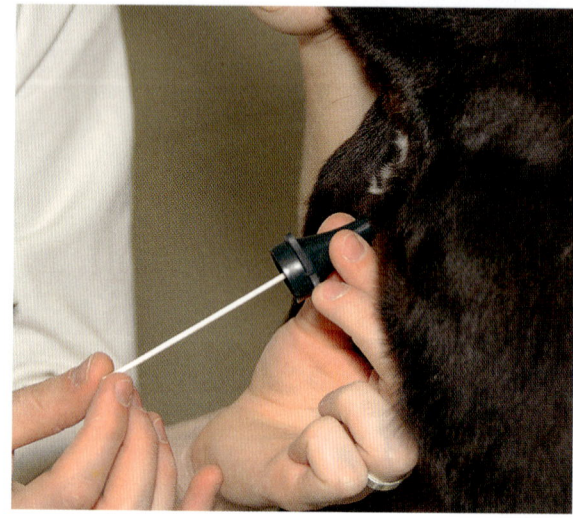

Abb. 7: Ein Otoskopaufsatz lässt sich gut als Spekulum für einen Vaginalabstrich unter Umgehung des Scheidenvorhofs verwenden.

5) Man streicht mit dem Tupfer über die Dorsalfläche der Scheide und zieht ihn danach gerade nach außen zurück.
6) Das gewonnene Material wird auf einem Objektträger ausgerollt und nach Lufttrocknung mit Diff-Quik- oder Wright-Giemsa-Färbung angefärbt.

Komplikationen
Keine.

Untersuchungsergebnis

▶ Das vaginale Zellbild der Hündin variiert je nach Zyklusstadium und Östrogeneinfluss:
  – Während des Proöstrus enthält der Ausstrich kleine, runde Parabasalzellen mit großen, dunkel gefärbten Kernen, etwas größeren Intermediärzellen und Erythrozyten (Abb. 8).

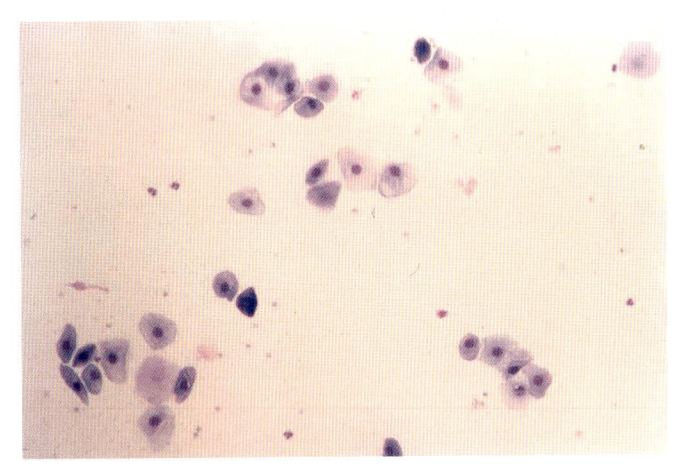

Abb. 8: Vaginalausstrich von einer Hündin im Proöstrus. Man erkennt rote Blutkörperchen, Parabasalzellen und Intermediärzellen. (Mit freundlicher Genehmigung von Dr. Klaas Post, University of Saskatchewan)

  – Im Laufe des Östrus steigt der Anteil an reifen, verhornten Superfizialzellen zunehmend an (Abb. 9). Die polygonalen Superfizialzellen haben kleine, runde Zellkerne, die mit der Zeit pyknotisch werden. Manche Zellen weisen gar keinen Zellkern auf (Schollen).

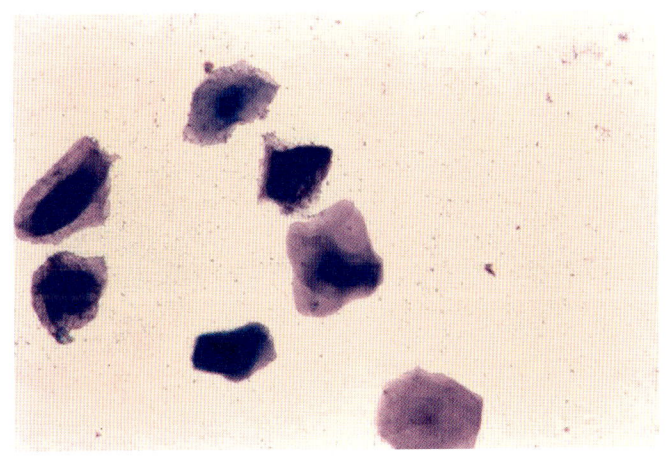

Abb. 9: Während des Östrus finden sich vorwiegend reife, verhornte Superfizialzellen im Vaginalausstrich. (Mit freundlicher Genehmigung von Dr. Klaas Post, University of Saskatchewan)

▶ Ein Verhornungsgrad der Vaginalepithelzellen von 50–60% wird als bester Zeitpunkt erachtet, um mit der sequenziellen Progesteronbestimmung zu beginnen und so den optimalen Deckzeitpunkt zu ermitteln.

▶ Mit Beginn des Diöstrus kommt es zu einer abrupten Veränderung des zytologischen Erscheinungsbilds: Im Gegensatz zum Östrus mit 80–100% reifer, verhornter Superfizialzellen besteht das Zellbild im Diöstrus aus 80–100% Parabasal- und Intermediärzellen sowie Neutrophilen (Abb. 10). Der Beginn des zytologischen Diöstrus erfolgt i.d.R. sechs Tage nach der Ovulation, was bedeutet, dass es für ein Belegen der Hündin in diesem Zyklus bereits zu spät ist. Wurde eine Hündin erfolgreich gedeckt, erfolgt die Geburt der Welpen normalerweise 58 (±1) Tage nach dem ersten Tag des zytologischen Diöstrus.

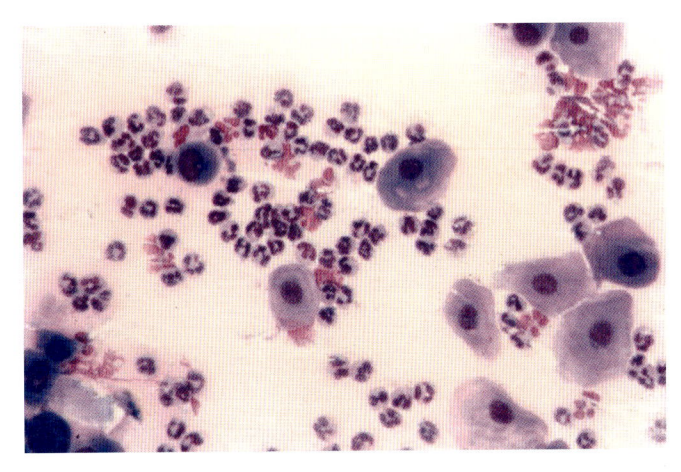

Abb. 10: Der Diöstrus ist gekennzeichnet durch eine abrupte Veränderung der Vaginalzytologie, da nun Parabasal- und Intermediärzellen sowie Neutrophile vorherrschen. (Mit freundlicher Genehmigung von Dr. Klaas Post, University of Saskatchewan)

▶ Wenn anhand der vaginalzytologischen Untersuchung einer kastrierten Hündin, die plötzlich Läufigkeitsanzeichen (blutigen Vaginalausfluss, Attraktivität für Rüden) zeigt, ein Östrogeneinfluss (verhornte Epithelzellen) nachgewiesen wird, so spricht das für noch vorhandene Ovarreste.

Aspirationsbiopsie an der Fossa trochanterica des Femurs I

Ziel
Gewinnung von Knochenmark zur Beurteilung und zur Untersuchung auf Infektionserreger.

Indikationen
- persistierende oder ungeklärte Panzytopenie, Neutropenie oder Thrombozytopenie
- aregenerative Anämie
- atypische Zellen im peripheren Blut
- Diagnose neoplastischer Erkrankungen oder Staging von Tumoren (insbesondere Lymphome, Plasmazelltumoren [Plasmozytome], histiozytäre Neoplasien, Mastzelltumoren)
- Abklären von Hyperkalzämien oder Hyperglobulinämien
- Beurteilung der Eisenspeicher
- Diagnose bestimmter Infektionskrankheiten, wie Leishmaniose, Ehrlichiose, Histoplasmose und Cytauxzoonose

Kontraindikationen und besondere Hinweise
- Keine. Auch bei Patienten mit hochgradiger Thrombozytopenie oder schweren Koagulopathien sind Blutungskomplikationen nach diesem Eingriff unwahrscheinlich.
- Um den zytologischen Knochenmarkbefund besser beurteilen zu können, sollten auch ein aktuelles großes Blutbild sowie ein Blutausstrich erfolgen.

Fixierung
- Bei den meisten Patienten sind eine Sedierung und eine Lokalanästhesie ausreichend.
- Die Lidocain-Lösung (Lidocain 2% im Verhältnis 9:1 mit 8,4-prozentigem Natriumbikarbonat gemischt) kann für die Lokalanästhesie von Haut, subkutanem Gewebe und Periost verwendet werden. Die Zugabe von Bikarbonat vermindert den Injektionsschmerz und beschleunigt die lokale analgetische Wirkung des Lidocains.
- Da die Aspiration selbst aufgrund der Durchtrennung endostaler Nerven für den Patienten sehr unangenehm ist, kann während dieser kurzen Zeit eine festere Fixierung des Tiers erforderlich sein.

Material
- Illinois-Aspirationsnadel (15–18 G, 25–38 mm lang). Für eine Knochenmarkaspiration ist eine spezielle Punktionsnadel mit innen liegendem Stilett erforderlich. Dieses Stilett verhindert, dass sich die Nadel beim Einführen mit Knochenmaterial füllt. Diese Punktionsnadeln weisen oft einen besonderen Mechanismus zur sicheren Positionierung des Stiletts während des Einführens der Nadel auf. Manche haben zusätzlich eine abschraubbare Kappe über dem proximalen Ende, um die Sterilität aufrechtzuerhalten und das Einführen zu erleichtern.
- sterile Handschuhe
- Lidocain-Lösung
- Skalpellklinge Nr. 11
- 12-ml-Spritze (Abb. 1–3)

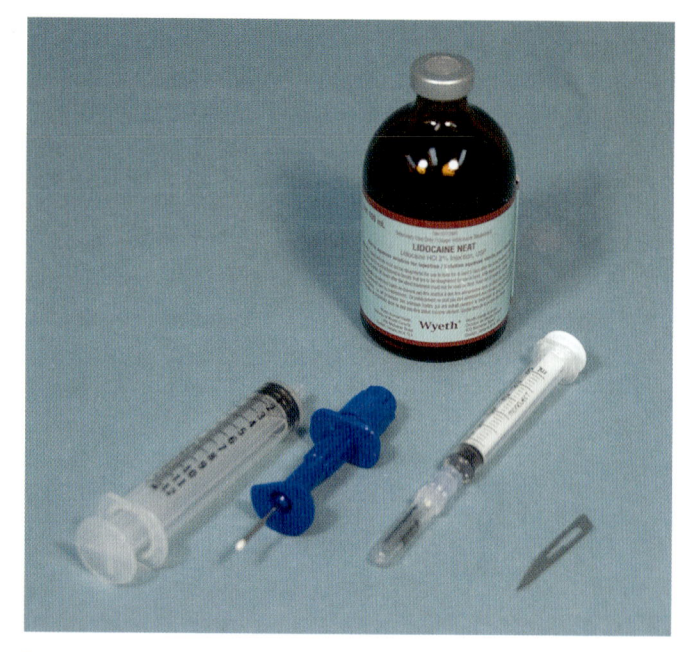

Abb. 1: Material für eine Knochenmarkaspiration.

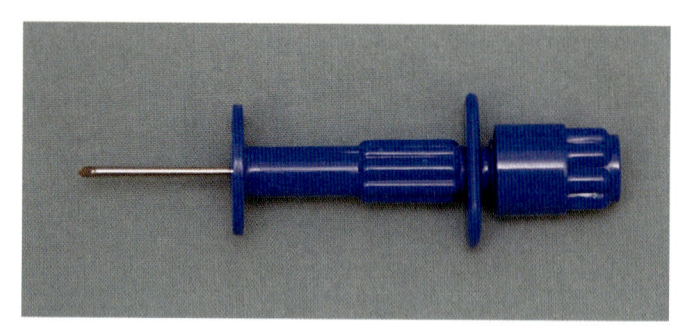

Abb. 2: Für die Knochenmarkaspiration wird eine Illinois-Aspirationsnadel verwendet.

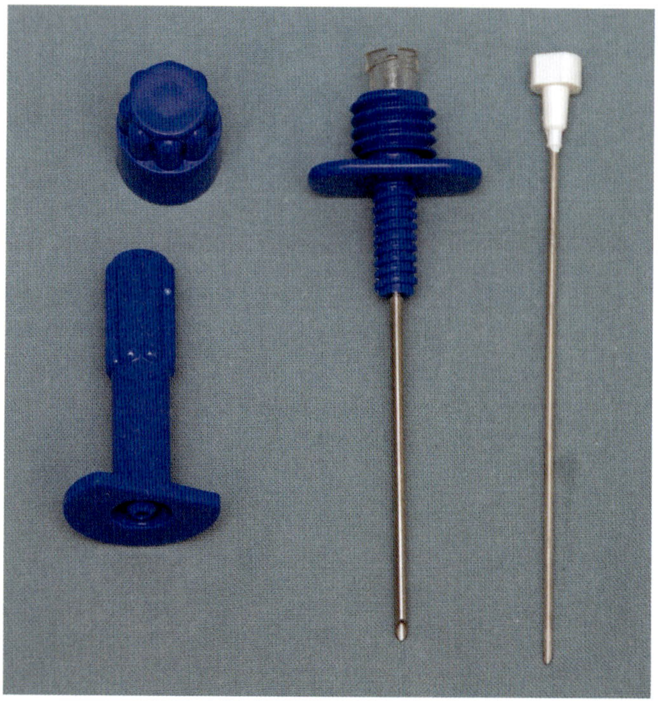

Abb. 3: Eine Illinois-Nadel besteht aus Kanüle, Stilett, Stopper zur Knocheneinstich-Tiefenbegrenzung und abschraubbarer Kappe.

Untersuchung des Knochenmarks

Anatomie

Für eine Knochenmarkbiopsie sollten leicht und sicher zugängliche Regionen gewählt werden, an denen normalerweise aktives (rotes) Knochenmark vorhanden ist. Zu den bevorzugten Stellen bei Hunden und Katzen zählen das proximale Femur und der Darmbeinkamm (Crista iliaca). Die anatomischen Orientierungspunkte sind jeweils bei den einzelnen Techniken angegeben.

Technik

1) Bei diesem Zugang wird die Punktionsnadel über die Fossa trochanterica in die Markhöhle des proximalen Abschnitts des Femurs eingeführt, und zwar unmittelbar medial des Trochanter major. Danach wird sie in den Femurschaft in Richtung Kniegelenk vorgeschoben (❚ Abb. 4–6).

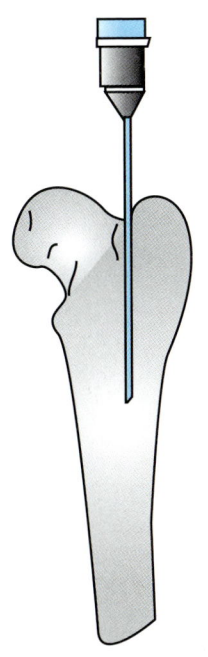

❚ Abb. 5: Proximaler Abschnitt des Femurs mit über die Fossa trochanterica eingeführter Knochenmarkaspirationsnadel.

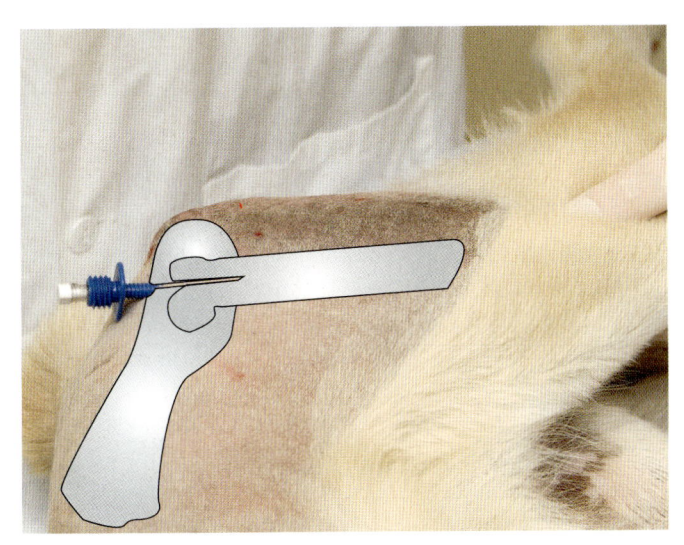

❚ Abb. 4: Richtige Positionierung der Aspirationskanüle nach Einführen über die Fossa trochanterica des Femurs.

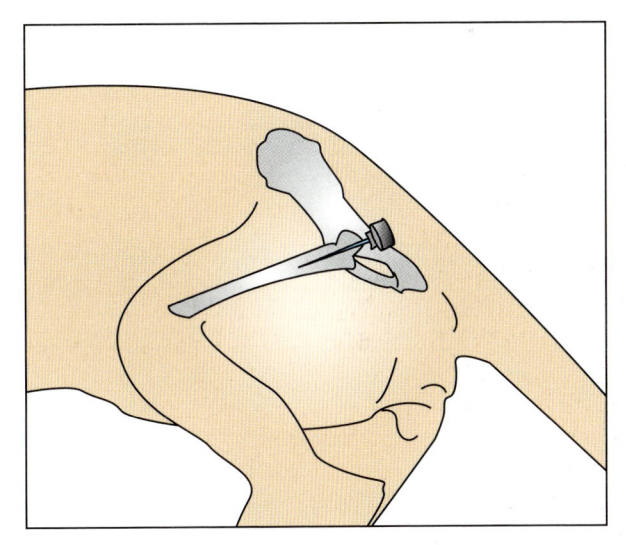

❚ Abb. 6: Becken und Femur mit korrekt platzierter, über die Fossa trochanterica eingeführter Aspirationsnadel.

Aspirationsbiopsie an der Fossa trochanterica des Femurs II

Technik (Fortsetzung)
2) Das Tier wird in Seitenlage fixiert.
3) Der Bereich um die Punktionsstelle wird geschoren und chirurgisch vorbereitet. Die Aspirationsbiopsie des Knochenmarks ist steril durchzuführen.
4) An der Einstichstelle wird mit der Lidocain-Lösung ein lokalanästhetischer Block hergestellt, der von der Haut bis zum Periost reicht (▌Abb. 7).

6) Das Femur wird in seiner Position stabilisiert, indem man das Kniegelenk erfasst und geringfügig nach innen (medial) rotiert.
7) Mit der Skalpellklinge Nr. 11 führt man nun eine Stichinzision durch (▌Abb. 9).

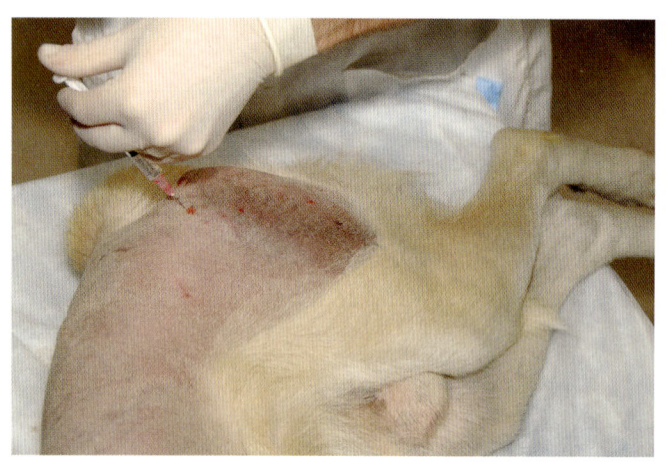

▌ Abb. 7: An der Einstichstelle wird mit der Lidocain-Lösung ein lokalanästhetischer Block hergestellt, der von der Haut bis zum Periost reicht.

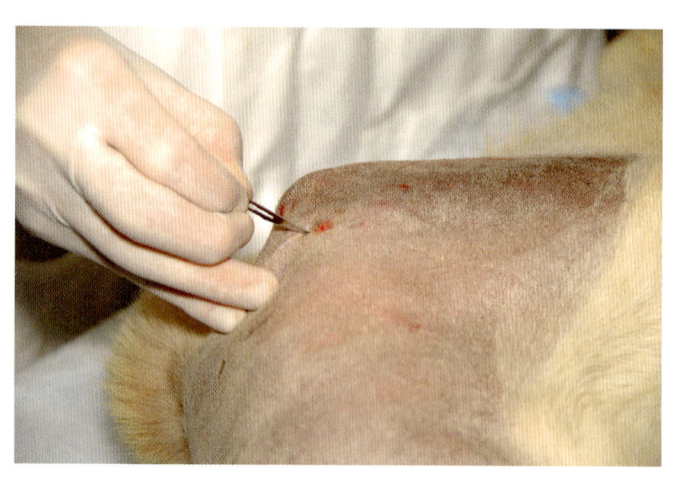

▌ Abb. 9: Stichinzision mit einer Skalpellklinge Nr. 11.

5) Man sucht zunächst den Trochanter major durch Palpation auf (▌Abb. 8). Unmittelbar medial dieses Vorsprungs wird die Spitze der Nadel positioniert.

8) Vor dem Einführen der Aspirationsnadel vergewissert man sich, dass das Stilett in der Nadel richtig sitzt und schraubt (sofern vorhanden) die Kappe auf das Ansatzstück der Kanüle auf. Man hält die Nadel ähnlich wie einen Bleistift (modifizierter Füllhaltergriff), wobei das proximale Ende der Kanüle fest gegen die Handinnenfläche bzw. das erste Metakarpophalangealgelenk abgestützt ist. Nun wird die Nadel durch die hergestellte Hautinzision eingeführt und in Richtung Knochen bis an die Kortikalis vorgeschoben (▌Abb. 10).

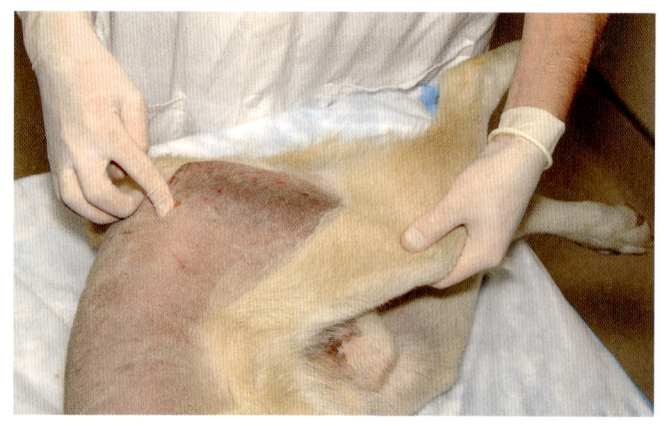

▌ Abb. 8: Palpation des Trochanter major.

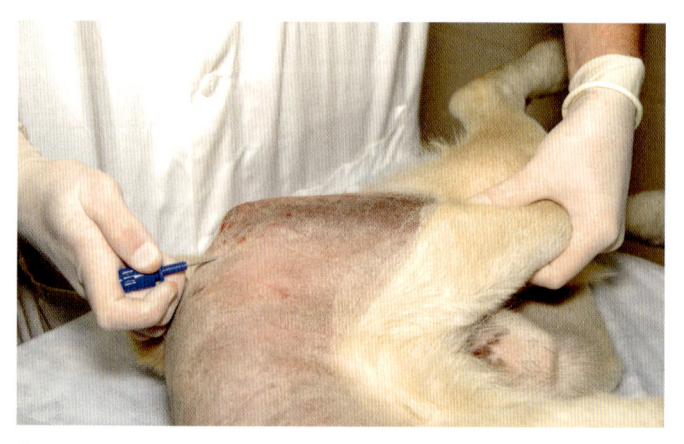

▌ Abb. 10: Einführen der Aspirationsnadel unmittelbar medial des Trochanter major.

Untersuchung des Knochenmarks

9) Unter drehender Bewegung und gewissem Druck wird die Nadel kraftvoll durch den Knochen und in die Markhöhle des Femurschafts vorgetrieben (Abb. 11).

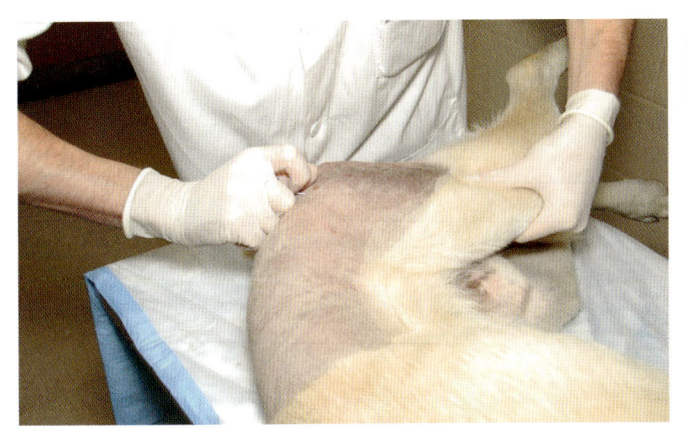

Abb. 11: Vortreiben der Nadel unter Rotation bis in die Markhöhle des Femurschafts.

10) Während man die Nadel einführt und vortreibt, sollte der Nadelschaft immer parallel zum Zentrum des Femurschafts gehalten werden. Die Spitze der Nadel liegt in der Mitte der Markhöhle und wird in Richtung Kniegelenk vorgeschoben. Dabei ist zu beachten, dass der N. ischiadicus kaudal des Femurs verläuft und daher leicht verletzt werden kann, wenn die Nadel kaudal abrutscht.
11) Die Nadel wird so lange vorgetrieben, bis sie fest im Knochen sitzt. Sobald sie korrekt liegt, lässt sie sich im Femur bewegen (Abb. 12).

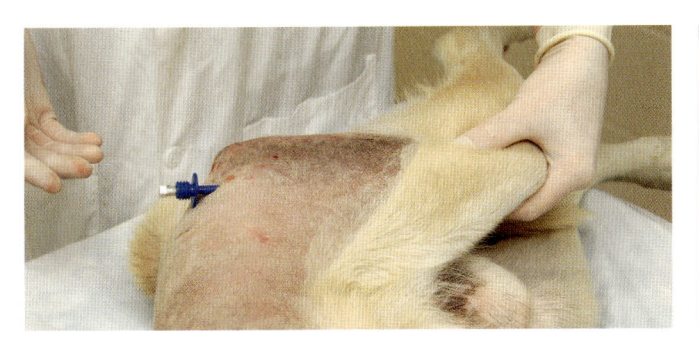

Abb. 12: Die Nadel sitzt fest im Knochen.

12) Nach Zurückziehen des Stiletts setzt man die Spritze auf (Abb. 13).

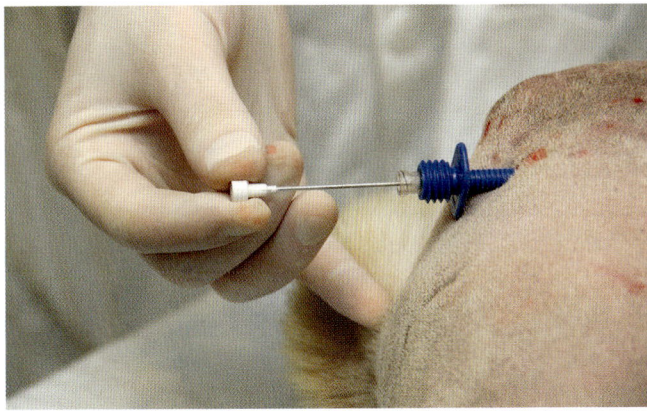

Abb. 13: Das Stilett wird zurückgezogen.

13) Durch rasches und kräftiges Zurückziehen des Spritzenzylinders wird Unterdruck erzeugt (6–8 ml), bis Blut bzw. blutiges Material im Kanülenansatz zu sehen ist (Abb. 14).

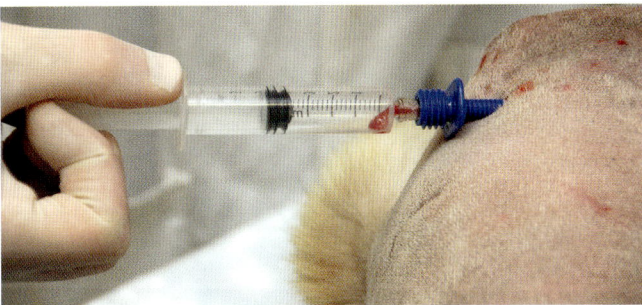

Abb. 14: Es wird kräftig aspiriert, bis Blut bzw. blutiges Material im Kanülenansatz zu sehen ist.

14) Sobald sich Blut im Kanülenansatz zeigt, wird nicht mehr aspiriert, um die Hämodilution der Probe so gering wie möglich zu halten.
15) Nach Erhalt des Probenmaterials wird die Spritze von der Kanüle abgenommen, und die Probe wird weiterverarbeitet (s. S. 162/163).

Aspirationsbiopsie: lateraler Zugang am proximalen Femur

Technik
1) Bei diesem Zugang wird die Aspirationsnadel direkt von lateral in die Markhöhle des proximalen Abschnitts des Femurs eingebracht (Abb. 1). Diese Methode eignet sich besonders für die Knochenmarkaspiration bei Katzen und sehr kleinen Hunden.

2) Das Tier wird in Seitenlage fixiert (Abb. 2).

3) Der Bereich um die Punktionsstelle wird geschoren und chirurgisch vorbereitet.

4) An der Einstichstelle wird mit der Lidocain-Lösung ein lokalanästhetischer Block hergestellt, der von der Haut bis zum Periost reicht (Abb. 3).

5) Mit der Skalpellklinge Nr. 11 führt man nun eine Stichinzision durch (Abb. 4).

6) Das Femur wird stabilisiert, indem man das Kniegelenk fest umfasst.

7) Man hält die Aspirationsnadel ähnlich wie einen Bleistift, führt sie durch den Hautschnitt ein und schiebt sie in rechtem Winkel zum proximalen Femur gerade vor, bis sie auf die Kortikalis stößt (Abb. 5).

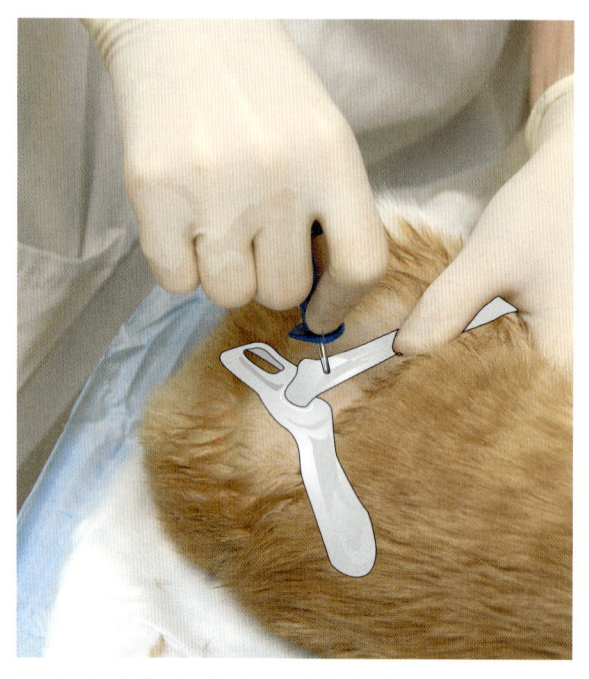

Abb. 1: Anatomische Verhältnisse und richtiger Zugang zum proximalen Femur von lateral.

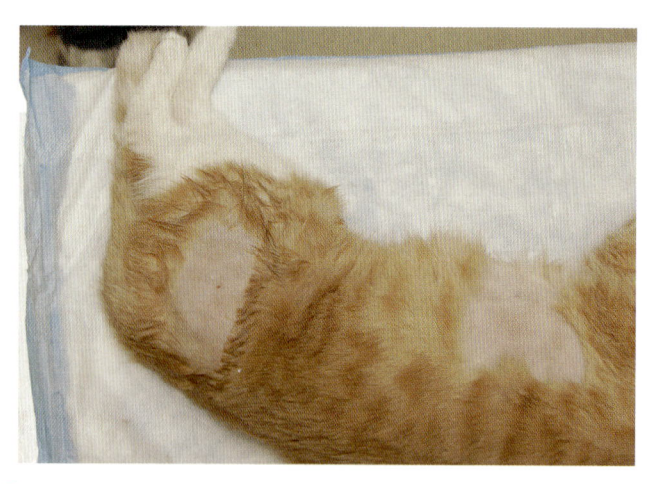

Abb. 2: Fixierung des Tiers in Seitenlage.

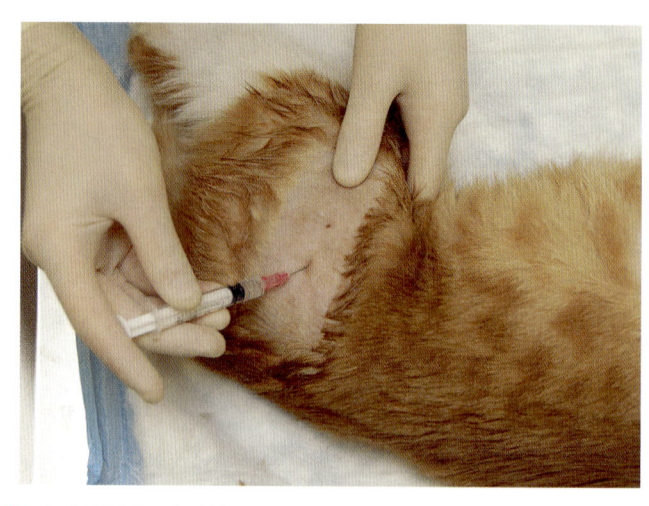

Abb. 3: Injektion der Lidocain-Lösung zur Herstellung eines lokalanästhetischen Blocks von der Haut bis zum Periost.

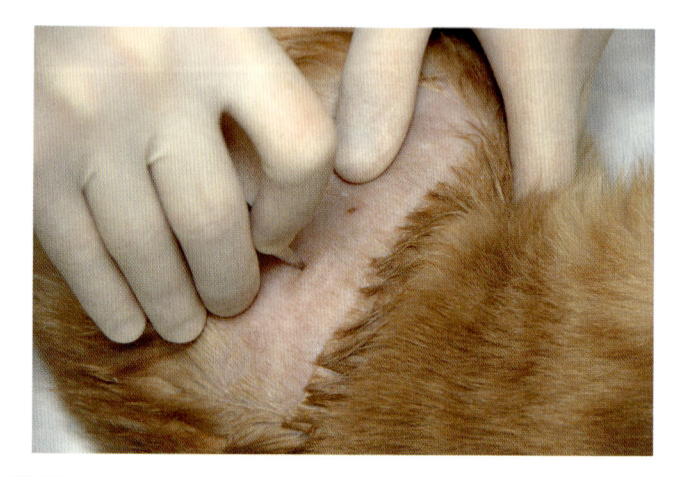

Abb. 4: Stichinzision mit der Skalpellklinge Nr. 11.

Untersuchung des Knochenmarks

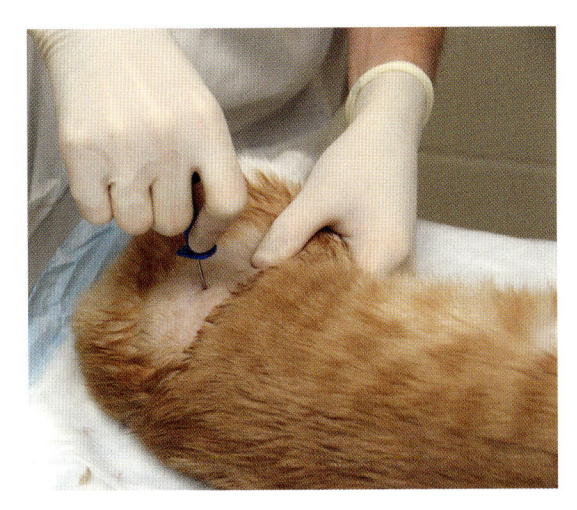

Abb. 5: Vorschieben der Aspirationsnadel in rechtem Winkel zum proximalen Femur.

8) Unter drehender Bewegung und gewissem Druck wird die Nadel kraftvoll durch den Knochen und in die Markhöhle des Femurschafts vorgetrieben (Abb. 6 und 7). Der Eintritt in die Markhöhle ist i. d. R. deutlich durch Widerstandsverlust spürbar.

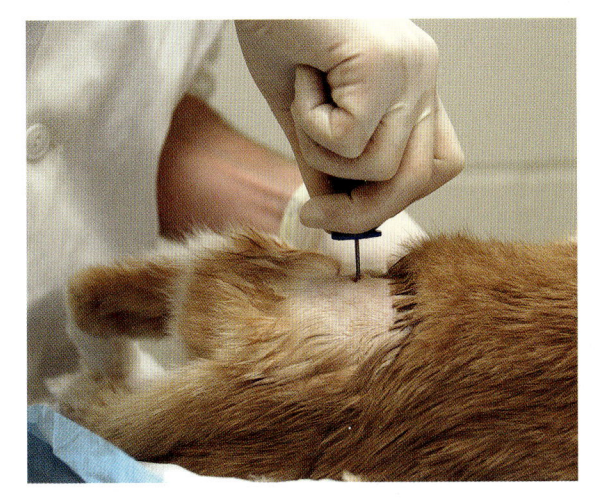

Abb. 6: Vortreiben der Nadel durch die Kortikalis in die Markhöhle.

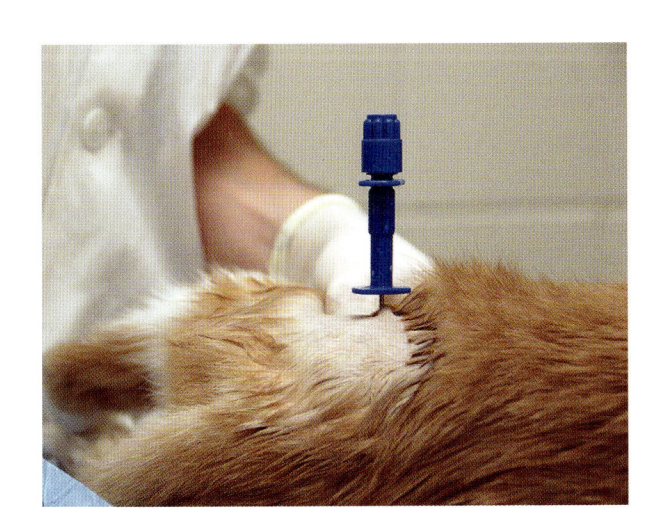

Abb. 7: Aspirationsnadel in Position für die Probengewinnung.

9) Nach Zurückziehen des Stiletts setzt man die Spritze auf (Abb. 8).

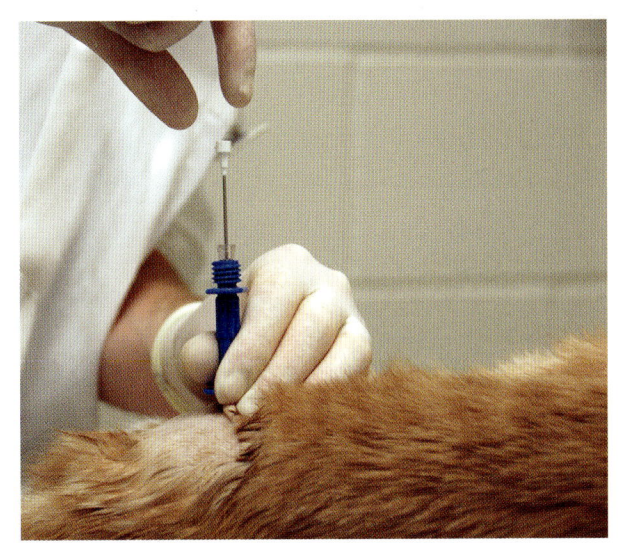

Abb. 8: Entfernen des Stiletts.

10) Durch rasches und kräftiges Zurückziehen des Spritzenzylinders wird Unterdruck erzeugt (6–8 ml), bis Blut bzw. blutiges Material im Kanülenansatz zu sehen ist (Abb. 9).

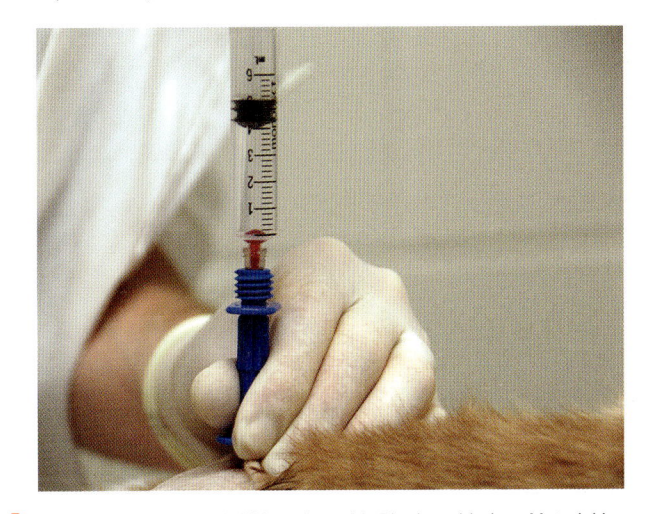

Abb. 9: Erzeugen eines kräftigen Sogs, bis Blut bzw. blutiges Material im Kanülenansatz zu sehen ist.

11) Sobald sich Blut im Kanülenansatz zeigt, wird nicht mehr aspiriert, um die Hämodilution der Probe so gering wie möglich zu halten.
12) Nach Erhalt des Probenmaterials wird die Spritze von der Kanüle abgenommen, und die Probe wird weiterverarbeitet (s. S. 162/163).

Aspirationsbiopsie: lateraler Zugang am proximalen Humerus

Technik
1) Bei diesem Zugang wird die Aspirationsnadel direkt von kraniolateral in die Markhöhle des proximalen Abschnitts des Humerus eingebracht (Abb. 1).

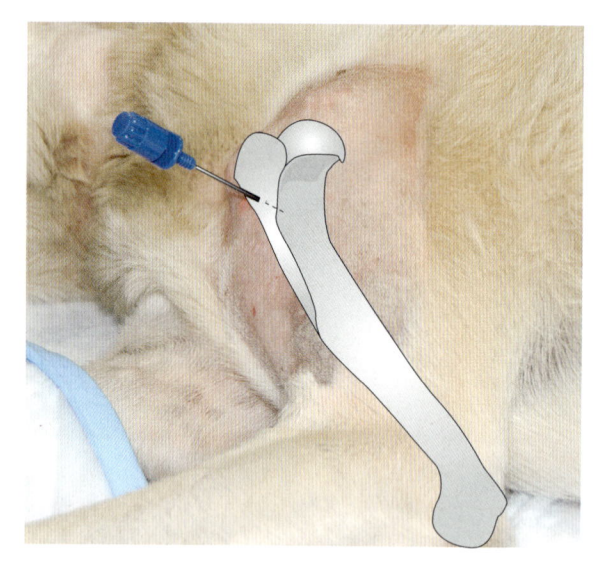

Abb. 1: Anatomische Verhältnisse und Zugang zum proximalen Humerus von lateral.

2) Das Tier wird in Seitenlage fixiert.
3) Die Bereiche lateral der Schulter und die Lateralfläche des proximalen Humerus werden geschoren und chirurgisch vorbereitet (Abb. 2).

4) Die Eintrittsstelle der Aspirationsnadel in den Knochen befindet sich auf dem abgeflachten Areal an der kraniolateralen Seite des proximalen Abschnitts des Humerus, und zwar unmittelbar distal des Tuberculum majus. Die Stelle lässt sich gut auffinden, indem man das Schulterblatt entlang der Spina scapulae palpiert: Der erste tastbare Vorsprung ist das Akromion, und der nächste ist das Tuberculum majus des Humerus (Abb. 3 und 4).

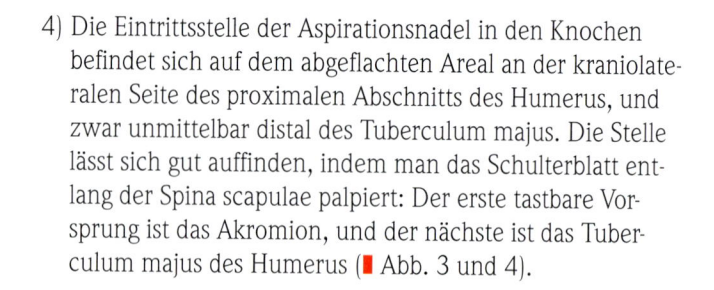

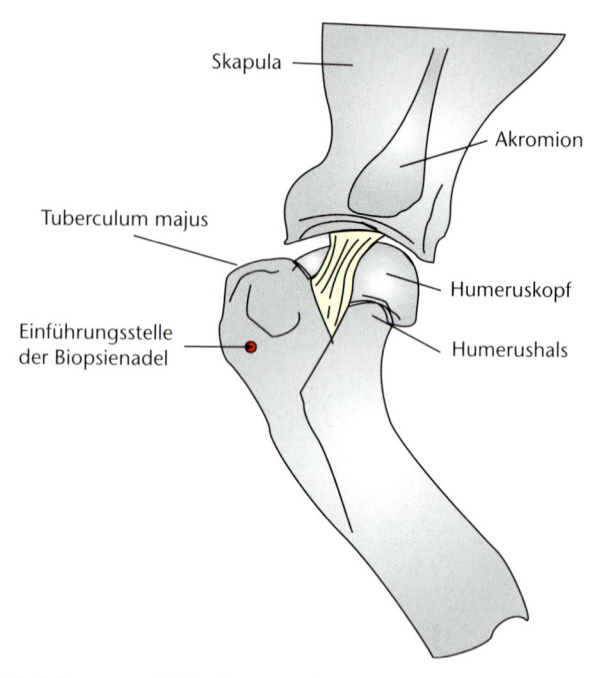

Abb. 3: Humerus mit Orientierungspunkten.

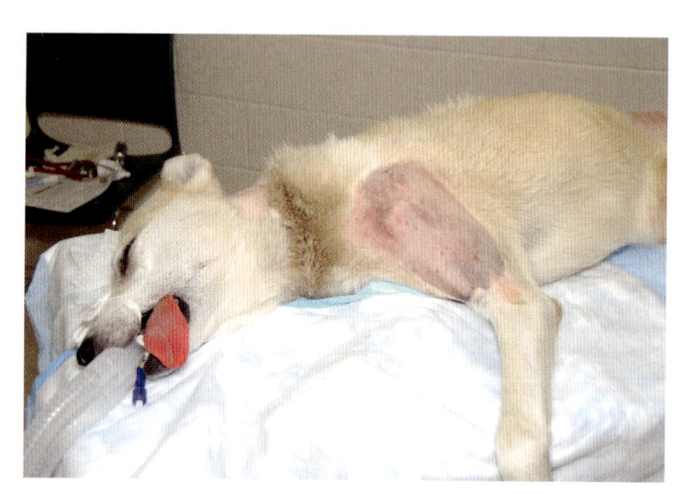

Abb. 2: Der Patient wird entsprechend gelagert und der Bereich um die Einstichstelle wird geschoren und chirurgisch vorbereitet.

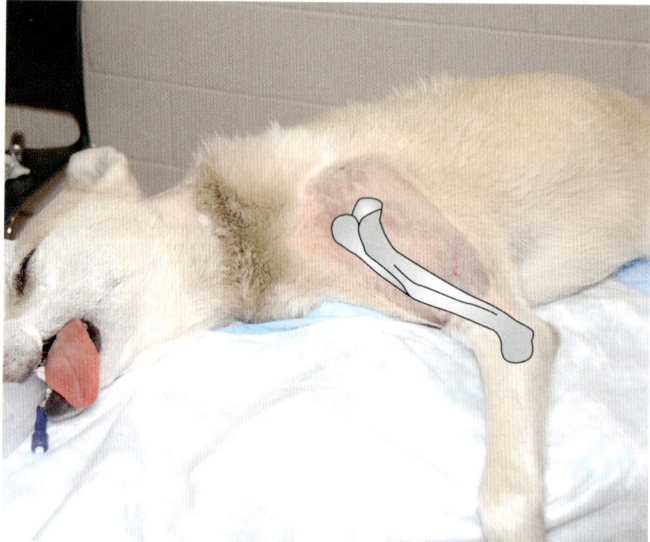

Abb. 4: Die Eintrittsstelle der Aspirationsnadel in den Knochen liegt auf dem abgeflachten Areal an der kraniolateralen Seite des proximalen Abschnitts des Humerus, und zwar unmittelbar distal des Tuberculum majus.

Untersuchung des Knochenmarks

5) An der Einstichstelle wird mit der Lidocain-Lösung ein lokalanästhetischer Block hergestellt, der von der Haut bis zum Periost reicht (▮ Abb. 5).

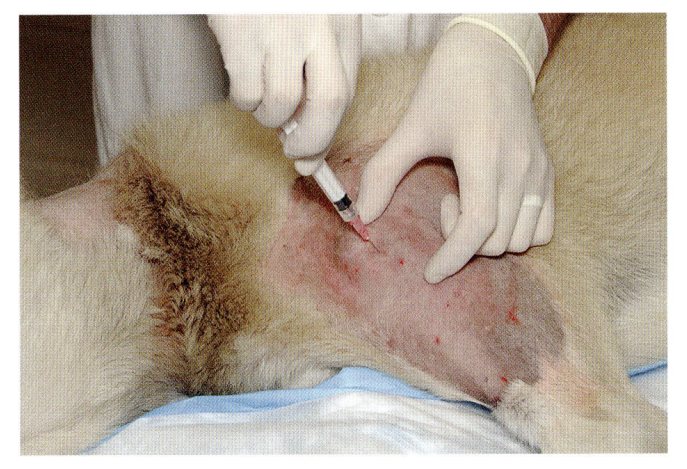

▮ Abb. 5: Die Lidocain-Lösung wird zur Herstellung eines lokalanästhetischen Blocks von der Haut bis zum Periost injiziert.

6) Mit der Skalpellklinge Nr. 11 führt man nun eine Stichinzision durch (▮ Abb. 6).

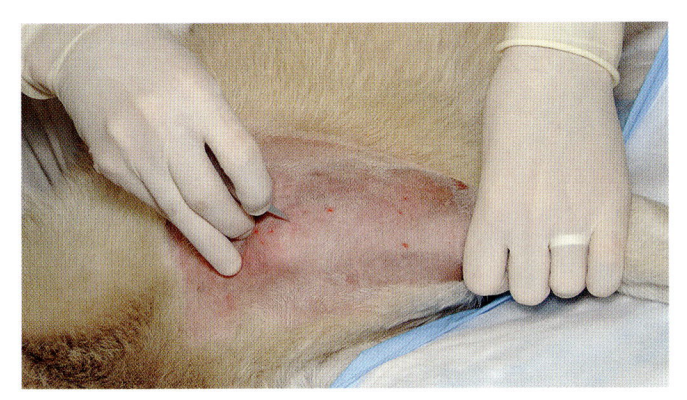

▮ Abb. 6: Durchführung einer Stichinzision in die Haut.

7) Zur Stabilisierung der Gliedmaße erfasst man den Ellbogen und hält den Humerus wie in natürlicher Standposition, wobei der bei der Durchführung der Knochenmarkaspiration ausgeübte Druck auf den proximalen Humerus durch entsprechenden Gegendruck ausgeglichen werden muss.
8) Die Nadel wird unmittelbar distal des Tuberculum majus in rechtem Winkel zur Längsachse des Humerus eingeführt und mit drehender Bewegung kraftvoll in lateromediale Richtung vorgetrieben, bis sie fest im Knochen sitzt (▮ Abb. 7 und 8). Der Eintritt in die Markhöhle ist i. d. R. deutlich durch Widerstandsverlust spürbar. Die Penetration der medialen Kortikalis des Knochens ist zu vermeiden, da es sonst zu einer Perforation der zwischen der Sehne des M. biceps brachii und dem Sulcus intertubercularis liegenden Ausstülpung der Schultergelenkkapsel kommen kann.
9) Nach Zurückziehen des Stiletts setzt man die Spritze auf.

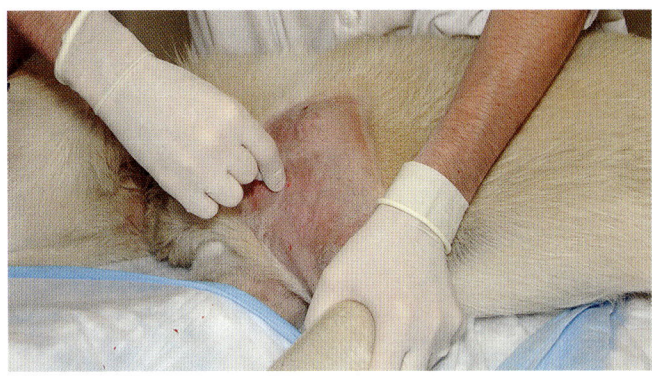

▮ Abb. 7: Die Nadel wird unmittelbar distal des Tuberculum majus in rechtem Winkel zur Längsachse des Humerus eingeführt und mit drehender Bewegung kraftvoll in lateromediale Richtung vorgetrieben.

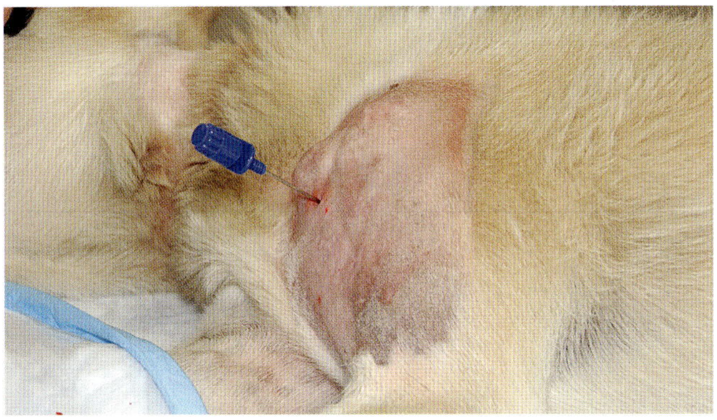

▮ Abb. 8: Nach Eindringen der Nadel in die Markhöhle ist kein Widerstand mehr zu spüren, aber die Nadel sitzt fest im Knochen.

10) Durch rasches und kräftiges Zurückziehen des Spritzenzylinders wird Unterdruck erzeugt (6–8 ml), bis Blut bzw. blutiges Material im Kanülenansatz zu sehen ist (▮ Abb. 9).

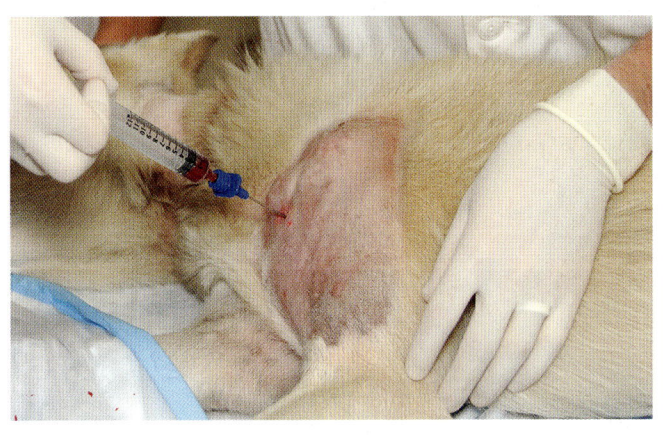

▮ Abb. 9: Erzeugen eines kräftigen Sogs, bis Blut bzw. blutiges Material im Kanülenansatz zu sehen ist.

11) Sobald sich Blut im Kanülenansatz zeigt, wird nicht mehr aspiriert, um die Hämodilution der Probe so gering wie möglich zu halten.
12) Nach Erhalt des Probenmaterials wird die Spritze von der Kanüle abgenommen und die Probe wird weiterverarbeitet (s. S. 162/163).

Aspirationsbiopsie: gewinkelter Zugang am proximalen Humerus

Technik

1) Bei diesem alternativen Zugang erfolgt der Einstich an derselben Stelle wie beim lateralen Zugang. Die Nadel wird jedoch in einem Winkel in Richtung Ellbogen vorgeschoben, sodass die Probe aus der Markhöhle des Humerus 2–4 cm weiter distal gewonnen wird (Abb. 1).

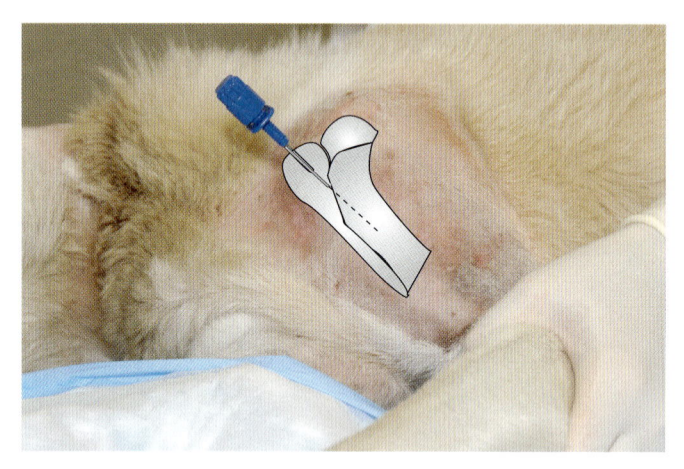

Abb. 1: Anatomische Verhältnisse und richtige Position der Nadel beim gewinkelten Zugang zum proximalen Humerus.

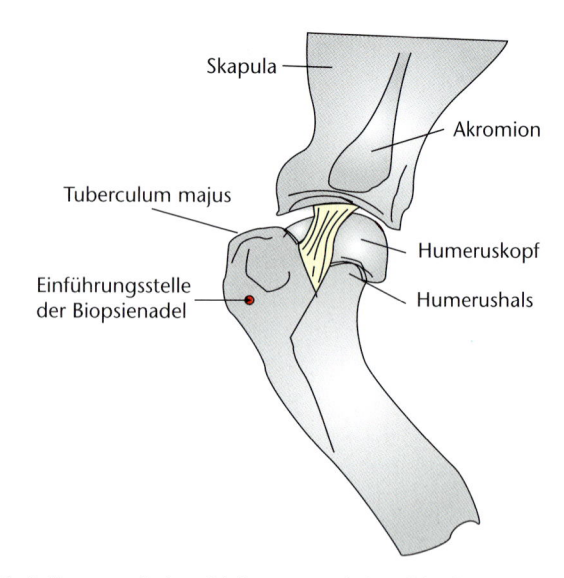

Abb. 2: Humerus mit den wichtigen anatomischen Orientierungspunkten.

2) Das Tier wird in Seitenlage fixiert. Zur Stabilisierung der Gliedmaße erfasst man den Ellbogen und hält den Humerus wie in natürlicher Standposition, wobei der bei der Durchführung der Knochenmarkaspiration ausgeübte Druck auf den proximalen Humerus durch entsprechenden Gegendruck ausgeglichen werden muss.
3) Der Bereich lateral der Schulter und die Lateralfläche des proximalen Humerus werden geschoren und chirurgisch vorbereitet.
4) Die Eintrittsstelle der Aspirationsnadel in den Knochen ist dieselbe wie beim lateralen Zugang, nämlich auf dem abgeflachten Areal an der kraniolateralen Seite des proximalen Abschnitts des Humerus, und zwar unmittelbar distal des Tuberculum majus (Abb. 2 und 3).

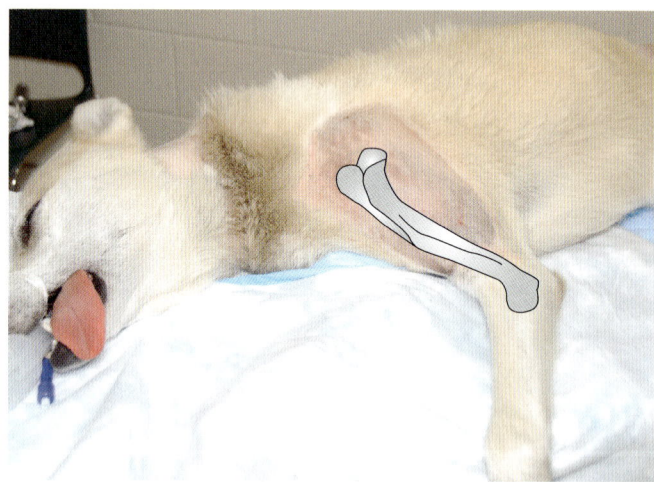

Abb. 3: Die Eintrittsstelle der Aspirationsnadel liegt auf dem abgeflachten Areal an der kraniolateralen Seite des proximalen Abschnitts des Humerus, und zwar unmittelbar distal des Tuberculum majus.

5) An der Einstichstelle wird mit der Lidocain-Lösung ein lokalanästhetischer Block hergestellt, der von der Haut bis zum Periost reicht.
6) Mit der Skalpellklinge Nr. 11 führt man nun eine Stichinzision durch.

Untersuchung des Knochenmarks

7) Die Nadel wird unmittelbar distal des Tuberculum majus eingeführt, wobei die Nadelspitze in einem Winkel von 45° zur Längsachse des Humerus nach distal in Richtung des Ellbogens zeigt (Abb. 4). Es ist wichtig, die Aspirationsnadel beim Eindringen in den Knochen stets gut unter Kontrolle zu haben, da ein Abgleiten der Nadel an der Knochenoberfläche zu Verletzungen des umgebenden Weichteilgewebes führen würde.

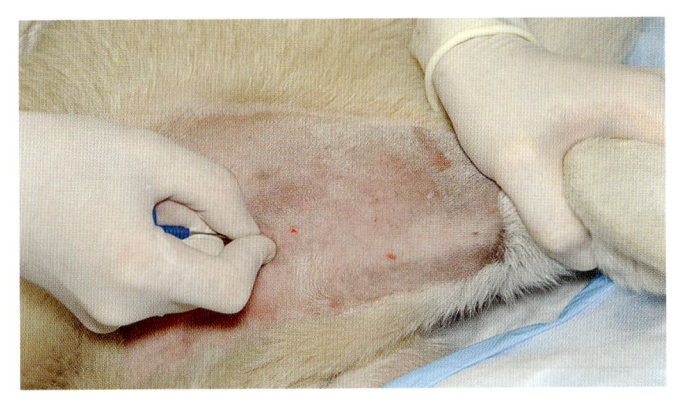

Abb. 4: Die Nadel wird unmittelbar distal des Tuberculum majus eingeführt. Die Nadelspitze zeigt dabei nach distal in Richtung Ellbogen.

8) Sobald die Kortikalis durchdrungen wurde, wird die Nadel unter drehender Bewegung kraftvoll in die Markhöhle vorgetrieben (Abb. 5).

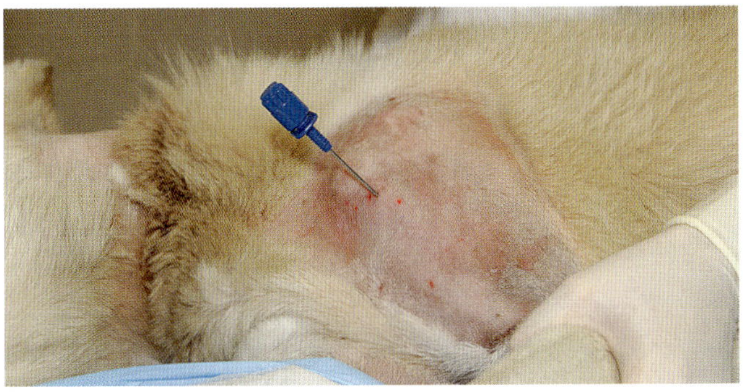

Abb. 5: Die korrekt platzierte Aspirationsnadel sitzt fest in der Markhöhle.

9) Nach Zurückziehen des Stiletts setzt man die Spritze auf (Abb. 6).

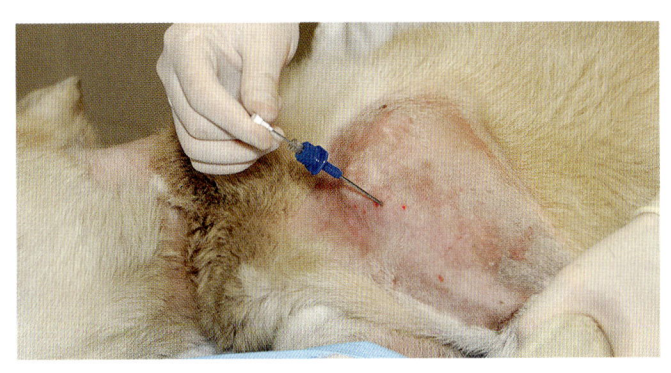

Abb. 6: Entfernen des Stiletts.

10) Durch rasches und kräftiges Zurückziehen des Spritzenzylinders wird Unterdruck erzeugt (6–8 ml), bis Blut bzw. blutiges Material im Kanülenansatz zu sehen ist (Abb. 7).

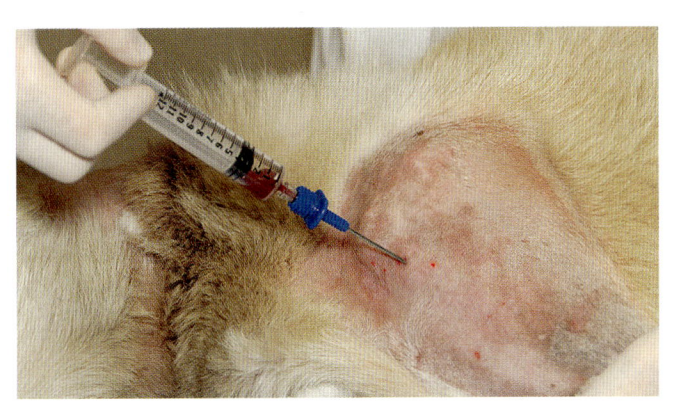

Abb. 7: Aspirationsbiopsie des Knochenmarks.

11) Sobald sich Blut im Kanülenansatz zeigt, wird nicht mehr aspiriert, um die Hämodilution der Probe so gering wie möglich zu halten.
12) Nach Erhalt des Probenmaterials wird die Spritze von der Kanüle abgenommen und die Probe wird weiterverarbeitet (s. S. 162/163).

Aspirationsbiopsie an der Crista iliaca

Technik
1) Bei diesem Zugang wird die Aspirationsnadel an der breitesten Stelle des Darmbeinkamms (Crista iliaca) eingeführt und in kaudoventrale Richtung in die Markhöhle vorgetrieben (▌Abb. 1 und 2).

2) Das Tier wird in Seitenlage fixiert. Alternativ kann der Patient auch in Brustlage positioniert werden, wobei die Hintergliedmaßen so unter den Körper geschoben werden, dass die Crista iliaca beider Seiten möglichst weit hervorsteht.
3) Die Region um die Crista iliaca wird geschoren und chirurgisch vorbereitet.
4) Die Einstichstelle befindet sich an der breitesten und am weitesten dorsal gelegenen Schmalseite des Darmbeinflügels. An der Einstichstelle wird mit der Lidocain-Lösung ein lokalanästhetischer Block hergestellt, der von der Haut bis zum Periost reicht.
5) Mit der Skalpellklinge Nr. 11 führt man nun eine Stichinzision durch.
6) Durch Palpation wird die Crista iliaca aufgesucht, indem man mit je einem Finger zu beiden Seiten des Knochens den Darmbeinkamm entlanggleitet. Die Nadel sollte an der breitesten und am weitesten dorsal gelegenen Stelle des Darmbeinflügels eingeführt werden.
7) Nun wird die Nadel durch den Hautschnitt eingeführt und bis zur Kortikalis des Darmbeins vorgeschoben (▌Abb. 3). Dabei sollte die Längsachse der Nadel parallel zur Längsachse des Darmbeinflügels gehalten werden. Die Nadelspitze ist nach kaudoventral in Richtung Os ilium gerichtet.

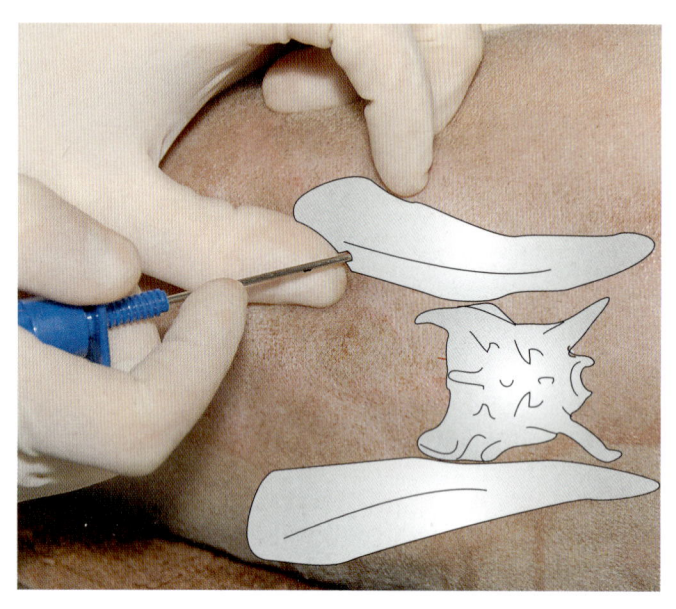

▌Abb. 1: Richtige Positionierung der Aspirationsnadel.

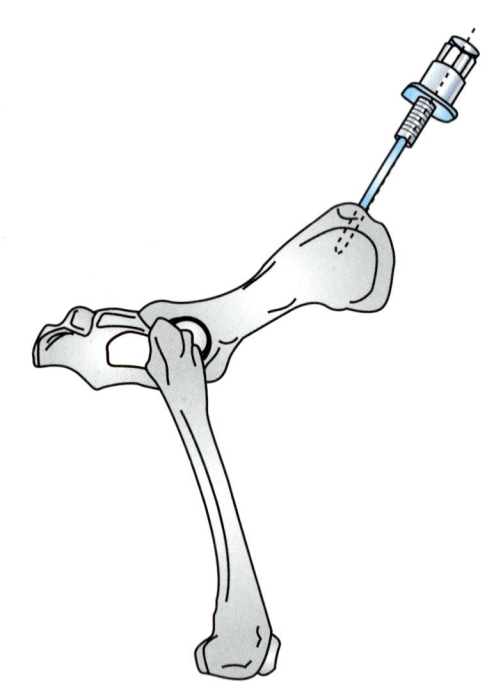

▌Abb. 2: Hüfte mit Orientierungspunkten.

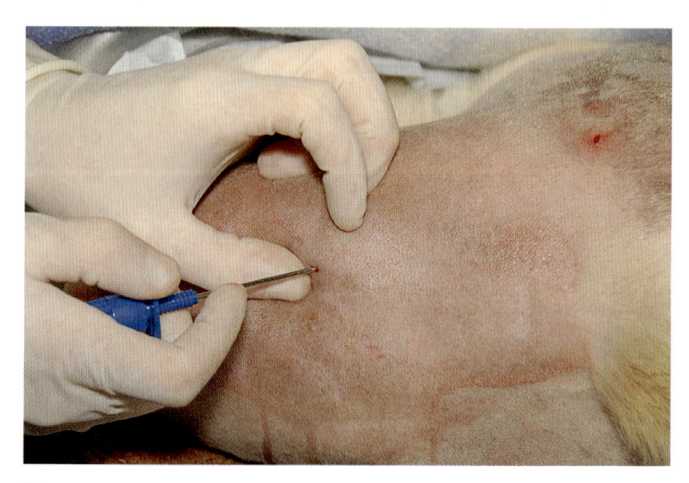

▌Abb. 3: Nach Einführen der Nadel an der breitesten und am weitesten dorsal gelegenen Stelle des Darmbeinkamms wird sie in kaudoventrale Richtung in die Markhöhle des Knochens vorgeschoben.

Zisternale Liquorpunktion

Ziel

Gewinnung von Zerebrospinalflüssigkeit (Liquor cerebrospinalis) zur Analyse.

Indikationen

- progrediente Erkrankungen von Gehirn oder Rückenmark
- Fieber und Nackenschmerzen
- vor Injektion von Röntgenkontrastmittel in den subarachnoidalen Raum zwecks Durchführung einer Myelografie

Kontraindikationen und besondere Hinweise

- Da die Liquorpunktion eine Allgemeinanästhesie erfordert, besteht für alle Tiere mit schwerwiegenden Anästhesierisiken eine Kontraindikation für diese Untersuchung.
- Eine Liquorpunktion sollte bei Patienten mit hochgradiger Koagulopathie möglichst nicht durchgeführt werden.
- Folgende Anzeichen sprechen für einen erhöhten intrakraniellen Druck:
  - Bewusstseinstrübung oder abnormes Verhalten
  - abnorm verengte oder erweiterte Pupillen oder fehlender Pupillarreflex
  - Bradykardie
  - erhöhter arterieller Blutdruck
  - verändertes Atemmuster
- Bei Verdacht auf erhöhten intrakraniellen Druck sollten vor der für die Liquorpunktion erforderlichen Vollnarkose folgende Maßnahmen durchgeführt werden, um das Risiko einer transtentoriellen Herniation so weit wie möglich zu reduzieren:
  - Oxygenierung
  - Gabe von 20-prozentigem Mannitol: 1 g/kg i. v. während 15 Minuten
  - Gabe von Furosemid: 1 mg/kg i. v.

  Außerdem sollte eine rasche Narkoseeinleitung mit Intubation und Ventilation zur Aufrechterhaltung eines CO_2-Partialdrucks von 30–40 mmHg erfolgen.
- Besondere Vorsicht ist geboten bei der Liquorpunktion aus der Cisterna magna: Die Spinalkanüle muss langsam und behutsam vorgeschoben werden, um das Risiko einer versehentlichen Punktion des Parenchyms so gering wie möglich zu halten. Jede Schädigung des Nervengewebes an dieser Stelle kann schlimme bis tödliche Folgen haben.

Anatomie

- Der Liquor cerebrospinalis ist eine klare, farblose Flüssigkeit, welche die Hirnventrikel und den Subarachnoidalraum von Gehirn und Rückenmark ausfüllt (Abb. 1).

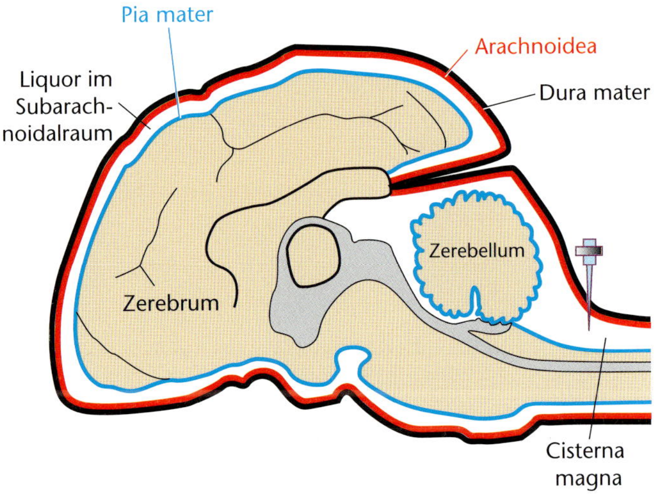

- Gehirn und Rückenmark sind von drei Hüllen (Meningen) umgeben. Die innerste Hülle, die Pia mater, liegt allen Oberflächen von Gehirn und Rückenmark unmittelbar auf und ist mit diesen eng verbunden. Zwischen Pia mater und der nächsten bindegewebigen Hülle, der Arachnoidea, befindet sich der mit Liquor gefüllte Subarachnoidalraum. Die Arachnoidea liegt der äußersten Hülle, der Dura mater, eng an. Die Dura mater ihrerseits ist eng mit dem Periost des Schädels und den Knochen des Wirbelkanals verbunden (Abb. 2).

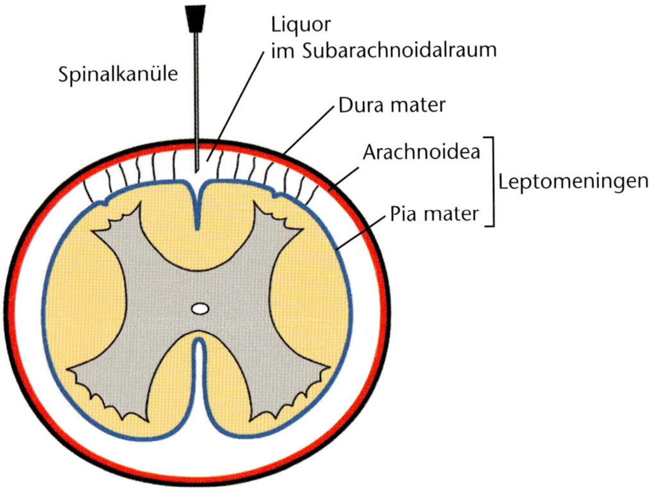

Abb. 1: Der Liquor cerebrospinalis ist in den Hirnventrikeln und im Subarachnoidalraum von Gehirn und Rückenmark enthalten.

Abb. 2: Anatomische Verhältnisse zwischen Meningen und Liquor im Rückenmark.

Arthrozentese

2) Der Patient wird in Seitenlage verbracht. Die Hintergliedmaße wird mit einer Hand so unterstützt, dass sie parallel zum Tisch verläuft und dass die Gelenke wie bei der natürlichen Standposition gewinkelt sind. Nun wird der Trochanter major des Femurs palpiert (Abb. 10).

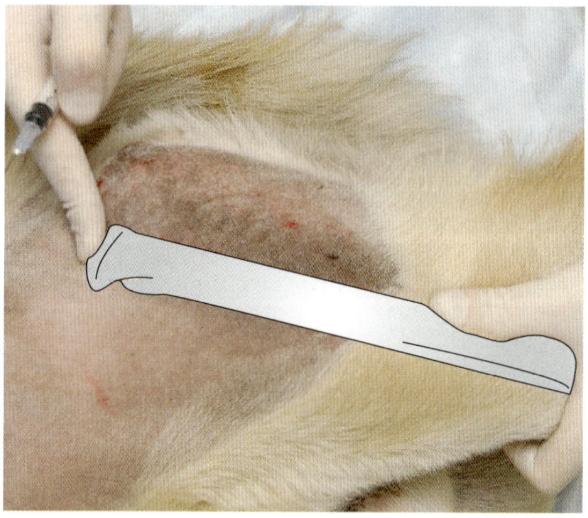

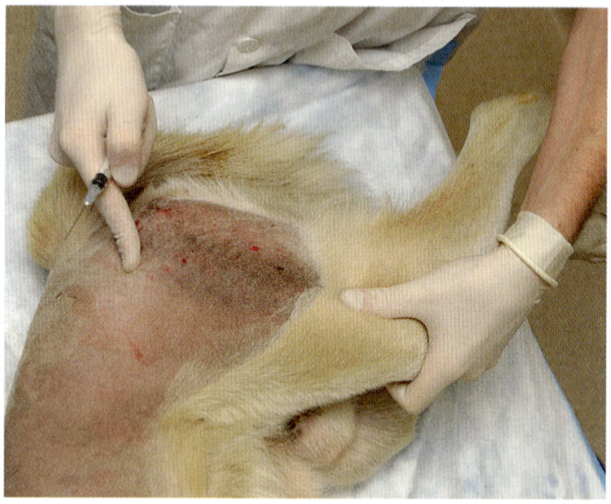

■ Abb. 10: Wenn das Tier richtig positioniert wurde, kann der Trochanter major des Femurs palpiert werden.

3) Die Kanüle wird gerade in medialer Richtung, d. h. in rechtem Winkel zum Tisch, eingestochen und unmittelbar dorsal des kranialen Rands des Trochanter major so weit vorgeschoben, bis Knochen zu spüren ist (Abb. 11).

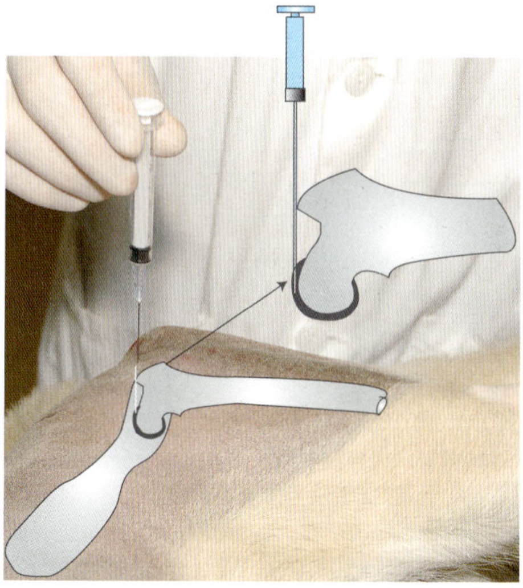

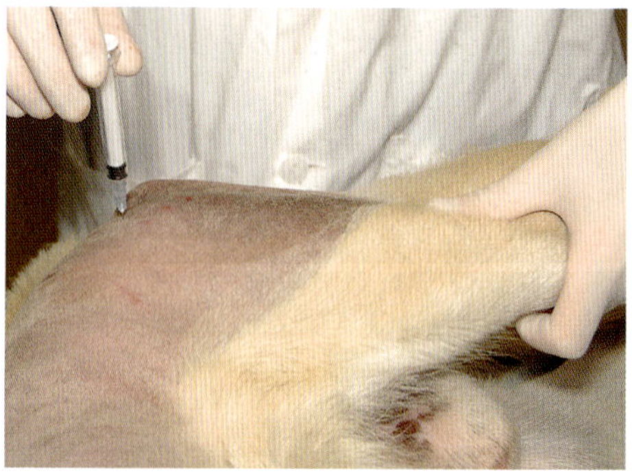

■ Abb. 11: Vorschieben der Nadel dorsal des kranialen Rands des Trochanter major.

4) Nun wird die Gliedmaße abduziert und nach medial rotiert, während man die Kanüle leicht nach ventral und kranial in den Gelenkspalt hinein vorschiebt (Abb. 12).

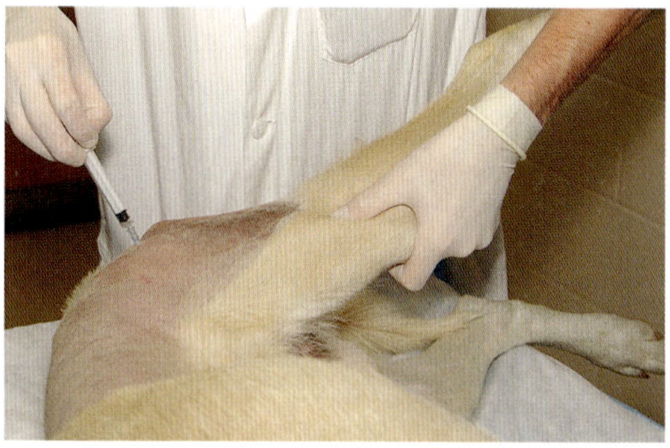

■ Abb. 12: Einführen und Vorschieben der Punktionskanüle unmittelbar dorsal des vorderen Rands des Trochanter major, bis sie auf Knochen stößt. Dann wird sie bei abduzierter und medial rotierter Gliedmaße nach ventral und kranial vorgeschoben.

5) Rufen Sie sich vor diesem Eingriff nochmals die Lage des N. ischiadicus in Erinnerung. Der Nerv liegt dorsal des Trochanter major des Femurs tief in der Glutealmuskulatur und verläuft dann kaudal des Trochanter major, bevor er hinter dem Femurschaft zwischen M. biceps femoris und M. semitendinosus in distale Richtung in die Gliedmaße zieht.

Arthrozentese

Kniegelenk

Technik

1) Das Kniegelenk wird gebeugt und gestreckt, um die Gelenkmitte zu identifizieren. An dieser Stelle wird die Nadel eingestochen.
2) Das Kniegelenk wird leicht gebeugt.
3) Nun sucht man den „freien" Abschnitt des Lig. patellae auf und identifiziert dessen Mittelpunkt zwischen distaler Patella und Tuberositas tibiae (■ Abb. 5). An dieser Stelle sticht man mit der Punktionskanüle ein, und zwar unmittelbar lateral des Kniescheibenbands zwischen Patella und proximaler Tibia.

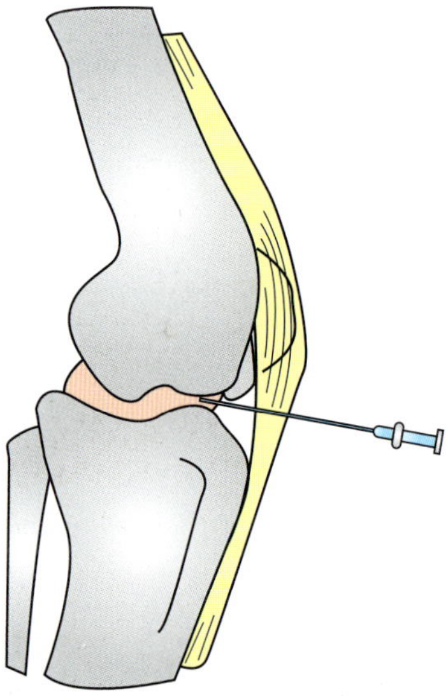

■ Abb. 5: Einstichstelle für eine Arthrozentese am Kniegelenk.

4) Dabei ist die Nadelspitze leicht nach medial gerichtet, während die Kanüle nach kaudal in Richtung der Mitte der Gelenkhöhle vorgeschoben wird (■ Abb. 6).

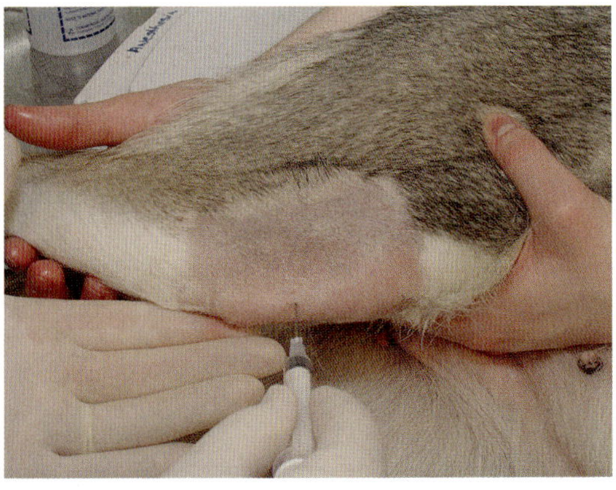

■ Abb. 6: Einführen der Nadel am Kniegelenk.

5) Die Nadel sollte sich bis zur Gelenkmitte leicht und ohne Widerstand vorschieben lassen (■ Abb. 7).

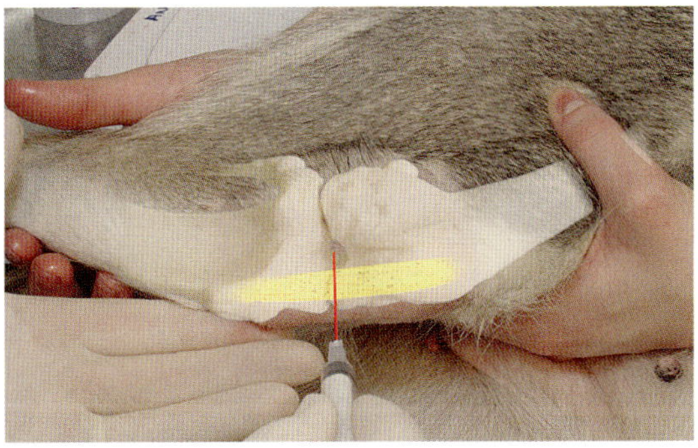

■ Abb. 7: Die Nadel wird bis zur Gelenkmitte vorgeschoben.

6) Sobald die Nadel richtig liegt, wird vorsichtig aspiriert (■ Abb. 8).

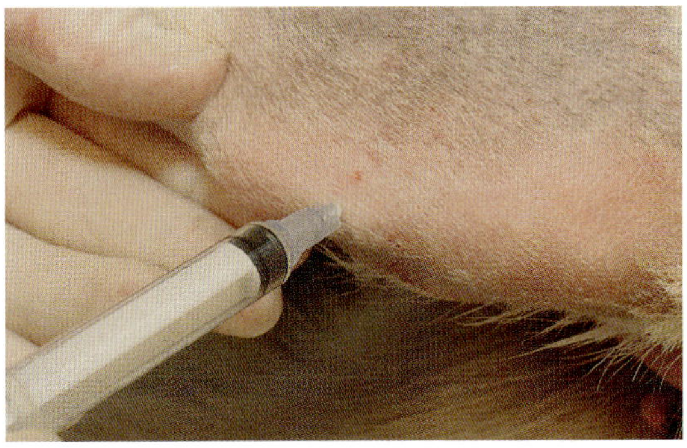

■ Abb. 8: Um Synovia aus dem Kniegelenk zu erhalten, wird die Punktionskanüle etwas lateral des Kniescheibenbands, und zwar auf halber Höhe des freien Anteils des Lig. patellae eingeführt und in Richtung der Mitte der Gelenkhöhle vorgeschoben.

7) Medialer und lateraler Gelenkraum kommunizieren miteinander.

Hüftgelenk

Technik

1) Für die Arthrozentese des Hüftgelenks ist i. d. R. eine Allgemeinanästhesie erforderlich (■ Abb. 9).

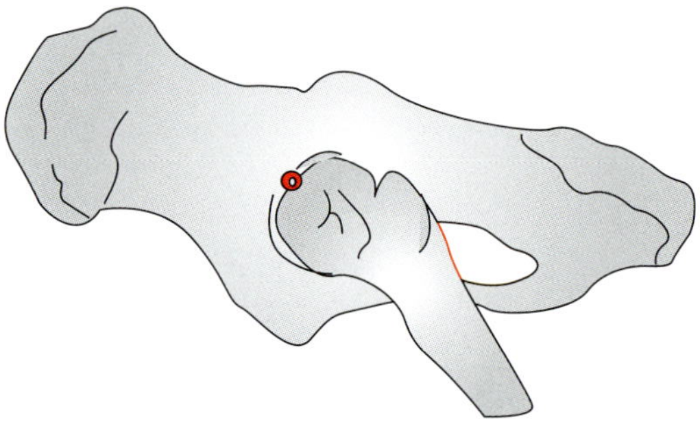

■ Abb. 9: Einstichstelle für eine Arthrozentese am Hüftgelenk.

Arthrozentese am Schulter-, Knie- und Hüftgelenk

Schultergelenk

Technik

1) Der Hund befindet sich in Seitenlage.
2) Das Schultergelenk wird etwas gebeugt und die Gliedmaße wird so parallel zum Tisch gehalten, als würde der Hund stehen und das Bein belasten (■ Abb. 1).

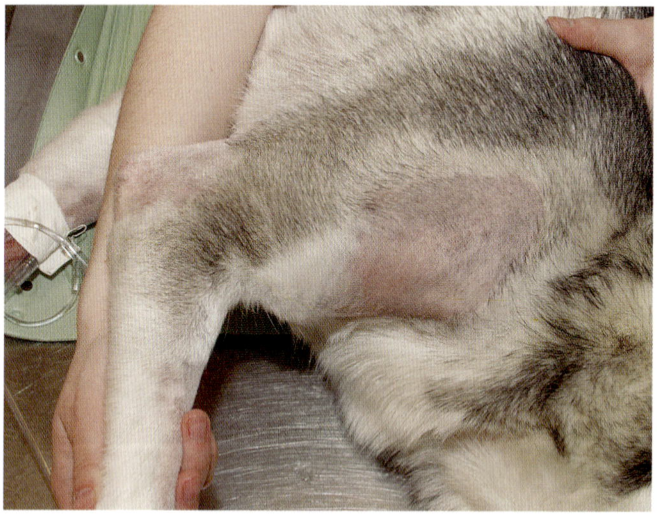

■ Abb. 1: Haltung des Hundes für eine Arthrozentese am Schultergelenk.

3) Die Einstichstelle befindet sich unmittelbar kranial des Lig. glenohumerale, etwas distal des Akromions der Skapula (■ Abb. 2).

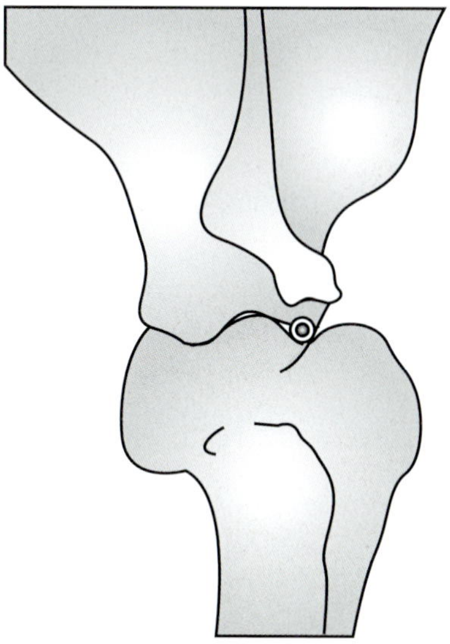

■ Abb. 2: Einstichstelle für eine Arthrozentese am Schultergelenk.

4) Die Kanüle wird in medialer Richtung (gerade) eingestochen (■ Abb. 3).

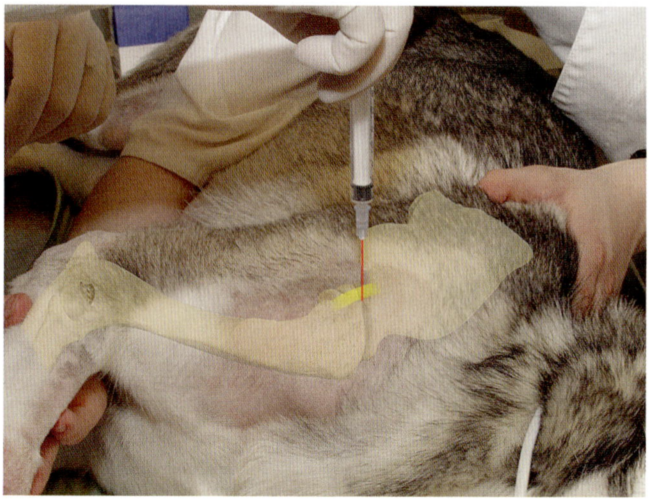

■ Abb. 3: Einführen der Nadel in medialer Richtung.

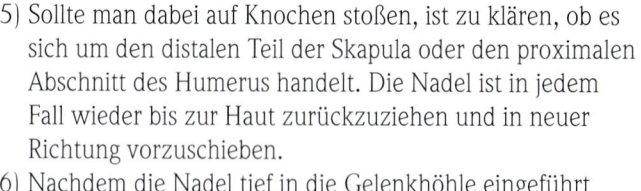

5) Sollte man dabei auf Knochen stoßen, ist zu klären, ob es sich um den distalen Teil der Skapula oder den proximalen Abschnitt des Humerus handelt. Die Nadel ist in jedem Fall wieder bis zur Haut zurückzuziehen und in neuer Richtung vorzuschieben.
6) Nachdem die Nadel tief in die Gelenkhöhle eingeführt wurde, wird vorsichtig aspiriert (■ Abb. 4).

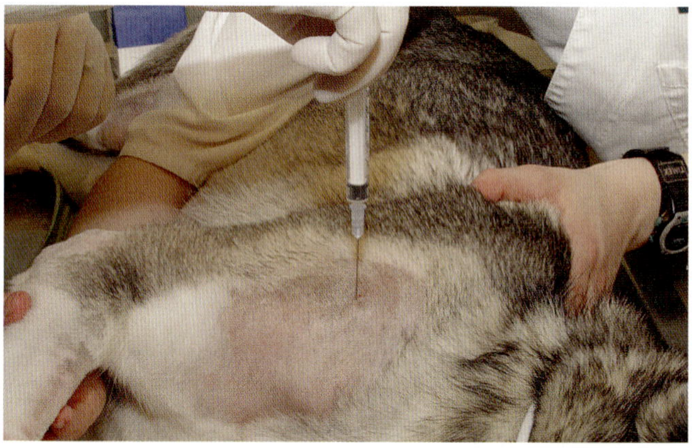

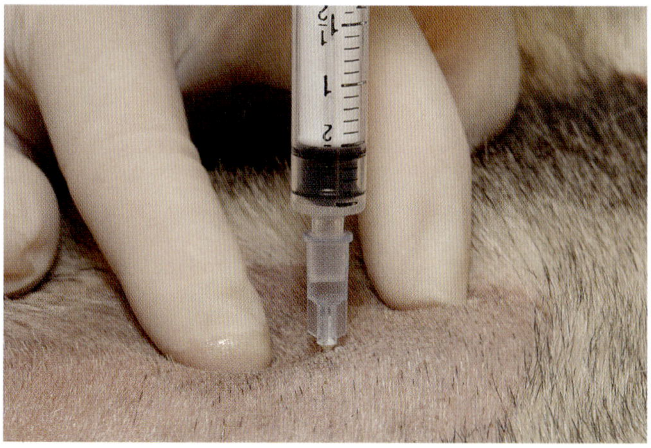

■ Abb. 4: Um Synovia aus dem Schultergelenk zu erhalten, wird die Kanüle in medialer Richtung unmittelbar kranial des Lig. glenohumerale und leicht distal des Akromions eingeführt.

Arthrozentese am Ellbogengelenk

Technik

1) Das Ellbogengelenk wird in teilweise gebeugter Stellung gehalten.

2) Die Kanüle wird unmittelbar proximal des Dorsalrands des Olekranons eingestochen und dabei immer parallel zu diesem gehalten (■ Abb. 1).

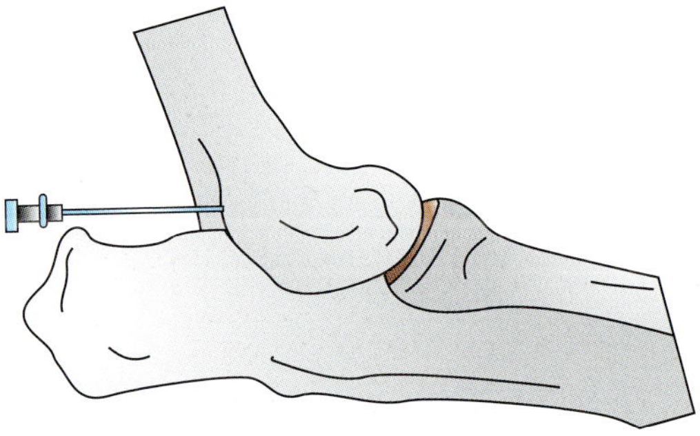

■ Abb. 1: Einstichstelle für eine Arthrozentese am Ellbogengelenk.

3) Die Nadelspitze sollte dabei die Haut unmittelbar hinter dem Epicondylus lateralis humeri durchdringen (■ Abb. 2).

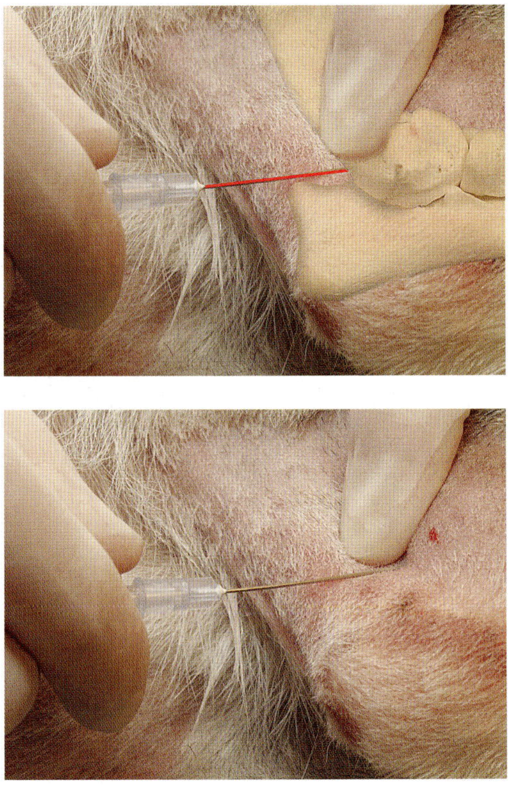

■ Abb. 2: Einführen der Nadel unmittelbar hinter dem Epicondylus lateralis humeri.

4) Die Nadelspitze sollte letztendlich unmittelbar medial des lateralen Kamms dieses Muskelknorrens am distalen Humerus zu liegen kommen. Da dies ein breiter Knochenkamm ist, muss, sobald die Nadel durch die Haut eingestochen wurde, mit dem Daumen in mediale Richtung Druck auf den Nadelschaft ausgeübt werden, während man die Kanüle weiter in den Gelenkspalt vorschiebt. Nur so

6) Sobald die Nadel richtig liegt, wird vorsichtig aspiriert.

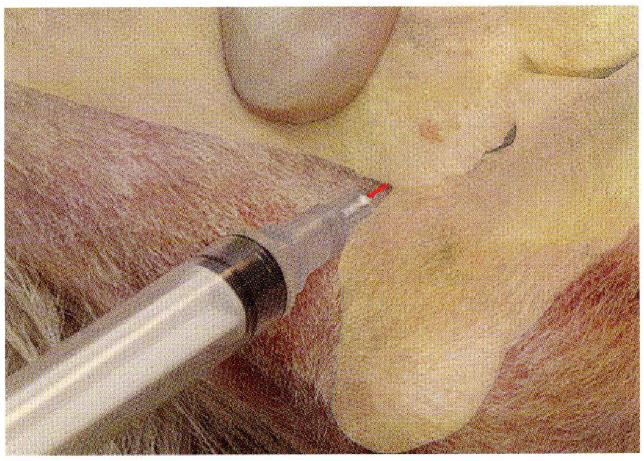

■ Abb. 4: Ausrichten der Nadel parallel zum Dorsalrand des Olekranon und Einführen der Nadelspitze unmittelbar medial des Epicondylus lateralis humeri.

5) Wenn die Nadel etwas eingedrungen ist und sich nicht weiter vorschieben lässt, wird vorsichtig aspiriert. Lässt sich keine Synovia gewinnen, versucht man, die Nadel bei gestrecktem Ellbogen weiterzuschieben. In den meisten Fällen muss die Kanüle tief in die Gelenkhöhle eingeführt werden, bevor sich Gelenkflüssigkeit aspirieren lässt (■ Abb. 4).

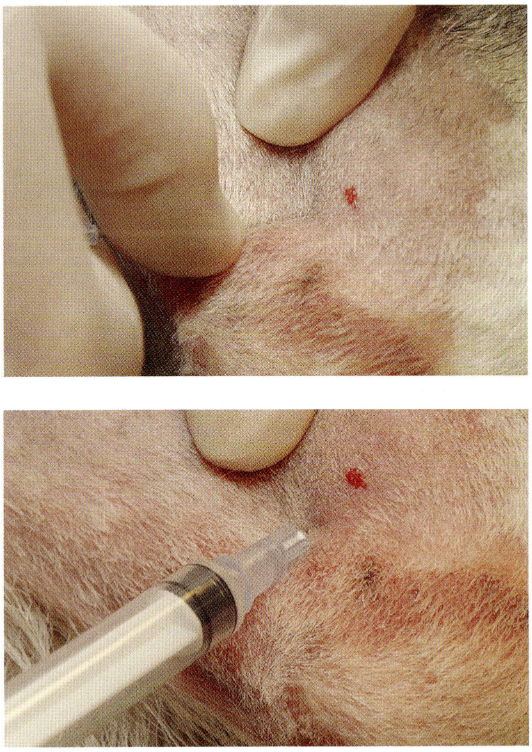

■ Abb. 3: Nach unten (medial) gerichteter Druck auf den Nadelschaft während des Einführens der Kanüle ist notwendig, um diese medial des dicken Epicondylus lateralis humeri in den Gelenkspalt hinein vorschieben zu können.

gelingt es, die Kanüle parallel zum Olekranon in von kaudal nach kranial gerichteter Position zu halten und somit gerade in das Gelenk einzuführen (■ Abb. 3). Die Nadelspitze sollte nicht nach medial gerichtet werden.

Arthrozentese

Kaudaler Zugang

1) Um die Bewegung der Tibia in Relation zur Trochlea tali kaudal palpieren zu können, wird die Gliedmaße gebeugt und gestreckt. An dieser Stelle zwischen Tibia und Trochlea tali wird die Kanülenspitze eingeführt (■ Abb. 26).

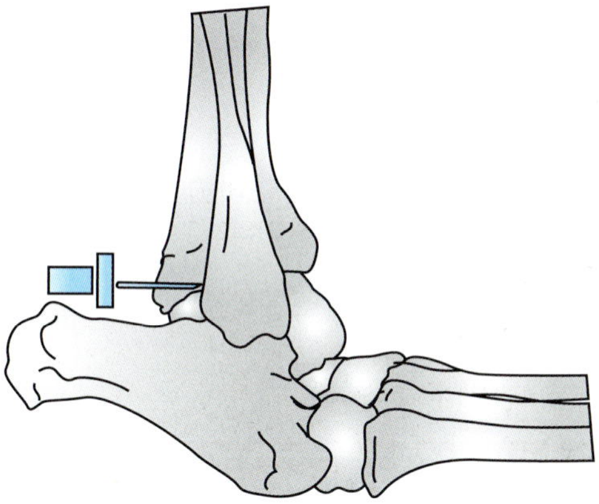

2) Die Gliedmaße wird dabei in teilweise gebeugter Stellung gehalten.

3) Die Spitze der Nadel wird nun kaudal der Fibula auf der Höhe des Gelenks in die Haut eingestochen.

4) Die Nadel wird nach kranial gerichtet und gleitet in mediale Richtung zum Malleolus lateralis der Fibula (■ Abb. 27).

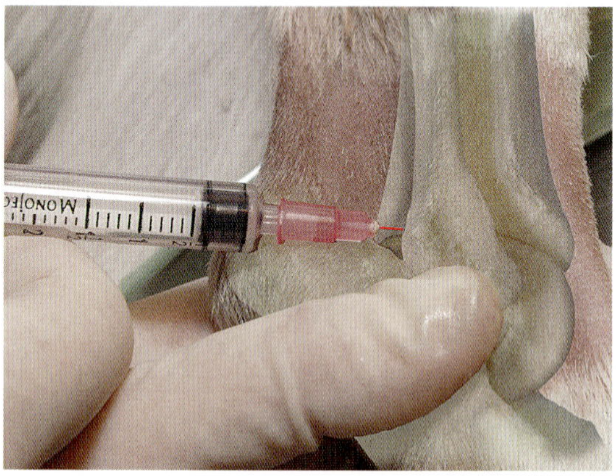

5) Nun wird vorsichtig aspiriert (■ Abb. 28).

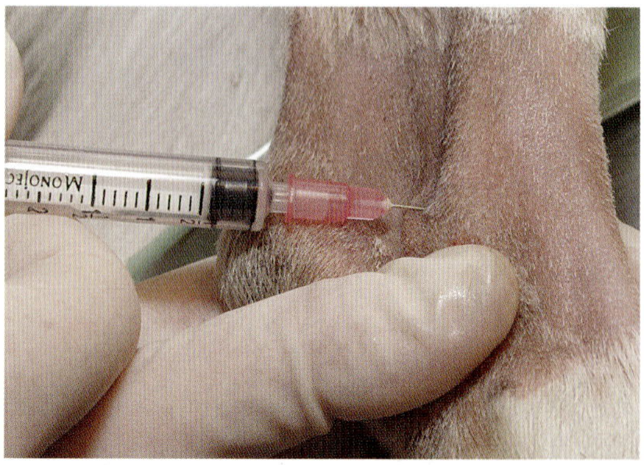

■ Abb. 26: Einstichstelle für eine Arthrozentese am Sprunggelenk (kaudaler Zugang).

■ Abb. 27: Einführen der Nadel in medialer Richtung zum Malleolus lateralis der Fibula.

■ Abb. 28: Beim kaudalen Zugang zur Arthrozentese des Tarsalgelenks wird die Nadel in den palpierbaren Gelenkspalt zwischen Tibia und Trochlea tali, und zwar medial des Malleolus lateralis der Fibula, eingeführt.

3) Die Nadel wird an der distalen Seite des Malleolus lateralis der Fibula in die Haut eingestochen (■ Abb. 24).

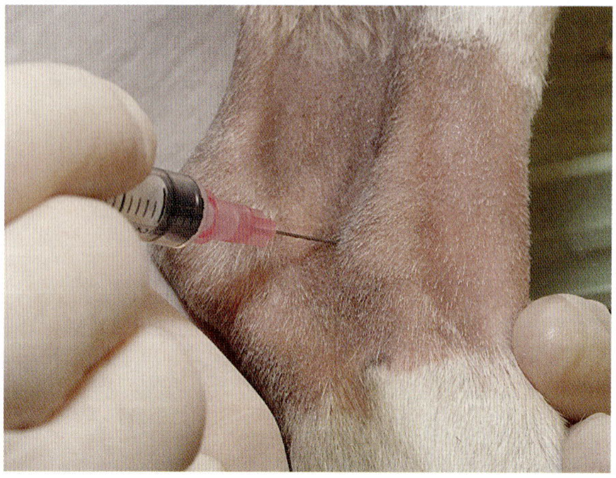

4) Mithilfe der Kanüle verschiebt man dann die Haut etwas in kaudale Richtung (zusammen mit dem Kaudalast der V. saphena).

5) Nachdem die Haut auf diese Weise kaudal verschoben wurde, führt man die Kanüle weiter ein, sodass sie unmittelbar distal und kaudal des Malleolus in das Gelenk gelangt, wobei die Nadelspitze nach medial und leicht kranial sowie leicht proximal gerichtet ist (■ Abb. 25). Um den Gelenkspalt aufzufinden, muss man sich evtl. am Knochen entlangtasten.

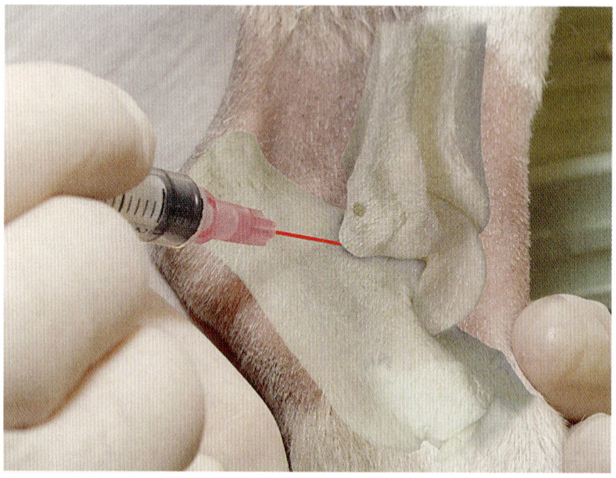

6) Nun wird vorsichtig aspiriert.

■ Abb. 24: Einführen der Nadel an der distalen Seite des Malleolus lateralis der Fibula.

■ Abb. 25: Beim lateralen Zugang zum Sprunggelenk wird die Kanüle unmittelbar distal und kaudal des Malleolus lateralis der Fibula eingestochen und nach medial sowie leicht proximal gerichtet.

Arthrozentese am Karpal- und Sprunggelenk III

Sprunggelenk

Technik
Kranialer Zugang (Fortsetzung)

3) Das Gelenk wird in voller Streckung gehalten, sodass sich die distale Tibia als Knochenleiste palpieren lässt (■ Abb. 19).

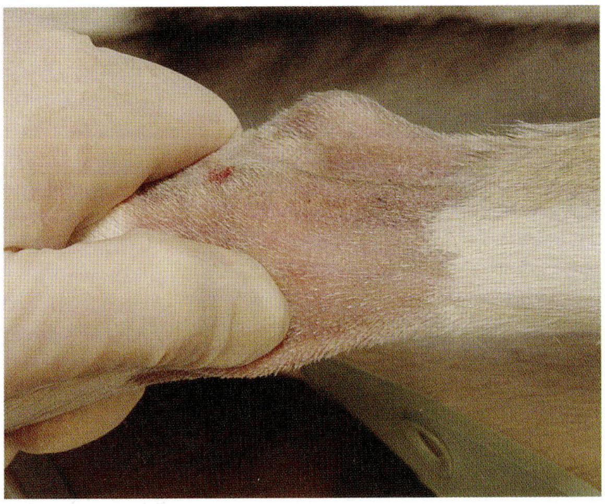

■ Abb. 19: Halten des Gelenks in voller Streckung.

4) Unmittelbar distal dieser Knochenleiste führt man die Kanüle ein (■ Abb. 20).

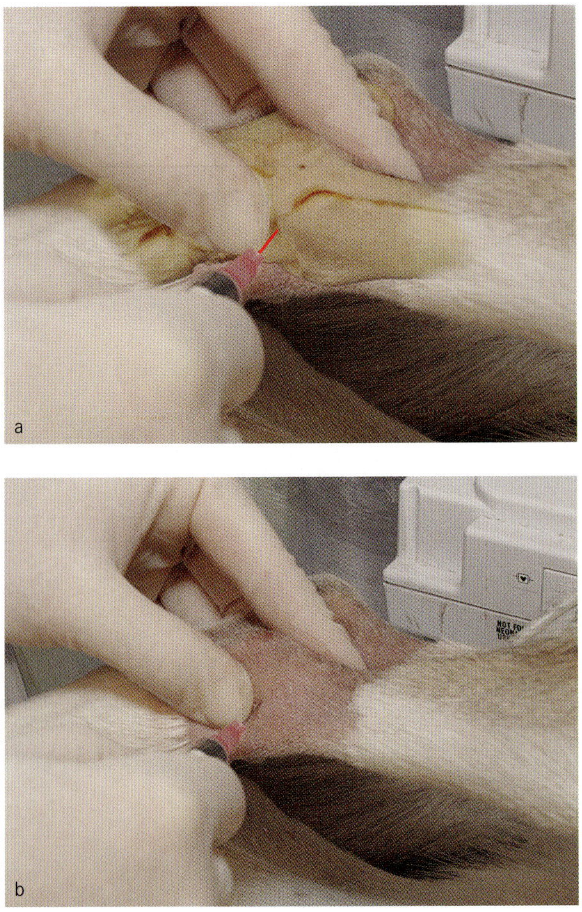

■ Abb. 20: Einführen der Kanüle.

5) Die Nadel stößt hier sehr rasch auf Knochen. Nun wird vorsichtig aspiriert (■ Abb. 21).

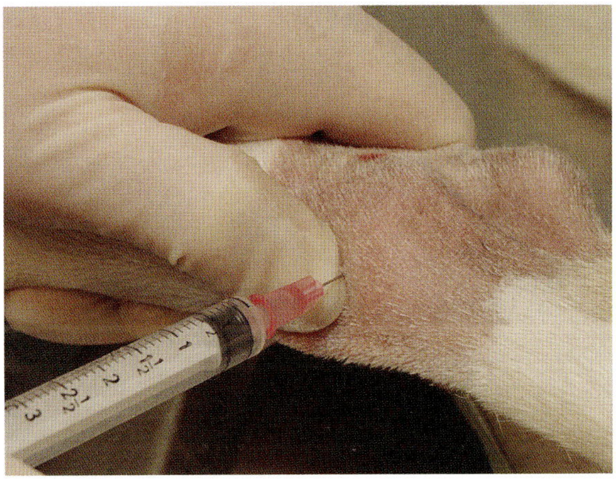

■ Abb. 21: Beim kranialen Zugang für die Arthrozentese des Tarsalgelenks wird die Nadel zwischen distaler Tibia und Talus in den Gelenkspalt an der dorsolateralen Oberfläche des Gelenks eingeführt.

Lateraler Zugang

1) Zur Entnahme von Gelenkflüssigkeit aus dem Sprunggelenk wird oft der laterale Zugang gewählt (■ Abb. 22).

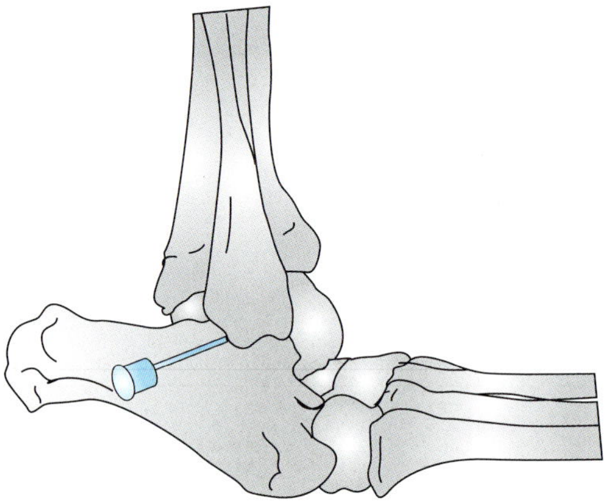

■ Abb. 22: Einstichstelle für eine Arthrozentese am Sprunggelenk (lateraler Zugang).

2) Das Gelenk wird leicht gebeugt gehalten und man palpiert den Malleolus lateralis der Fibula (■ Abb. 23).

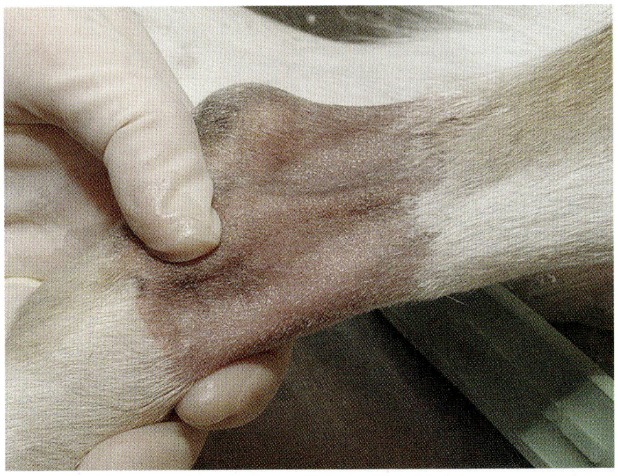

■ Abb. 23: Palpieren des Malleolus lateralis der Fibula.

Arthrozentese

Karpalgelenk

Technik

1) Gelenkflüssigkeit vom Karpalgelenk kann aus der Articulatio radiocarpea oder den Articulationes intercarpeae gewonnen werden (Abb. 15). Die Articulatio radiocarpea ist leichter zu palpieren und somit die am häufigsten für die Arthrozentese des Karpalgelenks gewählte Lokalisation.

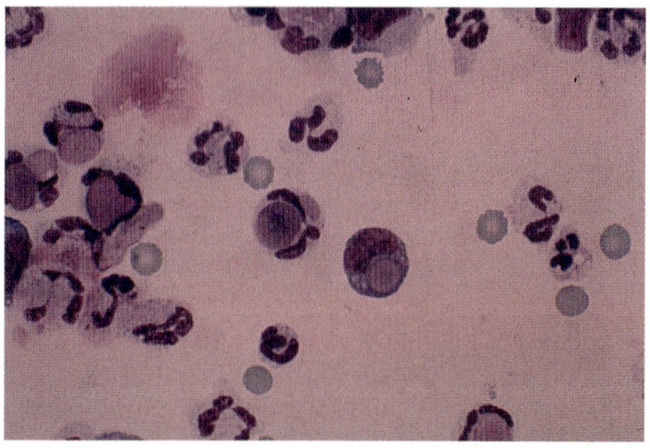

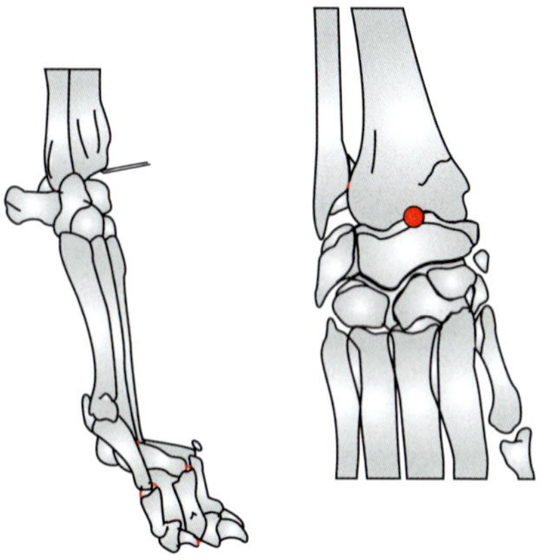

▶ Abb. 14: Lupus-erythematodes-Zellen sind Neutrophile, die opsonisiertes nukleäres Material aufgenommen haben.

▶ Die Synovialflüssigkeit von Hunden mit Polyarthritis enthält neutrophile Granulozyten, die opsonisiertes nukleäres Material aufgenommen haben. Dies sind Lupus-erythematodes-Zellen. Ihre Anwesenheit weist auf das Vorliegen eines systemischen Lupus erythematodes (SLE) hin (Abb. 14).

▶ Abb. 15: Einstichstellen für eine Arthrozentese am Karpalgelenk.

2) Das Gelenk wird partiell gebeugt, und die Nadel wird in den radiokarpalen Gelenkraum eingeführt, wobei der Zugang über die dorsomediale Fläche des Gelenks i. d. R. am günstigsten ist (Abb. 16).

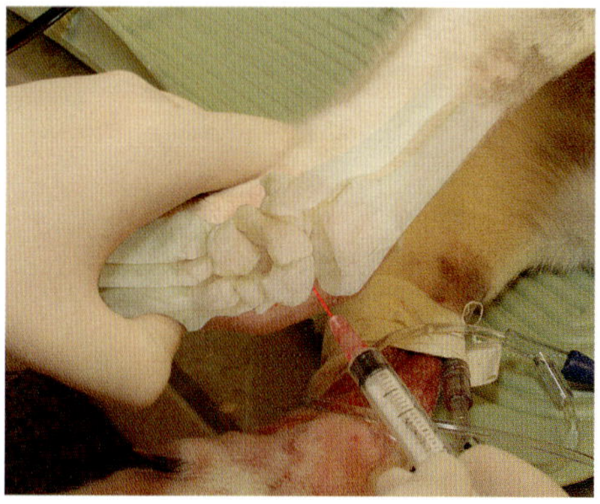

▶ Abb. 16: Beugen des Gelenks und Einführen der Nadel.

3) Die Kontur des distalen Radius ist höchst komplex und setzt sich aus vielen in den Gelenkspalt ragenden Vorsprüngen zusammen, sodass es gelegentlich nicht gelingt, die Nadel in den Gelenkspalt vorzuschieben, auch wenn dieser deutlich zu palpieren war. Stößt die Kanüle auf Knochen, muss die Punktion an anderer Stelle versucht werden.

4) Sobald die Kanüle in den Gelenkspalt eingeführt wurde, wird vorsichtig aspiriert (Abb. 17).

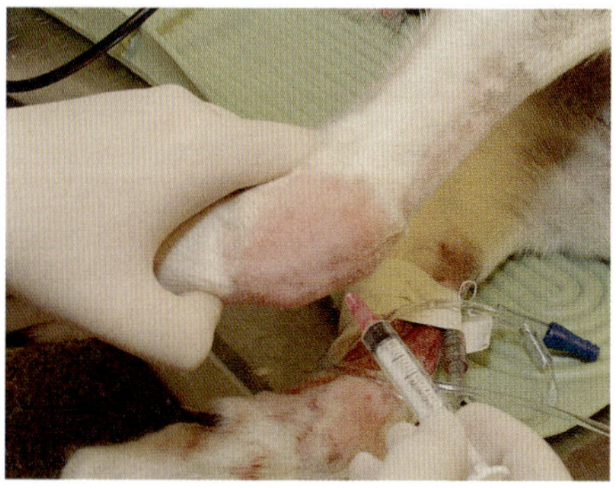

▶ Abb. 17: Entnahme von Synovialflüssigkeit über den dorsomedialen Zugang zum radiokarpalen Gelenkspalt.

5) Das Radiokarpalgelenk ist nicht mit den anderen Karpalgelenken verbunden. Sollte es daher bei der Punktion dieses Gelenks zur Kontamination der Probe mit Blut gekommen sein, kann die Arthrozentese an einem Interkarpalgelenk versucht werden. Interkarpal- und Karpometakarpalgelenke kommunizieren miteinander.

Sprunggelenk

Technik

Für die Arthrozentese des Tarsalgelenks sind drei Zugänge möglich, von denen jeder gleichermaßen geeignet ist, sodass sich die Wahl des Zugangs ausschließlich nach der Präferenz des Untersuchers richtet.

Kranialer Zugang

1) Unter abwechselndem Beugen und Strecken des Sprunggelenks sucht man mittels Palpation die anatomischen Orientierungspunkte auf.

2) Danach palpiert man auf der dorsolateralen Oberfläche des Gelenks den Spalt zwischen distaler Tibia und Talus (Abb. 18).

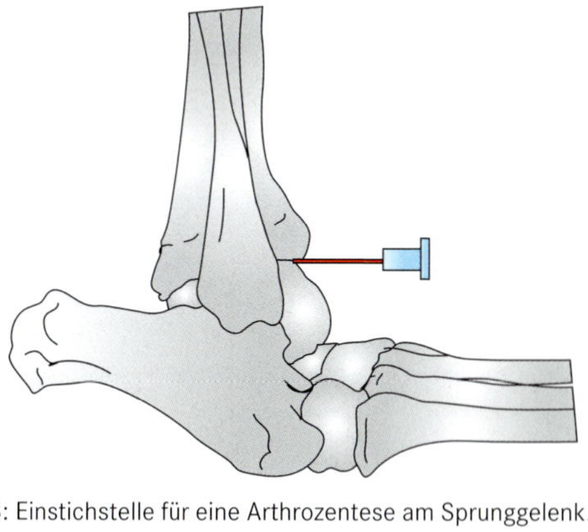

▶ Abb. 18: Einstichstelle für eine Arthrozentese am Sprunggelenk.

Arthrozentese am Karpal- und Sprunggelenk II

Technik (Fortsetzung)

10) Nachdem von allen Gelenken Synovialproben für die zytologische Untersuchung genommen wurden, punktiert man ein Gelenk nochmals, um etwa 0,5–1 ml Flüssigkeit für eine Bakterienkultur zu entnehmen. Die Probe wird sofort in eine Blutkultur-Flasche inokuliert und bei Körpertemperatur 24 h lang inkubiert, bevor sie auf ein Kulturmedium ausgebracht wird (Abb. 9). Dies erhöht die Wahrscheinlichkeit, von einem infizierten Gelenk eine positive Bakterienkultur zu erhalten.

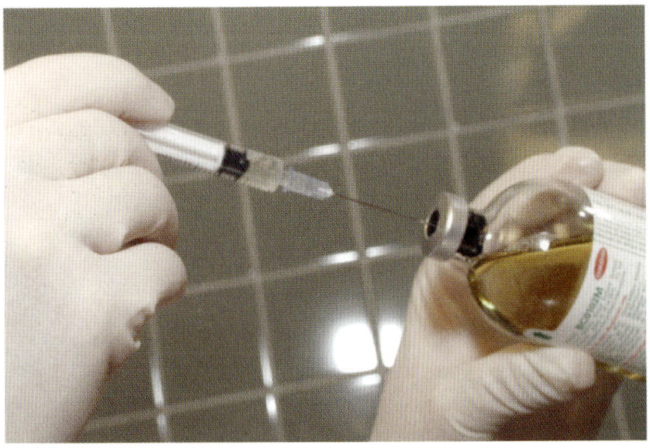

■ Abb. 9: Inokulation der für eine Bakterienkultur gewonnenen Synovialflüssigkeit in eine Blutkultur-Flasche.

Untersuchungsergebnis

▶ Synovia aus gesunden Gelenken ist klar und farblos (Abb. 10).

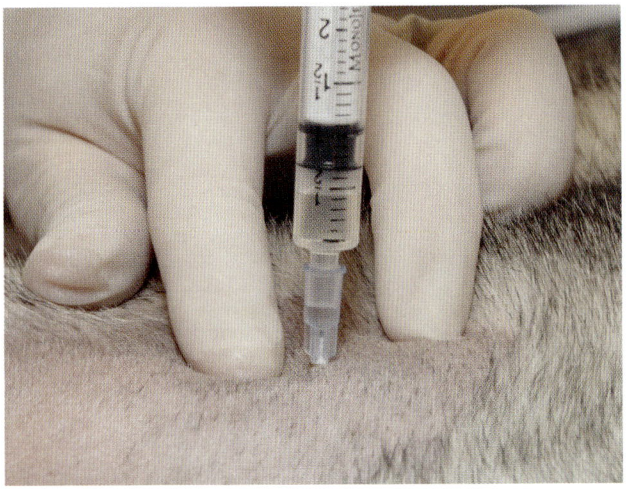

■ Abb. 10: Klare und farblose Synovia aus einem gesunden Gelenk.

▶ Im Normalfall weist die Gelenkflüssigkeit einen hohen Proteingehalt auf (getüpfelter Hintergrund im Mikroskop), enthält keine Neutrophilen und nur wenige mononukleäre Zellen (< 3000/μl, 1–5/HPF [× 400]) (Abb. 12).

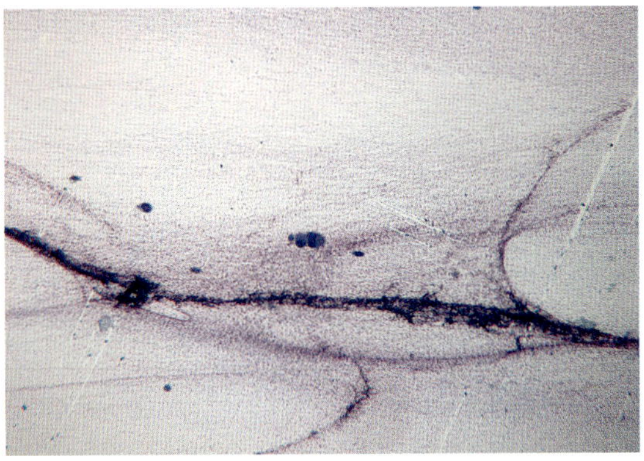

▶ Zudem ist normale Gelenkflüssigkeit aufgrund des hohen Gehalts an Hyaluronsäure stark viskös (fadenziehend) (Abb. 11). Bei Entzündung oder Infektion des Gelenks verringert sich die Viskosität der Synovia, und sie erscheint wässriger.

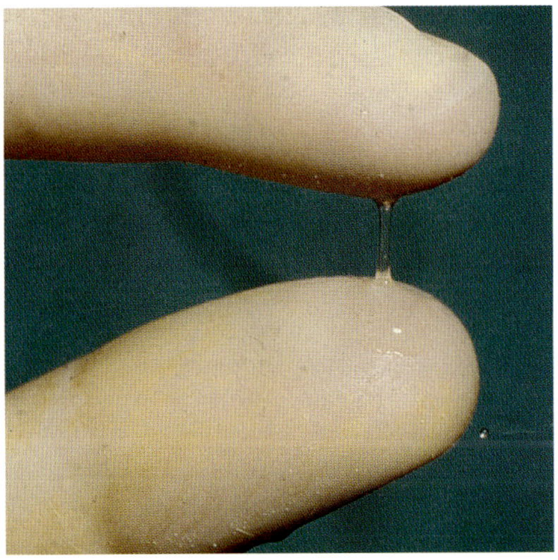

■ Abb. 11: Synovia aus gesunden Gelenken ist viskös.

▶ Eine entzündlich veränderte Synovia (mit erhöhter Anzahl an Neutrophilen) ist bei Hunden mit infektiösen oder immunvermittelten Erkrankungen der Gelenke zu sehen (Abb. 13).

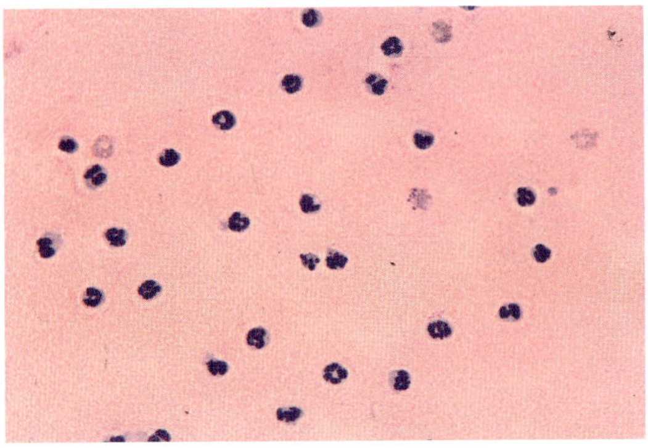

■ Abb. 12: Ausstrichpräparat von unveränderter Synovia mit getüpfeltem Hintergrund und geringer Zellularität.

■ Abb. 13: Synovia mit zahlreiche Neutrophilen bei einem Hund mit Polyarthritis.

Technik

1) Der Bereich um die Punktionsstelle wird geschoren und chirurgisch vorbereitet. Für die Arthrozentese zieht man sterile Handschuhe über.
2) Ein Assistent hält die Gliedmaße und bringt sie je nach Bedarf in Beugung oder Streckung.
3) Das Gelenk wird palpiert und so manipuliert, dass Gelenkhöhle und anatomische Orientierungspunkte identifiziert werden können. Falls erforderlich, macht man sich vorher anhand eines Skelettmodells mit den anatomischen Gegebenheiten vertraut.
4) Auf die 3-ml-Spritze wird eine Kanüle aufgesetzt. Die Größe der Nadel ist von der Körpergröße des Hundes und vom zu punktierenden Gelenk abhängig. Karpal- und Sprunggelenk aller Hunde und Katzen sowie die größeren Gelenke kleiner Hunde können mit einer 25-G-Kanüle punktiert werden. Bei Hunden mit einem Körpergewicht von mehr als 10 kg ist für die Arthrozentese von Kniegelenk, Ellbogen- und Schultergelenk eine längere und kräftigere Kanüle (22 G) erforderlich. Bei großen Hunden benötigt man für die Punktion des Hüftgelenks u. U. eine Spinalnadel.
5) Nach Einführen der Kanüle in den Gelenkspalt wird vorsichtig aspiriert (■ Abb. 5).

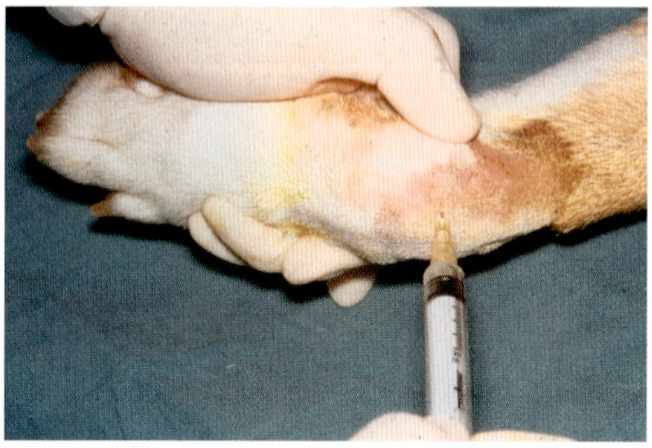

■ Abb. 5: Vorsichtiges Aspirieren nach Einführen der Kanüle.

6) Sobald 1 Tropfen Gelenkflüssigkeit im Kanülenansatz zu sehen ist, wird kein Sog mehr ausgeübt, und die Nadel wird aus Gelenk und Haut zurückgezogen. Für die Analyse der Synovia reicht eine sehr geringe Menge aus (1–3 Tropfen). Würde man weiter aspirieren, könnte es zur Kontamination der Probe mit Blut kommen. Das Risiko einer Probenkontamination mit Blut aus den Hautgefäßen besteht, wenn man beim Zurückziehen der Kanüle vergisst, den Unterdruck in der Spritze rechtzeitig aufzuheben.
7) Die Kanüle wird von der Spritze abgenommen, Luft wird in die Spritze aufgezogen und die Kanüle wird wieder aufgesteckt (■ Abb. 6).

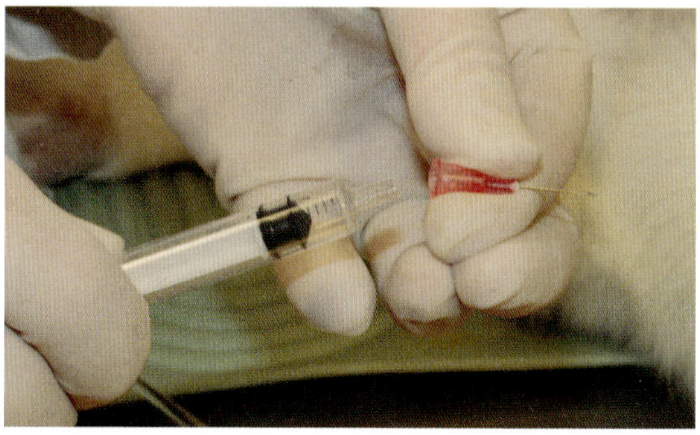

■ Abb. 6: Abnehmen der Kanüle. Dann zieht man Luft auf und steckt die Kanüle wieder auf.

8) Nun spritzt man 1 Tropfen der Synovialflüssigkeit auf einen Objektträger. Beurteilt werden Farbe, Transparenz und Viskosität der Probe (■ Abb. 7).

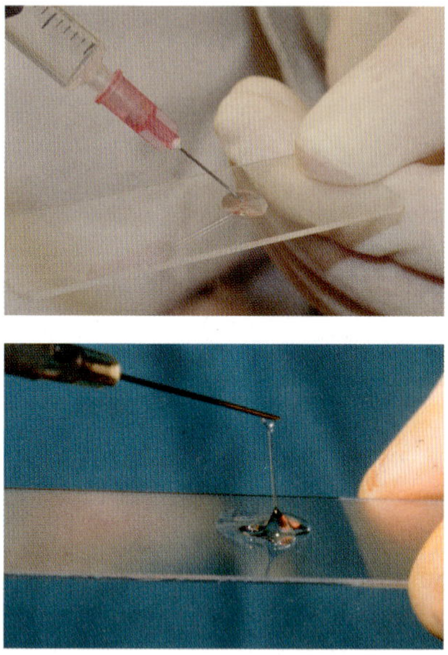

■ Abb. 7: Nach Ausspritzen eines Tropfens der gewonnenen Synovialflüssigkeit auf einen Objektträger werden Farbe, Transparenz und Viskosität der Probe beurteilt.

9) Danach legt man einen sauberen Objektträger auf den Objektträger mit der Probe, sodass der Flüssigkeitstropfen gequetscht wird, und schiebt die beiden Objektträger in horizontaler Richtung auseinander, um einen Ausstrich herzustellen (■ Abb. 8). Nach Lufttrocknung wird der Synovialausstrich gefärbt und zytologisch untersucht.

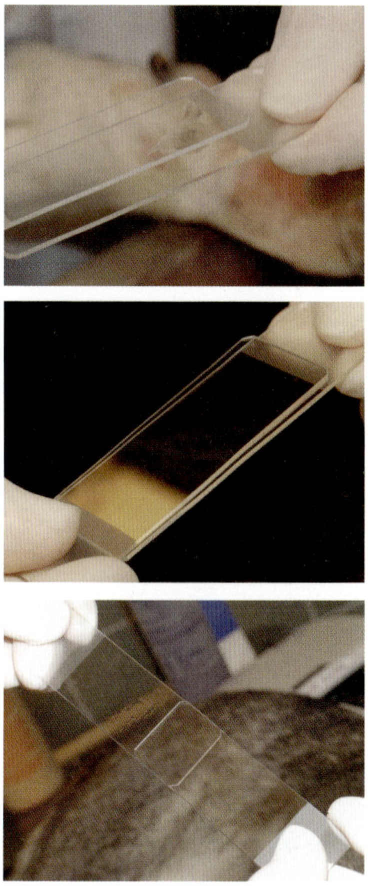

■ Abb. 8: Mit einem zweiten Objektträger wird der Flüssigkeitstropfen gequetscht. Dann schiebt man die beiden Objektträger in horizontaler Richtung auseinander.

Arthrozentese am Karpal- und Sprunggelenk I

Ziel
Gewinnung von Synovia für zytologische und bakteriologische Untersuchungen.

Indikationen
► Gelenkschwellungen oder Gelenkschmerzen an einem oder mehreren Gelenken bei Hund und Katze
► Lahmheit an wechselnden Gliedmaßen oder bei verändertem Gangart (zögerlichem Auffußen) bei Hund und Katze (■ Abb. 1)

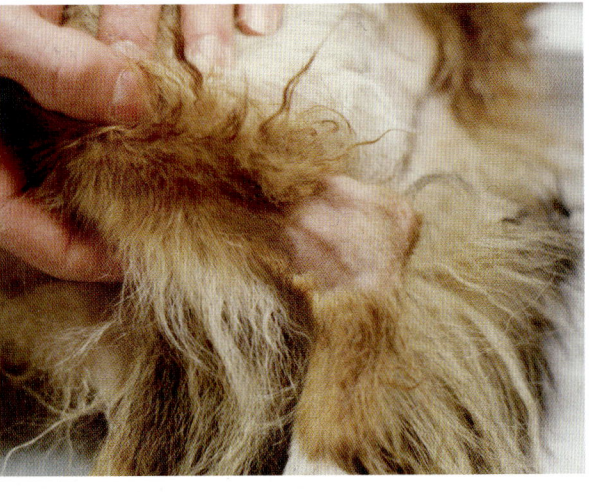

■ Abb. 1: Geschwollenes Sprunggelenk bei einem Shetland Sheepdog mit immunmediierter Polyarthritis. Der Hund verweigerte aufgrund der Schmerzen jede Bewegung und wurde wegen Verdachts auf Lähmung vorgestellt.

► Fieber unbekannter Ursache beim Hund. Am häufigsten ist dies auf eine Polyarthritis zurückzuführen (■ Abb. 2).
► Entzündungszeichen im Blutbefund (Leukozytose, Hyperglobulinämie) beim Hund, ohne dass der Ort der Infektion oder Entzündung bekannt ist (■ Abb. 3).
► Polyarthritis beim Hund: Es müssen mindestens fünf Gelenke punktiert werden. Bei immunvermittelten Krankheiten sind i. d. R. eher die kleinen Gelenke (Karpalgelenk, Sprunggelenk) betroffen.

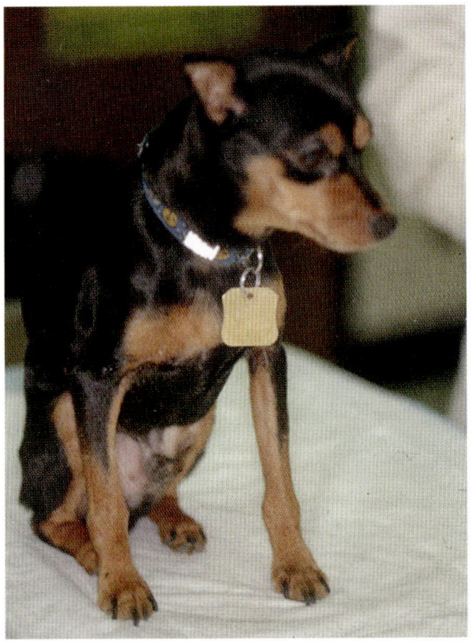

■ Abb. 2: Geschwollenes Karpalgelenk bei einem Zwergpinscher mit immunmediierter Polyarthritis.

Kontraindikationen und besondere Hinweise
Hochgradige Koagulopathie.

Fixierung
► Der Patient wird entsprechend fixiert und sediert, um jede Bewegung während der Gelenkpunktion zu verhindern. Die Punktion von Karpal-, Sprung- und Kniegelenk verursacht beim entspannten Patienten meist nur geringes Unbehagen, während die Arthrozentese von Ellbogen, Schulter- und Hüftgelenk schmerzhafter ist und daher eine stärkere Analgesie bzw. Sedierung erfordert. Es ist besonders wichtig, dass jede Bewegung während der Gelenkpunktion verhindert wird, da es sonst zur Kontamination der Probe mit Blut kommen kann.
► In der Regel lässt sich durch eine Injektion mit Acepromazin und Hydromorphon eine ausreichende Sedation und Analgesie erreichen. Für die Arthrozentese am Hüftgelenk wird eine Vollnarkose empfohlen.

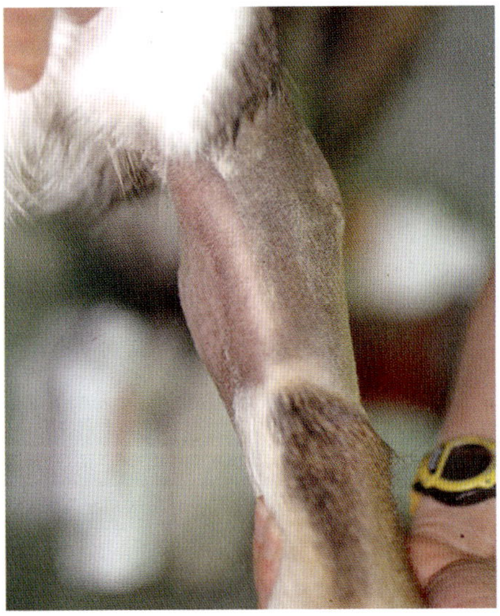

■ Abb. 3: Geschwollener und schmerzhafter Ellbogen bei einem Husky-Mischling mit septischer Arthritis infolge eines in das Gelenk eingedrungenen Stachels eines Stachelschweins.

Material
► 25-G-Kanülen
► 22-G-Kanülen, 38 mm lang
► 3-ml-Spritzen
► Objektträger
► Blutkultur-Flasche (■ Abb. 4)

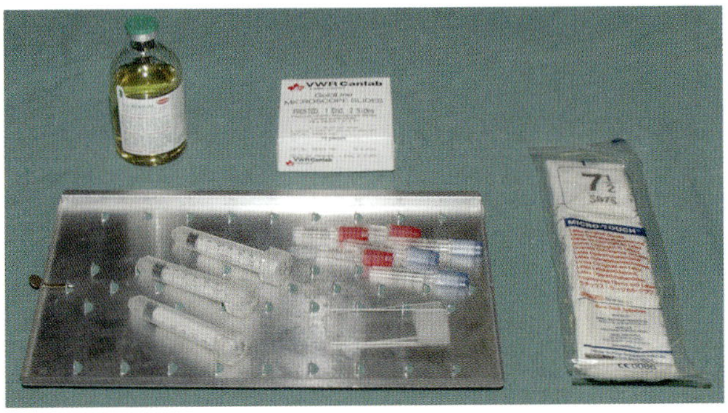

■ Abb. 4: Material für eine Arthrozentese bei Hunden und Katzen.

Untersuchung des Knochenmarks

10) Zum Lockern des ausgestanzten Rückenmarks dreht man die Nadel um ihre Längsachse abwechselnd in beide Richtungen hin und her (█ Abb. 5).

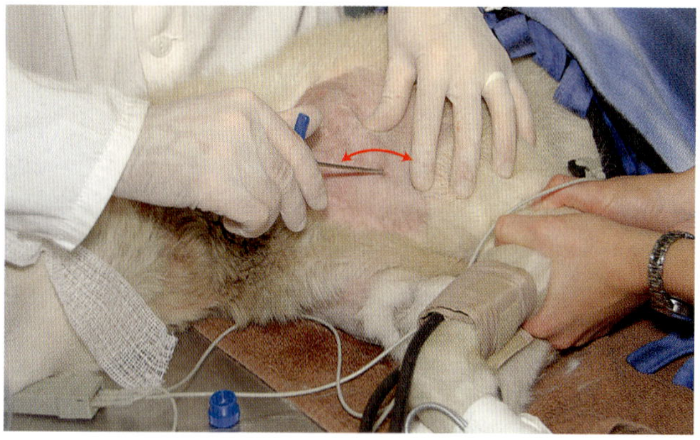

11) Danach zieht man die Nadel etwas zurück, richtet sie neu aus und schiebt sie in die andere Richtung vor, um von dort weiteres Knochenmark auszustanzen.

12) Danach wird die Nadel unter einer einzigen drehenden Bewegung (im Uhrzeiger- oder Gegenuhrzeigersinn) herausgezogen.

Probenbehandlung

1) Mithilfe des Mandrins, eines Führungsdrahts oder des mitgelieferten Probenauswerfers wird das gewonnene Probenmaterial über den proximalen Kanülenansatz aus der Nadel hinausbefördert und auf einen Objektträger aufgebracht (█ Abb. 6).

2) Das ausgestanzte Knochenmark stellt sich i. d. R. als rosafarbener bis roter Biopsiezylinder dar, an dessen einen Seite sich ein weißes Stück Kortikalis befindet (█ Abb. 7).

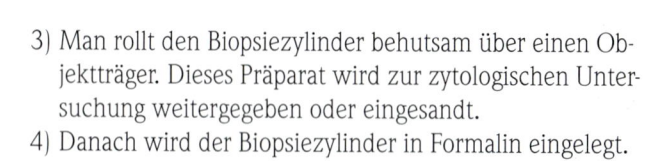

3) Man rollt den Biopsiezylinder behutsam über einen Objektträger. Dieses Präparat wird zur zytologischen Untersuchung weitergegeben oder eingesandt.

4) Danach wird der Biopsiezylinder in Formalin eingelegt.

Cave: Stellen Sie die Probengefäße mit Formalin bzw. die formalingetränkten Proben niemals neben die zytologischen Ausstriche, da die Formalindämpfe die Färbung der zytologischen Präparate stören.

5) Im Idealfall wird die Stanzbiopsie ein- oder mehrmals wiederholt, sodass zwei oder drei Biopsieproben zur Beurteilung eingeschickt werden können.

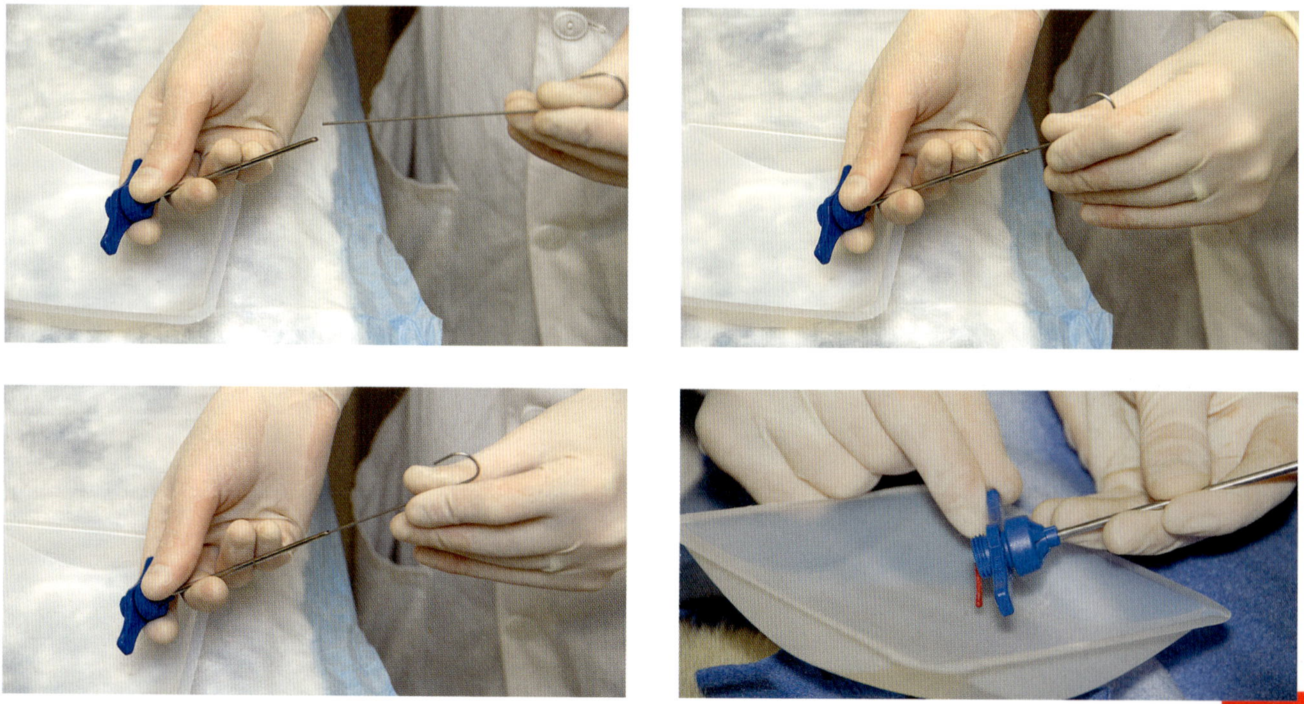

█ Abb. 5: Lockern des ausgestanzten Materials durch abwechselndes Hin- und Herdrehen der Nadel um ihre Längsachse.

█ Abb. 6: Das Probenmaterial wird mithilfe eines Führungsdrahts oder des mitgelieferten Probenauswerfers über den proximalen Kanülenansatz aus der Nadel hinausbefördert und auf den Objektträger aufgebracht.

█ Abb. 7: Rosafarbener bis roter Biopsiezylinder mit einem Stück Kortikalis.

Stanzbiopsie von Knochenmark am Humerus

Technik

1) Stanzbiopsate können auch vom Humerus gewonnen werden, wobei man sich an denselben anatomischen Punkten orientiert wie bei der Aspirationsbiopsie über den Gewinkelten Zugang zum proximalen Humerus.
2) Das Tier wird in Seitenlage fixiert.
3) Zur Stabilisierung der Gliedmaße erfasst man den Ellbogen und bringt das Schultergelenk so in Beugung, dass der Humerus parallel zur Körperwand liegt.
4) Nun palpiert man die kraniolateral am Humerus gelegene, flache Region unmittelbar distal des Tuberculum majus (■ Abb. 1). Hier wird später die Biopsienadel eingeführt.

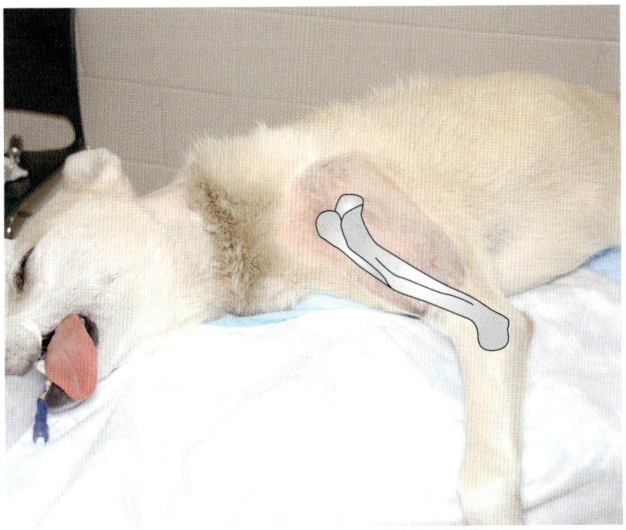

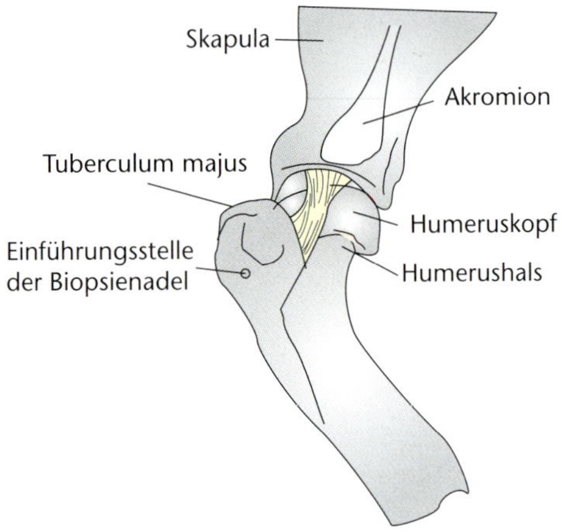

■ Abb. 1: Einstichstelle der Jamshidi-Nadel in der kraniolateral am Humerus liegenden, flachen Region unmittelbar distal des Tuberculum majus.

5) An der Einstichstelle wird mit der Lidocain-Lösung ein lokalanästhetischer Block hergestellt, der von der Haut bis zum Periost reicht.
6) Mit der Skalpellklinge Nr. 11 führt man nun über der geplanten Einstichstelle eine Stichinzision durch.
7) Die Nadel wird durch den Hautschnitt unmittelbar distal des Tuberculum majus eingeführt, wobei die Nadelspitze in einem Winkel von 45° zur Längsachse des Humerus nach distal in Richtung des Ellbogens zeigt (■ Abb. 2).

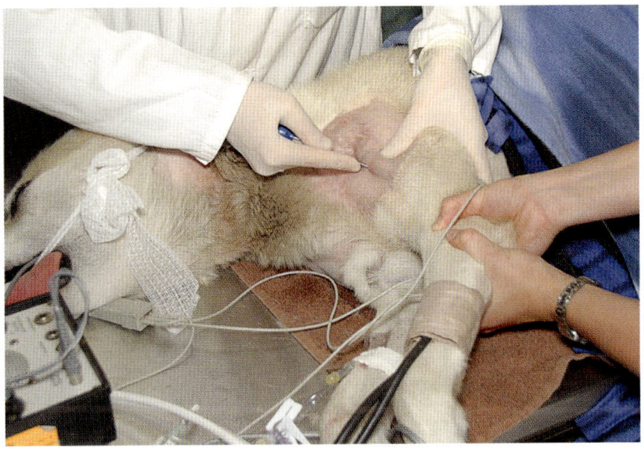

■ Abb. 2: Die Nadelspitze zeigt nach distal in Richtung des Ellbogens.

8) Sobald die Kortikalis durchdrungen wurde, wird der Mandrin entfernt (■ Abb. 3).

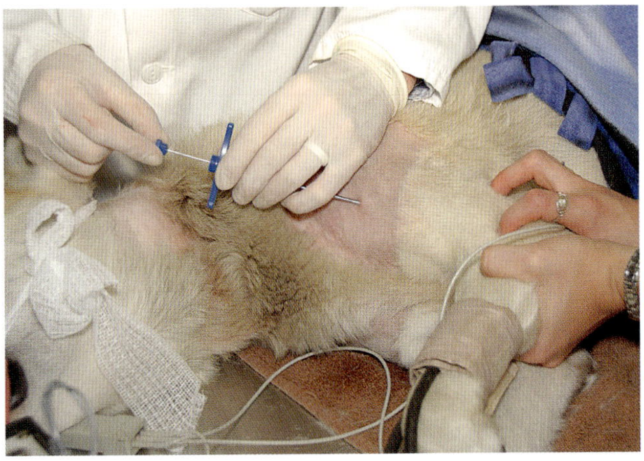

■ Abb. 3: Entfernen des Mandrins.

9) Die Nadel wird mit drehender Bewegung kraftvoll in den Markkanal vorgetrieben, bis sie fest im Knochenmark sitzt (■ Abb. 4).

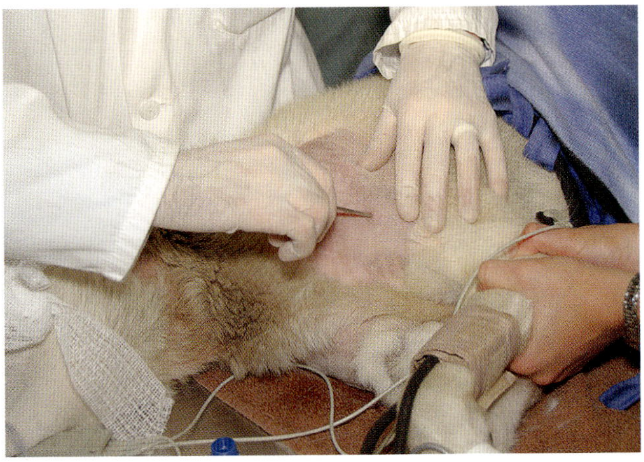

■ Abb. 4: Vortreiben der Nadel mit drehender Bewegung in den Markkanal, bis sie fest im Knochenmark sitzt.

Untersuchung des Knochenmarks

9) Unter drehender Bewegung und mäßigem Druck wird die Nadel zunächst in die Markhöhle vorgetrieben. Dann treibt man die Nadel weiter bis zur gegenüberliegenden Kortikalis vor und penetriert diese (■ Abb. 9).

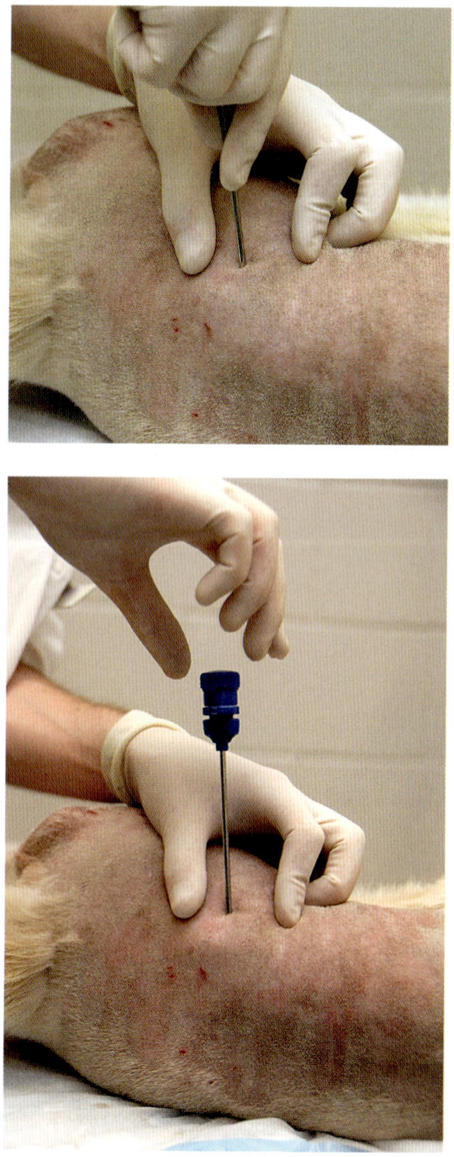

10) Zum Lockern des ausgestanzten Rückenmarks dreht man die Nadel in wechselnder Richtung um ihre Längsachse (■ Abb. 10).

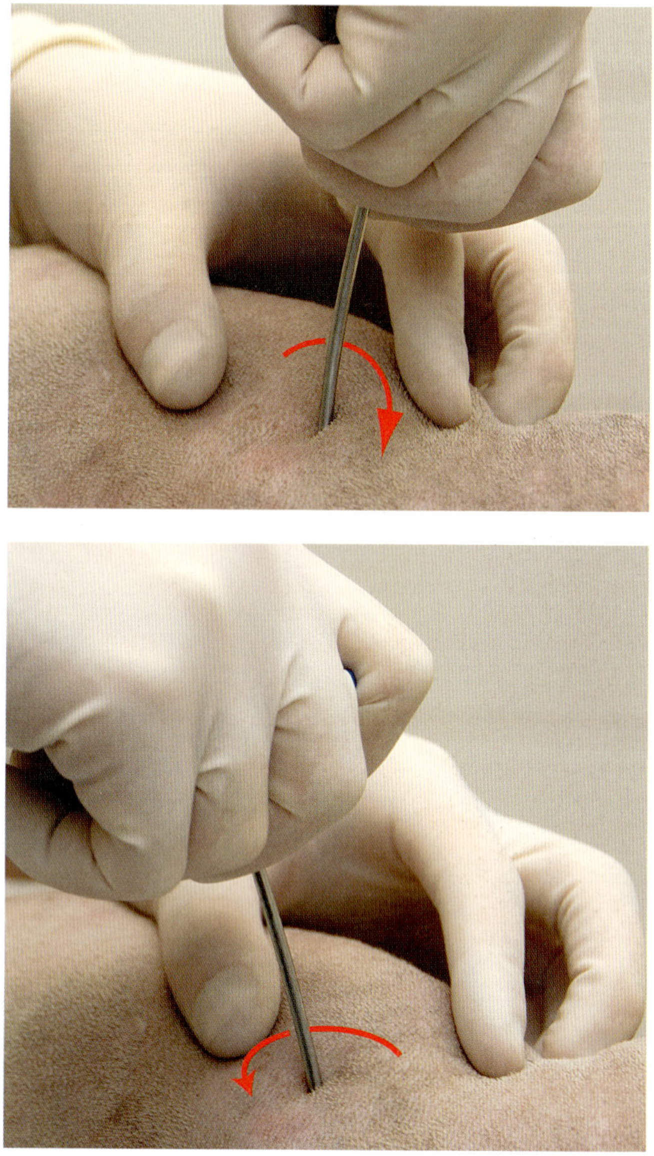

11) Danach wird die Nadel unter einer einzigen drehenden Bewegung (im Uhrzeiger- oder Gegenuhrzeigersinn) herausgezogen.

■ Abb. 9: Vortreiben der Nadel unter drehender Bewegung und mäßigem Druck durch den Darmbeinflügel, bis die gegenüberliegende Kortikalis erreicht ist und penetriert wurde.

■ Abb. 10: Lockern des ausgestanzten Materials durch Drehen der Nadel in wechselnder Richtung um ihre Längsachse.

Stanzbiopsie von Knochenmark am Os ilium II

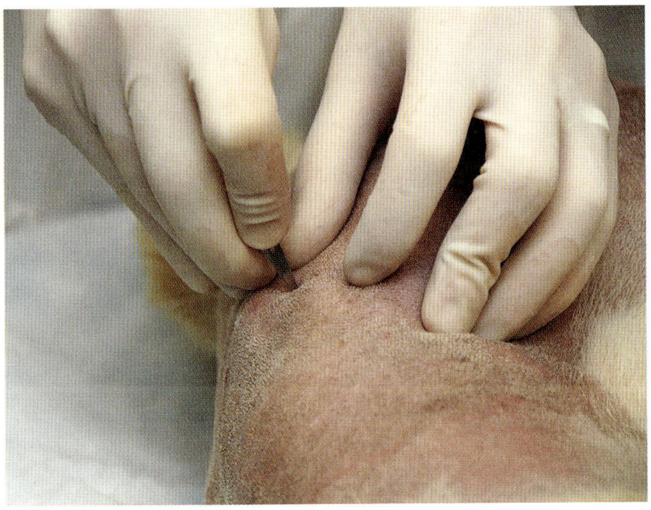

Technik (Fortsetzung)

6) Mit der Skalpellklinge Nr. 11 führt man eine Stichinzision durch (■ Abb. 6).

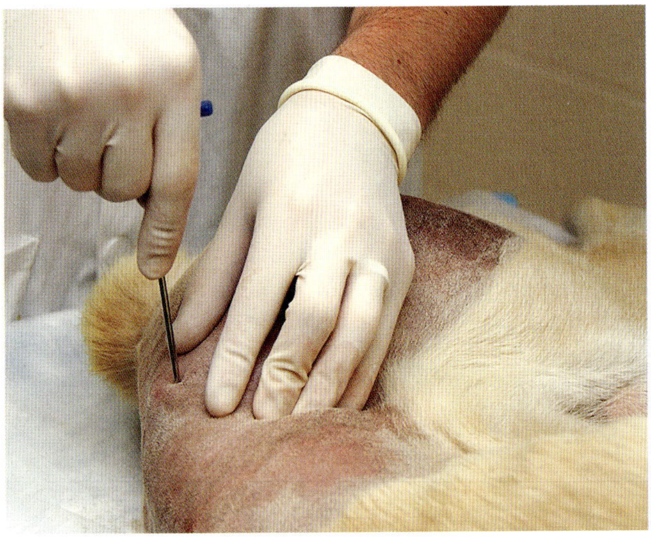

■ Abb. 6: Stichinzision mit der Skalpellklinge Nr. 11.

7) Nun wird die Nadel durch die hergestellte Hautinzision eingeführt und in senkrechter Richtung zum Knochen bis an die Kortikalis vorgeschoben (■ Abb. 7).

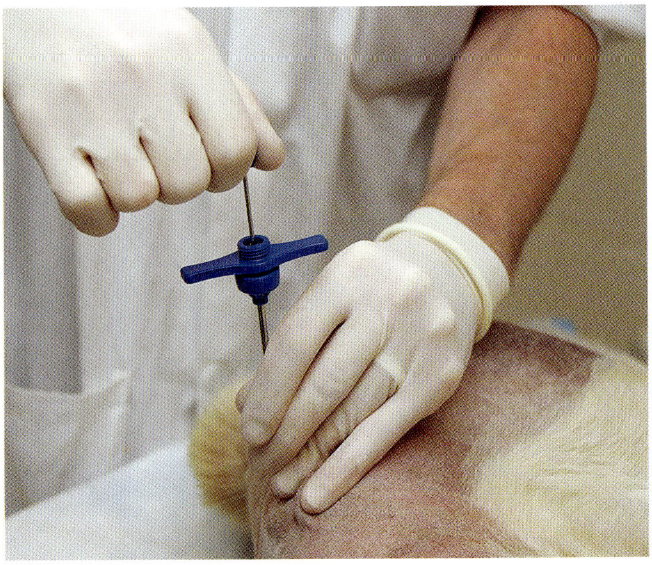

■ Abb. 7: Vorschieben der Nadel in senkrechter Richtung zum Os ilium bis an die Kortikalis.

8) Der Mandrin wird zurückgezogen (■ Abb. 8).

■ Abb. 8: Entfernen des Mandrins.

Untersuchung des Knochenmarks

Anatomie

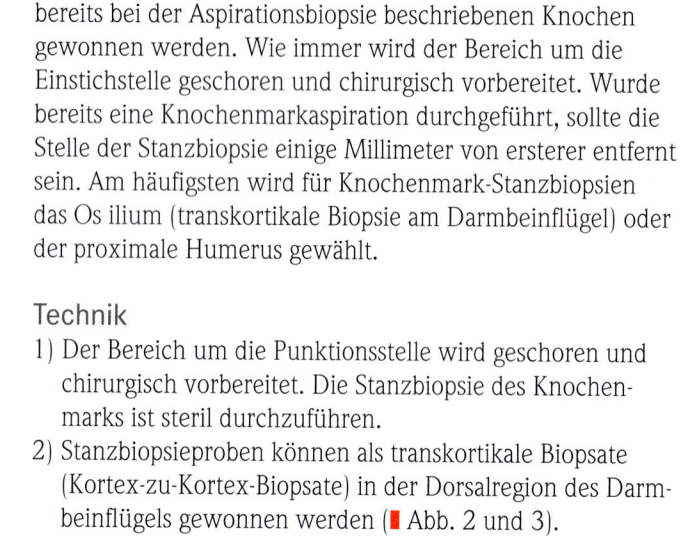

Stanzbiopsieproben des Knochenmarks können von den bereits bei der Aspirationsbiopsie beschriebenen Knochen gewonnen werden. Wie immer wird der Bereich um die Einstichstelle geschoren und chirurgisch vorbereitet. Wurde bereits eine Knochenmarkaspiration durchgeführt, sollte die Stelle der Stanzbiopsie einige Millimeter von ersterer entfernt sein. Am häufigsten wird für Knochenmark-Stanzbiopsien das Os ilium (transkortikale Biopsie am Darmbeinflügel) oder der proximale Humerus gewählt.

Technik

1) Der Bereich um die Punktionsstelle wird geschoren und chirurgisch vorbereitet. Die Stanzbiopsie des Knochenmarks ist steril durchzuführen.
2) Stanzbiopsieproben können als transkortikale Biopsate (Kortex-zu-Kortex-Biopsate) in der Dorsalregion des Darmbeinflügels gewonnen werden (■ Abb. 2 und 3).

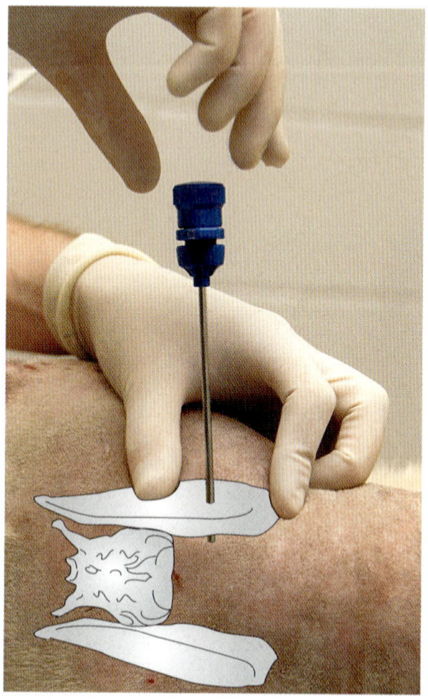

■ Abb. 2: Positionierung der Jamshidi-Nadel für eine Stanzbiopsie aus dem Darmbeinflügel.

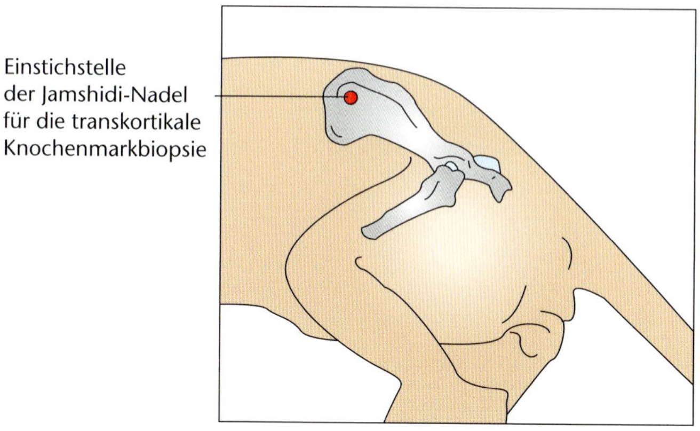

■ Abb. 3: Anatomische Orientierungspunkte für eine Stanzbiopsie aus dem Darmbeinflügel.

3) Das Tier wird in Seitenlage fixiert.
4) Die Crista iliaca wird mittels Palpation aufgesucht (■ Abb. 4).

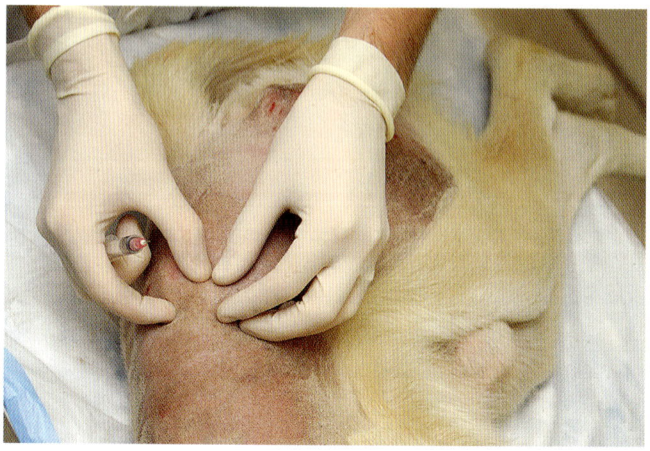

■ Abb. 4: Aufsuchen der Crista iliaca mittels Palpation.

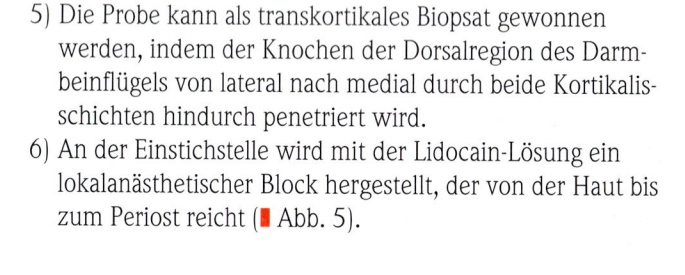

5) Die Probe kann als transkortikales Biopsat gewonnen werden, indem der Knochen der Dorsalregion des Darmbeinflügels von lateral nach medial durch beide Kortikalisschichten hindurch penetriert wird.
6) An der Einstichstelle wird mit der Lidocain-Lösung ein lokalanästhetischer Block hergestellt, der von der Haut bis zum Periost reicht (■ Abb. 5).

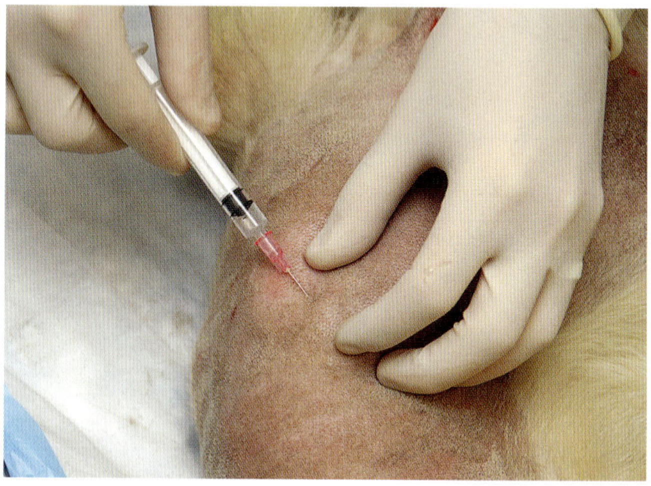

■ Abb. 5: Infiltrationsanästhesie von Haut, subkutanem Gewebe und Periost mittels Lidocain-Lösung.

Stanzbiopsie von Knochenmark am Os ilium I

Ziel

Gewinnung einer Stanzbiopsieprobe des Knochenmarks zur weiteren Untersuchung.

Indikationen

- alle bereits bei der Aspirationsbiopsie angegebenen Indikationen
- Die Untersuchung eines Stanzbiopsats des Knochenmarks ermöglicht die Beurteilung der Knochenmarkarchitektur und der Zellularität der Probe ohne hämodilutionsbedingte Interferenzen.
- Knochenmarkbiopsien können für die Diagnose von Knochenmarkneoplasien, Myelofibrose und Nekrose besser geeignet sein als mittels Aspiration gewonnene Proben.
- Patienten, bei denen die Knochenmarksaspiration kein verwertbares Probenmaterial geliefert hat
- fokale lytische oder proliferative Knochenveränderungen (Knochenbiopsie)

Kontraindikationen und besondere Hinweise

- Keine. Auch bei Patienten mit hochgradiger Thrombozytopenie oder schweren Koagulopathien sind übermäßige Blutungen nach diesem Eingriff unwahrscheinlich.
- Um das Ergebnis der Untersuchung der Knochenmarkbiopsie besser interpretieren zu können, ist es wichtig, auch über ein vollständiges Blutbild, einen Blutausstrich und ein Knochenmarksaspirat zu verfügen. Die Architektur des Knochenmarks lässt sich am besten mit einer Stanzbiopsie beurteilen, während zelluläre Details eher bei der zytologischen Untersuchung eines Knochenmarksaspirats zu erkennen sind.

Fixierung

- Bei den meisten Patienten sind eine Sedierung und eine Lokalanästhesie ausreichend.
- Um eine Stanzbiopsie aus dem Knochenmark des Os ilium zu erhalten, wird der Patient in Seiten- oder Brustlage verbracht. Bei Letzterer werden die Hintergliedmaßen so unter den Körper geschoben, dass die Crista iliaca beider Seiten möglichst weit hervorsteht.
- Die Lidocain-Lösung (Lidocain 2%) im Verhältnis 9:1 mit 8,4-prozentigem Natriumbikarbonat gemischt) kann für die Lokalanästhesie von Haut, subkutanem Gewebe und Periost verwendet werden. Die Zugabe von Bikarbonat vermindert den Injektionsschmerz und beschleunigt die lokale analgetische Wirkung des Lidocains.

Material

- Jamshidi-Nadel mit Trokar (13 G für kleine Hunde und Katzen, 11 G für größere Hunde), 8,9 cm lang (◼ Abb. 1). Diese Knochenmarknadel hat mit Ausnahme des konisch geformten distalen Teils einen gleichbleibenden äußeren Durchmesser. Die distale Spitze ist abgeschrägt und scharf geschliffen. Das distale Ende der Nadel verjüngt sich zur schneidenden Spitze hin, um die Probe in der Bohrung der Hohlnadel zu halten und deren Kompression zu verhindern. Um die gewonnene Probe aus der Nadel zu entfernen, wird ein an einem Ende umgebogener Draht oder der mitgelieferte Probenauswerfer retrograd eingeführt. Damit wird die Probe über das weite proximale Ende der Nadel nach außen befördert.
- sterile Handschuhe
- Lidocain-Lösung (Lidocain 2% im Verhältnis 9:1 mit 8,4-prozentigem Natriumbikarbonat gemischt)
- Skalpellklinge Nr. 11
- Objektträger
- Probengefäß mit Formalin

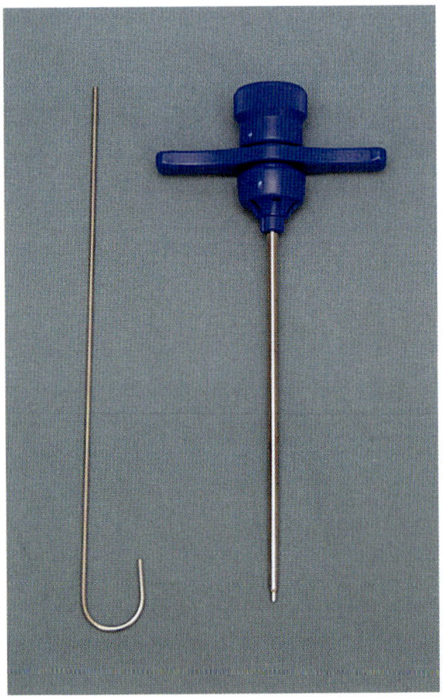

◼ Abb. 1: Jamshidi-Biopsienadel mit Mandrin und Probenauswerfer.

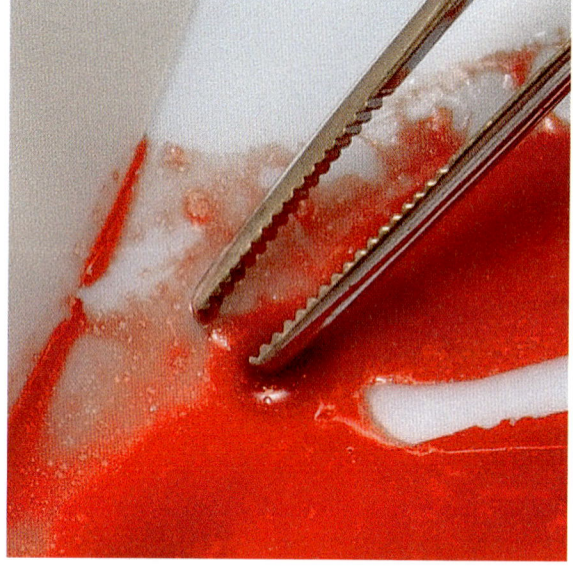

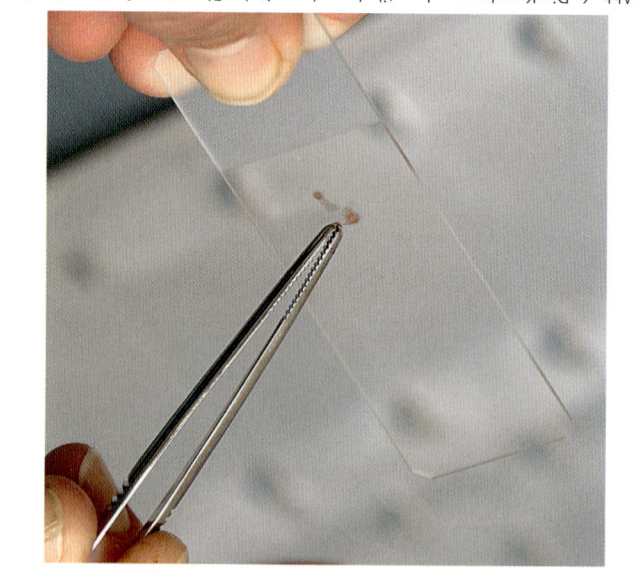

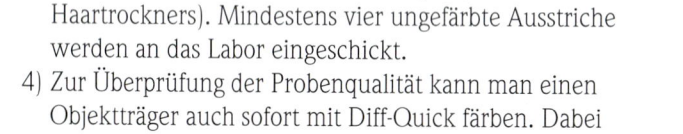

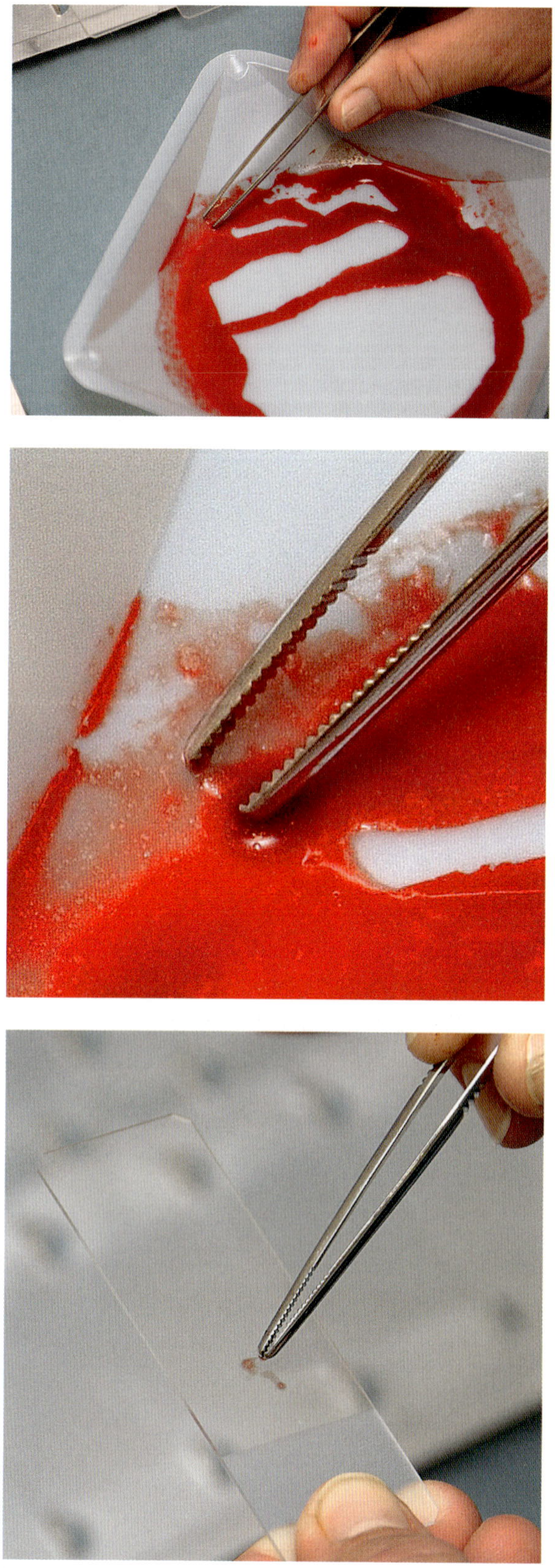

3) Die Lufttrocknung sollte rasch erfolgen (z. B. mithilfe eines Haartrockners). Mindestens vier ungefärbte Ausstriche werden an das Labor eingeschickt.

4) Zur Überprüfung der Probenqualität kann man einen Objektträger auch sofort mit Diff-Quick färben. Dabei färben sich die Knochenmarkpartikel dunkelblau an. In der mikroskopischen Ansicht sind sie von einer Schicht hämatopoetischer Zellen umgeben.

Untersuchungsergebnis

Zur vollständigen Beurteilung von Knochenmarkausstrichen muss systematisch nach einem festen Schema vorgegangen werden, wobei folgende Komponenten zu analysieren sind:

- Zellularität des Knochenmarks
- Eisenspeicher
- Anzahl und Reifegrad der Megakaryozyten. Normalerweise sind mehr reife als unreife Formen vorhanden.
- erythroide Zellreihe und Reifegrad der Zellen
- myeloische Zellreihe und Reifegrad der Zellen
- Myelopoesequotient (Verhältnis myeloische Zellen:erythroide Zellen) beträgt normalerweise 1:1 bis 2:1
- Differenzialzellzählung, Vorliegen von Blasten

■ Abb. 6: Die Knochenmarkpartikel werden mit der Pinzette erfasst und auf einen Objektträger überführt.

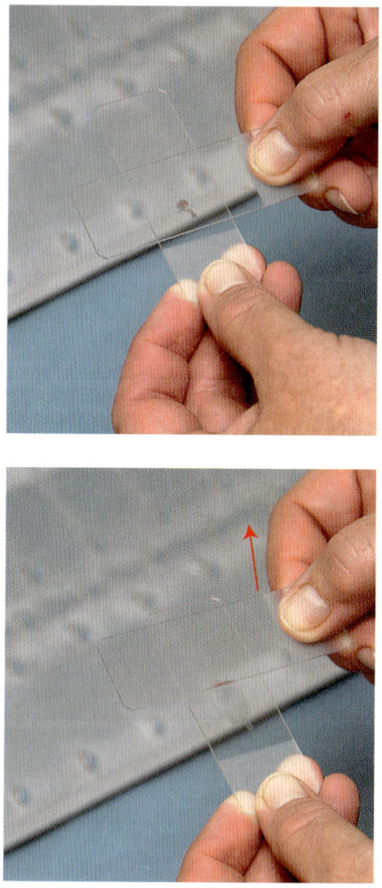

■ Abb. 7: Man legt einen zweiten Objektträger quer auf den ersten und zieht die beiden dann in horizontaler Ebene wieder auseinander.

Untersuchung von Knochenmark

Material
- mehrere Objektträger
- kleine Petri-Schale aus Kunststoff
- 2- bis 3-prozentige EDTA-Lösung
- Pinzette (Abb. 1)

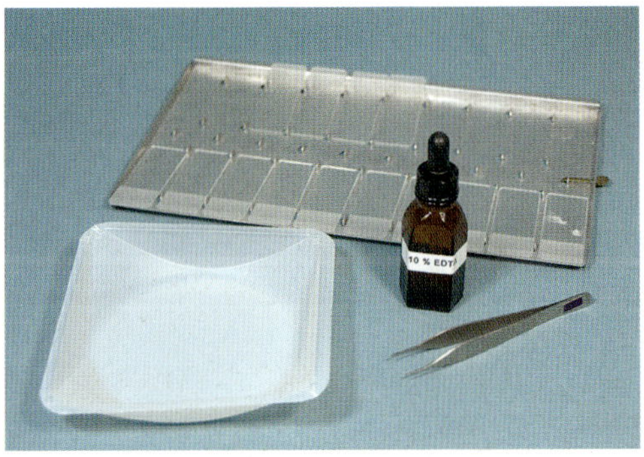

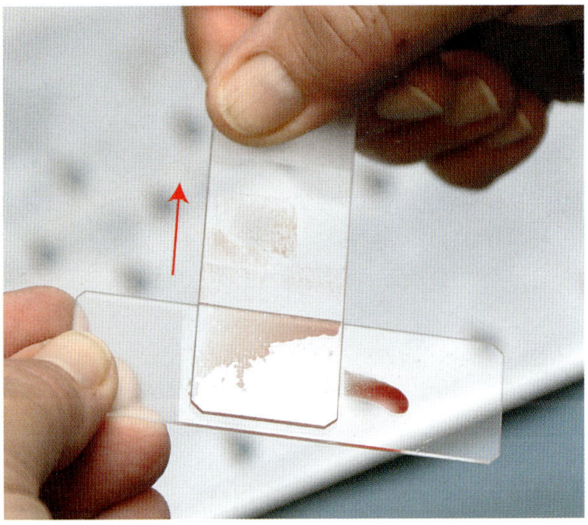

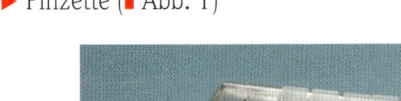

Abb. 1: Material für einen Knochenmarkausstrich.

Technik

1) Soll der Knochenmarkausstrich ohne Einsatz von EDTA als Antikoagulans hergestellt werden, muss vom gewonnenen Aspirat sofort 1 Tropfen des Materials auf jeden der 10–12 vorbereiteten Objektträger aufgebracht werden (Abb. 2). Die Ausstriche müssen sehr schnell hergestellt werden, weil Knochenmark besonders rasch gerinnt. Bei sehr blutigen Aspiraten kann man das überschüssige Blut durch Kippen des Objektträgers abfließen lassen. Dann legt man vorsichtig einen sauberen Objektträger auf den Objektträger mit dem Probenmaterial, verschiebt die beiden horizontal gegeneinander und zieht sie dann in derselben horizontalen Ebene auseinander (Abb. 3 und 4).

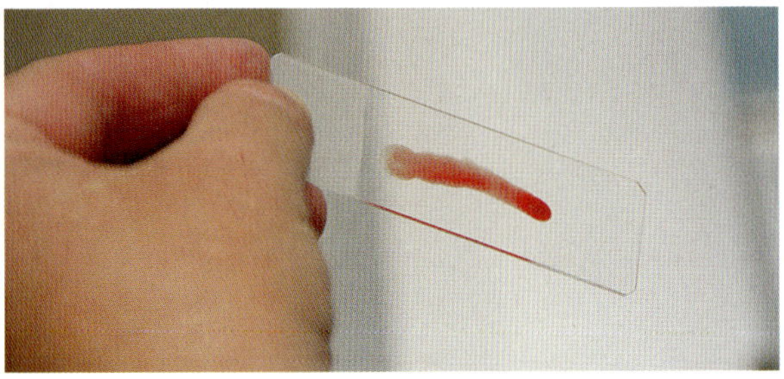

Abb. 2: Aufbringen des Aspirats auf einen Objektträger. Zum Abfließen von überschüssigem Blut kippt man den Objektträger etwas.

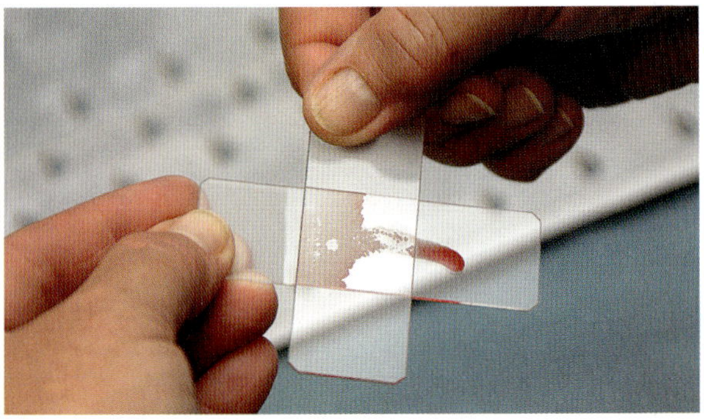

Abb. 3: Auflegen eines zweiten Objektträgers, sodass ein Quetschpräparat des Knochenmarks entsteht.

Abb. 4: Verschieben des oberen Objektträgers, wodurch die Knochenmarkprobe ausgestrichen wird.

2) Wenn EDTA als Antikoagulans verwendet wird, kann man die Präparate mit mehr Zeit und Sorgfalt herstellen. Nach Entfernen der Kanüle von der Spritze spritzt man das Aspirat in eine gekühlte Petri-Schale aus Kunststoff, in der sich bereits 1–2 Tropfen 10-prozentiger EDTA-Lösung befinden, und vermischt beides durch Hin- und Herschwenken (Abb. 5). Danach kippt man die Petri-Schale etwas, damit freies Blut von der antikoagulierten Probe weg zu einer Seite ablaufen kann. Es verbleiben die blassgelblichen Knochenmarkpartikel sichtbar am Boden der Petri-Schale zurück. Man sollte nun versuchen, die körnigen, festen Markanteile (zellreiche Knochenmarkbröckel) von den Fettglobuli (zellarm) makroskopisch zu unterscheiden. Vorhandene Knochenmarkpartikel werden mithilfe einer Pinzette von der Petri-Schale auf einen Objektträger überführt (Abb. 6). Nun legt man einen zweiten Objektträger quer auf den ersten und zieht die beiden dann in horizontaler Ebene wieder auseinander (Abb. 7).

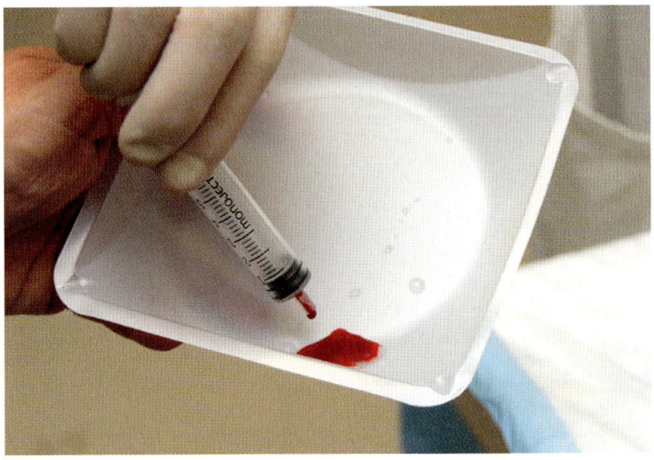

Abb. 5: Spritzen von Knochenmarkaspirat in eine gekühlte Petri-Schale, in der sich bereits 10-prozentige EDTA-Lösung befindet und Vermischen durch Schwenken der Schale.

Untersuchung des Knochenmarks

8) Unter mäßigem Druck wird die Aspirationsnadel samt Stilett unter kurzen, drehenden Bewegungen vorgetrieben, bis sie fest im Knochen sitzt (■ Abb. 4). Sobald spürbar ist, dass die Nadel fest sitzt, befindet sie sich i. d. R. in der Markhöhle.

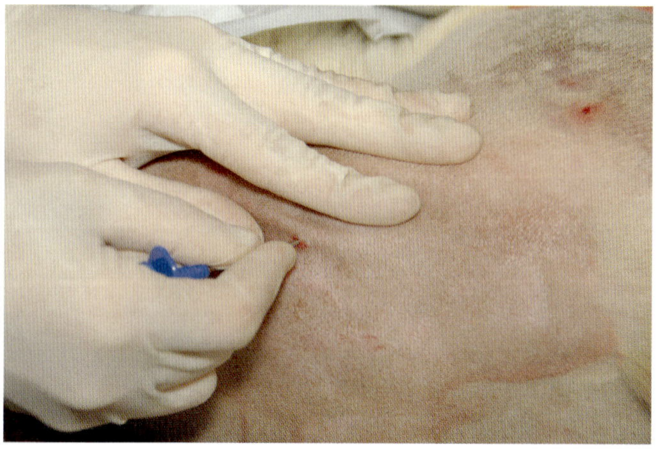

■ Abb. 4: Vortreiben der Nadel unter mäßigem Druck und mit drehender Bewegung.

9) Kappe und Stilett von der Aspirationsnadel entfernen (■ Abb. 5 und 6).

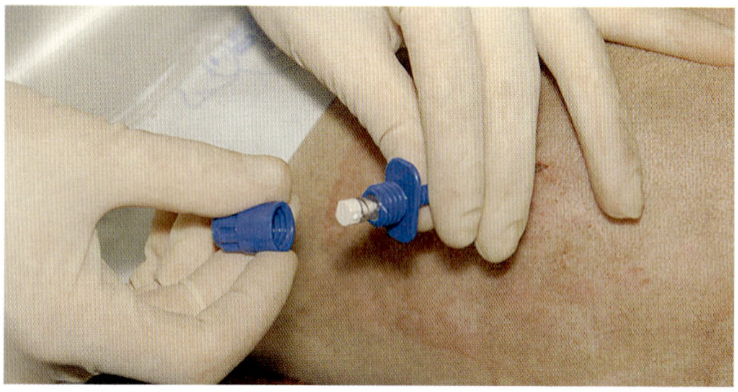

■ Abb. 5: Entfernen der Kappe.

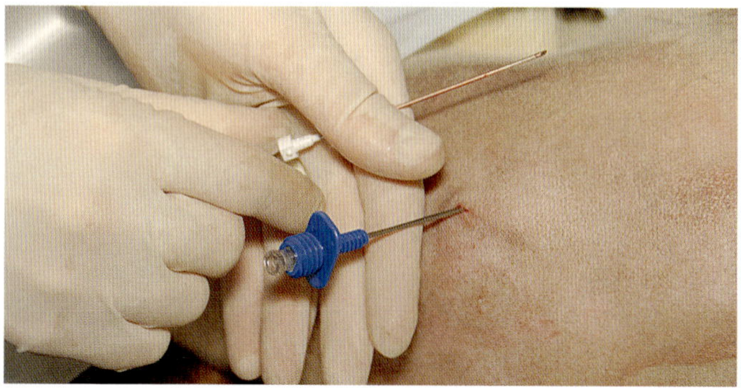

■ Abb. 6: Entfernen des Stiletts.

10) Die Spritze wird auf die Kanüle aufgesteckt, und durch rasches und kräftiges Zurückziehen des Spritzenzylinders wird Unterdruck erzeugt (6–8 ml), bis Blut bzw. blutiges Material im Kanülenansatz zu sehen ist (■ Abb. 7).

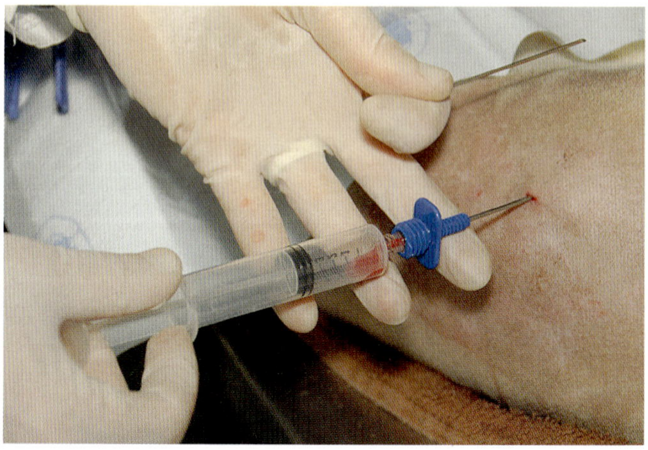

■ Abb. 7: Man aspiriert so lange, bis Knochenmark im Kanülenansatz erscheint.

11) Sobald sich Blut im Kanülenansatz zeigt, wird nicht mehr aspiriert, um die Hämodilution der Probe so gering wie möglich zu halten.
12) Nach Erhalt des Probenmaterials wird die Spritze von der Kanüle abgenommen und die Probe wird weiterverarbeitet (s. S. 162/163).

Wahl der Punktionsstelle

Die geeignetste Stelle zur Entnahme von nicht kontaminiertem Liquor bei Hunden und Katzen ist die Cisterna magna (Cisterna cerebellomedullaris). Obwohl oft behauptet wird, dass eine Liquorprobe aus der Cisterna magna am besten eine intrakranielle Erkrankung widerspiegelt, während die lumbale Punktion am ehesten diagnostisch für Rückenmarkerkrankungen ist, unterscheiden sich die beiden Proben – was die diagnostische Aussagekraft betrifft – kaum voneinander. Die lumbale Liquorpunktion ist schwieriger durchzuführen, und es kommt dabei häufiger zur Blutkontamination der Probe.

Material
- 20- oder 22-G-Spinalkanüle mit Mandrin, 3,75–7,5 cm lang
- sterile Handschuhe
- unbeschichtetes Universalprobenröhrchen oder Serumröhrchen (Abb. 3)

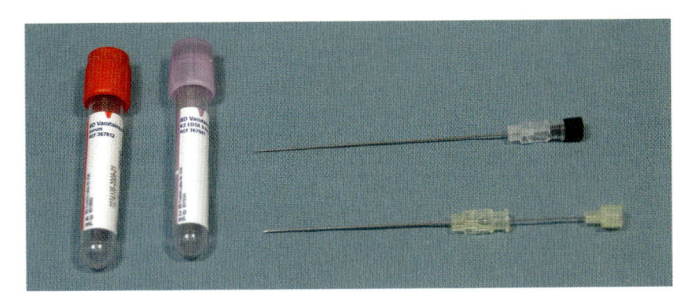

Abb. 3: Material für eine Liquorpunktion.

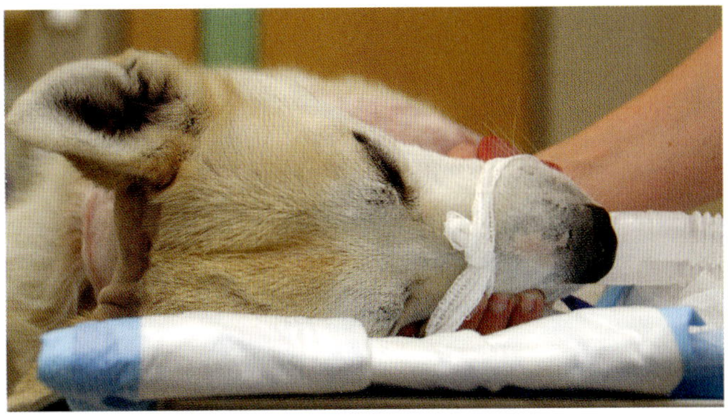

Abb. 4: Für die zisternale Liquorpunktion wird der Nacken gebeugt, sodass die mediane Schädelachse einen rechten Winkel zur Wirbelsäule bildet. Die Schnauze des Patienten wird leicht angehoben, damit deren Mediane parallel zur Tischoberfläche verläuft.

Technik
1) Das Tier wird in Vollnarkose gelegt und intubiert.
2) An der Dorsalfläche des Nackens wird um die geplante Punktionsstelle ein rechteckiger Bereich ausrasiert. Dieser sollte von 2 cm rostral der Protuberantia occipitalis externa bis zu 2 cm kaudal der Kranialfläche der Atlasflügel reichen. An den beiden Seiten sollte die geschorene Fläche auch die am weitesten lateral liegende Stelle der Atlasflügel miteinbeziehen. Der geschorene Bereich wird chirurgisch vorbereitet.
3) Die Person, die den Kopf des Tiers hält, sollte auf der dem Punkteur gegenüberliegenden Tischseite stehen. Ist der Untersucher Rechtshänder, wird das Tier in die rechte Seitenlage gebracht, wobei die Halswirbelsäule am Tischrand liegen sollte. Der Nacken wird gebeugt, sodass die mediane Schädelachse einen rechten Winkel zur Wirbelsäule bildet. Dabei hebt man die Schnauze des Patienten leicht an, damit deren Mediane parallel zur Tischoberfläche verläuft (Abb. 4).
4) Der Untersucher sollte zur Punktion entweder auf dem Boden knien oder auf einem Stuhl sitzen, sodass sich die Punktionsstelle in Augenhöhe befindet.
5) Mit sterilen Handschuhen wird danach die Punktionsstelle durch Palpation exakt identifiziert, wobei nochmals zu überprüfen ist, ob die Lagerung korrekt und symmetrisch ist. Ist dies nicht der Fall, muss oft die Skapula unterpolstert werden, um sicherzustellen, dass die Verbindungslinie zwischen den kranialen Rändern beider Flügel des Atlas (C1) im rechten Winkel zum Tisch und zur Wirbelsäule verläuft (Abb. 5). Man sollte sich für die korrekte Lagerung des Patienten ausreichend Zeit nehmen, da nur so eine erfolgreiche Liquorpunktion möglich ist.

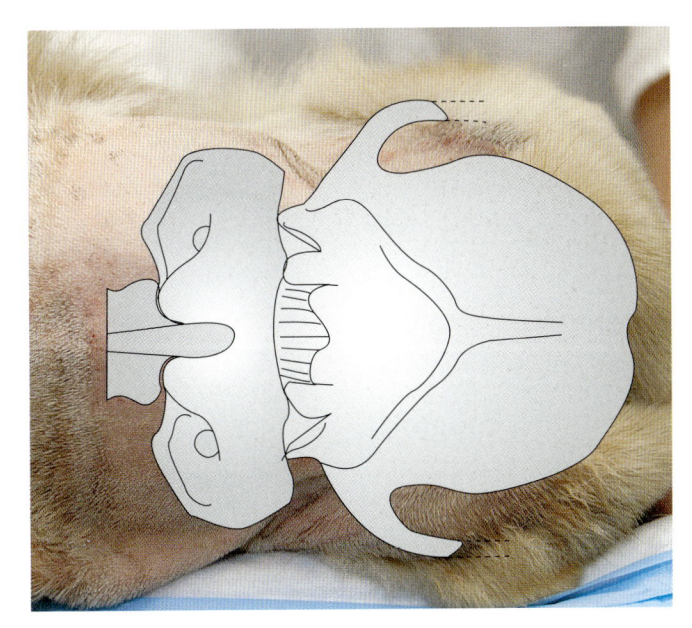

Abb. 5: Korrekte, symmetrische Lagerung: Die Verbindungslinie zwischen den kranialen Rändern beider Flügel des Atlas (C1) verläuft im rechten Winkel zum Tisch und zur Wirbelsäule.

Zisternale Liquorpunktion II

Technik (Fortsetzung)

6) Mit Daumen und Mittelfinger der linken Hand werden nun die Kranialränder der Atlasflügel palpiert, und man zieht eine imaginäre Linie zwischen den beiden Punkten (Abb. 6).

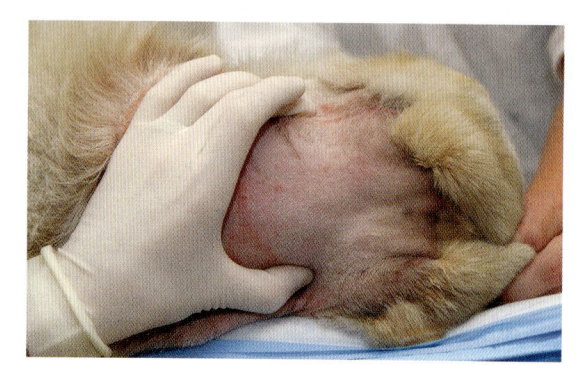

Abb. 6: Palpation der Kranialränder der Atlasflügel und Ziehen einer imaginären Linie zwischen den beiden Punkten.

7) Mit dem Zeigefinger palpiert der Untersucher dann die Protuberantia occipitalis externa und zieht eine zweite imaginäre Linie in kaudaler Verlängerung des Sagittalkamms. An der Schnittstelle dieser beiden imaginären Linien befindet sich die Einstichstelle für die Spinalkanüle (Abb. 7 und 8).

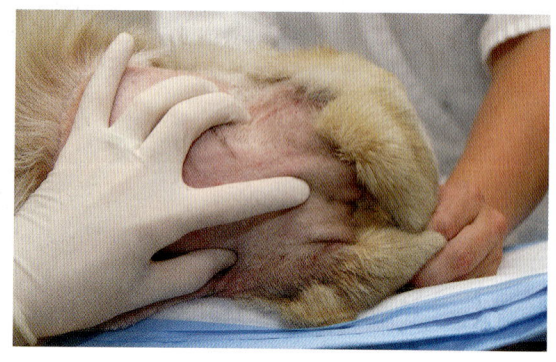

Abb. 7: Identifizierung der Protuberantia occipitalis externa.

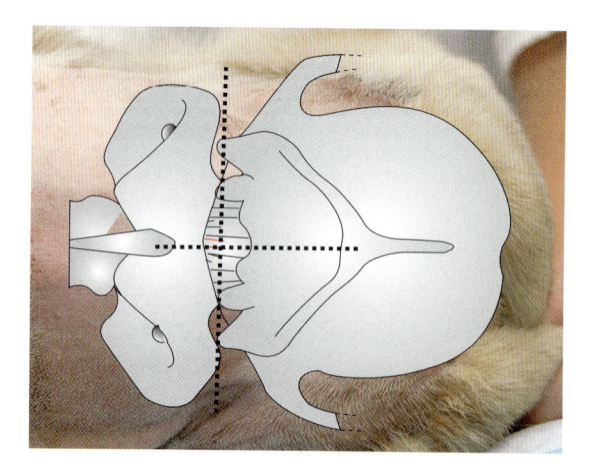

Abb. 8: Die Punktionsstelle befindet sich am Schnittpunkt zwischen zwei imaginären Linien: Die erste verbindet die Kranialränder beider Atlasflügel und die zweite entspricht der kaudalen Verlängerung des Sagittalkamms (ausgehend von der Protuberantia occipitalis externa).

8) Rechtshänder palpieren die anatomischen Orientierungspunkte mit der linken Hand und führen die Punktion mit der rechten Hand durch. Während des Einführens der Kanüle stützt man die rechte Hand entweder auf dem Kopf des Patienten oder am Tischrand ab. Die Spinalkanüle wird mit innen liegendem Mandrin in gerade Richtung und in rechtem Winkel zur Wirbelsäule durch Haut und Unterhautgewebe eingeführt (Abb. 9). Zur Liquorentnahme richtet man die abgeschrägte Kanülenspitze bei Verdacht auf eine Erkrankung des Gehirns nach kranial, bei vermuteter Rückenmarkerkrankung nach kaudal.

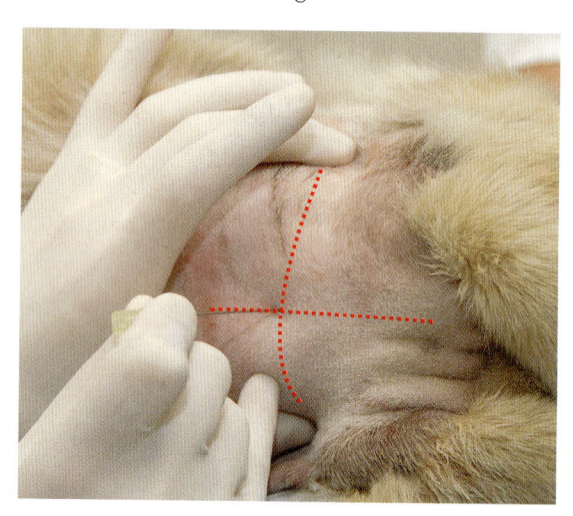

Abb. 9: Rechtshänder palpieren die anatomischen Orientierungspunkte mit der linken Hand und führen die Punktion mit der rechten Hand durch.

9) Nachdem die Nadel die Haut durchdrungen hat, wird sie vorsichtig weiter vorgeschoben. Beim Auftreffen auf die verschiedenen Faszien- und Muskelebenen ist jeweils ein unterschiedlich starker Widerstand zu spüren. Die Kanüle wird nur millimeterweise vorgeschoben. Danach zieht man versuchsweise den Mandrin zurück, um zu sehen, ob bereits Liquor einfließt. Während man den Mandrin mit der rechten Hand zurückzieht, stabilisiert man die Nadel mit der linken Hand, indem Daumen und Zeigefinger fest auf der Wirbelsäule aufliegen und die Kanüle sicher umfassen (Abb. 10).

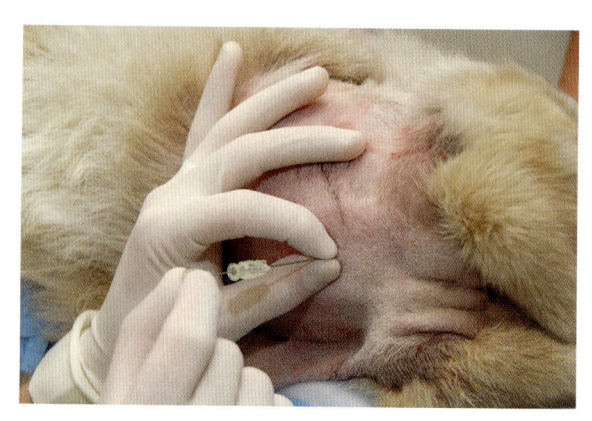

Abb. 10: Beim Zurückziehen des Mandrins stabilisiert man die Nadel, indem Daumen und Zeigefinger fest auf der Wirbelsäule aufliegen und die Kanüle sicher umfassen.

10) Ist noch kein Liquor zu sehen, führt man den Mandrin wieder ein und schiebt die Kanüle einige wenige Millimeter weiter vor (Abb. 11).

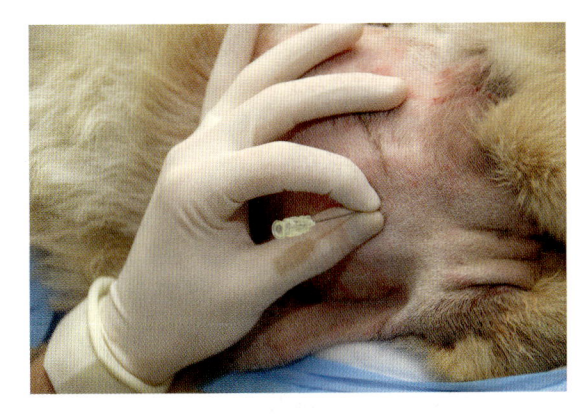

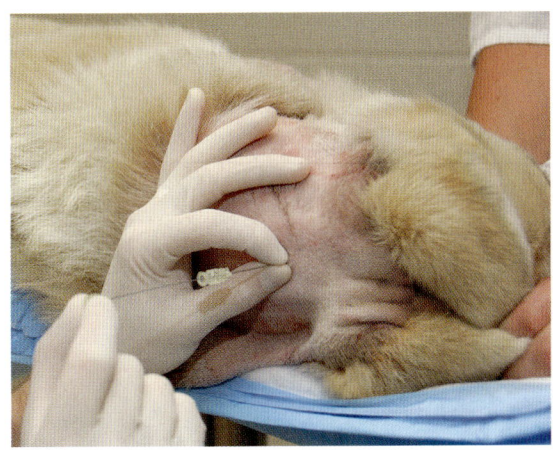

Abb. 11: Wiedereinführen des Mandrins und Vorschieben der Kanüle, wenn noch kein Liquor zu sehen ist.

11) Bei jedem weiteren Vorschieben der Kanüle um wenige Millimeter muss die Nadel gut stabilisiert werden und der Mandrin entfernt werden, um zu überprüfen, ob bereits Liquor abfließt. Ist dies wieder nicht der Fall, wird der Mandrin erneut eingesetzt und die Nadel etwas weiter eingeführt.
12) Beim Durchstoßen von atlantookzipitaler Membran, Dura mater und Arachnoidea kann ein deutliches „Pop" zu hören sein. Dies stellt jedoch kein verlässliches Zeichen dar. Die exakte Höhe, auf der der Subarachnoidalraum erreicht werden kann, variiert beträchtlich von Rasse zu Rasse und sogar individuell. Bei sehr kleinen Hunden und bei Katzen liegt der Subarachnoidalraum oft sehr knapp unter der Hautoberfläche.
13) Sollte die Kanüle auf Knochen treffen, wird sie zurückgezogen, und die Position des Patienten sowie die Lage aller Orientierungspunkte werden überprüft. Erst danach erfolgt ein neuer Punktionsversuch.
14) Bei Erscheinen von dunklem, venösem Blut in der Spinalkanüle muss diese sofort zurückgezogen werden und die Punktion mit einer neuen, sterilen Nadel nochmals versucht werden. Sehr wahrscheinlich wurde dann nämlich eine der lateral der Mittellinie und außerhalb der Dura mater gelegene venöse Struktur punktiert, und eine Liquorprobe sollte nicht mit Blut kontaminiert sein.
15) Sobald Liquor im Kanülenansatz zu sehen ist, lässt man diesen direkt aus der Kanüle in ein Röhrchen abfließen (Abb. 12).

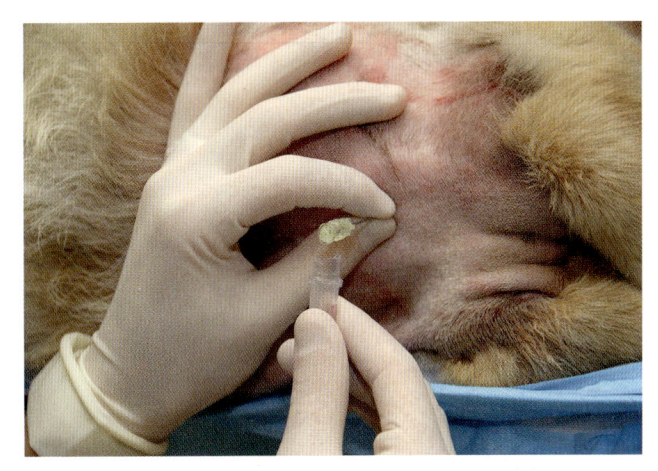

Abb. 12: Man lässt den Liquor direkt aus der Kanüle in ein Probenröhrchen abfließen.

16) Wenn ausreichend Zerebrospinalflüssigkeit gewonnen wurde, zieht man die Kanüle zurück, jedoch ohne den Mandrin wieder einzusetzen. Der noch in der Kanüle verbliebene Liquor kann für zusätzliche Untersuchungen in ein zweites Röhrchen gespritzt werden.

Lumbale Liquorpunktion I

Technik

1) Das Tier wird in Vollnarkose gelegt oder stark sediert.
2) Der Patient befindet sich in Seitenlage, wobei der Rumpf gebeugt ist. Zwischen die Gliedmaßen und unter die Lumbalregion werden Handtücher gelegt, um das Tier in eine echte Seitenlage und die Wirbelsäule in eine exakt parallel zum Tisch verlaufende Position zu bringen (Abb. 1).
3) Über der lumbalen und lumbosakralen Wirbelsäule wird ein großzügiger Bereich geschoren und chirurgisch vorbereitet. Zur Punktion sind sterile Handschuhe zu tragen.
4) Ein Assistent, der an der Bauchseite des Tiers steht, bringt die Lendenwirbelsäule in Flexion, indem er Vorder- und Hintergliedmaßen zusammenbringt und in dieser Position fixiert.
5) Der kleine Dornfortsatz des siebten Lendenwirbels (L7) liegt zwischen den Darmbeinschaufeln, und unmittelbar kranial davon lässt sich der größere Dornfortsatz von L6 palpieren. Die Lumbalpunktion erfolgt bei Hunden i.d.R. zwischen L5–6 oder L4–5 bzw. bei Katzen bei L6–7 (Abb. 2).

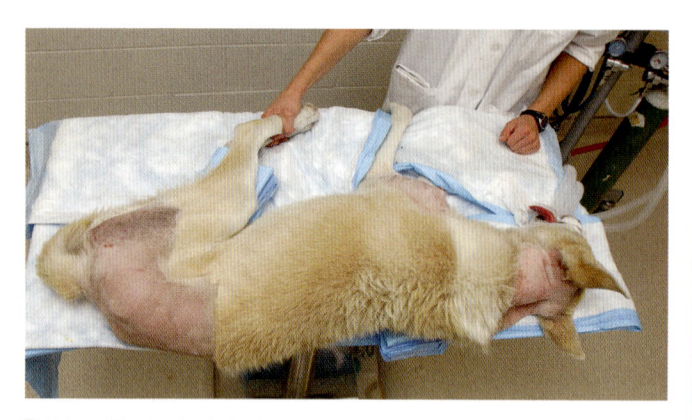

Abb. 1: Für eine lumbale Liquorpunktion liegt das Tier in Seitenlage und die Wirbelsäule ist gebeugt.

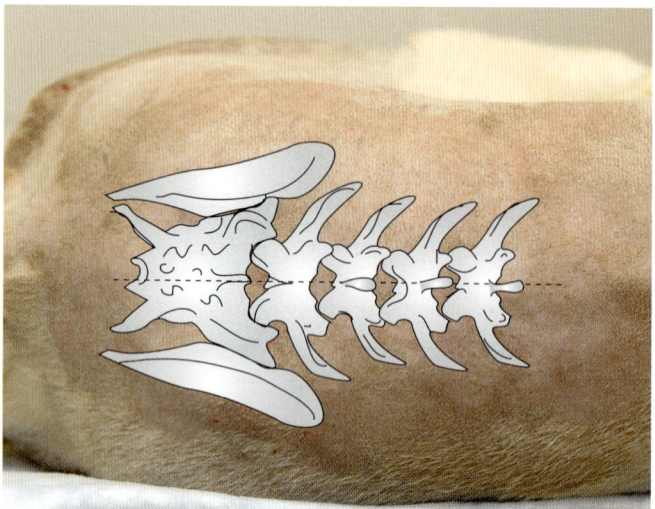

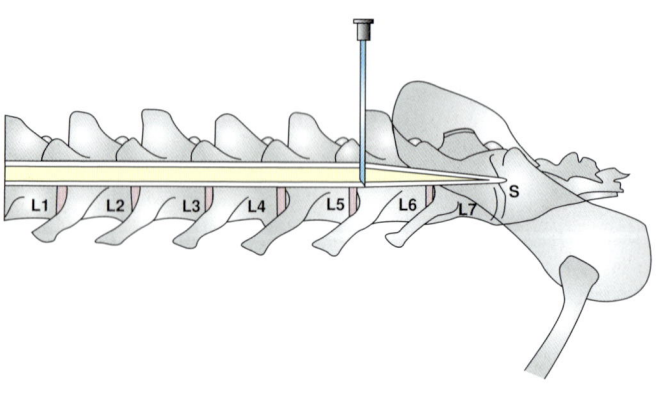

Abb. 2: Orientierungspunkte für die lumbale Liquorpunktion an L5–6.

Liquorpunktion

6) Durch Palpation identifiziert man den Dornfortsatz von L7 zwischen den Darmbeinschaufeln (Abb. 3).

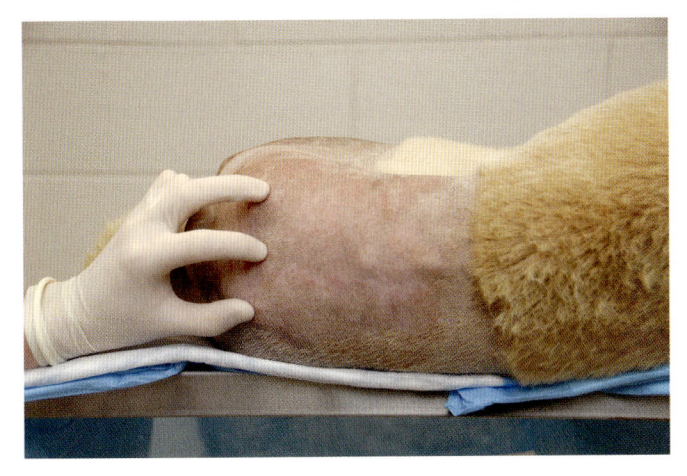

Abb. 3: Der kleine Dornfortsatz von L7 kann genau zwischen den Darmbeinschaufeln palpiert werden.

7) Soll die Lumbalpunktion an L5–6 erfolgen, wird der Dornfortsatz von L6 palpiert. Unmittelbar kranial von diesem befindet sich in der Medianen die Einstichstelle für die Punktionskanüle (Abb. 4).

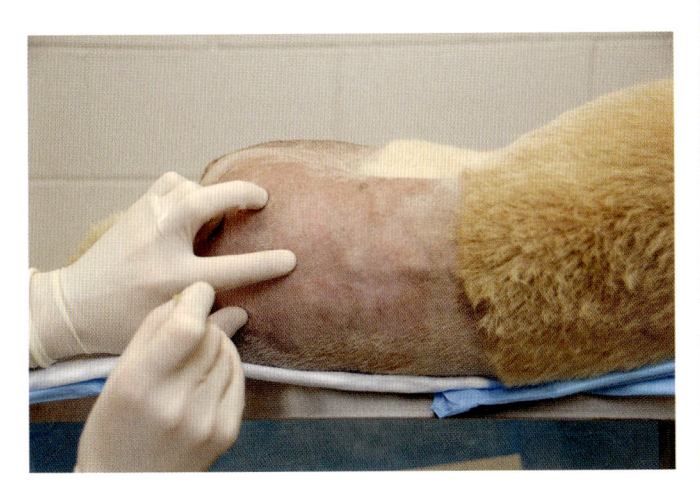

Abb. 4: Für eine Lumbalpunktion an L5–6 wird die Kanüle unmittelbar kranial des Dornfortsatzes von L6 in der Medianen eingeführt.

8) Die Spinalkanüle wird in der Medianen an der Kranialfläche des entsprechenden Dornfortsatzes durch die Haut eingeführt. Die Nadel wird senkrecht zur Wirbelsäule bis zur dorsalen Bandleiste eingestochen. Dann richtet man die Nadelspitze leicht kranial zum Lig. flavum im Zwischenwirbelspalt (Abb. 5).

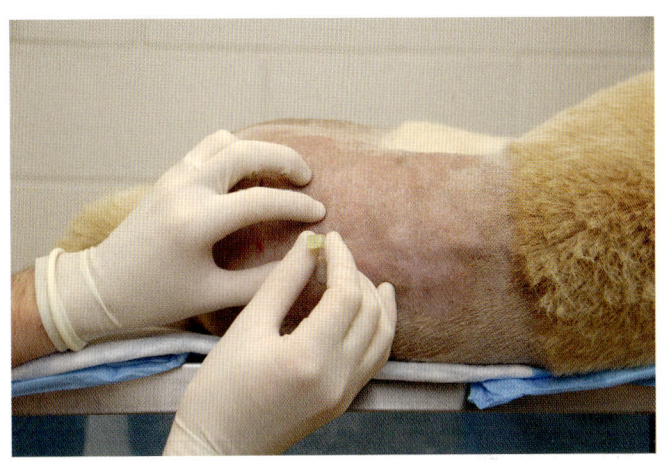

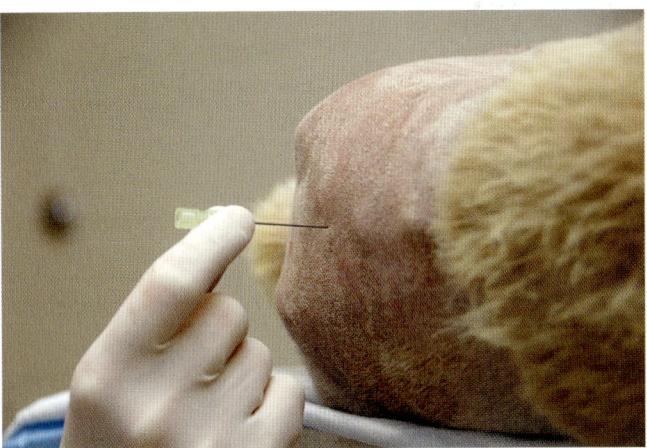

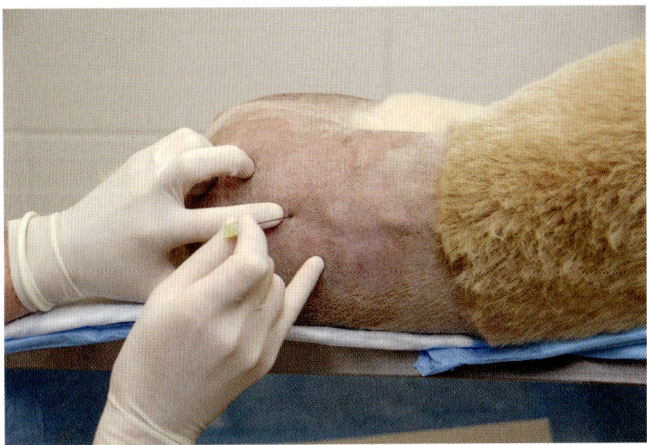

Abb. 5: Die Spinalkanüle wird senkrecht zur Wirbelsäule unmittelbar kranial des Dornfortsatzes von L6 bis zur dorsalen Bandleiste eingeführt. Dann richtet man die Nadelspitze leicht kranial, um das Lig. flavum im Zwischenwirbelspalt zu durchdringen.

Lumbale Liquorpunktion II

Technik (Fortsetzung)

9) Das Lig. flavum im Intervertebralspalt kann sehr fest sein, ist jedoch nicht so hart wie Knochen. Beim Durchdringen ist ein beträchtlicher Widerstand zu spüren. Die Kanüle wird behutsam durch das Nervengewebe bis zum Boden des Spinalkanals vorgeschoben (Abb. 6). Beim Durchdringen der Cauda equina kann ein leichtes Zucken des Schwanzes oder der Beine zu sehen sein. Sobald die Kanüle den Boden des Spinalkanals erreicht hat, wird der Mandrin entfernt. Kommt kein Liquor, zieht man die Kanüle vorsichtig 1–2 mm zurück.

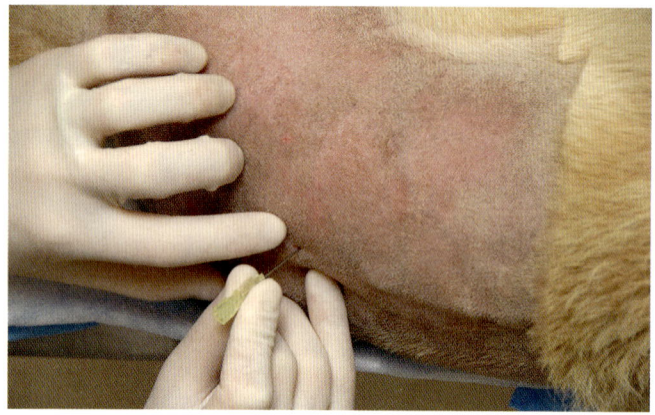

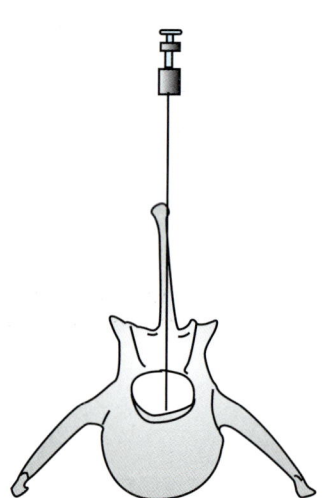

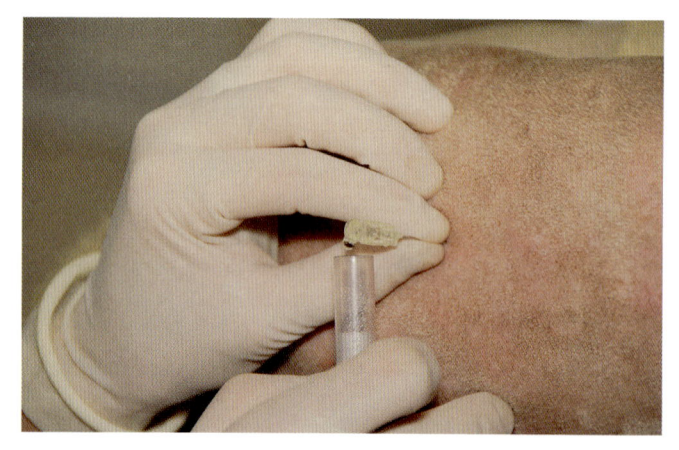

10) Sobald Liquor im Kanülenansatz zu sehen ist, lässt man diesen direkt aus der Kanüle in ein Röhrchen abfließen.

11) Wenn ausreichend Zerebrospinalflüssigkeit gewonnen wurde, zieht man die Kanüle zurück, jedoch ohne den Mandrin wieder einzusetzen. Der noch in der Kanüle verbliebene Liquor kann für zusätzliche Untersuchungen in ein zweites Röhrchen gespritzt werden.

Probenbehandlung

▶ Je nach Spezies und Größe des Tiers bewegt sich die zu gewinnende Liquormenge zwischen 0,5 und 3 ml (maximal 1 ml/5 kg Körpergewicht). Durch die gleichzeitige Kompression der V. jugularis lässt sich der Liquorfluss beschleunigen. Dies erhöht jedoch vorübergehend den intrakraniellen Druck.

▶ Normalerweise wird Liquor in einem sterilen, unbeschichteten Probenröhrchen gesammelt. Der Tierarzt sollte sich vorab bei seinem lokalen Labor erkundigen, welches Probenröhrchen bevorzugt wird.

▶ Blut im Liquor kann entweder erkrankungsbedingt vorhanden sein oder durch Kontamination im Zuge der Punktion in die Probe geraten sein. Eine geringgradige Blutkontamination des Liquor (< 500 Erythrozyten/µl) bewirkt keine wesentliche Veränderung des Protein- und Leukozytengehalts des Liquors. Stark bluthaltige Liquorproben sollten in einem EDTA-Röhrchen gesammelt werden, um eine Gerinnung zu vermeiden.

Untersuchungsergebnis

▶ Physiologischer Liquor ist klar, farblos und von sehr niedriger Zellularität (< 5 Zellen/µl) (Abb. 7).

Abb. 6: Die Kanüle wird durch das Nervengewebe bis zum Boden des Spinalkanals vorgeschoben und dann etwa 1–2 mm zurückgezogen, um den Abfluss von Liquor zu erreichen.

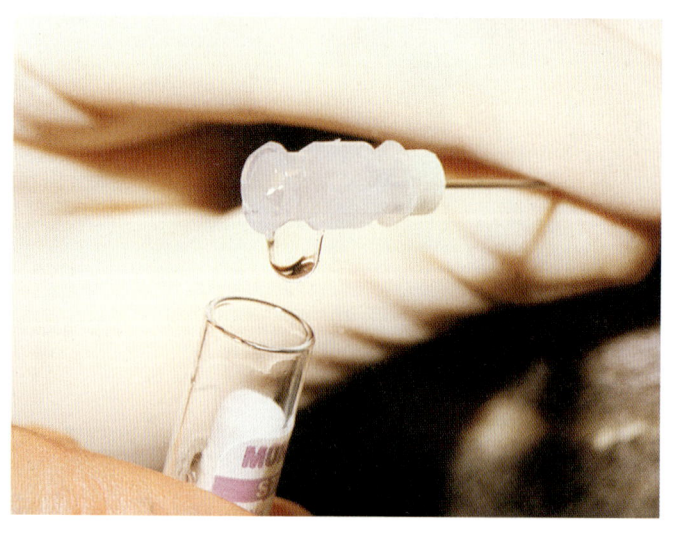

Abb. 7: Physiologischer Liquor ist klar und farblos.

▶ Da sich der Zustand der Zellen im Liquor sehr schnell verschlechtert, sollten die Zellzahlbestimmung und die Herstellung zytologischer Präparate rasch erfolgen. Kann der Liquor erst 1 h oder noch später nach der Gewinnung analysiert werden, ist es ratsam, die Probe gekühlt zu lagern.

▶ Durch Hinzufügen von autologem Serum (0,1 ml pro 0,9 ml Liquor) lässt sich die zytologische Zusammensetzung im gekühlten Liquor 24–48 h lang aufrechterhalten, doch muss für die Proteinanalyse eine gesonderte Probe zurückbehalten werden.

▶ Auch durch Hinzugeben von 1 Tropfen 10-prozentigem Formalin zu je 0,25 ml Liquor kann man die zytologischen Eigenschaften der Probe bewahren, ohne die Proteinbestimmung signifikant zu beeinflussen.

▶ Ist der Liquor nicht krankhaft verändert, handelt es sich bei der Mehrheit der enthaltenen Zellen um kleine, gut differenzierte Lymphozyten und große mononukleäre Phagozyten. Normalerweise ist ein Konzentrationsverfahren erforderlich, um ausreichendes Zellmaterial für die zytologische Untersuchung zu erhalten.

▶ Nur in seltenen Fällen gelangt man zu einer spezifischen zytologischen Diagnose, doch sind für eine Reihe von neoplastischen, infektiösen und nicht infektiösen Erkrankungen von Hund und Katze typische, zu erwartende Liquorbefunde erstellt worden, an denen man sich diagnostisch orientieren kann (▌Abb. 8 und 9).

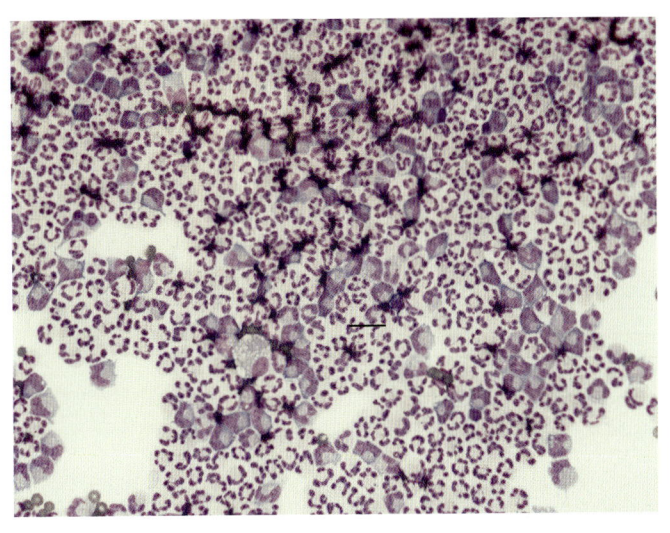

▌ Abb. 8: Liquor einer 14 Monate alten Boxer-Hündin mit Nackenschmerzen und Fieber. Die Zellzahlbestimmung ergab einen hohen Gehalt an nukleären Zellen (7330 Leukozyten/µl) mit vorwiegend neutrophiler Pleozytose. Die Hündin litt an einer aseptischen Meningitis.

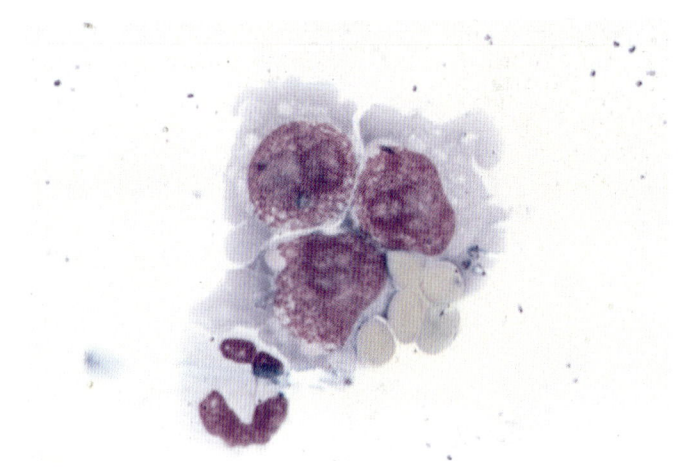

▌ Abb. 9: Atypische Lymphozyten aus dem Liquor einer zweijährigen Katze mit progredienter Parese der Hintergliedmaßen infolge eines spinalen Lymphoms.

Anhang

190 Fixierung der Katze im Untersuchungsbeutel
191 Sauerstoffsupplementierung
193 Beispiel für eine Transtrachealspülung
     bei kleinen Hunden: American Eskimo
     (Weißer Spitz)

D Anhang

Fixierung der Katze im Untersuchungsbeutel

1) Halten Sie die Katze am Nacken und setzen Sie sie auf den am Tisch liegenden offenen Untersuchungsbeutel (Abb. 1).

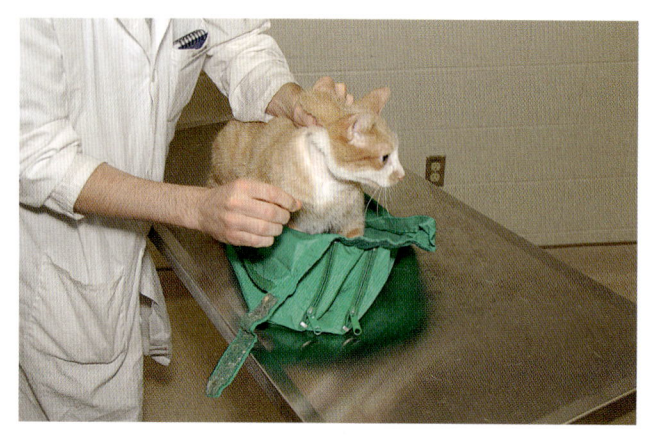

Abb. 1: Die Katze wird auf den offenen Untersuchungsbeutel gesetzt.

2) Schließen Sie den Klettverschluss um den Hals der Katze, sodass er fest abschließt, aber nicht einengt (Abb. 2).

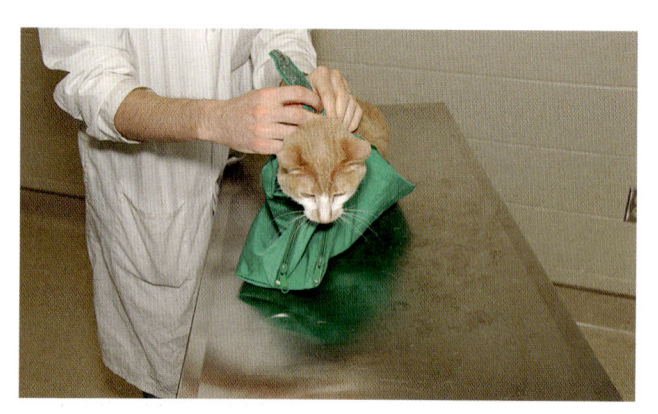

Abb. 2: Erst wird der Verschluss um den Hals geschlossen.

3) Erfassen Sie die beiden Hinterbeine mit einer Hand und schieben Sie sie nach vorne unter die Brust des Tiers (Abb. 3).

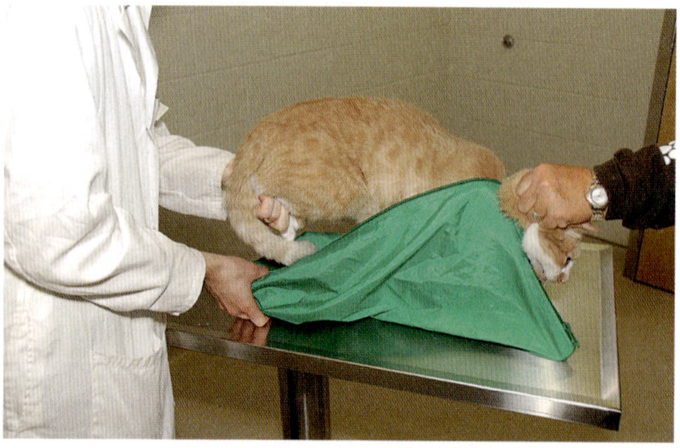

Abb. 3: Die Hinterbeine werden nach vorne geschoben.

4) Schließen Sie den Reißverschluss des Beutels über dem Rücken der Katze, sodass nur noch der Kopf des Tiers frei ist (Abb. 4).

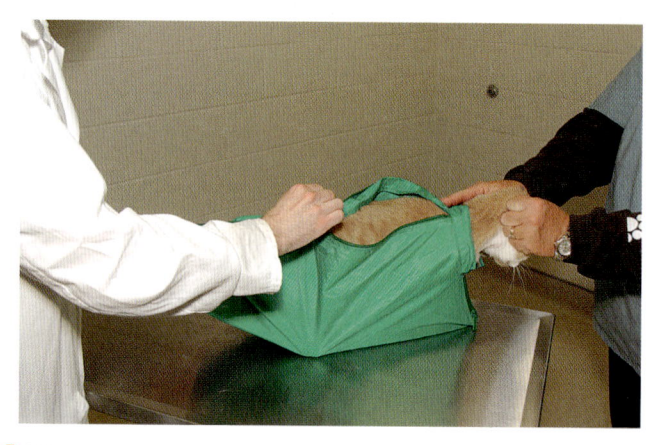

Abb. 4: Dann wird der Beutel am Rücken verschlossen.

5) Katze im Untersuchungsbeutel (Abb. 5).

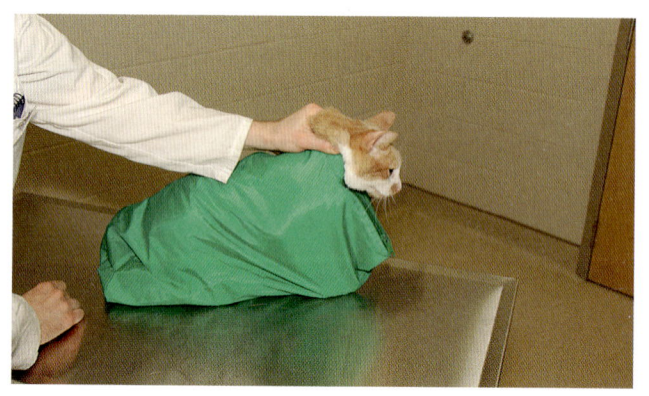

Abb. 5: Die Katze ist im Beutel fixiert.

Sauerstoffsupplementierung

Eine Sauerstoffsupplementierung sollte bei allen Patienten mit erhöhter Atemfrequenz oder angestrengter Atmung durchgeführt werden, zumindest so lange, bis das Problem lokalisiert und der Schweregrad der Lungenerkrankung bzw. -schädigung beurteilt werden konnte. Die Sauerstoffsupplementierung kann auf verschiedene Art und Weise erfolgen.

Blow-by Oxygen

Mithilfe des Tubus des Sauerstofftanks oder des Beatmungsgeräts kann man Sauerstoff unmittelbar vor der Nase des Tiers vorbeiströmen lassen, indem man den Tubus vor das Maul hält und eine hohe Sauerstoffflussrate einstellt (3–15 l/min) (Abb. 1). Dadurch lässt sich eine Sauerstoffkonzentration von etwa 40 % in der Einatemluft (FiO_2) erreichen.

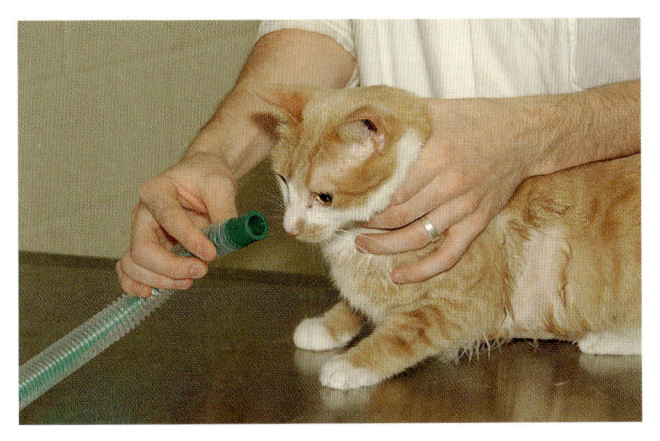

Abb. 1: Sauerstoffsupplementierung durch Vorbeiströmenlassen von Sauerstoff (Blow-by Oxygen).

Sauerstoffhaube

Diese lässt sich auch mithilfe eines kleinen, durchsichtigen Plastikbeutels herstellen, der über den Kopf des Tiers gestülpt wird und in den Sauerstoff bei einer Flussrate von 1–5 l/min eingeleitet wird (Abb. 2). Damit erzielt man innerhalb von 1–2 min eine FiO_2 von 70–80 %. Diese Methode behindert in keiner Weise die notwendigen Untersuchungs- und Behandlungsschritte.

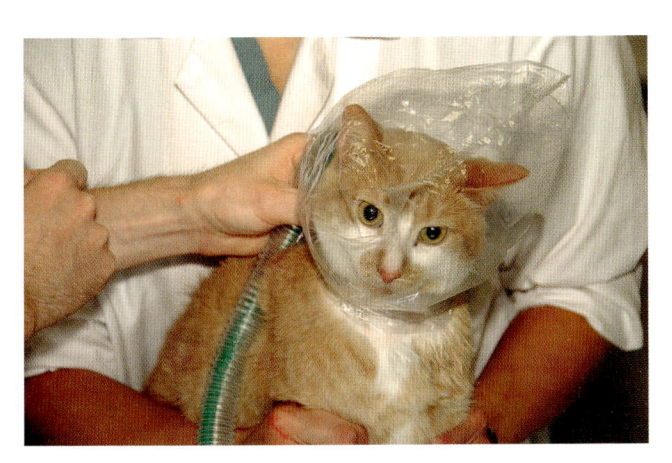

Abb. 2: Bei der Sauerstoffhaube handelt es sich dank des transparenten Plastikbeutels um eine ziemlich stressfreie Methode.

Sauerstoffmaske

Damit lässt sich eine Sauerstoffsättigung der Einatemluft von bis zu 50 % erzielen. Von dyspnoischen Patienten wird diese jedoch meist schlecht toleriert (Abb. 3). Um eine Akkumulation der ausgeatmeten Luft in der Maske zu vermeiden, ist es wichtig, dass der Sauerstoff mit einer hohen Flussrate zugeführt wird (mindestens 100 ml/kg/min).

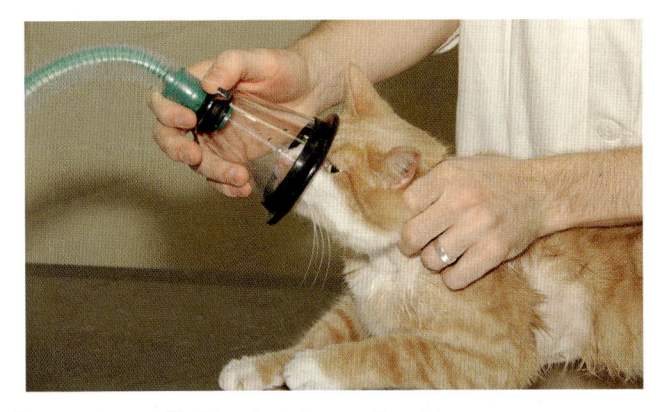

Abb. 3: Sauerstoffzufuhr mittels Sauerstoffmaske.

Einleitung von Sauerstoff in den Halskragen

Man legt einen überdimensionierten Halskragen an und deckt die unteren zwei Drittel der Öffnung mit einer Klarsichtfolie ab. Der Tubus für die Sauerstoffzufuhr wird unter dem Kinn des Patienten in den Halskragen eingelegt. Die Sauerstoffflussrate sollte 2–6 l/min betragen. Damit lässt sich eine FiO_2 von mindestens 60 % erreichen. Die Klarsichtfolie sollte nicht mehr als zwei Drittel der Öffnung des Halskragens bedecken, da sich sonst Wärme, Feuchtigkeit oder Kohlendioxid anstauen (Abb. 4). Die Methode ist (mit oder ohne begleitende Sauerstoffzufuhr per Nasensonde) besonders effektiv bei Patienten mit starkem Hecheln oder heftiger Maulatmung.

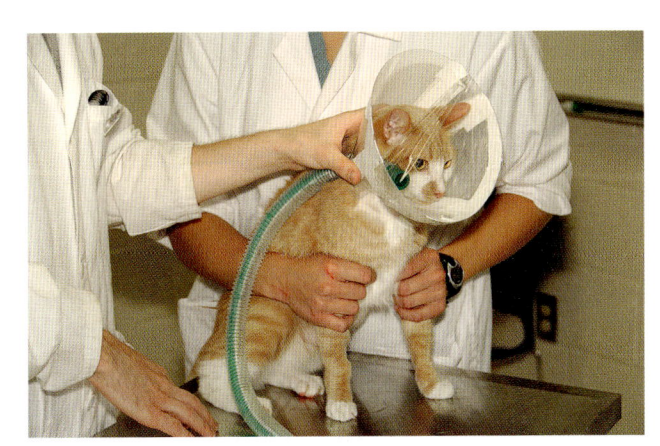

Abb. 4: Modifizierter Halskragen mit Einleitung von Sauerstoff per Tubus.

Sauerstoffsupplementierung

Nasensonde

Nach Applikation eines Lokalanästhetikums führt man eine weiche Fütterungssonde mit möglichst großem Lumen (3,5–8 French) in den ventralen Nasengang (Meatus nasi ventralis) bis auf die Höhe des medialen Kanthus des ipsilateralen Auges ein (Abb. 5–7). Die Sonde wird mit Klammern oder Gewebekleber befestigt (Abb. 8). Der Sauerstoff wird mit einer Flussrate von 50–100 ml/kg/min verabreicht, um eine Sauerstoffsättigung der Einatemluft von 40–80 % zu erzielen. Diese Methode ist für das Tier nur minimal belastend und ermöglicht den freien Zugang zum Körper für Untersuchungen oder Behandlungen bzw. für die Überwachung des Patienten (Abb. 9).

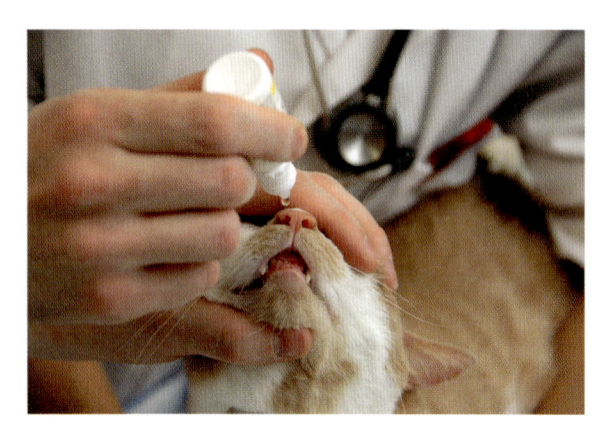

Abb. 5: Applikation eines Lokalanästhetikums in die Nase des Tiers.

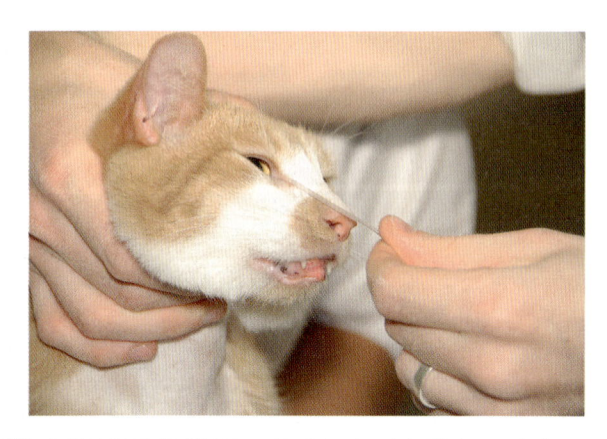

Abb. 6: Die Länge der Nasensonde wird anhand der Distanz zwischen Nasenloch und medialem Kanthus des ipsilateralen Auges bemessen.

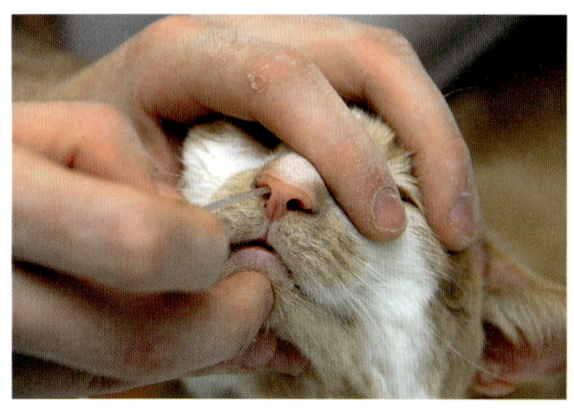

Abb. 7: Die Nasensonde wird in den ventralen Nasengang eingeführt.

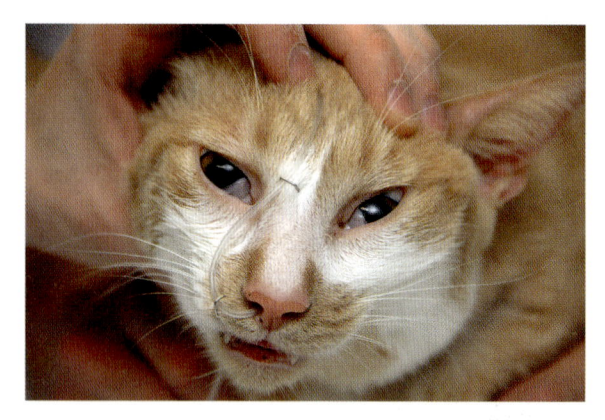

Abb. 8: Die Befestigung der Sonde erfolgt mittels Klammern oder Gewebekleber.

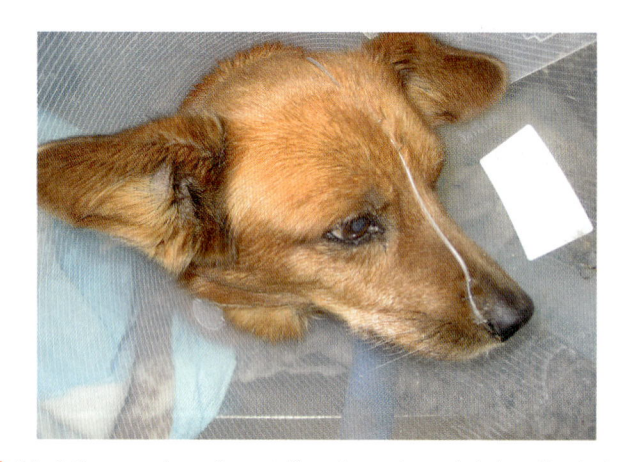

Abb. 9: Nasensonde zur Sauerstoffsupplementierung bei einem Hund mit Pneumothorax und Lungenkontusion.

Sauerstoffbox

Auch bei hohen Sauerstoffflussraten dauert es länger als 20 min, um in der Sauerstoffbox eine FiO_2 von mehr als 50 % zu erreichen (Abb. 10). Ein weiterer Nachteil ist, dass der Patient für Untersuchungen oder therapeutische Handhabungen nur begrenzt zugänglich ist.

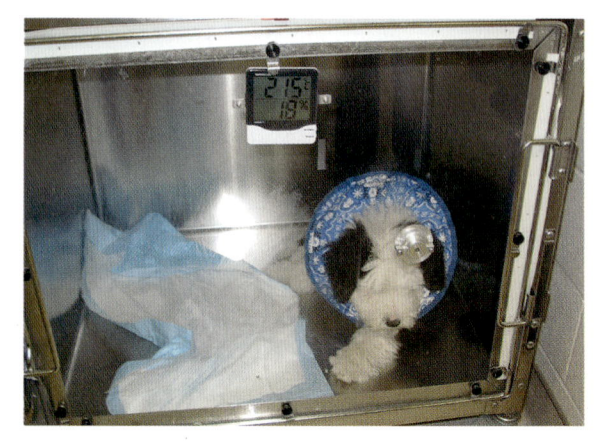

Abb. 10: Die Sauerstoffbox (Sauerstoffkäfig) eignet sich vorwiegend für die Sauerstoffsupplementierung bei ausgewählten stabilen Patienten.

Beispiel für eine Transtrachealspülung bei kleinen Hunden: American Eskimo (Weißer Spitz)

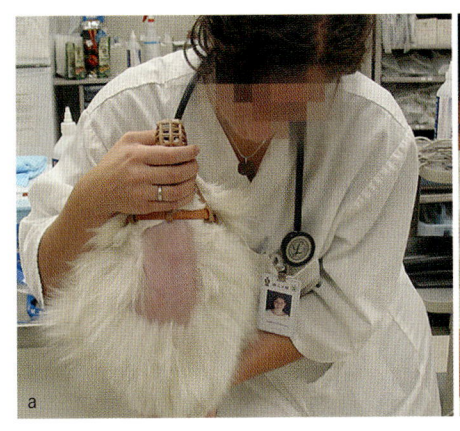

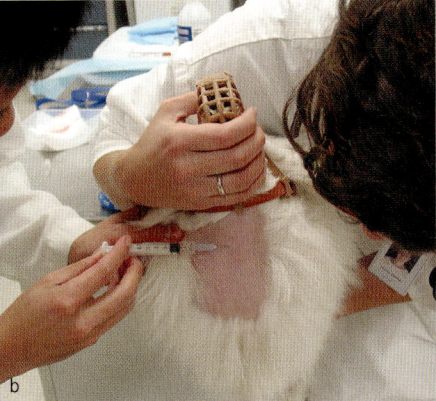

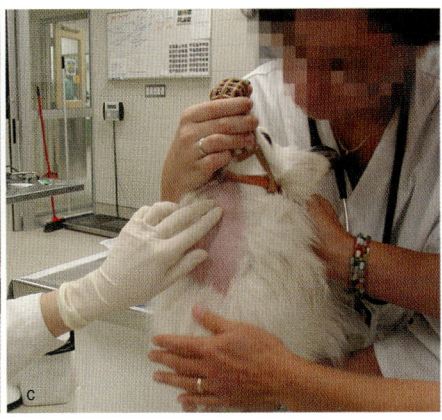

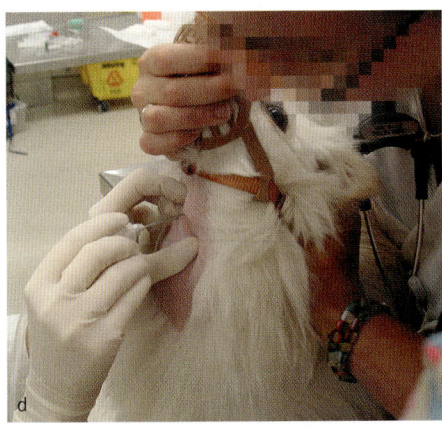

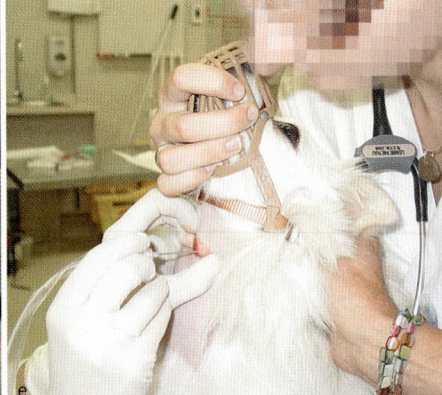

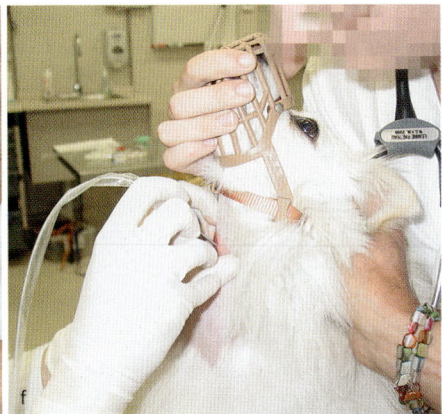

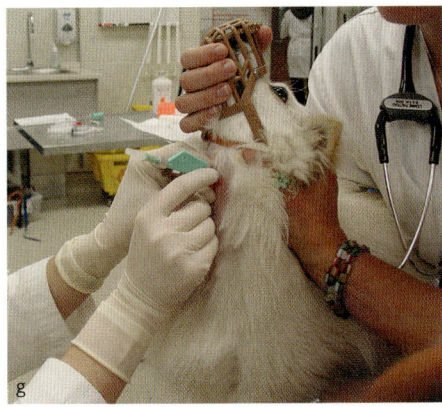

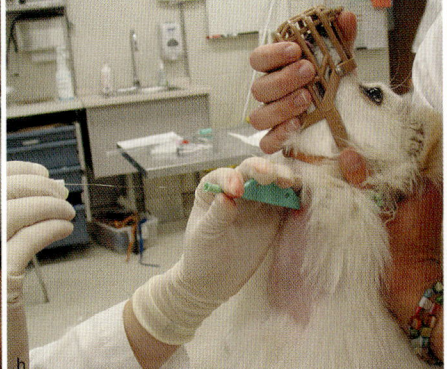

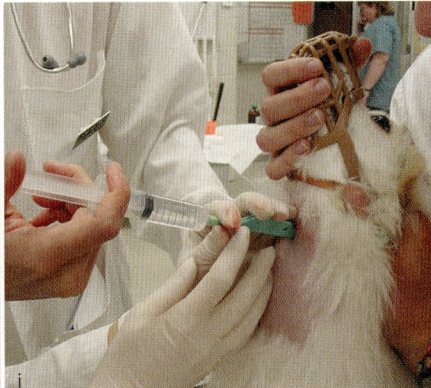

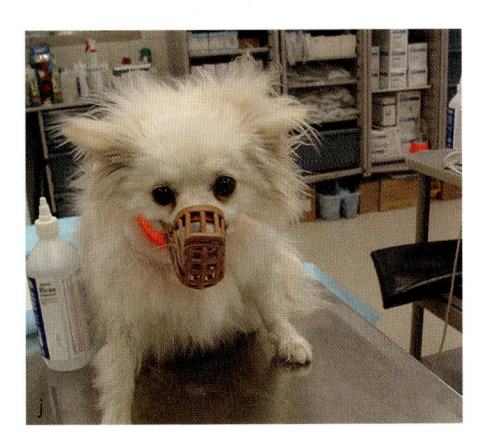

Abb. 1: Transtrachealspülung bei kleinem Hund

E Register

Register

A

Abdominozentese 128, 130
A. dorsalis pedis 16
A. femoralis 14
Alopezie 27
Analdrüsen, Untersuchung, Ausdrücken 120
arterielle Blutprobe
– A. dorsalis pedis 16
– A. femoralis 14
Arterienpunktion
– A. dorsalis pedis 16
– A. femoralis 14
Arthrozentese
– Ellbogengelenk 176
– Karpal- und Sprunggelenk 170, 172, 174
– Schulter-, Knie- und Hüftgelenk 177–178
Aspergillose 69
Aspirationsbiopsie
– Crista iliaca 160
– Fossa trochanterica 150, 152
– proximaler Humerus, gewinkelter Zugang 158
– proximaler Humerus, lateraler Zugang 156
– proximales Femur, lateraler Zugang 154
Atemfluss 60
Atemgeräusch 63
Atemmuster 62
Atemwege
– Anatomie 56
– Untersuchung 62, 66, 68, 70, 72, 74, 76, 78, 80, 82–84, 86, 88, 90, 92, 94, 96, 98, 100, 102, 193
Augenausfluss 60
Augensalbe, Applikation 54
Augentropfen, Applikation 54
Auge, Untersuchung 46, 48–50, 52, 54–55, 60
Ausfluss
– Auge 60
– Nase 58
Auskultation 62

B

Bakterienkultur, Pusteln 34
Bauchhöhlenerguss 130–131
BGA-Spritze 14, 16
Bifurcatio tracheae 92
Biopsie
– Haut 36, 38, 40
– Knochenmark 164, 166, 168
– Leber 122, 124
– Nase 70
Blastomyces dermatitidis 91
Blastomykose 91, 99
Blow-by Oxygen 191
Blutabnahme
– A. dorsalis pedis 16
– A. femoralis 14
– V. cephalica 8
– V. jugularis 2, 4
– V. jugularis, umgekehrte Einstichrichtung 6
– V. saphena lateralis 10
– V. saphena medialis 12
bronchoalveoläre Lavage (BAL) 94

C

Cheyletiella 31, 33
Crackles 63

D

Demodex 26, 29
Demodikose 27–28
Dermatophyten 42
Diöstrus 149
Ductus nasolacrimalis 52

E

Ellbogengelenk, Arthrozentese 176
Endoskop
– Nasenhöhle 68
– Pharynx 74
Endotrachealspülung 92
Epiphora 60
Epistaxis 59
Epulis 109
Exzisionsbiopsie 37

F

Feinnadelaspiration, Leber 126
Fistel 108
Fixierung, Katze 190
Flöhe 32
Fluorescein-Färbung 49, 50
Foley-Katheter 140
Fossa clitoridis 146

G

Gastrointestinaltrakt, Untersuchung 108, 110, 112, 114, 116–118, 120, 122, 124, 126, 128, 130–131, 194
Gaumensegel 74
Gehörgang, Untersuchung 44
Giemen 63

H

Hämangiosarkom 90
Hammer 45
Hamstring-Muskulatur 21
Harnkatheter
– Hündin 140, 142
– Kater 135, 136
– Rüde 138, 144
Harnprobe 132, 135, 138, 140, 142–144
Harntrakt, Untersuchung 132, 134–136, 138, 140, 142–144
Hautbiopsie 36, 38, 40
Hautgeschabsel 26, 28
Haut, Untersuchung 28, 30, 32, 34, 36, 38, 40, 42
Heparin-Tablette 14, 16
Hüftgelenk, Arthrozentese 177–178

I

Illinois-Nadel 150
Injektion
– intramuskulär 20, 22
– intravenös 18
– subkutan 24
intramuskuläre Injektion 20, 22
intravenöse Injektion 18

J

Jamshidi-Nadel 164, 168

K

Kapillarfüllungszeit 65
Karpalgelenk
– Arthrozentese 170
Karpalgelenk, Arthrozentese 172, 174
Klebestreifenabklatsch 30
Kniegelenk, Arthrozentese 177–178
Knochenmarkaspiration
– Crista iliaca 160
– Fossa trochanterica 150, 152
– proximaler Humerus, gewinkelter Zugang 158
– proximaler Humerus, lateraler Zugang 156
– proximales Femur, lateraler Zugang 154
Knochenmarkausstrich 162
Knochenmark, Untersuchung 162
Konjunktivalgeschabsel 55
Konjunktivalkultur 48
Kryptokokken 59

L

Laryngoskop 76
Larynx, Untersuchung 76
Leberbiopsie, perkutane 122, 124
Lig. cricothyreoideum 78, 80, 86
Liquorpunktion
– lumbal 184, 186
– zisternal 180, 182
Lumbalpunktion 185–186
Lungenaspiration 97–98

M

Magensonde 114, 116
Maulhöhle, Untersuchung 108, 110
Maulhöhle, Untersuchung, Katze 112
Microsporum canis 43
Milben 26, 29, 31–32
Milchzähne 109
Mundschleimhäute, Untersuchung 60, 110

N

nasale Aspergillose 59
nasale Biopsie 70
Nasenausfluss 58
Nasenhöhle, Untersuchung 66, 68, 70
Nasenlöcher, Untersuchung 58
Nasen-Schlund-Sonde 117–118
Nasenspülung 70
Nasentupferprobe 66
Nasopharynx 73

O

Ohr, Untersuchung 44
Oropharynx 73
Oslerus osleri 91
Östrus 149
Otoskop 45, 66, 68
Over-the-Needle-Katheter 86

P

Palpation 62
Paukenring 44
Perikarderguss 104
Perikardiozentese 104, 106
Peritoneallavage 131
Pharynx, Untersuchung 72, 74
Pleuraflüssigkeit 100
Pneumothorax 101
Proöstrus 149
Prostataspülung 143–144
pulmonales Knistern 63
Pulspalpation 64
Punktion
– A. dorsalis pedis 16
– A. femoralis 14
– V. cephalica 8
– V. jugularis 2, 4
– V. jugularis, umgekehrte Einstichrichtung 6
– V. saphena lateralis 10
– V. saphena medialis 12
Pusteln 34
Pyothorax 103

Q

Quadrizeps-Muskulatur 22
Quetschpräparat 162

R

Rhinoskopie 68
Ringknorpel 79

S

Sarcoptes 26, 29
Sauerstoffbox 192
Sauerstoffhaube 191
Sauerstoffmaske 191
Sauerstoffsupplementierung 191–192
Schirmer-Tränen-Test 46
Schultergelenk, Arthrozentese 177–178
Sonde
– Magen 114, 116
– Nasen-Schlund 117–118
Sprunggelenk
– Arthrozentese 170
Sprunggelenk, Arthrozentese 172, 174
Spülen, Tränen-Nasen-Kanäle 52
Stanzbiopsie 36, 38, 40
– Knochenmark, Humerus 168
– Knochenmark, Os ilium 164, 166
Staubsaugen 32
Stichinzision 152, 154, 157
subkutane Injektion 24
Synovialflüssigkeit 172
systemischer Lupus erythematodes (SLE) 36, 111

T

Thorakozentese 100, 102
Thymuslymphom 103
Tomcat-Katheter 135
Tracheobronchitis 90
Tränen-Nasen-Kanäle, Spülen 52
Tränenpunkt 53
transthorakale Lungenaspiration 96, 98
Transtrachealspülung 78
– große Hunde 86, 88, 90
– kleine Hunde 80, 82, 84, 193
Trichophyton mentagrophytes 43
Trizeps-Muskulatur 23
Trochanter major 152
Trommelfell 44
Tru-Cut-Biopsienadel 123

U

Untersuchungsbeutel, Katze 6, 190

V

Vaginalabstrich 146, 148
V. cephalica 8
Venenpunktion
– V. cephalica 8
– V. jugularis 2, 4
– V. jugularis, umgekehrte Einstichrichtung 6
– V. saphena lateralis 10
– V. saphena medialis 12
venöse Blutprobe
– V. cephalica 8
– V. jugularis 2, 4
– V. jugularis, umgekehrte Einstichrichtung 6
– V. saphena lateralis 10
– V. saphena medialis 12
V. jugularis 2, 4, 6
V. saphena lateralis 10
V. saphena medialis 12

W

Wheezing 63
Wood-Lampe 42

Z

Zähne, Untersuchung 108, 110
Zyanose 61
Zystozentese 132, 134